ICD-11
精神、行为与神经发育障碍
临床描述与诊断指南

主审 徐一峰 赵 敏
主译 王 振 黄晶晶

人民卫生出版社
·北 京·

图书在版编目（CIP）数据

ICD-11 精神、行为与神经发育障碍临床描述与诊断指南 / 世界卫生组织原著；王振，黄晶晶主译. —北京：人民卫生出版社，2023.6（2023.12 重印）

ISBN 978-7-117-34848-5

Ⅰ.①I… Ⅱ.①世… ②王… ③黄… Ⅲ.①神经系统疾病－诊疗－指南 Ⅳ.①R741-62

中国国家版本馆 CIP 数据核字（2023）第 097659 号

| 人卫智网 | www.ipmph.com | 医学教育、学术、考试、健康，购书智慧智能综合服务平台 |
| 人卫官网 | www.pmph.com | 人卫官方资讯发布平台 |

ICD-11 **精神、行为与神经发育障碍临床描述与诊断指南**
ICD-11 Jingshen、Xingwei yu Shenjing Fayu Zhang'ai
Linchuang Miaoshu yu Zhenduan Zhinan

主　　译：王　振　黄晶晶
出版发行：人民卫生出版社（中继线 010-59780011）
地　　址：北京市朝阳区潘家园南里 19 号
邮　　编：100021
E - mail：pmph @ pmph.com
购书热线：010-59787592　010-59787584　010-65264830
印　　刷：天津善印科技有限公司
经　　销：新华书店
开　　本：787×1092　1/16　印张：26
字　　数：594 千字
版　　次：2023 年 6 月第 1 版
印　　次：2023 年 12 月第 4 次印刷
标准书号：ISBN 978-7-117-34848-5
定　　价：149.00 元

打击盗版举报电话：010-59787491　E-mail：WQ @ pmph.com
质量问题联系电话：010-59787234　E-mail：zhiliang @ pmph.com
数字融合服务电话：4001118166　E-mail：zengzhi @ pmph.com

审　　校（按姓氏笔画排序）

仇剑鉴（上海市精神卫生中心）

杜亚松（上海市精神卫生中心）

李华芳（上海市精神卫生中心）

肖世富（上海市精神卫生中心）

何燕玲（上海市精神卫生中心）

陆　峥（同济大学附属同济医院）

赵　敏（上海市精神卫生中心）

郝　伟（中南大学湘雅二医院）

徐一峰（上海市精神卫生中心）

程文红（上海市精神卫生中心）

谢　斌（上海市精神卫生中心）

魏　镜（北京协和医院）

译　　者（按姓氏笔画排序）

马华舰　王　振　龙　江　吕雪婵　庄文旭　刘登堂　江文庆

苏　映　苏珊珊　杜　江　李　霞　张　蕾　张英诚　陈　俊

陈　静　陈剑华　邵　阳　苑成梅　范　青　胡　昊　钟　娜

黄晶晶　彭代辉　戴云飞

译者单位　上海市精神卫生中心

秘　　书　龙　江

前　言

疾病和有关健康问题的国际统计分类（International Classification of Diseases and Related Health Problems，ICD）是世界卫生组织（World Health Organization，WHO）疾病分类家族的核心成员，也是医学界的国际通用语言。ICD-11 英文版的发布受到了各国医学界同行的关注，我国国家卫生健康委员会高度重视，建议将其尽快投入使用。在 ICD-11 中，与其他章节不同，精神、行为与神经发育障碍的应用需倚赖详尽的诊断指南；为编制该指南，WHO 精神卫生和物质滥用部门用十余年的时间进行组织协调，在广泛征询专家组和精神科学学会专业意见的基础上，形成诊断指南草案，并将草案在全球 28 个研究中心进行现场研究，根据现场研究的结果进一步修订，最终定稿成册。

作为 WHO 在华精神卫生研究与培训合作中心，上海市精神卫生中心全程深度参与了 ICD-11 精神卫生相关章节的编制、修订、现场研究和翻译工作，尤其作为 WHO 在华唯一的研究中心参与了 ICD-11 的现场研究。在英文版定稿之际，我们殷切希望能尽快与国内的精神卫生工作者一起分享该国际性诊断指南，以指导精神科临床实践、科学研究、健康促进和医疗管理。因此，本书的出版不仅是为了将 WHO 诊断指南落地开花，也是对我们十余年来围绕 ICD-11 一系列工作的系统性总结。

在翻译过程中，我们尽最大努力给读者带来一部"如盐在水"的译作，因此反复讨论推敲。例如：在处理"complex post traumatic stress disorder"的翻译时，充分考虑到该疾病的特点，其致病的应激源为"复合性"（反复、长久且难以逃离的应激），表现出来的症状也为"复合性"（典型的创伤后应激障碍的核心特征，加上严重的情感调节问题、对自身的持续负性评价、持续的维持关系困难），故最终将其翻译为"复合性创伤后应激障碍"。再如，"bodily distress disorder"和"body integrity dysphoria"在英文中均使用"body"，但是"bodily distress disorder"与精神科医生所熟知的"躯体形式障碍"相关，故沿用"躯体"一词，将"bodily distress disorder"翻译为"躯体痛苦障碍"；而"body integrity dysphoria"所阐述的症状是对整个身体的完整性感到不适，故还原"body"本义（人的各生理组织构成的整体），将"body integrity dysphoria"翻译为"身体完整性烦恼"。另外，"medical condition"在英文表述中较为常见，究其想要表达的意思，实则是指"可能引起临床关注的各类躯体疾病相关的状况"，这种状况可以是已确诊的某种躯体疾病，也可能是尚未符合某类诊断、但是需要临床关注甚至干预的躯体问题，在对"medical condition"进行翻译时，我们最终选择"医疗状况"来涵盖最多的可能性。如此斟酌，唯愿读者的阅读如流水般地顺畅，但这专业的"盐"却始终溶于其中。既要让专业读者看明白，不能含糊不清或发生歧义，语句又须流畅自然，尽可能忠实原文、通顺、美好。翻译本书的过程不仅是言语的转换，更是文明的交流。但我们也深知，无论怎样的字斟句酌，都难免疏漏，如有不妥之处，也请指正，以利在专业上共同精进。

本书翻译、校对五轮，历时近十载，今日出版，慰然欣喜。在此，感谢为本书编制工作付出努力的每一位同道，感谢 WHO 同事和 WHO 在华合作中心同事的协助和支持，感谢全国精神科同道对本书的期待和耐心，感谢翻译审校团队的细致和辛勤，感谢人民卫生出版社的指导和帮助。

本人在 20 世纪 80 年代末就读研究生时，参与了 ICD-10 在中国的现场研究，在 ICD-10 精神与行为障碍分类的主要研究者名录中，是来自中国的 12 人当中最年轻的一个；而今，在职业生涯的晚期，能再一次参与 ICD-11 的相关工作，回首往事，百感交集。衷心希望每一位精神卫生相关从业者，都能从本书中看到新世纪对精神障碍患者的关注、观察、研究和总结，加深对精神障碍的理解，提升精神卫生服务的能力，进一步投身于为患者谋福祉的伟大事业。

徐一峰

上海 / 世界卫生组织精神卫生研究与培训合作中心　主任

2023 年 5 月

目　录

1. 神经发育障碍

神经发育障碍（neurodevelopmental disorders）是指出现在发育阶段的行为和认知障碍，表现为特定智能、运动、语言或社会功能的获得或执行存在显著困难。出现于发育阶段的障碍通常首次发作在 18 岁之前，无论个体的症状引起临床关注的年龄如何。尽管出现于不同发育阶段的精神和行为障碍（如精神分裂症、双相障碍）均可出现行为和认知缺陷，但是只有核心特征具有神经发育性的障碍，才被归类于本组疾病。神经发育障碍的病因学假说复杂，并且许多个案病因尚属未知，目前主流观点认为神经发育障碍主要是由先天或遗传因素所致。当然，缺乏适当的环境刺激或足够的学习机会和经验也可能是神经发育障碍的影响因素，在评估中应当综合考虑。某些神经发育障碍也可由发生于发育阶段的中枢神经系统的损伤、疾病或其他伤害引起。

神经发育障碍包括以下类型：

6A00　智力发育障碍

6A01　发育性言语和语言障碍

　　6A01.0　发育性语音障碍

　　6A01.1　发育性言语流畅障碍

　　6A01.2　发育性语言障碍

　　6A01.Y　其他特定的发育性语言及言语障碍

　　6A01.Z　未特定的发育性语言及言语障碍

6A02　孤独症谱系障碍

6A03　发育性学习障碍

6A04　发育性运动协调障碍

6A05　注意缺陷多动障碍

6A06　刻板运动障碍

6A0Y　其他特定神经发育障碍

6A0Z　未特定的神经发育障碍

此外，8A05.0　神经系统疾病原发性抽动和抽动障碍的 3 类疾病在此处交叉列出，因为它们与神经发育障碍有非常高的共病率及家族遗传关系。这 3 类疾病包括：

8A05.00　Tourette 综合征

8A05.01　慢性运动抽动障碍

8A05.02　慢性发声抽动障碍

神经发育障碍的一般文化考虑：

本章中大多数疾病对其核心特征的判断依赖于标准化评估。用于评估智力、运动、语言或社会功能的测试和标准应该考虑其文化适当性，测试表现可能会受到文化偏倚（例如在测试条目中提及在一种文化中不常见的术语及对象）以及翻译限制的影响。解释测试结果时还需考虑言语的流畅性。如果没有恰当的常模和标准化测试，则更多地需要依赖临床判断评估这些疾病的核心特征。

6A00　智力发育障碍

核心（必要）特征：

- 智力功能多个维度存在显著缺陷，如知觉推理、工作记忆、加工速度和言语理解。个体在各维度受影响的程度往往有很大差异。标准化评价应当尽量采用适当的常模和标准化的智力功能测试，且以低于平均值约 2 个或 2 个以上标准差（即约小于第 2.3 百分位数）作为分界线。在没有适当的常模和标准化测试的情况下，智力功能评估就需要更多地依赖可靠的、基于合理证据及评估的临床判断，可使用智力功能的行为指征（表 1）。

- 个体表现出适应行为的显著缺陷，适应行为是人们在日常生活中习得和表现的一系列概念性技能、社会性技能和实践性技能。概念性技能是指涉及知识的应用（例如阅读、写作、计算、解决问题和决策）和交流的技能；社会性技能与管理人际互动和关系、社会责任、遵纪守法以及避免受害有关；实践性技能与自我照料、健康和安全、职业技能、娱乐、使用资金、外出和使用交通工具以及使用家用电器和技术设施等有关。对个体适应能力的期望可能随不同年龄阶段环境要求的不同而异。只要有可能，个体的表现应尽可能使用规范化的、标准化的适应行为测试评估，总分应低于平均值约 2 个或 2 个以上标准差（即约小于第 2.3 个百分位数）。在没有适当的常模和标准化测试的情况下，评估适应行为就需要更多地依赖可靠的、基于适当评估的临床判断，包括使用适应行为技能的行为指征（表 2~表 4）。

- 起病于发育阶段。若先前未被诊断的成年智力发育障碍个体引起临床关注，可以通过收集个人史来确定在发育阶段的起病时间，即回顾性诊断。

表 1 智力功能的行为指征

严重程度	儿童早期（在提供适当的教育和支持后，应重新评估严重程度）	儿童期和青少年期（在提供适当的教育和支持后，应重新评估严重程度）	成年期（在提供适当的教育和支持后，应重新评估严重程度）
轻度	· 到这一发展阶段结束时：多数个体将发展语言技能，并能够满足沟通需求。轻度受损的典型表现是语言技能习得延迟，即便获得了语言，也往往比常规发展的同龄人落后（例如，词汇量更有限）。 · 多数个体能辨别自己的性别和年龄。 · 多数个体能处理简单的因果关系。 · 多数个体能听懂并遵循 2 步说明。 · 多数个体可以一对一交流或匹配物品（例如，根据形状、大小、颜色组织或匹配物件）。 · 多数个体可以表达他们的近期目标（例如，当天想要进行的活动）。 · 多数个体会在人际关系（例如，他们更喜欢和谁待在一起）、活动、食物和着装中表达他们的好恶。 **识字 / 算术** · 多数个体能够发展新的阅读和写作技能。 · 多数个体能够从自己的名字中识别字母，一些个体可以在印刷品上识别自己的名字。	· 多数个体能够有效沟通。 · 多数个体能够说出或识别自己的年龄。 · 多数个体可以发起 / 邀请其他人参加活动。 · 多数个体能够就过去、现在和未来的事进行交流。 · 多数个体能够听懂并遵循 3 步说明。 · 多数个体可以识别不同面额的货币（例如硬币），并能清点少量的货币。 · 多数个体可以安全地过马路（双向观察、等待交通疏通后再过马路、遵守交通信号）。在非繁忙交叉路口，多数个体可以遵循可以接受的社会规则，以确保人身安全。 · 多数个体可以交流他们未来的目标，并参与自己的医疗保健。 · 多数个体能够辨认他们的许多亲戚和社会关系。 · 多数个体可以运用现有的能力，为未来的半技能性就业（如，执行日常操作）以及在某些情况下的技能就业（例如，需要一些独立的判断和责任）培养技能。 · 多数个体在预测行为的全部后果或意识到他人试图利用自己时表现得天真。 · 一些个体能够在社区中确定自己的方位，并使用熟悉的交通方式前往新的地方。 **识字 / 算术** · 多数个体能够读懂包含 5 个常用词的句子。 · 多数个体能进行简单的加减运算。	· 多数个体能够流利沟通。 · 多数个体能够说出或识别自己的出生日期。 · 多数个体可以发起 / 邀请其他人参加活动。 · 多数个体可以就过去、现在和未来的事进行交流。 · 多数个体能够听懂并遵循 3 步说明。 · 多数个体能够识别不同面额的货币（例如硬币），并或多或少地准确数钱。 · 多数个体可以在社区中确定自己的位置，通过指导 / 培训后，可以使用不同的交通方式旅行到新的地方。 · 一些个体可以学习交规，并获得驾照。 · 旅行主要限于熟悉的环境。 · 多数个体能够安全地穿过居民区街道交叉口（向两个方向看，等待交通畅通后再过马路，遵守交通信号）。在非繁忙交叉路口，大多数人都可以遵循可以接受的社会规则，以确保人身安全。 · 多数个体可以就自己未来的目标、医疗保健和人际关系（例如，他们更愿意与谁共度时光）交流自己的决定。 · 多数个体可以运用现有的能力，以便为未来的半技能性就业（如，从事日常操作）以及在某些情况下的技能就业（例如，需要一些独立的判断和责任）培养技能。 · 多数个体在预测行为的全部后果，或者辨别有人试图利用他们的时候表现得天真。 · 多数个体难以处理复杂的情况，如管理银行账户和长期资金管理。 **识字 / 算术** · 多数个体的读写能力相当于受过 7 到 8 年学校教育（即开始上中学）的人所期望的水平，并能阅读简单的信息和娱乐材料。 · 多数个体能够数数，理解数学概念，并进行简单的数学计算。

1

续表

严重程度	儿童早期（在提供适当的教育和支持后，应重新评估严重程度）	儿童期和青少年期（在提供适当的教育和支持后，应重新评估严重程度）	成年期（在提供适当的教育和支持后，应重新评估严重程度）
中度	· 多数个体将发展语言技能，并能够满足沟通需求。中度受损的典型表现是语言技能习得的延迟，即便获得了语言，也往往比常规发展的同龄人落后（例如，词汇量更有限）。 · 多数个体能够遵循1步说明。 · 多数可以自主发起活动，参与平行游戏。部分个体还可以进行简单的互动游戏。 · 部分个体可以处理单个简单的因果关系。 · 多数个体可以区分"多"和"少"。 · 部分个体可以一对一交流或匹配物品（例如，根据形状、大小、颜色组织或匹配物件）。 · 多数个体能够在人际关系（例如，他们更喜欢和谁待在一起）、活动、食物和着装中表达他们的好恶。 **识字/算术** · 多数个体能够识别符号。	· 多数个体能够有效地传达他们的需求。 · 多数个体能够辨别自己的年龄和性别。 · 多数个体可以发起/邀请其他人参与活动。 · 多数个体能够交流即时体验。 · 多数个体能够听懂并遵循2步说明。 · 一些个体可以安全穿过居民区街道交叉口（向两个方向看，等待交通畅通后再过马路，遵守交通信号）。在没有繁忙交叉口的情况下，一些个体可以遵循可以接受的社会规则，以确保人身安全。 · 部分个体可以独立去附近熟悉的地方。 · 当提供选项时，多数个体可以表达对他们未来目标的偏好。 · 多数个体能够在关系（例如，他们更喜欢和谁在一起）、活动、食物和着装中表达他们的好恶。 · 在支持下，多数个体可以应用现有的能力，以便为未来的半技能就业（即，从事日常操作）培养技能。 · 多数个体在预测行为的全部后果，或在识别有人试图利用他们时表现得天真。 **识字/算术** · 多数个体能够发展新兴的阅读和写作技能。 · 多数个体能够在印刷品上认出自己的名字。 · 多数个体能够选择正确的物体数量，部分个体可以学会数到10。	· 多数个体能够用短句相当流利地交流。 · 多数个体能够说出或识别自己的年龄。 · 多数个体可以发起/邀请其他人参与活动。 · 多数个体能够交流即时体验。 · 多数个体能够听懂并遵循2步说明。 · 多数个体可以安全地穿越居民区街道交叉口（双向观察，等待交通畅通后再过马路，遵守信号灯和信号）。在没有繁忙交叉口的情况下，一些个体可以遵循可以接受的社会规则，以确保人身安全。 · 一些个体可以自己去熟悉的地方旅行。 · 多数个体可以传达他们对未来目标、医疗保健和人际关系的喜好（例如，他们更喜欢和谁在一起），并经常按照这些喜好行事。 · 一些个体可以将现有的能力应用于半技能就业（即，从事日常操作）。 · 多数个体在预测行为的全部后果，或在识别有人试图利用他们时表现得依然天真。 **识字/算术** · 多数个体可以阅读3个常用词的句子，读写水平可以达到受过4到5年学校教育（即上过几年小学）的个体的预期水平。 · 多数个体能够选择正确的数量。 · 多数个体可以数到10，在某些情况下甚至可能数得更多。

续表

1

严重程度	儿童早期（在提供适当的教育和支持后，应重新评估严重程度）	儿童期和青少年期（在提供适当的教育和支持后，应重新评估严重程度）	成年期（在提供适当的教育和支持后，应重新评估严重程度）
重度	· 多数个体能够采用各种简单的非语言策略来交流基本需求。 · 部分个体可以自行发起活动。 · 多数个体能够关心和回应他人。 · 多数个体可以根据要求将某个对象从一个组中挑出来。 · 多数个体可以根据请求停止活动。 · 当被给予具体的选项（例如，通过视觉辅助）时，多数个体可以在人际关系（例如，他们更喜欢和谁待在一起）、活动、食物和着装中表达他们的好恶。 **识字／算术** · 多数个体能够做出基本的标记，这些标记是页面上字母的前身。	· 多数个体可以使用沟通策略来表示偏好。 · 多数个体可以自行发起活动。 · 多数个体能够注意并识别熟悉的图片。 · 多数个体可以遵循1步说明，并根据要求停止活动。 · 多数个体可以区分"更多"和"更少"。 · 多数个体可以根据要求将某个对象从一组对象中挑出来。 · 多数个体可以区分地点及其含义（汽车、厨房、浴室、学校、医生办公室等）。 · 多数个体可以在给予具体选项（例如，通过视觉辅助）时，在人际关系（例如，他们更喜欢和谁在一起）、活动、食物和着装等方面表达他们的好恶。 · 在支持下，一些个体能够应用现有的能力，以便为未来的非技术性就业（即履行简单职责）或半技术性就业（即从事日常操作）培养技能。 **识字／算术** · 多数个体能够识别符号。 · 许多个体能够在印刷品上认出自己的名字。	· 多数个体可以使用沟通策略来表示偏好。 · 多数个体可以自行发起活动。 · 多数个体能够注意并识别熟悉的图片。 · 多数个体可以遵循1步说明，并根据要求停止活动。 · 多数个体可以区分"更多"和"更少"。 · 多数个体可以根据请求将某个对象从一组对象中分离出来。 · 多数个体可以区分地点及其含义（汽车、厨房、浴室、学校、医生办公室等）。 · 多数个体可以在有具体选项（例如，使用视觉辅助工具）时，表达他们对未来目标、医疗保健和关系（例如，他们更愿意与谁共度时光）的偏好。 · 一些个体可以运用现有技能，在适当的社会和视觉／语言支持下，从事非技能工作（即履行简单职责）或半技能工作（即执行日常操作）。 **识字／算术** · 多数个体能够识别常见的图片（例如，房子、球、花）。 · 许多个体能够认出字母表中的字母。
极重度	· 部分个体发展出非语言策略来表达基本需求。 · 多数个体能够关心和回应他人。 · 多数个体可以在提示和帮助下开始或停止活动。	· 多数个体可以发展策略来表达基本需求和偏好。 · 多数个体可以在面对面和照片中认出熟悉的人。 · 多数个体可以在提示和帮助下执行非常简单的任务。 · 一些个体可以根据请求将某个对象从一组中分离出来。	· 多数个体可以发展非语言策略和一些话语／临时单词来传达基本需求和偏好。 · 多数个体能够注意并识别熟悉的图片。 · 多数个体可以在提示和帮助下执行非常简单的任务。 · 一些个体可以根据请求将某个对象从一组中分离出来。

续表

严重程度	儿童早期（在提供适当的教育和支持后，应重新评估严重程度）	儿童期和青少年期（在提供适当的教育和支持后，应重新评估严重程度）	成年期（在提供适当的教育和支持后，应重新评估严重程度）
极重度	· 部分个体可以在给予具体选项（例如，通过视觉辅助）时，在关系（例如，他们更喜欢与谁共度时光）、活动、食物和着装中表达他们的好恶。 **识字/算术** · 个体不会学习读写。	· 一些个体可以区分位置及其含义（汽车、厨房、浴室、学校、医生办公室等）。当给予具体的选项时（例如，通过视觉辅助），许多个体可以在关系（例如，他们更喜欢和谁待在一起）、活动、食物和着装中表达他们的好恶。	· 一些个体可以区分位置及其含义（汽车、厨房、浴室、学校、医生办公室等）。当给予具体的选项（例如，通过视觉辅助）时，许多个体可以传达他们对未来目标、医疗保健和关系（例如，他们更愿意与谁共度时光）的偏好。

注：具有表中列出的特定行为指征不足以作出智力发育障碍的诊断。临床判断是确定个体是否患有智力发育障碍的必要步骤，诊断需要满足以下关键假设：①在典型社区环境中考虑了同龄人参照和文化背景后，患儿目前存在功能方面的局限；②有效的评估需要考虑到文化和语言多样性以及沟通、感觉、运动和行为因素的差异；③对于同一个人而言，要认识到局限通常与优势并存，并在评估中同时考虑两者；④描述局限某种程度上提供了需要支持的情况的概要；⑤需意识到，如果持续提供适当的支持，受影响患者的生活功能一般能得到改善。诊断请参考智力发育障碍的临床描述和诊断指南，如必要，请参阅孤独症谱系障碍相关内容来获取有关如何确定严重程度的指导。

表 2 儿童早期适应行为的行为指征（6岁以下）

严重程度	概念性技能［推理、计划、组织、阅读、写作、记忆、符号/内部表征、沟通能力］	社会性技能［人际能力（如人际关系）、社会判断、情绪调节］	实践性技能［自我照料、娱乐、工作（包括家务）、健康和安全、交通］
轻度	· 多数个体能够在 15 min 的注意力持续时间内展现基本的听力技能。多数个体需要帮助才能将注意力维持 30 min。 · 多数个体能够遵循简单的 2 步说明。他们需要帮助才能遵循 3 步或"如果-那么"式的说明。 · 当被问及时，多数个体能够说出自己的年龄和姓名，并指认出近亲。 · 许多个体能有 100 个单词的词汇量。多数个体会问"wh"问题（谁、什么、在哪里、为什么），但多数个体在使用代词和时态动词时需要帮助。	· 多数个体能够独立执行与社交相关的基本技能，如模仿、向熟人表示喜欢以及找朋友、表达情感和回答基本问题。 · 多数个体在向他人提供帮助、分享兴趣或接受观点方面需要鼓励和帮助。尽管他们在有序轮换、遵守规则或分享等方面需要帮助，但他们能够在最少的监督下，与他人一起玩耍。 · 尽管他们可能在道歉、在陌生人面前表现出得体的举止或者等待合适的时机在社交场合讲话方面需要帮助，但大多数人能够表现出礼貌的行为（说"请""谢谢"）。	· 多数个体能够学会大部分的基本技能，如饮食、洗脸和洗手、如厕和自我护理。 · 多数个体能够独立穿衣服（可能需要帮助扣扣子/系带）和夜间节制排尿。 · 多数个体可以使用简单的家用设备。 · 多数个体在洗澡、使用餐具、使用洁具（如，大便后清洁）和刷牙方面需要支持。 · 多数个体能够学会危险的概念，并能够避免接触烫手的物体。 · 多数个体能够独立帮助做简单的家务，但在收拾衣服或打扫房间等较为复杂的任务上往往需要帮助。

续表

1

严重程度	概念性技能（推理、计划、组织、阅读、写作、记忆、符号/内部表征、沟通能力）	社会性技能［人际能力（如人际关系）、社会判断、情绪调节］	实践性技能［自我照料、娱乐、工作（包括家务）、健康和安全、交通］
轻度	· 多数个体无法详细描述自己的经历。 · 多数个体能够理解时间、空间、距离和空间关系的简单概念。 **识字** · 许多个体没有学习阅读/写作技能。如果有的话，阅读技能仅限于识别字母表中的一些字母。仅有部分个体能够在印刷品上认出自己的名字。	· 可以根据社会情况的不断变化调整自己的行为，或当他们的日常生活发生变化时改变自己的行为方面，大多数人将需要帮助。	· 在帮助下，多数个体可以学习金钱的概念（但是无法学会货币的不同面值，如硬币），可以数到 10，并遵循家里的基本规则。 · 无法学会一周有几天，无法学习和记住电话号码。
中度	· 多数个体在被询问时能够独立地指出常见对象，并遵循 1 步说明。有些个体需要支持才能执行基本技能，如遵循简单的 2 步说明。 · 多数个体能够说出自己的名字。 · 多数个体具有基本的沟通技巧，比如：用一个词表达请求，使用简单的短语，使用他人的惯用称呼方式（妈妈、爸爸、妹妹），但需要帮助才能说出全名。 · 当被问及时，多数个体至少能说 50 个单词，至少能说出/指向 10 个物体。 · 多数个体不能（或需要相当大的支持才能）使用动词过去式、代词或 "wh" 疑问句。 **识字** · 多数个体学不会阅读或写作技能，但知道如何使用钢笔和铅笔，并在页面上做记号。	· 多数个体能够独立执行一些与社交相关的基本技能，但是以下情况可能需要帮助：结交新朋友，回答基本的社交问题，或者表达自己的情绪。 · 多数个体能够与同龄人一起玩耍，并对玩耍/与他人互动表现出兴趣，但在合作玩耍、象征性玩耍、轮流玩耍、遵守游戏规则、分享物品等方面需要更多的监督和支持。 · 多数个体无法执行涉及人际互动的较为复杂的社交技能，如向他人提供帮助、同理心、与他人分享自己的兴趣或接受观点。	· 多数个体可以学会大部分基本的饮食技巧，在如厕训练和自己穿衣方面可能比同龄人需要更多的帮助（如，扣扣子/系带）。 · 多数个体能够提出如厕请求、用杯子喝水、用勺子进食，一些个体可能会在白天接受如厕训练。他们在刷牙、洗澡和使用餐具时经常需要帮助。 · 在支持下，多数个体可以学会使用简单的家用设备，并做一些简单的家务，比如把鞋子收起来。 · 尽管在使用锋利的物体（如剪刀）时需要帮助，但是大多数个体能够学会危险的概念。 · 许多个体能够帮助做非常简单的家务，比如清洗水果和蔬菜。 · 大多数个体不能理解金钱和时间的概念。
重度	· 多数个体可以独立执行最基本的技能，比如挥手告别，识别父母/照顾者，指着想要的物体、点或做手势来表明自己的喜好，以及理解是和否的意思。	· 多数个体需要帮助才能完成基本的社交技能，比如模仿，或者在与同龄人的社交互动中表现出兴趣和偏好。	· 大多数个体可以学会许多基本的饮食技巧，但在如厕训练、学习使用杯子和勺子以及穿衣服方面，他们需要比同龄人多得多的帮助。

1

严重程度	概念性技能（推理、计划、组织、阅读、写作、记忆、符号/内部表征、沟通能力）	社会性技能［人际能力（如人际关系）、社会判断、情绪调节］	实践性技能［自我照料、娱乐、工作（包括家务）、健康和安全、交通］
重度	· 多数个体需要帮助来指认/识别常见物体，遵循1步说明或至少保持注意力5 min聆听一个故事。 · 多数个体无法正确陈述自己的年龄，而且只会说不到50个可辨认的单词。他们可能需要帮助才能完成以下任务：说出单个字的请求、使用熟悉的人的名字或昵称、命名物体、在被召唤时回答以及使用简单的短语。 **识字** · 多数个体无法学习读写技巧。	· 多数个体能够在别人玩耍的时候表现出兴趣，还能玩简单的游戏。 · 多数个体需要大量支持才能以合作的方式玩耍、象征性地玩耍或寻找他人进行娱乐/休闲活动。 · 多数个体在以下方面需要较大的帮助：从一项活动改变到另一项活动，或者日常活动发生意想不到的变化时。 · 多数个体在使用礼貌性的社交回应（如"请"和"谢谢"）时需要较大帮助。 · 多数个体无法互动谈话、遵守规则或分享物品。	· 多数个体在持续支持下，可以学会使用简单的家用设备。 · 多数个体很难学会掌握许多自我护理技能，包括独立如厕。 · 多数个体无法学会危险的概念，并需要在厨房等领域进行密切监督。 · 一些个体能学会基本的清洁技能，比如洗手，但一直需要帮助。 · 多数个体不会学习金钱、时间或数字的概念。
极重度	· 多数个体只能掌握最基本的交流技能，比如：将目光和头转向某个声音。 · 个体需要提示才能完成以下任务：面向周围的人、叫到他们的名字时做出回应、理解是和不是的意思。 · 个体可以在饥饿或尿湿时哭泣，愉悦时微笑或发出声音，但吸引他们的注意却很难。 **识字** · 他们不会学习读写。	· 多数个体只能展示最基本的社交技能，比如微笑、凝视方向、看着别人/物体，或者表现出基本的情绪。 · 一些个体可能可以在相当大的支持/鼓励下展示出其他基本的社交技能，比如表现出对人或物体的偏好，模仿简单的动作和表情，或者参与互惠的社交活动。 · 一些个体可以在别人玩耍的时候表现出兴趣，但参与简单的游戏需要很大的支持。 · 他们难以适应活动/地点的变化和过渡。 · 大多数个体无法遵守社交游戏规则。	· 多数个体在最基本的吃、穿、喝和洗澡等方面需要帮助。 · 多数个体无法学会独立使用厕所、白天保持干燥、在水槽边洗澡或淋浴、使用叉子和刀子。 · 在有潜在危险的家庭和社区环境中，多数个体需要持续的监督。 · 多数个体无法自己打扫卫生，甚至连基本的家务都需要帮助，比如捡起要收拾的物品。 · 多数个体无法学会在家里独立使用电话或其他简单的设备。

注：本表中的行为指征旨在帮助临床医生确定智力发育障碍的严重程度。它既可作为对标准化测试的补充，也可用于那些由于个人的文化和语言背景原因，标准化测试不可用或不合适的情形。这些指征的使用要求临床医生了解典型发育个体或同年龄参照，并具有诊断经验。除非明确说明，不同严重程度的智力功能和适应行为功能的行为指征通常是个体在6岁之前就能掌握的指征。有关如何确定智力发育障碍的严重程度，请参考智力发育障碍的临床描述和诊断指南。如有必要，还应参阅孤独症谱系障碍相关章节。

表3　儿童和青少年适应行为的行为指征（6～18岁）

严重程度	概念性技能（推理、计划、组织、阅读、写作、记忆、符号/内在表征、沟通技巧）	社会性技能［人际能力（如人际关系）、社会判断、情绪调节］	实践性技能［自我照料、娱乐、工作（包括家务）、健康和安全、交通］
轻度	· 多数个体需要帮助来维持他们30 min的注意力。 · 多数个体能够按照3步说明操作。 · 多数个体能够获得足够的沟通技巧来使用代词、所有格和常规时态，并能够提出"wh"问题（例如，谁、什么、在哪里、何时或为什么）。 · 许多个体需要帮助才能讲述一个叙事性的故事或为某人提供简单的指导。他们在以下方面也需要帮助：用多个例子来解释他们的想法，详细说明短期目标和实现这些目标的步骤，在小组对话中停留在主题上或从一个主题转移到另一个主题。 **识字** · 多数个体的阅读和写作能力仅限于上过三四年小学的人所期望的水平。	· 有些个体可能对社交情境的理解更具体，但在以下方面可能需要支持：对某些类型的幽默的理解（如取笑他人）、制定计划并知道在必要时让其他人知道这些计划、面对失望时控制自己的情绪、知道避免危险的活动或可能不符合自己最大利益的情景（例如，利用）。 · 有些个体可能需要一些支持来发起对话、组织社交活动，或与同龄人/朋友谈论共同的兴趣。 · 有些个体可能需要大量的支持才能谈论个人的事情、情绪或理解社交线索。 · 多数个体虽然能够在小组中参与户外运动或其他社交游戏，但是需要支持才能参与规则更复杂的游戏（例如棋盘游戏）。	· 多数个体能够学会独立操作大多数的着装、洗漱和进食技能。 · 多数个体能够学会独立管理日常生活，如刷牙、洗漱和洗澡。 · 多数个体在社区内安全行走需要帮助（例如，尽管他们知道有汽车通行时要停留在道路旁边，但是在过马路前检查交通情况可能需要持续的帮助）。 · 许多个体在社交场合可能很容易被利用。可能在判断时间、识别日历上正确的日期、在商店购物并检查零钱、独立进行基本的健康维护等方面会继续需要一些支持。 · 如果有可能，许多个体可以学会使用电脑和手机来上学和玩耍。 · 学习基本工作技能的速度几乎与同龄人相同，但需要更多的重复和组织才能掌握。
中度	· 多数个体需要帮助来执行技能，比如遵循包含"如果–那么"的说明，以及保持他们的注意力去听一个至少15 min时长的故事。 · 多数个体会说至少100个单词，使用否定词，使用简单的句子，并说出他们的名字和姓氏以及他们的所在地/居住地。有些个体在使用代词、所有格或过去时态的动词时可能需要帮助。 · 有些个体可能需要支持来讲述故事的基本部分或询问"wh"问题（例如，何时、何地、为什么、谁等）。	· 有些个体可能在以下方面需要支持：表达他们的情绪或担忧、明了他人何时可能需要自己的帮助、表现出与情境/背景相适应的情绪或者知道别人喜欢或想要什么等。 · 多数个体在发起对话、等待合适的发言时机、与朋友见面、参加社交郊游或者与他人谈论共同的兴趣等方面需要相当大的帮助。 · 多数个体在参与简单的游戏或与朋友外出时需要帮助来遵守规则。	· 多数个体可以学会自己吃饭、如厕和穿衣服（包括把鞋子正确地穿在脚上）。 · 大多数个体在洗澡、刷牙、选择合适的衣服、在家里和社区保持独立和安全方面经常需要支持。 · 多数个体在使用刀具切食物、安全使用烹饪用具、安全使用家居用品和做家务方面会经常性遇到困难。

1

严重程度	概念性技能（推理、计划、组织、阅读、写作、记忆、符号/内在表征、沟通技巧）	社会性技能［人际能力（如人际关系）、社会判断、情绪调节］	实践性技能［自我照料、娱乐、工作（包括家务）、健康和安全、交通］
中度	· 多数个体学不会复杂的对话技巧（如用抽象的方式或多种方式表达自己的想法）。 **识字** · 多数个体的阅读和写作能力仅相当于上过 2 年小学的人所期望的水平。 · 在阅读简单故事、写简单句子和根据记忆写 20 多个单词方面可能需要支持。 · 多数个体能够说出家里的一些动物、水果和食物的名字。	· 有些个体在改变惯例和在活动/地点之间转换时需要支持。 · 有些个体在如何在社交场合表现得体及有陌生人的社交场合该怎么做等方面需要支持。 · 多数个体无法与他人分享他们过去一天的事件/活动，他们需要支持来管理冲突、挑战社交互动并识别/避免危险的社交情境。	· 多数个体不知道如何照顾自己的健康。 · 多数个体可以学会基本的工作技能，但比同龄人晚。
重度	· 多数个体能够独立提出简单的一个字的请求，称呼熟悉的人的名字，并命名至少 10 个熟悉的物体。 · 有些个体可能需要帮助才能遵从指示，不会使用代词、所有格、常规过去时态，也不会陈述自己的年龄。 · 在帮助下，一些个体可能会问"wh"问题（例如何时、为什么、什么、在哪里等），使用至少 100 个可识别的单词，使用否定句，并用简单的句子讲述他们的经历。 **识字** · 多数个体的阅读和写作技能将仅限于识别字母表中的一些字母。 · 多数个体仅能够数到 5。	· 有些个体可能需要支持来表达寻求朋友的行为，或者参与互惠的社交活动。 · 多数个体在表达他们的情感或同理心方面需要帮助。 · 多数个体不知道他们应该在没有暗示或提示的情况下帮助他人、在社交场合表现出适当的情绪、参与对话或询问他人关于他们的兴趣。 · 多数个体需要支持才能协同工作。 · 多数个体需要过渡方面的帮助，如从一项活动切换到另一项活动，或者是惯例中的意外变化。 · 在相当大的帮助下，有些个体可能能够适当地开始/结束对话，在适当的时候说"请"和"谢谢"。 · 多数个体都很难遵守社交规则以及与游戏相关的规则，如轮流发言或分享玩具。大多数人无法参加社交或其他规则复杂的游戏。	· 多数个体可以学会独立穿衣服和脱衣服，用手或勺子进食，以及如厕。 · 多数个体通常需要持续支持来完成以下事项：将鞋子或其他鞋类正确地穿在脚上，扣紧纽扣、系紧衣服和洗澡。 · 大多数个体学不会家庭和社区的规则和安全行为，不会做家务，也不会在购买物品时检查找零是否正确。 · 一些个体能够学会基本的工作技能，但比同龄人晚。

续表

1

严重程度	概念性技能（推理、计划、组织、阅读、写作、记忆、符号/内在表征、沟通技巧）	社会性技能［人际能力（如人际关系）、社会判断、情绪调节］	实践性技能［自我照料、娱乐、工作（包括家务）、健康和安全、交通］
极重度	· 多数个体拥有基本的沟通技能，比如：注视方向，转头定位声音，回应他们的名字，引起父母/照顾者的注意，表达他们的需求，以及表达对是或非的理解。 · 在大力支持下，一些个体能够挥手"再见"，称呼他们父母/照顾者的名字，并通过指向对象的方式来表达他们的偏好。 · 多数个体通过发声或哭泣来表示饥饿或尿湿，用微笑和发声表示高兴或悲伤。 · 有些个体可能无法有效地利用沟通来引起周围人的注意。 **识字** · 多数个体学不会读写。	· 多数个体需要一些帮助来执行基本的社交技能，比如对他们熟悉的人表现出兴趣和喜爱，参与社交活动，或者区别对待熟人。 · 有些个体可以表现某些社交技能，比如模仿、对同龄人表现出兴趣或同理心。 · 对于一些个体来说，如果未得到支持，在社交环境和活动之间转换会引起负面反应。 · 多数个体不能参与需要合作的社交游戏，需要大量的帮助来调整他们的行为以适应不同的社交线索。	· 大多数个体需要特殊的支持，包括：基本的卫生和洗涤，自己收拾东西，清理他们的餐桌，保证厨房里的安全以及使用热水。 · 大多数个体无法学会准备食物或在厨房内提供协助，也无法使用简单的家用设备（如开关、炉子、微波炉）。 · 大多数个体学不会在家里和社区需要遵守的规则和安全行为。 · 大多数个体需要大量的监督才能完成工作并保持住基本的职业技能或职前技能。

注：本表中的行为指征旨在帮助临床医生确定智力发育障碍的严重程度。它可作为对标准化测试的补充，也可用于由于个人的文化和语言背景等原因，标准化测试不可用或不合适的情形。使用这些指征要求临床医生了解典型发育个体或同年龄参照，并具有诊断经验。除非明确说明，严重程度的智力功能和适应行为功能的行为指征通常是个体在 18 岁之前就能掌握的。有关如何确定严重程度的指导，请参考智力发育障碍的临床描述和诊断指南。如必要，可参阅孤独症谱系障碍来确定严重程度。

表 4 成年适应行为的行为指征（18 岁以上）

严重程度	概念性技能（推理、计划、组织、阅读、写作、记忆、符号/内部表征、沟通技巧）	社会性技能［人际能力（如人际关系）、社会判断、情绪调节］	实践性技能［自我照料、娱乐、职业（包括家务）、健康和安全、交通］
轻度	· 尽管一些个体可能需要帮助才能在小组对话中紧跟主题、从一个话题转移到另一个话题、以多种方式表达想法，或者填写完整的家庭住址，但是个体能够掌握倾听和沟通技能。 · 大多数人可能无法辨别复杂的方向，也无法描述长期目标。	· 大多数人可以独立结交新朋友，可以定期参加社交活动，可以谈论个人感受。 · 大多数人可以独立发起对话，并与他人谈论共同的兴趣。 · 大多数人都能理解社交线索，并能根据自己对他人感受的解读来规范自己的言谈。 · 尽管在理解规则方面可能需要支持，但大多数人能够玩复杂的社交游戏和进行团队活动。	· 大多数人会独立做家务，在家中保持安全，并使用电话和电视；一些人能学会操作燃气或电炉。 · 大多数人将继续需要一些支持才能获得更复杂的家庭技能（例如小家电修理）、比较购买消费品、遵循健康饮食和从事促进健康的行为、在生病时照顾自己或在生病时知道该做什么。

续表

严重程度	概念性技能（推理、计划、组织、阅读、写作、记忆、符号/内部表征、沟通技巧）	社会性技能［人际能力（如人际关系）、社会判断、情绪调节］	实践性技能［自我照料、娱乐、职业（包括家务）、健康和安全、交通］
轻度	**识字** · 大多数人尽管在撰写报告和长篇论文方面可能会有困难，但能够阅读和理解材料，并达到上过三四年小学的人的水平，还可掌握一些写作技能。	· 大多数人可以学会在熟悉的情况下（而不是在新的或复杂的情况下）在做出决定之前权衡自己行为的可能后果，并辨别是非。 · 大多数人需要帮助才能认识到什么时候某种情况或关系可能会带来危险，或者有人可能会为了自己的利益而操纵他们。 · 大多数人可以发起与他人的社会活动计划。一些人可以建立亲密关系，而另一些人可能需要更多的支持才能做到这一点。	· 许多人可以学会独立生活和工作，在兼职或全职工作中获得有竞争力的工资——对工作的支持将取决于工作的复杂程度，可能会随着生活的转变而波动。 · 一些人可以学会驾驶机动车或自行车，管理银行账户的简单方面，准备简单的饭菜，如果可能的话，还可以使用电脑或其他数字设备。许多人将在最少的帮助下学会使用公共交通工具。 · 大多数人需要连续的支持才能处理更复杂的银行需求、支付账单、在繁忙道路上驾驶以及掌握育儿技能。
中度	· 大多数人需要大量支持才能完成超过 15 min 的任务，并遵循记忆中的指令或指示（即有 5 min 的延迟）。 · 大多数人能掌握以下沟通技巧：简单地描述，使用"wh"疑问句（例如，什么、何时、为什么、何地等）。或者用简单的句子描述他们的经历。 · 在帮助下，大多数人都能按照 3 步说明进行操作。 · 大多数人经常需要连续帮助才能使用包含过去式的语言来详细描述他们的经历。 · 大多数人学不会更复杂的对话技巧（例如，用多种方式表达想法）。	· 一些人需要帮助才能学会如何分享兴趣或参与观点思考。 · 一些人可能需要支持才能发起对话和向陌生人介绍自己。 · 大多数人需要大量的支持才能参与定期的社交活动、与他人计划社交活动、理解社交线索、知道什么是合适/不合适的谈话话题。 · 大多数人需要大量支持才能从事需要交流的社会活动。 · 大多数人无法参与社交性更强的游戏或其他规则复杂的游戏（例如棋类游戏）。 · 大多数人需要帮助才能提供礼貌的社交回应，比如"请""谢谢"。 · 大多数人无法认识到某些社会状况何时可能对他们构成危险（例如可能会受到虐待或剥削）。	· 一些人能学会满足着装（可能需要一些帮助来选择适合天气的衣服）、洗衣、吃饭和如厕的需要。 · 大多数人能够安全地待在家里，使用电话，使用电视的基本功能，使用简单的电器/家用物品（例如开关、炉子、微波炉）。 · 一些人可能需要持续的支持才能洗澡和淋浴、安全地使用更复杂的家用电器（如炉子）、做饭或安全地使用清洁产品。 · 许多人能理解钱的作用，但他们很难找零，在没有被告知要买什么的情况下很难做预算、买东西。 · 大多数人在社区安全和独立生活方面需要支持。他们需要大量的支持才能找工作和保住工作。

续表

严重程度	概念性技能（推理、计划、组织、阅读、写作、记忆、符号/内部表征、沟通技巧）	社会性技能［人际能力（如人际关系）、社会判断、情绪调节］	实践性技能［自我照料、娱乐、职业（包括家务）、健康和安全、交通］
中度	**识字** · 大多数人能获得一些阅读和写作技能，比如：辨认字母表中的字母，从一个例子中至少写出 3 个简单的单词，以及写出自己的名字和姓氏。他们需要大量的支持才能像一个上了 2 年小学的人那样，写出简单的句子或阅读简单的故事。		· 大多数人不太可能做到独立旅行到新的地方，没有足够的时间概念来独立地判断时间，也不知道迟到的概念。
重度	· 经常需要长期支持才能回忆并执行 5 min 前下达的指示，或将注意力集中在一个故事上 15 min。大多数人至少能听 5 min 的故事，并能全神贯注地听下去。 · 大多数人都能通过发出声音或做手势的方式来引起周围人的注意，并表达自己的需求。 · 他们可能需要帮助才能完成以下任务：使用简单的短语、描述物体、将自己的经历与他人联系起来、至少会说 100 个可识别的单词、使用否定词、所有格和代词，并提出"wh"问题。 **识字** · 阅读和写作技能将仅限于：识别字母表中的一些字母，抄写示例中的简单单词，并尝试写出他们的名字。	· 所有人在社交场合都需要帮助才能以适当的方式表现或表达自己的情绪，并与他人进行互惠对话。 · 大多数人可以玩简单的社交游戏，比如接球和投球，但可能需要帮助才能选择朋友一起玩。他们需要相当大的帮助才能象征性地玩游戏、在轮流玩或分享玩具等游戏时遵守规则。 · 大多数人需要帮助才能进行过渡：从一项活动切换到另一项活动，或者适应日常工作中意想不到的变化。 · 大多数人不会自然地使用礼貌用语，如"请""对不起""谢谢"等，也不会礼貌/习惯地称呼他人。他们需要大量的支持才能开始、维持和结束与他人的对话。 · 大多数人不会意识到社交环境何时可能对他们构成危胁（例如可能受到虐待或剥削），也不会意识到可能与陌生人相关的危险。	· 大多数人在基本的个人卫生、家政技能、家庭和社区技能方面需要一些支持。 · 大多数人能够独立用杯子喝水，并学会用基本的用具吃饭。一些人可能需要持续的支持才能穿衣。 · 如果为其制定固定的生活习惯程序，许多人能学会独立如厕。大多数人无法照看自己的财物，无法独立完成家务，无法做饭，也无法照顾自己的健康。 · 大多数人需要大量支持才能独立旅行、计划、购物和处理任何形式的银行业务。 · 大多数人需要大量支持才能从事有偿工作。
极重度	· 大多数人能够将头和眼睛转向环境中的声音，并在被叫到自己的名字时作出反应。	· 大多数人不会自发地对同龄人或不熟悉的人表现出兴趣。 · 在大量的支持下，大多数人都能够模仿简单的行动/行为，或者表现出对他人的关心。	· 大多数人在最基本的自我照料、吃饭、洗衣和家务技能等方面均需要支持。 · 一些人可能学会在白天独立如厕，但夜尿控制会更加困难。

1

严重程度	概念性技能（推理、计划、组织、阅读、写作、记忆、符号/内部表征、沟通技巧）	社会性技能［人际能力（如人际关系）、社会判断、情绪调节］	实践性技能［自我照料、娱乐、职业（包括家务）、健康和安全、交通］
极重度	· 大多数人会用声音和手势来引起父母/照顾者的注意，表达他们的愿望，还有一些个体能够理解是和不是的意思。有些个体能够在提示下完成以下任务：挥手告别，使用父母/照顾者的名字或称谓来称呼他们并指着物体表达自己的喜好。 · 大多数人会在饥饿或尿湿时哭泣或发出声音，在愉悦时微笑或发出声音。 · 大多数人不能听从指导，也不能听懂故事。 · 大多数人基本知道在房子里走动。 **识字** · 大多数人不会学习阅读或写作。	· 大多数人不会进行互惠/来回交谈。 · 大多数人不会自发地使用"请""打扰一下""谢谢"等礼貌用语。 · 大多数人无法预料到事件的常规变化。与他人的社交互动是非常基本的，并且仅限于基本的欲望和需求。 · 大多数人无法意识到社会状况何时可能对他们构成危胁（例如可能会受到虐待或剥削）。	· 大多数人都很难挑选合适的衣服，也很难拉上拉链和扣紧衣服。 · 大多数人需要监督和帮助才能洗澡，包括安全地调节水温以及洗涤和烘干。 · 大多数人无法独立清洁或打理他们的生活环境，包括衣物和餐饮准备。 · 所有人都需要大量的支持才能处理健康事务、维护家庭和社区安全、学会一周有几天和一天中的时间概念。 · 大多数人的职业技能将极其有限，参与就业活动需要组织和支持。

注：本表的行为指征旨在帮助临床医生确定智力发育障碍的严重程度。它可作为对标准化测试的补充，也可在由于个人的文化和语言背景原因标准化测试不可用或不合适时使用。使用这些指征基于临床医生对典型发育个体或相同年龄参照的了解和经验。每种严重程度的智力功能和适应行为功能的行为指征通常是个体成年后所能掌握的。有关如何确定严重程度的指导，请参考智力发育障碍的临床描述和诊断指南。如必要，还需参阅孤独症谱系障碍的描述和指南。

严重程度分级：

智力发育障碍的严重程度取决于个体的智力水平和适应行为水平两方面。理想情况下，使用适当的有常模的个体标准测试进行评估。如果没有适当的常模和标准化测试，对智力功能和适应行为的评估就需要更多地依赖基于适当证据和评估的临床判断，包括使用表1~表4中提供的智力水平和适应行为指征。

总体而言，严重程度的判断应当基于个体在智力功能和适应行为3个维度（即概念性技能、社会性技能和实践性技能）的总体受损状态。例如，如果智力功能和适应行为3个维度中的2个比平均值低3~4个标准差，可以诊断中度智力发育障碍。但是，这一公式可能因评估的性质和目的，以及所评估的行为对个人整体功能的重要性而有所不同。

6A00.0 轻度智力发育障碍

· 轻度智力发育障碍个体，基于适当常模的个体标准测试的智力功能和适应行为分数低于平均值2~3个标准差（0.1~2.3百分位数）。当无标准化测试时，智力功能和适应行为评估更需要依赖于临床判断，可以结合使用表1~表4中提供的行为指征。轻度智力发育障碍个体往往表现出掌握和理解复杂语言概念和学习技能困难。大多数人能进行基本的自我照料、家务和实践活动。轻度智力发育障碍个体通常可以相对独立地生活和工作，但是可能需要适当的帮助。

6A00.1 中度智力发育障碍

• 中度智力发育障碍个体，基于适当常模的个体标准测试的智力功能和适应行为分数低于平均值3~4个标准差（0.003~0.1百分位数）。当无标准化测试时，智力功能和适应行为评估更需要依赖于临床判断，可以结合使用表1~表4中提供的行为指征。中度智力发育障碍个体语言和学业成就能力表现差异较大，但一般仅限于拥有基本技能。有些个体可以掌握基本的自我照料、家务和实践活动技能。但多数需要大量和持续的帮助支持，才能在成年后独立生活和工作。

6A00.2 重度智力发育障碍

• 重度智力发育障碍个体，基于适当的常模化的个体标准测试的智力功能和适应行为分值至少低于平均值约4个标准差（小于大约0.003百分位数）。当无标准化测试时，智力功能和适应行为评估更需要依赖于临床判断，可以结合使用表1~表4中提供的行为指征。重度智力发育障碍个体表现出非常有限的语言和学业成就能力。他们也可能有运动障碍，通常需要在受监护的环境中获得日常帮助与大量的照顾，但可以通过强化训练获得基本的自我照料技能。重度和极重度智力发育障碍的鉴别完全依靠适应行为的差异，因为现有的标准化智力测试不能可靠或有效地鉴别智能低于第0.003个百分位数的个体。

6A00.3 极重度智力发育障碍

• 极重度智力发育障碍个体在基于常模的个体标准测试的智力功能和适应行为分值大约低于平均值至少4个标准差（小于大约0.003百分位数）。当缺少标准化测试时，智力功能和适应行为评估更需要依赖于临床判断，可以结合使用表1~表4中提供的行为指征。极重度智力发育障碍个体拥有非常有限的交流能力和局限于基本具体技能的学业成就能力。他们也可能同时有运动和感觉障碍，通常需要在受监护的环境中获得日常帮助与大量的照料。重度和极重度智力发育障碍鉴别完全依靠适应行为的差异，因为现有标准化智力测试不能可靠或有效地鉴别智能低于第0.003个百分位数的个体。

6A00.4 暂定智力发育障碍

• 暂定智力发育障碍指婴儿或4岁以下的儿童存在智力发育障碍的证据，或是目前难以确定观察到的损害是否为暂时性发育延迟。在这种情况下，暂定智力发育障碍是指全面的发育迟缓。当有证据显示存在智力发育障碍，但由于存在感觉或生理损害（如失明、学语前聋）、运动或交流障碍、严重的行为问题及其他精神行为障碍的症状而暂时不能进行有效的智力功能和适应行为评估，可以给予暂定智力发育障碍的诊断。

6A00.Z 未特定的智力发育障碍

其他临床特征：

• 所有智力发育障碍个体一般不存在共同的体征或人格类型，尽管某些特定病因的人群可能具有共同的躯体特征。

• 智力发育障碍与精神、行为和神经发育障碍有很高的共病率。然而，临床表现可能会因个体年龄、智力发育障碍的严重程度、沟通技巧和症状复杂性而有所不同。例如孤独症谱系障碍、抑郁障碍、双相及相关障碍、精神分裂症、痴呆和注意缺陷多动障碍等一些疾病在智力发育障碍个体中要比在普通人群中更加常见。患有智力发育障碍共病其他精神与行为障碍的个体与患精神障碍但不共病智力发育障碍的个体相比，具有相似的自杀风险。

• 与普通人群相比，智力发育障碍个体存在更多的问题或冒险行为，例如攻击行为、自伤行为、寻求关注行为、对立违抗行为和不恰当性行为。

• 与普通人群相比，许多智力发育障碍个体更容易轻信他人，更容易受骗，更容易被默许和纵容。这可能会导致各种后果，包括更大的受害可能性、卷入犯罪活动以及无法向执法部门提供准确的陈述。

• 对智力发育障碍个体而言，经历创伤和其他重大生活改变会给他们带来极大的困难。尽管在不同社会中，生活转变的时机和类型各不相同，但一般情况下，智力发育障碍个体需要额外的支持，以适应常规、组织、教育或生活安排的变化。

• 很多躯体疾病可能导致智力发育障碍，反之，智力发育障碍可能影响特定的其他躯体问题。各种产前（例如暴露于有毒物质或有害药物）、围产期（例如分娩问题）和产后（例如感染性脑病）因素可能会导致智力发育障碍，而且多种病因可能相互影响。如果可能的话，智力发育障碍的早期病因诊断有助于预防和管理相关的医学问题（例如，建议对唐氏综合征患者进行甲状腺疾病常规筛查）。如果已经确定了智力发育障碍的病因，还需作出与该病因相对应的诊断。

• 智力发育障碍个体在整个生命周期中都面临着更大的健康（例如癫痫）和社会（例如贫困）问题风险。

与正常状态的区别（阈界）：

• 鉴别智力发育障碍，不能仅靠智商（IQ）的测量，还应考虑使用"智力功能显著缺陷"的间接测量指标来描述智力发育障碍的部分特征。IQ值可能因所使用特定测试的技术特性、测试条件以及许多其他变量变化而变化，而且在个体的发育和生命进程中也会有很大的变化。智力发育障碍的诊断不应仅基于IQ值的测量结果，还应与适应行为的综合评估结果相结合。

• 个体化的智力和适应功能标准化测验的分数在个体发育过程中可能出现很大变化。在发育阶段，一个儿童可能在某个时期符合智力发育障碍的诊断标准，而在其他时间未达到标准。因此，有必要在发育过程的不同阶段进行多次测试以建立可靠的功能评估。

• 需要特别注意与具有交流、感觉或运动障碍者，行为紊乱者，移民，较低文化水平，精神异常，正在接受治疗（例如药物治疗）以及经历过严重社会或感觉剥夺的正常智能个体相鉴别。如果在评估过程中没有充分考虑到这些因素，标准化行为测试中所获得的智力和适应功能分数的效度可能会降低。例如，对于运动协调和交流能力受损的个体进行智力功能和适应行为标准化测量就非常困难。因此，测量方法和工具的选择应充分考虑被测者的能力水平。

• "边缘智力功能"，是指智力功能低于平均值 1 ~ 2 个标准差。尽管常被提及，但它不是一个诊断单元。具有边缘智力功能的个体可能也需要与智力发育障碍者相似的支持和干预。

病程特征：

• 智力发育障碍通常在儿童早期就表现出来，是一种跨全生命周期的疾病。在个体不同发育阶段及生活变换过程中，个体所需要的支持水平可能发生动态改变，这种变化需加以考虑。

• 智力发育障碍患者在智力发育轨迹（即功能相对衰退或相对改善的时期）上可能表现出个体差异和病因学差异。在整个生命周期中，智力功能和适应行为可能发生很大变化。单次测试评估结果，特别是在儿童早期获得的测试结果，预测作用有限，因为后期不同类型及水平的干预和支持可以影响个体功能。

• 智力发育障碍个体通常需要贯穿整个生命周期的特殊支持。根据年龄、发育、环境因素和生活条件的变化，个体所需支持的类型和强度通常也会发生改变。大多数智力发育障碍患者随着时间的推移能够持续获得技能和能力。如果在发育阶段提供合适的干预和支持（包括教育）以协助这个过程，可能会降低患者成年后对支持的需求。

不同年龄阶段的表现：

• 不同智力发育障碍患者间的发育表现和发育轨迹存在很大差异。表 2 ~ 表 4 为临床医生提供了智力发育障碍患者于不同发育节点（即儿童早期、儿童期、青春期和成年期）在一些关键领域中的优势和劣势。

• 与智力发育障碍有关的躯体疾病可能在新生儿期就被发现，因为这些疾病存在某些特殊体征，例如先天性畸形（面部异形、小头畸形和大头畸形）、低体重、肌张力低下、身体发育迟缓、代谢问题和生长迟缓等等。

• 在年龄较大的儿童中，智力发育障碍可能表现出获取学业知识和学习能力方面的问题（例如阅读、写作、算术等）。许多患有轻度智力发育障碍的儿童可能到学龄后才被注意并评估，某些个体可能到青春期或成年期才被诊断。

• 在青春期末期和成年的前几年，智力发育障碍的表现可能受到个体承担成人角色（例如中学后教育、就业、独立生活和成人关系）时所面临的有关挑战的强烈影响。

• 智力发育障碍的老年患者比普通老年人出现痴呆的时间更早或技能下降的速度更快。此外，他们出现医疗相关问题时也更难获得必要的支持和适当的医疗保健。

文化相关特征：

• 应当考虑评估每个个体智力和适应功能的测试及常模的文化适应性。测试的表现可能会被文化差异（例如在测试条目里提及某种文化中不常见的术语及物品）及翻译局限所影响。

• 在评估适应功能（即个体的概念性技能、社会性技能和实践性技能）时，应考虑文化和社会环境对个体的期望。

• 在解释测试结果时，还必须考虑个体的语言熟练程度，包括个体是否理解测试说明以及语言能力对其口语表现的影响。

性别相关特征：

• 男性智力发育障碍的总体患病率较女性略高。某些智力发育障碍的病因学有性别差异（例如：X 连锁遗传病如脆性 X 综合征主要发生于男性患者，而特纳综合征仅发生于女性）。

• 智力发育障碍的许多相关特征存在性别差异，例如：问题性行为及与精神、行为或神经发育障碍的共病等方面。男性更有可能出现活动增多、品行紊乱，而女性则更有可能出现情绪问题和焦虑症状。

• 在某些社会文化中，对女性的社会价值和期望值更低，这可能会对女性智力发育障碍患者的准确识别和支持提供产生负面影响。

与其他障碍和情况的区别（鉴别诊断）：

• **发育性言语和语言障碍：** 发育性言语和语言障碍个体表现为理解或产生言语和语言困难或以交流为目的的使用语言困难，言语和语言能力明显低于其年龄和智力功能应达到的水平。如果智力发育障碍个体的言语和语言能力显著低于其智力和适应行为功能应达到的预期水平，则可附加发育性言语和语言障碍的诊断。

• **孤独症谱系障碍：** 孤独症谱系障碍的特点是持续的社会互动和社会交往缺陷，以及一系列受限、重复、刻板的行为模式和兴趣。虽然许多孤独症谱系障碍患者存在智力发育障碍的表现，如智力功能和适应行为显著缺陷，但孤独症谱系障碍也可能不表现出智力功能的总体受限。对智力功能和适应行为显著受限（即低于平均值 2 个或 2 个以上标准差或小于约第 2.3 个百分位数）的孤独症谱系障碍患者，需同时给予孤独症谱系障碍和智力发育障碍的诊断，并且需要对智力发育障碍的严重程度进行分级。对诊断孤独症谱系障碍伴重度或极重度智力发育障碍者进行分级尤其困难，需要进行深入和纵向评估。由于孤独症谱系障碍本身涉及社交缺陷，当对共病智力发育障碍患者进行适应行为评估时，应当更多地重视适应行为的概念性技能和实践性技能，而不是社会性技能。

• **发育性学习障碍：** 发育性学习障碍主要表现为显著、持续的学习技能困难，包括阅读、书写和运算，在这些领域的表现显著低于相应年龄和智能应达到的预期水平。智力发育障碍个体由于显著的智力功能广泛缺陷，通常也表现出学业不佳。因此在智力发育障碍个体中确认发育性学习障碍较为困难。然而，一些智力发育障碍个体尽管有足够的机会，学习成绩仍明显低于相应智力功能的预期水平。此时，应当考虑智力发育障碍和发育性学习障碍的共病诊断。

- **发育性运动协调障碍**：发育性运动协调障碍个体表现在发育阶段获得粗大和精细运动技能发育明显延迟，以及执行协调运动技能障碍，表现为笨拙、迟缓或运动不精确。智力发育障碍个体也可能会出现这样的运动协调困难，影响适应行为功能。但与发育性运动协调障碍者不同，智力发育障碍个体在智力功能方面也存在显著缺陷。如果符合智力发育障碍的诊断要求并且协调运动技能明显低于智力功能和适应行为的预期水平，应当考虑两种疾病的共病诊断。

- **注意缺陷多动障碍**：注意缺陷多动障碍个体在发育阶段表现出持续和广泛的注意力缺陷和 / 或多动 – 冲动的模式。如果个体满足所有关于智力发育障碍的诊断要求，并且注意缺陷和 / 或多动 – 冲动超出基于年龄和智力功能水平的预期范围，并造成学业、职业或社会功能严重受损，则同时诊断注意缺陷多动障碍和智力发育障碍。

- **痴呆**：受痴呆影响的通常是老年人，在多种认知领域的功能较以往表现出较大的衰退，并严重影响日常的生活活动能力的表现。这两种疾病有可能同时发生，部分智力发育障碍的成年患者发展为痴呆的风险更大且更早。例如患唐氏综合征的个体如果在适应行为功能方面表现出显著的衰退，应该评估是否出现痴呆。如果同时满足智力发育障碍和痴呆的诊断要求，可同时诊断这两种疾病。

- **其他精神与行为障碍**：其他精神与行为障碍，如精神分裂症和其他原发性精神病性障碍，可能包含影响智力功能和适应行为的症状。如果症状能更好地归因于其他精神与行为障碍，则不应被诊断为智力发育障碍。然而，其他精神与行为障碍在智力发育障碍患者中的发生率与普通人群相当，如果满足其他疾病的诊断标准，可诊断共病。在评估智力发育障碍个体的精神与行为障碍时，需要通过与个体发育和智力功能相适应的方式来评估其迹象与症状，可能更加需要依靠可观察的迹象与熟悉者的报告。

- **感觉障碍**：感觉障碍（例如视觉、听觉）会影响获得学习的机会，从而导致智力功能或适应行为显著受限。如果观察到的受限仅仅归因于感觉障碍，则不能诊断智力发育障碍。然而，在发育的关键时期，即使以后接受干预，长时间的感觉障碍可能会导致智力功能或适应行为的持续受限，此种情况下，可同时诊断智力发育障碍。

- **心理社会剥夺影响**：在童年早期，极端的心理社会剥夺会对语言、社会交往和情感表达等特定的心理功能产生严重的、选择性的损害。根据发生时间、严重程度和剥夺持续时间的不同，儿童在被转移到更加积极的环境后，这些领域的功能可能会发生很大程度的改善。然而，即使是在提供发育所需的充足刺激的环境中持续生活一段时间后，有些缺陷仍可能持续存在。在这种情况下，如果符合智力发育障碍的诊断要求，仍可诊断智力发育障碍。

- **神经退行性疾病**：只有起病于发育阶段的神经退行性疾病（例如黏脂质累积病Ⅰ型、戈谢病Ⅲ型）才可能与智力发育障碍相关。如果神经退行性疾病与智力发育障碍同时出现，则同时诊断两种障碍。

1

- **继发性神经发育综合征**：如果满足智力发育障碍的诊断要求，并且症状可归因于产前或发育期发生的医学状况，则智力发育障碍及潜在医学状况都应当被诊断。如果不满足智力发育障碍的诊断要求（如智力受限而适应功能完好），并且症状可归因于产前或发育期发作的医疗状况，则应诊断为继发性神经发育综合征，同时也诊断潜在医疗状况相应的疾病。
- **继发性神经认知综合征**：在发育阶段（例如成年后）患有的疾病（例如脑瘤）或伤害（例如脑外伤）造成智力功能和适应行为受到限制，不应诊断为智力发育障碍。在这种情况下，应诊断为继发性神经认知综合征。

6A01 发育性言语和语言障碍

发育性言语和语言障碍的特征是存在理解或产生言语或语言、交流中使用言语的困难。

在评估个体的语言能力时，必须考虑区域、社会或文化/种族语言的差异（例如方言）。例如，与词汇任务相比，语音记忆任务可以提供较少偏差的评估。记录个体从出生起的语言历史，可以帮助确定该个体的语言不同是由于接触多种语言产生的还是由于言语或语言病变本身导致。

6A01.0 发育性语音障碍

核心（必要）特征：
- 持续性语音、发音或音韵错误（在典型文化语言中，如何组合基于语言的发音），表现为典型的发育性语音错误，持续时间超出预期年龄，或是表现出所说语种的非典型语音错误（例如，说英语的儿童会遗漏单词的首个辅音字母）。
- 语音困难起病于发育早期。
- 语音困难使言语的可理解度下降，从而导致与人交流的能力明显受限。
- 言语错误不能用影响大脑、外周神经、神经肌肉（如脑瘫、重症肌无力）的神经系统疾病、感知缺陷（如感觉神经性耳聋）或其他医疗状况更好地解释。

其他临床特征：
- 患有发育性语音障碍的儿童可能表现出口语获得、生成以及感知功能的发育延迟。
- 语音错误可表现为一致或不一致。它们经常涉及声音类型（如以同样的发音方式错误地发声）或不同的发音部位，或改变音节结构（如删除单词最后的辅音或将辅音群减少到单个辅音）。
- 如果语音错误经常发生，熟悉的听者可能可以适应并且理解患者的语句。然而，当语速加快时，即使是熟悉患者的听者也可能无法理解患者的话。
- 在幼儿中，发育性语音障碍可能与讲话所需的口腔运动不精确和不协调（或称童年语言失用症或语言运用障碍）有关，从而导致他们的发音顺序、特定辅音元音和韵律（语调和语音节奏）的发音出现困难。有一些相关的口腔运动失调可能会影响早期喂养、吸吮、咀嚼、吹气、口腔模仿动作和语音，但这种口腔运动失调与构音障碍中的无力、缓慢或失调无关。

- 发育性语音障碍常共病其他神经发育障碍，例如注意缺陷多动障碍、发育性言语流畅性障碍和发育性语言障碍。

与正常状态的区别（阈界）：

- 儿童在获得语音的顺序和年龄上差异较大，这种正常的差异并不能证明发育性语音障碍的存在。相比之下，患有发育性语音障碍的儿童会表现出持续的问题，由于语言可理解度下降，导致他们交流能力明显受限。儿童在 4 岁之前，语音获得形成过程中各种语音错误都很常见，尽管出现发音错误，但他们的交流能力与同龄儿童相似。

病程特征：

- 许多患有发育性语音障碍的幼儿会在学龄期缓解。在儿童早期确诊的患儿中，即使其语音困难已经缓解，也有高达 50% ~ 70% 的孩子在之后的学习中出现困难。
- 与仅诊断出发育性语音障碍的儿童和青少年相比，共病发育性语言障碍的儿童和青少年更有可能出现其他精神、行为或神经发育障碍，例如焦虑及恐惧相关障碍、注意缺陷多动障碍。在儿童后期和青春期，他们在学业、社交和适应性方面也表现出更大的困难。

不同年龄阶段的表现：

- 患病率有所不同，但通常随年龄增长而降低，如在 3 岁或 4 岁时患病率可高达 16%，在 6 岁时患病率为 4%，而在 8 岁时患病率为 3.6%。许多被诊断为发育性语音障碍的学龄前儿童在上学后可以表现出正常的语音发育。
- 一些伴有发育性语音障碍的孩子只有在校内的学业要求超过他们现有的能力时，才会表现出功能紊乱。
- 患有持续性发育性语音障碍（其语音错误持续超过 8 岁或 9 岁）的儿童更容易同时发生其他神经发育障碍。此类儿童更容易出现语言障碍或阅读困难，预后通常不佳。

性别相关特征：

- 发育性言语障碍在男孩中更为常见。在较小的年龄段，这种倾向更为明显。女孩的早期言语障碍似乎更有可能在学龄前缓解。性别差异随着年龄的增长而下降。在儿童早期，男孩与女孩的发病比例约为 2：1 或 3：1，到 6 岁时下降到 1.2：1。
- 男孩更容易共病语言障碍。

与其他障碍和情况的区别（鉴别诊断）：

- **智力发育障碍：** 智力发育障碍个体可能表现出发育性语音障碍中言语表达受损的特征。然而，发育性语音障碍的个体通常在智力和适应行为方面没有显著缺陷。如果智力发育障碍个体的言语表达困难需要单独的临床关注，则可附加发育性言语和语言障碍的诊断。

- **发育性言语流畅障碍和发育性语言障碍：** 与发育性语音障碍一样，发育性言语流畅障碍和发育性语言障碍也会导致可理解度降低，从而显著影响交流。发育性言语流畅障碍的特征是正常言语节奏和速度混乱。发育性语言障碍的特点是获取、理解、产生或运用语言存在持续困难。相反，发育性语音障碍的特点是发音错误超出了相应年龄或发育水平的正常范围。

- **选择性缄默症：** 选择性缄默症的特征是在讲话上表现出持续的情景选择性，比如一个孩子在家里等特定场景下可以恰当表述言语，但却无法在学校或其他场景下进行交流。选择性缄默症可能出现在发育性语音障碍中，如果有必要，可同时作出两种诊断。

- **发音困难：** 发音困难的特征是发音异常或声音质量、音高、响度、共振或持续性的缺失。这可能是由于嗓子的紧张或过度使用，也可能由喉部结构异常或神经系统疾病引起。这些语音质量的异常可能导致语音失真。与此相反，发育性语音障碍包括语音的省略或替代，也包括语音的失真（例如，由于舌头位置不正确），而不是发音困难中特征性的声音质量异常。

- **构音障碍：** 构音障碍是一种可直接归因于神经系统疾病、先天性或获得性脑损伤的运动性言语障碍。构音障碍的特征是发音所需的声带运动（即躯干、喉、腭、舌、唇、颌、面部）在范围、频率、力量、协调和持续性上存在困难。这些运动困难也常导致饮食、饮水、吞咽或唾液控制方面的显著困难。在这些情况下，不应诊断发育性语音障碍。更确切地说，如果语音困难是临床关注的重点，除了相关医疗状况外，还应诊断继发性言语或语言综合征。

- **分类于他处的疾病与医疗状况：** 不应在已知患有影响大脑、周围神经或神经肌肉系统（如脑瘫，重症肌无力）、感知障碍（例如感觉神经性耳聋）或结构性损害（例如腭裂）等神经系统疾病的情况下作出发育性语音障碍的诊断，即使语音表达困难可能是这些疾病的特征。在这些病例中，如果语音困难是临床关注的重点，除了相关医疗状况外，还应诊断继发性言语或语言综合征。

6A01.1 发育性言语流畅障碍

核心（必要）特征：
- 正常讲话的节律和语速频繁或广泛的紊乱，表现特征为声音、音节、词汇及短语的延长、重复、阻断以及回避或替换某些词语。
- 不流畅的语速及节奏持续存在。
- 发育性言语流畅障碍起病于发育阶段，言语流利程度明显低于年龄应有的预期水平。
- 由于言语不流畅导致社会交往、个人、家庭、社会、教育、职业或其他重要功能领域显著损害。

- 言语不流畅不能归因于神经系统疾病、感觉障碍、结构异常或其他言语或语音障碍。

其他临床特征：

- 发育性言语流畅障碍通常表现为言语错乱（快速、不稳定和节律紊乱的言语）以及言语流畅性和清晰度下降，且往往伴有音节的丢失或中断和字尾的缺失。
- 发育性言语流畅障碍可能伴随着发音肌肉组织的紧张、身体紧张以及对抗行为和继发的特殊动作，如做鬼脸、眨眼、头部活动，以及胳膊和腿部活动（敲腿或拳头紧握）。
- 发育性言语流畅障碍往往伴随着对发言的预期性焦虑和回避。
- 问题的严重程度因情况而异，沟通压力可能会使问题加重。
- 发育性言语流畅障碍可能与更广泛的言语和语言异常相关。
- 有时言语不流畅的起病可能与重大的心理事件有关，如丧亲之痛，也被称为"心因性口吃"。当这种现象出现在发育阶段，可能被诊断为发育性言语流畅障碍。
- 大约 60% 的发育性言语流畅障碍儿童共病发育性言语和语言障碍。
- 在患有慢性言语流畅障碍的青少年和成年人中，社交焦虑障碍较为常见。不仅如此，社交焦虑可能加剧慢性言语流畅障碍。多达 40%～60% 的慢性言语流畅障碍患者符合社交焦虑障碍的诊断要求。

与正常状态的区别（阈界）：

- 很多发育正常的儿童在学龄前期会表现出轻微的言语不流畅。

病程特征：

- 在许多情况下，发育性言语流畅障碍的病程可能相对较短，大多数儿童（65%～85%）在青春期之前无需干预就可以康复。这些儿童通常在起病后 2 年内康复。
- 发育性言语流畅障碍的影响可能早在 3 岁就很明显。与正常发育的同龄人相比，儿童患者的情感、行为和社会功能都受到了损害。
- 持续性病程与男性、发育性言语流畅障碍家族史、发病年龄大于 3～4 岁、持续时间一年以上及并发的发育性语言障碍有关。儿童期疾病临床表现严重则可能持续到青春期和成年期。

不同年龄阶段的表现：

- 发育性言语流畅障碍在发育初期出现，通常在 2 岁半到 4 岁之间发病。5%～8% 的学龄前儿童表现出口吃。80%～90% 的病例在 6 岁前发病，而 9 岁后发病很少。患者中口吃的终生患病率约为 5%，而普通人群的患病率约为 1%。
- 流畅障碍逐渐出现，并可能随着个体意识到其言语流畅困难而加剧。这可能导致患者发展出对言语不流畅或相关不良情绪的回避，从而进一步损害言语功能（例如，避免公开讲话或将言语限制为简单和简短的短语）。

性别相关特征：

• 在整个发育期间，男童更容易受到影响。在学龄前儿童中，患有发育性言语流畅障碍的男孩与女孩的比例估计为 1.5∶1。女性患者更容易缓解。在整个学龄期到成年期，患有发育性言语流畅障碍的男性比女性多，比例约为 4∶1。

与其他障碍和情况的区别（鉴别诊断）：

• **发育性语音障碍和发育性语言障碍：**与发育性言语流畅障碍一样，发育性语音障碍和发育性语言障碍也会导致言语可理解性降低，从而影响交流。发育性语音障碍的特征在于发音错误，而且这些发音错误超出相应年龄或发育水平的正常范围。而发育性语言障碍的特点是在获取、理解、表达或使用语言方面存在持续的困难。发育性言语流畅障碍的特点则是正常说话节奏和速度的异常。如果同时符合发育性言语流畅障碍和其他发育性言语和语言障碍的诊断要求，应同时诊断这些疾病。

• **慢性发育性抽动障碍，包括 Tourette 综合征：**言语不流畅和面部或身体的其他动作相关，与语流中的重复、延长或停顿在时间上重合，此时需与复杂性抽动症相鉴别。抽动症没有发育性言语流畅障碍特征性的显著言语不流畅。

• **神经系统疾病：**影响语言输出解剖和功能机制的神经系统疾病有时会导致言语不流畅，但可以通过检查发现阳性神经系统体征进行鉴别。

6A01.2 发育性语言障碍

核心（必要）特征：

• 在获得、理解、表达或使用语言（口语或书面语言）方面持续存在缺陷。语言的任何组成部分都可能受到不同程度的影响，语言的某些方面相对薄弱，而另外一些方面则相对有优势，或者多个方面均受到类似程度的影响。

○ 将词分解成多个音节并在大脑中操控这些声音的能力（即语音意识）。

○ 使用语言规则的能力，例如关于单词结尾以及单词如何组合形成句子（即词法、句法或语法）。

○ 学习、理解和使用语言来传达单词和句子意思（即语义）的能力。

○ 讲故事或对话的能力（即叙述性或会话性话语）。

○ 在社会语境中理解和使用语言的能力，例如作出推论，理解言语幽默和解决模棱两可的含义（即语用学）。

1

- 语言能力明显低于基于年龄和智力功能的预期水平。
- 语言困难发生在发育期间，通常在儿童早期发生。
- 语言障碍导致沟通能力明显受限，伴随在家庭、学校或工作日常活动中功能受损。
- 语言障碍不能被其他神经发育障碍、孤独症谱系障碍、其他神经发育性障碍、感觉障碍或神经系统疾病（包括脑损伤或感染，如创伤、卒中、癫痫或脑膜炎）所解释。

语言障碍标注：

当前发育性语言障碍中受影响的主要语言能力领域应使用以下标注之一进行特征描述，尽管这些标注可能会随时间而变化：

6A01.20　伴接受和表达性语言受损的发育性语言障碍

- 该标注适用于理解口语或书面语言（即接受语言）的能力明显低于该年龄和智力功能水平的预期，并伴有表达和使用这些口语和书面语言能力的持续性受损（即表达性语言）。

6A01.21　表达性语言受损为主的发育性语言障碍

- 该标注适用于表达及使用口语或书面语言（即表达性语言）的能力明显低于个体的年龄和智力水平的预期，但理解口语或书面语言的能力（即接受性语言）相对完整。

6A01.22　语用语言受损的发育性语言障碍

- 当发育性语言障碍的特征主要表现为在社会语境中对语言的理解和使用（如作出推论，理解言语幽默和解决模棱两可的含义）存在持续及显著困难时，可考虑此诊断。语用能力常显著低于个体的年龄和智能的预期水平，但接受性和表达性语言能力相对完整。如果语用损害发生在孤独症谱系障碍中，或能以其他接受性或表达性语言成分的损害来解释，则不适合使用此诊断。

6A01.23　其他特定语言受损的发育性语言障碍

- 如果符合发育性语言障碍所有的诊断要求，但是语言缺陷类型并不完全符合上述任何一类分型，则可使用该标注。

其他临床特征：

- 在典型的发育过程中，语言不同成分的理解和产生是紧密相关并且同步发展的。在发育性语言障碍中，这种发育性的关系可能不同步，语言的任何组成部分都可能不同程度地受损。
- 许多发育性语言障碍的患儿存在语言性及非言语性能力不一致，但这不是诊断的要求。
- 发育性语言障碍常共病其他神经发育障碍，如发育性语音障碍、发育性学习障碍、注意缺陷多动障碍、孤独症谱系障碍和发育性运动协调障碍。
- 发育性语言障碍往往与同伴关系困难、情绪障碍和行为障碍有关，在学龄儿童中尤其如此。
- 发育性语言障碍常有家族史。
- 发育性语言障碍可能是一些特殊染色体异常的表现特征，包括性染色体异常。在可行的情况下，染色体检测可以帮助识别与特定潜在染色体异常相关的其他健康风险。如果识别出特定的染色体异常或其他发育异常，则除了诊断发育性语言障碍外，还应针对上述异常作出相应诊断。

- 已获得的语言技能的退行不是发育性语言障碍的特征。2 岁时已习得的少量词汇丧失与社交、沟通行为减少有关；3 岁以后语言能力丧失更为少见，这些可能是孤独症谱系障碍的表现。神经系统疾病（卒中或外伤所致的后天获得性脑损伤、伴或不伴显性癫痫的脑病）也可能导致语言能力的丧失。伴随生理功能丧失的语言技能丧失可能预示着神经退行性疾病的发生。如果潜在的神经系统原因非常明确，则不应诊断为发育性语言障碍，而应诊断为继发性言语或语言综合征，以及针对潜在疾病的相应诊断。

与正常状态的区别（阈界）：

- 儿童在最初习得口语的年龄和牢固建立语言技能的速度上有较大差异。绝大多数习得口语晚于预期的学龄前儿童可以继续发展正常的语言能力。早期习得语言能力的延迟并非指向发育性语言障碍。然而，如果 2 岁仍不会说单个词（或类似单个词），3 岁时还不能表达两个单词的短语，并且长时间持续存在语言受损，则提示很可能存在发育性语言障碍，尤其是已知家族语言障碍史或识字学习问题史的情况下。直到 4 岁，个体语言能力的差异才更加稳定。
- 发音及语用可能因社会、文化和其他环境背景（如方言）而有很大差异。然而，在任何典型的文化背景下，与社区的同龄人相比，发育性语言障碍患者均以显著的语言能力缺陷为特征。双语环境并非造成持续性语言学习受损的原因。

病程特征：

- 发育性语言障碍的病程因症状类型和严重程度不同而异：相较于表达性语言受损为主的语言障碍，接受性和表达性语言受损更持久，并与随后出现的综合理解困难相关。
- 特定语言模式的优势和缺陷可能随病程而变化。
- 与发育性语音和言语流畅障碍不同，发育性语言障碍可能贯穿于整个发育过程，并在成年后持续存在。大约 75% 发育性语言障碍的患儿在青春期后期仍然满足该障碍的诊断要求。这些障碍的影响在成年初期仍然很明显，表现为行为、社会、适应和交流困难，通常会带来影响终生的社会后果。

不同年龄阶段的表现：

- 发育性语言障碍在发育早期出现。发育性语言障碍很难同 4 岁之前发生的言语功能受损进行区分。4 岁开始诊断的语言障碍往往具有更稳定的症状表现，并且可能持续存在。
- 儿童中发育性语言障碍的患病率为 6% ~ 15%。在患有其他神经发育障碍的儿童中，该障碍更为普遍。

性别相关特征：

- 尽管性别比例在临床样本（2∶1 至 6∶1）和基于人群的样本（1.3∶1）之间有所不同，但受发育性语言障碍影响的男孩多于女孩。

- 相比于女性患儿，男性患儿更可能共病发育性语言和发育性语音障碍。

与其他障碍和情况的区别（鉴别诊断）：

- **智力发育障碍：** 智力发育障碍的个体伴随智力和适应功能的广泛损害，可能会出现语言发生、发展延迟或语言能力受损。发育性语言障碍可以在不同智力水平下发生。如果符合智力发育障碍的诊断，且语言能力明显低于其智力和适应行为的预期水平，则这两种诊断可以同时成立。

- **发育性语音障碍和发育性言语流畅障碍：** 与表达性语言受损为主的发育性语言障碍一样，发育性语音障碍和发育性言语流畅障碍也能降低言语的可理解性，从而影响交流。发育性语音障碍的特征是发音错误超出正常年龄和智力水平的变化范围。发育性言语流畅障碍的特征是正常讲话的节律和语速混乱。发育性语言障碍的特征是获得、理解、表达和使用语言存在持续的困难。

- **孤独症谱系障碍：** 孤独症谱系障碍患者经常出现语言发育迟缓。应该对孤独症谱系障碍患者的功能性语言受损（个体出于实用目的使用语言的能力受损，如表达个人需求和愿望的能力受损）的程度按照相应的标注进行编码，而非单独诊断发育性语言障碍。并且，即使接受性和表达性言语功能的其他方面完好无损，语用障碍仍是孤独症谱系障碍的特征。孤独症谱系障碍与发育性语言障碍的区别在于，是否还存在社交互动缺陷以及限制性、重复和刻板行为。与孤独症谱系障碍个体不同，发育性语言障碍个体通常能够发起或恰当回应社交和情绪线索，并能与他人分享兴趣，通常不会表现出限制性、重复和刻板行为。不能仅凭存在语用障碍对孤独症谱系障碍个体诊断共病发育性语言障碍。但是，如果存在其他不能用孤独症谱系障碍解释的特定语言障碍，则可以作出两个诊断。

- **发育性学习障碍：** 在发育性语言障碍中，语言习得、理解、产生或使用的持续缺陷可能导致学习困难，尤其是识字方面的困难，包括单词阅读、理解和书写。如果符合发育性语言障碍和发育性学习障碍的所有诊断要求，可同时作出两个诊断。

- **选择性缄默症：** 选择性缄默症的特点是在说话上存在持续的选择性。例如，一个孩子在家里等特定场景下可以恰当表述言语，但是却无法在学校或其他场景下进行交流。相反，发育性语言障碍相关的语言受损在所有场景下都表现明显。但是，选择性缄默症和发育性语言障碍可以同时发生，如果必要，可以同时作出诊断。

- **神经系统疾病和脑损伤或感染后遗症：** 卒中、颅脑损伤、感染（如脑膜炎/脑炎）、发育性脑病伴或不伴外显癫痫或相关综合征（如 Landau–Kleffner 综合征，又称获得性癫痫性失语）引起的大脑受损都可能导致语言障碍。如果语言障碍成为特定的临床关注焦点，除相关躯体疾病外，还应附加诊断继发性言语或语言综合征。

- **听力损害导致的口语延迟或缺陷**：所有表现出语言受损的儿童都应该接受听力评估，因为语言延迟可能通过听力受损得到更好的解释。有听力障碍的幼儿通常使用非言语交流方式（例如，手势、面部表情、眼神注视）来弥补口语表达缺陷。然而，如果语言问题与听力损伤的严重程度不呈比例，听力损伤的存在也并不排除发育性语言障碍的诊断。如果儿童的主要交流方式是在能充分接触和学习手语的环境中获得的手语表达，在手语背景下也存在发育性语言障碍的其他特征，则可以诊断为发育性语言障碍。

- **其他涉及获得性语言技能丧失的医疗情况**：如存在由其他医疗情况所致的已获得的语言技能的退化，而且语言障碍成为特定的临床关注焦点，除了相关躯体疾病外还应给予继发性言语或语言综合征的附加诊断。

6A01.Y 其他特定的发育性语言及言语障碍

- 在理解、产生或以交流为目的的使用语言方面存在持续困难，这种困难不能用发育性语音障碍、发育性言语流畅障碍、发育性语言障碍和孤独症谱系障碍很好地解释。

- 言语和语言困难长期存在。

- 言语和语言困难发生于发育期，受影响的言语或语言能力明显低于基于年龄的预期水平。

- 言语和语言困难导致个体社会沟通能力、个人、家庭、社会、教育、职业等重要领域的功能受损。

- 言语和语言困难不能被其他神经发育性障碍、神经系统疾病、感觉障碍或躯体结构异常所解释。

6A01.Z 未特定的发育性语言及言语障碍

6A02 孤独症谱系障碍

核心（必要）特征：

- 在建立和维持社交沟通和互动性社交方面存在持续的缺陷，这些缺陷超出了个体年龄和智力发展所预期的水平。这些缺陷的具体表现随实际年龄、言语和智力水平以及疾病的严重程度而异，可表现为以下方面的缺陷：
  - 对他人言语或非言语性社会交流的理解、兴趣或恰当反应。
  - 整合口头语言与典型的辅助性非言语线索，如眼神接触、手势、面部表情和肢体语言。这些非言语行为的频率或强度可能降低。
  - 在社交情境中理解和运用语言的能力，启动和维持交互性社交对话。
  - 社交觉知，引导个体根据社交情境适当调整行为。
  - 对他人的感受、情绪状态和态度的想象和作出反应的能力。

- ◦ 相互分享兴趣。
- ◦ 建立和维持正常同伴关系的能力。
- 持续存在受限、重复和刻板的行为方式、兴趣或活动，这些表现明显异常或明显与个体年龄及社会文化背景不符。包括：
  - ◦ 对新的经历和环境缺乏适应能力，并伴有相应的痛苦，这可以由熟悉环境中的微小变化所诱发，或是对预料之外事件的反应。
  - ◦ 刻板地坚持遵循特定常规；例如，可能是地理上的，如遵循熟悉的路线，或是必须精确地计时，如进餐或交通出行时间。
  - ◦ 过分遵守规则（例如，在玩游戏时）。
  - ◦ 过度、持续的仪式化行为模式（例如，执着于以特定方式排列或分类物品），这些行为模式没有明显的外在目的。
  - ◦ 重复、刻板运动动作，例如全身运动（如摇动）、不典型步态（例如用脚尖行走）、不寻常手或手指动作和姿势。这些行为在童年早期尤为常见。
  - ◦ 持续沉溺于一种或多种特殊兴趣、物品的某些部分或特定类型的刺激（包括媒体），或对特定物品异常强烈的依恋（不包括典型的安抚物）。
  - ◦ 终生存在对感觉刺激的过度、持续高敏或低敏反应，或者对某一感觉刺激非同寻常的兴趣，这些刺激包括：实际或预期的声音、光线、材质（特别是衣服和食物）、气味和口味、热、冷或疼痛。
- 该障碍起病于发育阶段，通常在儿童早期，但特征性症状可能直到后期，当社交需求超出其受限的能力范围时，才完全表现出来。
- 这些症状导致个人、家庭、社交、教育、职业或其他重要功能领域的显著损害。部分孤独症谱系障碍患者通过额外的努力，在许多情境下显得功能正常，因此在别人眼里他们的缺陷可能表现并不明显。对于这些案例，孤独症谱系障碍的诊断依然适用。

孤独症谱系障碍特征标注：

这些标注能够表明个体同时存在智能或功能性语言能力受限的共病情况，在为孤独症谱系障碍个体提供恰当的个体化支持、选择干预措施和制定治疗计划时，智能和功能性语言能力是重要的考虑因素。此外，对丧失早期习得性技能也提供了标注，这是少数孤独症谱系障碍个体的发育史特征。

共病智力发育障碍

孤独症谱系障碍患者可能存在智力缺陷。如果存在这种缺陷，则应另外给出智力发育障碍的诊断，并标明适当的严重程度（即：轻度、中度、重度、极重度、暂时的）。由于社交缺陷是孤独症谱系障碍的核心特征，当评估适应行为作为判断共病智力发育障碍的一部分时，应该更重视其在概念性技能及实践性技能方面的评估，而非社交性技能。

如果没有表现出智力发育障碍，则标注：不伴智力发育障碍。

如果共病智力发育障碍，除了对共病的智力发育障碍进行编码外，孤独症谱系障碍还应标注如下方面：

功能性语言损害程度

功能性语言（口语或书面语）的损害程度应继续采用下级标注进行描述。功能性语言是指个体为达成目的而使用语言的能力（如，表达个人需要和愿望）。该标注主要是为了反映有些孤独症谱系障碍个体所表现出来的言语或非言语语言表达缺陷，而不是孤独症谱系障碍核心特征中的语用交流障碍。

可用以下标注描述功能性语言损害（口语或书面语）的程度：

• 伴轻度或不伴功能性语言损害
• 伴功能性语言损害（如：不会使用多于一个单词或简单的短语）
• 伴完全或几乎完全功能性语言缺失

表 5 为共病智力发育障碍和不同功能性语言损害程度相对应的诊断单元编码。

表 5　孤独症谱系障碍诊断编码

	伴轻度或不伴功能性语言损害	伴功能性语言损害	伴完全或几乎完全功能性语言缺失
不伴智力发育障碍	6A02.0	6A02.2	—
伴智力发育障碍	6A02.1	6A02.3	6A02.5

注：6A02.Y　如上述不适用，可以使用其他特定孤独症谱系障碍。

　　6A02.Z　如上述情况未知，可以使用未特定的孤独症谱系障碍。

既往习得技能的丧失

少数孤独症谱系障碍个体可能会表现出既往习得技能的丧失。这种倒退现象通常发生在2 岁，且最常涉及语言使用和社交反应方面。既往习得技能的丧失方面，较少见于 3 岁之后。如果既往习得技能的丧失发生在 3 岁之后，则更有可能表现为包括认知和适应技能的丧失（例如，失去对大小便的控制能力、睡眠受损）、语言和社交能力的倒退，以及情绪和行为障碍的增加。

根据临床病史中是否存在既往习得技能的丧失，给予下列标注，其中 x 对应于表 5 所示的最后一个数字：

• 6A02.x0　不伴既往习得技能的丧失
• 6A02.x1　伴既往习得技能的丧失

其他临床特征：

• 幼儿期孤独症谱系障碍常见症状是父母或照料者担心患儿存在智能或其他方面的发育迟缓（如语言和动作协调问题）。若未同时存在严重智力受损，就诊时间可能会延迟（如在上学后出现行为或社交障碍）。在儿童中期，则可能会以焦虑症状为突出表现，包括社交焦虑障碍、拒绝上学和特定恐怖症。在青春期和成年期，抑郁障碍常是表现特征。

- 孤独症谱系障碍共病其他精神、行为或神经发育障碍的情况在该病患者的一生中都很常见。在相当多的一部分病例中，尤其是在孤独症谱系障碍患者的青春期和成年期，首先是共病的障碍让他们受到临床关注。

- 语用障碍可表现为对他人的言语过于进行字面上的理解，言语缺乏正常的韵律和情感基调从而显得单调，缺乏在特定社会情境下恰当选择语言的意识，或过于书面化和学究式地使用语言。

- 在社交方面过于天真，尤其是在青少年期，容易被他人利用。在没有获得恰当的指导的情况下使用社交媒体会增加此类风险。

- 对孤独症谱系障碍个体用标准化评估工具测试特定认知功能，不同个体可能具有明显不同于常人的优势或不足，个体差异较大。与整体语言和非语言能力相比，这些缺陷对学习和适应功能的影响更大。

- 自伤行为（例如打自己的脸、撞头）更易发生于共病智力发育障碍的个体。

- 年轻的孤独症谱系障碍患者，尤其是那些共病智力发育障碍的个体，在儿童早期常出现癫痫或抽搐发作，青春期时，癫痫或抽搐发作的频率会再次增加。有关紧张症的共病现象也有报道。一些躯体疾病如结节性硬化、染色体异常包括脆性 X 综合征、脑瘫、早发性癫痫脑病、神经纤维瘤等与伴或不伴智力发育障碍的孤独症谱系障碍有关。越来越多的孤独症谱系障碍患者被发现存在基因的缺失、重复以及其他遗传学异常，这些结果有助于提供遗传咨询服务。孕期接触丙戊酸盐也与孤独症谱系障碍风险增加有关。

- 一些孤独症谱系障碍患者在儿童期、青春期或成年期可以通过额外的努力来弥补他们的症状缺陷，从而维持正常的功能。这些持续的努力，可能对部分患者，尤其是女性患者的精神和身体健康造成不利影响。

与正常状态的区别（阈界）：

- **社会交往技能：**正常发育的个体在习得并熟练掌握社交互动和社交沟通技能的速度和程度上具有差异性。个体只有在这些领域的能力和行为显著、持续地偏离了其所处年龄、智力水平和社会文化背景的预期范围时，才应该考虑孤独症谱系障碍的诊断。一些人可能会因为害羞（即在陌生的情景下或与陌生人相处时感到尴尬或恐惧）或行为抑制（即对陌生的人或情景迟迟不能接近或"热身"）而表现出社交互动受限。害羞或行为受抑制的儿童、青少年或成年人的社交活动受限并不代表其为孤独症谱系障碍患者。害羞表现与孤独症谱系障碍的区别在于，前者在熟悉的情况下有充分的社交行为。

- **社会交流技能：**儿童首次习得口语的年龄以及他们牢固建立言语和语言的速度存在很大的差异。大多数早期言语和语言发育迟缓的儿童最终能够获得与同龄人相似的语言技能。单纯的早期语言发育迟缓并不能强有力地支持孤独症谱系障碍的诊断，除非同时也有证据表明其存在社交沟通动机不足和互动技能缺陷。孤独症谱系障碍的基本特征是在社交沟通中正确地理解和运用语言的能力持续受损。

- **重复和刻板行为**：作为正常发育过程中的一部分，许多儿童会经历重复性游戏和兴趣高度集中的阶段。除非同时也有证据表明，这些儿童存在社交互动和社交沟通能力缺陷，否则仅仅存在以重复、仪式化或兴趣狭窄为特征的行为方式不能作为诊断孤独症谱系障碍的指征。

病程特征：

- 孤独症谱系障碍是一种包括成年期在内的各个年龄段都可以表现出临床症状的终生疾病，其临床表现和影响可能会因年龄、智力和语言能力、共患疾病和环境背景而有所不同。

- 随着时间的推移，刻板和重复行为依然存在。具体来说，重复的感觉运动行为似乎是常见的、一贯的，而且可能会很严重。在学龄期和青春期，这些重复的感觉运动行为在强度和数量上开始减少。然而，对并不普遍的同一性的坚持似乎是在学龄前发展起来的，并随着时间的推移而逐渐恶化。

不同年龄阶段的表现：

- **婴儿期**：特征性的表现可能出现在婴儿期，尽管当时它们可能只被认为是孤独症谱系障碍的征兆。通常可以在学龄前阶段（最晚 4 岁）作出孤独症谱系障碍的诊断，特别是在表现出广泛性发育迟缓的儿童中。社交和语言技能停滞不前，发育停止的情况并不少见。早期词汇和社会反应性的丧失，即真正的退行，起病于 1 ~ 2 岁之间，很少发生于 3 岁以后。在这些情况下，应该使用标注"既往获得技能的丧失"。

- **学龄前期**：在学龄前儿童中，孤独症谱系障碍的诊断通常包含避免眼神接触、抵制身体接触、缺乏社交想象的游戏、语言或用于社交的语言启动延迟；社交退缩、强迫或重复关注，以及以各玩各的或不感兴趣为特征，缺乏与同龄人之间的社交互动。患儿对日常声音或食物的过度敏感可能会掩盖其潜在的社交缺陷。

- **童年中期**：在不伴智力发育障碍的孤独症谱系障碍儿童中，家庭以外的社会适应困难可能要到入学或青春期时才能被发现，因为那时社会交往问题会导致与同龄人的社交孤立。抗拒新的体验以及对日常生活中哪怕是很小的改变都会有明显的反应，这些都是典型表现。此外，过度关注细节以及行为和思维的僵化等表现也需要注意。在这个发育阶段，焦虑症状可能会变得明显。

- **青少年期**：到了青少年期，随着学业压力增大，需要应对的同伴关系日趋复杂，个体往往会不堪重负。对部分孤独症谱系障碍患者来说，其潜在的社交障碍可能会被精神和行为障碍的共病症状所掩盖。抑郁症状也通常会在这时出现。

- **成年期**：成年后，孤独症谱系障碍患者处理社会关系的能力可能会受到越来越多的挑战，当社会需求超过其代偿能力时，可能会出现临床症状。孤独症谱系障碍患者在成年期出现的问题可能是其对被孤立或者不恰当行为所产生的社会后果而作出的反应。代偿策略可能足以使得孤独症谱系障碍患者维持一对一的人际关系，但在社会群体中通常是不够的。特殊的兴趣和集中的注意力，可能会使一些人在教育和就业方面受益。工作环境可能需要根据个人的能力进行调整。成年期的第一次诊断可能会因家庭或工作关系的破裂而导致。孤独症谱系障碍个体在儿童早期社交和人际关系方面都存在困难，尽管这可能只有在回顾时才会显现出来。

文化相关特征：

• 文化差异存在于社会交往、互惠社会交流以及兴趣和活动规范之中。因此，功能受损的迹象可能会因文化背景的不同而有所不同。例如，在一些社会规范中，儿童出于尊重可能会避免直接的眼神接触，这不应该被误解为社交功能缺陷。

性别相关特征：

• 男性被诊断为孤独症谱系障碍的可能性是女性的 4 倍。

• 孤独症谱系障碍的女性常共病智力发育障碍，这表明与男性相比，不严重的症状可能没有被发现。与患病男性相比，女性往往更少表现出局限、重复的兴趣和行为。

• 在儿童中期，性别差异对功能有不同的影响。当受到挑战或感到沮丧时，男孩可能会表现出反应性攻击或其他行为症状。女孩倾向于社交退缩，并因社交适应困难而产生情绪变化。

与其他障碍和情况的区别（鉴别诊断）：

• **智力发育障碍：** 如果智力发育障碍个体主动发起和维持社交沟通和社交互动的能力缺陷明显超出其智力功能水平，并且也符合孤独症谱系障碍的其他诊断标准，则可作出孤独症谱系障碍的诊断。在这些情况下，应当诊断孤独症谱系障碍共病智力发育障碍，且给孤独症谱系障碍的诊断使用"伴智力发育障碍"的标注。由于孤独症谱系障碍本身包含社交功能缺陷，因此作为共病智力发育障碍的一个部分，评估适应行为时，应该更多地强调智力以及适应功能的概念性技能和实践性技能维度，而非社交性技能。对患有重度和极重度智力发育障碍的个体，作出孤独症谱系障碍的诊断尤其困难，需要进行深入及纵向的评估。但是，如果社交互动和沟通的技能相对于个体总体智力水平具有显著的缺陷，则可以诊断孤独症谱系障碍。

• **发育性言语和语言障碍：** 发育性言语和语言障碍不存在社交互动、社交沟通方面的缺陷，也不存在受限、重复和刻板行为，以此可以与孤独症谱系障碍鉴别。语用受损是孤独症谱系障碍的特征性表现，不能仅凭此额外作出发育性言语和语言障碍的诊断。如果存在特定的感受性或表达性语言或言语缺陷，且这些障碍不能以孤独症谱系障碍或共病的智力发育障碍来解释时，则可以同时诊断发育性言语和语言障碍与孤独症谱系障碍。

• **发育性运动协调障碍：** 孤独症谱系障碍个体可能不愿意参与需要复杂运动协调技能的任

务，例如球类运动，这种情况是由于缺乏兴趣而非存在特别的运动协调缺陷。然而，发育性运动协调障碍和孤独症谱系障碍可能同时发生，必要时可同时作出两种共病诊断。

- **注意缺陷多动障碍**：特定的注意力异常（例如，过度关注或容易分心）、冲动和身体多动等症状也常见于孤独症谱系障碍个体。然而，注意缺陷多动障碍个体并不存在启动和维持社交沟通与社交互动的持续缺陷，或是持续性受限、重复和刻板的行为方式、兴趣或活动等孤独症谱系障碍的特征性表现。但是孤独症谱系障碍和注意缺陷多动障碍可以共病，如果符合各自的诊断标准，则可同时作出两种诊断。有时个体在临床上突出表现为注意缺陷多动障碍的症状，而孤独症谱系障碍的症状不明显。

- **刻板运动障碍**：刻板运动障碍的特点是在发育早期出现自发、重复、刻板、明显无目的（通常有节奏）运动的行为。然而，这种刻板性是孤独症谱系障碍个体的典型表现，如果它们严重到需要得到额外的临床关注，例如自伤，则可考虑同时诊断刻板运动障碍。

- **精神分裂症**：精神分裂症起病时也可能会表现出显著的社交退缩，可能患病之前就有，也可能是发病导致，与孤独症谱系障碍的社交功能受损相类似。但是，与孤独症谱系障碍不同的是，精神分裂症通常发生在青春期或成年早期，很少在青春期之前起病。精神分裂症的鉴别点主要在于精神病性症状（如妄想、幻觉）以及缺乏孤独症谱系障碍儿童在早期所表现出的受限、重复和刻板的行为方式、兴趣和活动。

- **分裂型障碍**：孤独症谱系障碍的人际关系困难可能与分裂型障碍的某些特征相同，如与他人关系不融洽和社交退缩。然而，孤独症谱系障碍的特征还有局限、重复和刻板的行为、兴趣或活动。

- **社交焦虑障碍**：由于对他人的负性评价有显著及过度的恐惧或焦虑，社交焦虑障碍个体在社交互动中存在参与受限。通常情况下，当社交焦虑障碍个体与熟悉的人或在某些不引起明显焦虑反应的社交情景下，不会表现出社会交往能力缺陷。孤独症谱系障碍儿童也可能存在社交焦虑，但与典型的社交焦虑障碍相比，他们在开始和维持社交沟通以及社交互动方面，比社交焦虑障碍个体有更明显的缺陷。持续受限、重复和刻板的行为方式、兴趣或活动不是社交焦虑障碍患儿的特征。

- **选择性缄默症**：选择性缄默症的特点是在特定环境，如在家中，能够正常使用语言和社交沟通方式，而在学校等其他环境中则不会。在某些社交场合中，孤独症谱系障碍个体可能也会被观察到不愿意沟通，但他们在所有的情境中都存在明显发起和维持社交沟通与社交互动的缺陷，以及持续性的受限、重复和刻板的行为方式、兴趣或活动。

- **强迫症**：强迫症的特点是出现持续反复思维、想象、冲动或强烈愿望（如强迫观念）和／或重复行为（即强迫行为），这些行为是个体为应对强迫观念而被迫进行的，遵循僵化的规则，以减少焦虑或获得一种"完成"的感觉。这些症状可能很难与孤独症谱系障碍的受限、重复和刻板的行为方式、兴趣或活动的核心症状区别。尽管患有孤独症谱系障碍的青少年和成年人也可能试图抑制一些他们意识到的、在社交上不受欢迎的特定行为，但是，与孤独症谱系障碍不同的是，强迫症个体有意识地抵制完成强迫行为的冲动或强烈愿望（例如通过执行替代任务）更为常见。孤独症谱系障碍个体有发起和维持社交沟通和互动性社交功能上的缺陷，而这不是强迫症的特征，可以用以鉴别孤独症谱系障碍和强迫症。

- **反应性依恋障碍：**反应性依恋障碍的特征是表现出对成人照顾者的抑制性情绪和退缩行为，如无法向一个明确喜欢的依恋对象寻求安慰、支持、保护和抚育。反应性依恋障碍的诊断需要有被主要照顾者严重忽视或虐待的历史，或其他形式的严重社会剥夺史（如各种不同的收容机构）。反应性依恋障碍可伴有广泛的社交理解和交流缺陷。尽管此类儿童可能会出现一些受限、重复及刻板的行为、兴趣或活动，但这些并不是反应性依恋障碍的典型特征。当其处在更好的养育环境时，症状可明显改善，这可作为反应性依恋障碍的诊断依据。如果没有可靠的证据证明在虐待或忽视发生之前儿童的社交和沟通能力发育正常，就很难鉴别反应性依恋障碍和孤独症谱系障碍。

- **脱抑制性社会参与障碍：**脱抑制性社会参与障碍表现为持续存在对陌生成人和同龄人不加鉴别的社交行为，这种行为方式也可能出现在一些孤独症谱系障碍儿童中。脱抑制性社会参与障碍的诊断需要具有被主要照料者严重虐待或忽视的历史，或者其他形式的严重社会剥夺史（如各种不同的收容机构）。与反应性依恋障碍类似，脱抑制性社会参与障碍也可伴有广泛的社交理解和沟通障碍。尽管此类儿童可能会出现一些受限、重复及刻板行为、兴趣或活动，但这些并不是脱抑制社会参与障碍的典型特征。如果给予患儿更好的养育环境后症状明显减轻，可作为脱抑制性社会参与障碍的诊断依据。

- **回避–限制性食物摄入障碍：**回避–限制性食物摄入障碍患者有时会根据食物的感官特征（如气味、味道、温度、质地或外观）来限制食物摄入量。孤独症谱系障碍患者也可能会因为某些食物的感官特征或由于对特定常规的刻板坚持而限制摄入。然而，孤独症谱系障碍的特点还包括在发起和维持社会交流和社会互动方面持续存在缺陷，以及与食物无关的持续局限、重复和刻板的行为、兴趣或活动。如果孤独症谱系障碍患者限制食物摄入的模式已导致显著的体重减轻或其他不良的健康后果，或与特别严重的功能障碍相关，则可能会附加诊断为回避–限制性食物摄入障碍。

- **对立违抗障碍：**对立违抗障碍的特征是与发育年龄和发育水平不相适应的显著不服从、挑衅和违抗等破坏性行为。对立违抗障碍个体没有类似于孤独症谱系障碍个体的社会交往缺陷，也没有受限、重复和刻板的行为方式、兴趣或活动。但是，无论是否伴有智力或言语功能缺陷，对立或“不听指令”的行为可能是一些孤独症谱系障碍儿童的突出表现，有时也可能是学龄期孤独症谱系障碍的呈现特征。伴随攻击暴发（如暴发性愤怒）的破坏性行为也可能是孤独症谱系障碍儿童的显著特征。对于孤独症谱系障碍个体而言，这些行为常与某些特定的触发事件（如改变常规，令人厌恶的感官刺激、焦虑或者刻板思维或行为被中断）相关，而非像对立违抗障碍个体那样出于对立、挑衅或恶意。

- **人格障碍：**人格障碍是指个体体验和认识自我、他人和世界的广泛性失调，表现出非适应性的认知、情绪体验与表达及行为方式。这些非适应性方式相对僵化，表现在很多个人和社交场合，是相对稳定与持久的。他们具有明显的社会心理功能障碍，这些障碍在人际关系方面的表现尤为明显。孤独症谱系障碍个体因其社交交流和互动技能缺陷，在发起和维持人际关系中存在困难，其表现可能与人格障碍个体相似。然而，与孤独症谱系障碍不同的是，人格障碍个体在儿童早期没有受限、重复、刻板的行为方式、兴趣或活动。

- **包括 Tourette 综合征在内的原发性抽动或抽动障碍：**原发性抽动或抽动障碍会出现突然、快速、非节律和反复的运动或发声，这可能类似于孤独症谱系障碍中的重复和刻板运动。与孤独症谱系障碍不同，原发性抽动和抽动障碍的抽动症状相对而言不那么刻板，且经常伴随先兆感觉冲动，持续时间较短，倾向于在年龄较大时出现，个人并不感到舒缓。

- **神经系统退行性疾病：**部分孤独症谱系障碍患儿在 2 岁时可出现已获得语言和社交技能的丧失，但是这种情况在 3 岁以后很少出现。神经系统退行性疾病（如 Landau-Kleffner 综合征又称获得性癫痫性失语症，自身免疫性脑病或雷特综合征）与孤独症谱系障碍的不同点在于，前者表现为早期相对正常的社交和语言发育以及已获得技能的丧失，病程中伴随有相关疾病的特征性神经系统症状和体征。

- **继发性神经发育综合征：**诸如脑炎等获得性疾病可能表现出孤独症谱系障碍样特征。准确地识别这些症状是继发于其他躯体疾病，还是之前即存在的孤独症谱系障碍恶化可能会影响当下的治疗和预后。当孤独症谱系障碍症状被归因于其他医疗状况时，应诊断为继发性神经发育综合征。

6A03　发育性学习障碍

核心（必要）特征：
- 在阅读、书写或算术相关学习技能方面存在明显缺陷，导致其相关技能显著低于个体实际年龄和智力功能所预期的水平。即使在相关学业领域给予适当的指导，患者仍表现出学习困难。这些困难可能仅局限于某个特定方面（如无法掌握基本的计算，或准确、流利地解码单个单词）或同时影响阅读、书写和算术在内的多个方面。在理想的情况下，学习能力不足可以采用合适的常模和标准化测试进行评估。

- 这些障碍通常出现于学龄早期。但对某些个体来说，可能到后期包括成年期，当学习要求超过其受限的能力时才被发现。

- 这些障碍无法用外界因素，例如经济或不良环境或缺少教育机会来解释。

- 学习困难并不能仅仅归因于其他疾病或障碍（例如运动障碍或视力 / 听力等感觉障碍）。

- 学习困难导致个体的学业、职业或其他重要方面的功能严重损害。个体只有通过付出巨大的额外努力其功能才能得以继续维持。

学习障碍的标注：
标注适用于描述评估时发现学习技能显著受损的情况。可以用标注来反映各类技能受损。

6A03.0　伴阅读障碍

学习困难表现为阅读技巧缺陷，例如：单词阅读的准确性、阅读的流畅性及阅读理解能力。

6A03.1　伴数学障碍

学习困难表现为数学技巧缺陷，例如：数感、数字事实记忆、计算正确能力、计算流利能力以及正确的数学推理能力。

6A03.2　伴书写表达障碍

学习困难表现为书写技巧缺陷，例如：拼写的准确性、语法和标点的准确性、写作的组织性和连贯性。

6A03.3　伴其他特定学习障碍

存在特定学业技能学习或表现显著受损，但不符合其他任何一种分类标准。

其他临床特征：

• 发育性学习障碍个体通常在包括语音处理、文字加工、记忆（包括工作记忆）、执行功能（包括抑制控制、转移、计划）、学习和自动符号化（如视觉、字母数字）、感觉统合和信息处理速度等方面表现出各种潜在的心理过程受损。这些心理过程被认为是个体学习技能的基础。但这些心理过程和与学习能力相关的结果之间的确切关系还未被充分理解，因而无法通过这些来进行准确而有临床意义的分类。

• 发育性学习障碍通常与其他神经发育障碍并存，如注意缺陷多动障碍、发育性运动协调障碍、发育性语言障碍和孤独症谱系障碍。

• 许多发育性学习障碍个体存在明显的自我调节注意功能缺陷，但是其严重程度尚不符合注意缺陷多动障碍的诊断标准。然而，持续的自我调节注意缺陷会影响学业表现，并可能影响对学习障碍进行干预或帮助的效果。

• 一些发育性学习障碍个体可以通过使用补偿性策略，或付出非常多的额外努力或时间，或通过接受一些高水平的额外帮助支持，在关键的学习技能方面维持看似恰当的水平。然而，一旦对主要学习能力的要求增加和过高能力需求出现时（例如限时测试，在有限的时间内完成阅读或撰写冗长的书面详细报告，高中繁重的学业任务，高等教育或职业培训），其潜在的学习障碍往往会变得更加明显。

• 理想状态下，判断是否存在发育性学习障碍需要使用标准化和常模化的测试工具来评估。但并不能仅凭儿童在一个特定学习技能测试中的得分诊断，而是需要对发育性学习障碍特征性的学习技能受限各方面做全面评估。得分可能因不同的测试工具、测试条件以及其他因素的影响而有所不同，也会随着测试对象的生长发育和生活历程不同而变化。因此，发育性学习障碍的诊断不应仅仅基于评估得分，还需要包括完整的临床评估、衡量各种表现，包括正式测试情景以外的学习能力。

1

与正常状态的区别（阈界）：

- 获得学习技能的年龄各不相同，但是发育性学习障碍个体与正常个体的区别在于，虽然具有足够的教育机会，但是仍表现出持续、特定的学习技能困难，且严重影响功能。

病程特征：

- 在阅读、数学和书面表达方面的缺陷通常会持续到青春期和成年期。这些缺陷可能会对孩子的学业成绩产生负面影响，增加辍学的可能性，并导致成年后失业（或待业）。如果不治疗的话，可能出现辍学和显著的抑郁症状，这些增加了包括自杀在内的不良心理健康结果的风险。
- 与发育性学习障碍相关的特定缺陷会因发育阶段和学习能力、缺陷的严重程度、任务的复杂性、是否存在共病的精神、行为或神经发育障碍以及可获得的支持而异。
- 发育性学习障碍终生都与自杀意念和自杀企图的高风险有关。

不同年龄阶段的表现：

- 发育性学习障碍最常在小学时期被诊断出来，因为阅读、数学和／或写作方面的困难通常只有在正式教授这些课程时才会变得明显。然而，有些个体可能要到发育后期或成年后才能确诊。前驱期障碍，如语言、数数或韵律，或精细运动控制，往往在个体被诊断为发育性学习障碍之前的儿童早期就表现明显。
- 在所有领域（如阅读、书面表达和数学）造成缺陷的发育性学习障碍在学龄儿童中的患病率估计为 5%～15%。成年人中的患病率尚不清楚，但估计为 4%。学龄儿童在特定学习领域的发育性学习障碍的患病率不同（阅读：5%～17%；数学：6%～7%；书面表达：7%～15%）。
- 患有发育性学习障碍的儿童经常共病抑郁障碍、焦虑及恐惧相关障碍以及外显行为障碍，这可能会使针对他们学习障碍的评估变得更加困难。
- 在某一学习领域患有发育性学习障碍的儿童，更有可能在其他领域也存在障碍。

文化相关特征：

- 发育性学习障碍患者的阅读障碍症状会随着语种的不同而异。例如，在英语中，患者表现为阅读单个单词既慢又不准确。在读音和字母对应关系更明确的语种（例如西班牙语、德语）和非字母语种（例如中文、日语）中，典型的表现是缓慢但准确地阅读。

性别相关特征：

- 发育性学习障碍在男孩中更为常见。可能是因为男孩共病注意缺陷多动障碍或有问题的外显行为的比例更高。
- 在社区样本中，男女性别比为 1.5：1～3：1，在临床样本中这一比例更高（估计为 6：1）。

与其他障碍和情况的区别（鉴别诊断）：

- **智力发育障碍：** 智力发育障碍个体由于其智力功能显著且广泛的缺陷，常常也表现出学业能力的不足。因此智力发育障碍共病发育性学习障碍时诊断难度很大。只有在个体学习能力明显低于其实际智力功能的预期水平时，才能作出共病发育性学习障碍的诊断。

- **发育性语言障碍：** 发育性语言障碍患者在语言习得、理解、产生或使用方面持续存在缺陷，可能会导致学习困难，特别是在识字方面，包括文字阅读和书写。如果发育性语言障碍和发育性学习障碍的所有诊断要求都符合，则可同时作出两种诊断。

- **注意缺陷多动障碍：** 许多发育性学习障碍个体存在明显的注意调节功能缺陷，其严重程度尚不符合注意缺陷多动障碍的诊断标准，但会影响学业表现，并可能影响对学习障碍进行干预或帮助的效果。与注意缺陷多动障碍不同的是，发育性学习障碍儿童的学习能力低下不是仅由其不能在学习任务上保持注意力，或不能调整其活动水平所致。发育性学习障碍与注意缺陷多动障碍的共病较为常见，同时符合两种疾病的诊断标准时，两者均可被诊断。

- **感觉异常：** 发育性学习障碍需要与由视力或听力障碍导致的学习困难相鉴别。当然，视力或听力异常个体在给予适当的辅助后也可共病发育性学习障碍。

- **神经退行性疾病：** 发育性学习障碍与神经退行性疾病的不同点在于后者在发育期后出现，由于神经退行性疾病或损害（例如创伤性脑损伤）导致学习困难，失去先前曾经获得的学习技能和先前拥有的学习新技能的能力。

6A04　发育性运动协调障碍

核心（必要）特征：

- 获得粗大运动和精细运动技能显著延迟，协调运动技能执行受损，表现为笨拙、缓慢或运动表现不精确。

- 协调运动技能显著低于个体实际年龄的预期。

- 协调运动技能困难发生在发育期间，通常在儿童早期就特别明显。

- 协调运动技能困难对日常生活，学校工作，职业和休闲活动或其他重要功能领域造成显著而持续的限制。

- 协调运动技能困难不能更好地归因于神经系统疾病、肌肉骨骼系统疾病、结缔组织疾病、感觉障碍或智力发育障碍。

其他临床特征：

- 存在发育性运动协调障碍的幼儿达到"运动里程碑"（例如：坐、爬、走）的时间可能延迟，尽管许多孩子早期运动发育正常。有一些技能的获得可能会延迟或存在困难，例如越过台阶、蹬车、扣纽扣、完成拼图、系鞋带以及使用拉链等。即使获得某一特定技能，动作的执行看起来也可能比同伴笨拙、缓慢或不够精确。这些孩子可能更容易掉东西、跌跌撞撞、碰到障碍，或比同龄人更频繁地跌倒。

- 发育性运动协调障碍可能主要影响粗大运动功能、精细运动功能或者两者皆可受到影响。
- 发育性运动协调障碍的表现通常持续到成年期。儿童晚期和成年期的运动协调障碍个体，可能会在需要精细或粗大运动技能的各种活动中表现缓慢或不准确，例如团体运动（尤其是球类运动）、骑自行车、书写、装配模型或其他物体，以及绘制地图。
- 其他神经发育障碍通常与发育性运动协调障碍共病。除了智力发育障碍、注意缺陷多动障碍和孤独症谱系障碍之外，还包括语音障碍（特别是发音困难）、发育性语言障碍和发育性学习障碍。虽然其他神经发育障碍的存在并不排除发育性运动协调障碍的诊断，但这些障碍也可能干扰需要协调运动技能的日常生活活动，学校工作、职业和休闲活动。因此，存在共病时评估变得更复杂，需要临床判断，将协调运动技能活动的受限归因于特定的诊断。

与正常状态的区别（阈界）：

- 许多运动技能的获得存在显著的年龄差异，同时儿童早期的测试结果缺乏稳定性。发育性运动协调障碍通常发生在早期发育阶段，但在 4 岁以前很难与正常发育水平相鉴别。因此，5 岁以前通常不做发育性运动协调障碍的诊断。
- 理想情况下，应使用合适的常模化、个体化，以及与文化相适应的标准测试来评估粗大和精细协调运动，还应该评估症状对家庭和学校（或对成人而言，在工作场所）的影响。评估的关键特征是运动技能受损长期持续存在、受损的严重程度以及对功能影响的普遍性。
- 发育性运动协调障碍常与其他神经发育障碍共病。最常见的是注意缺陷多动障碍（估计有 50% 的病例），还有发育性言语和语言障碍、发育性学习障碍（最常伴有阅读和书面表达障碍）和孤独症谱系障碍。

病程特征：

- 虽然随着时间的推移，症状可能会有所改善，一些儿童的症状会完全缓解，但发育性运动协调障碍的病程通常呈慢性。高达 50% ~ 70% 的病例中病程会持续到青春期和成年期。一直持续到成年的发育性运动协调障碍，往往会影响心理社会功能以及身体健康。
- 如果同时共病其他神经发育障碍，如注意缺陷多动障碍，可能会使发育性运动协调障碍的病程进一步复杂化。与单一诊断的患者相比，共病患者通常会存在更多的缺陷。

不同年龄阶段的表现：

- 发育性运动协调障碍在学龄儿童（5 ~ 11 岁）中的患病率为 5% ~ 6%，尽管有 10% 的儿童在运动技能方面可能没有那么严重的困难，但是这些技能的不足仍然会影响学习和社会功能。
- 发育性运动协调障碍的症状因发育阶段而异：

- 学龄前期：在学龄前期，达到一个或多个"运动里程碑"（如坐、爬、走路）或发展特定技能（如爬楼梯、系衣服纽扣、系鞋带）方面可能明显延迟。
- 童年中期：在童年中期，症状可能在书写、玩球、建造拼图或模型等活动中显现。
- 青春期和成年期：运动协调方面的困难可能表现在掌握新技能，如驾驶、使用工具或记笔记方面。
- 在所有的发展阶段中，即便掌握了一项技能，动作的执行也往往比同龄人更笨拙和更不精确。

- 发育性运动协调障碍与破坏性行为失调、焦虑和抑郁共病的风险也可能增加。此外，与发育正常的同龄人相比，患有发育性运动协调障碍的儿童往往自我效能水平更低，体力和社交能力更弱，超重或肥胖的风险更高。

性别相关特征：
- 发育性运动协调障碍对男孩的影响更大，比例在 2∶1 到 7∶1 之间。

与其他障碍和情况的区别（鉴别诊断）：
- **智力发育障碍**：智力发育障碍个体除了一般智力功能和适应行为受损，还可以表现出协调运动技能获得的延迟和受损。如果符合智力发育障碍的诊断要求，并且协调运动技能显著低于基于智力功能和适应行为的预期水平，则可给予两种诊断。
- **孤独症谱系障碍**：孤独症谱系障碍个体可能不愿参与需要复杂运动协调技能的任务，例如球类运动，这种现象用缺乏兴趣解释更好，而不是由于特定运动协调性缺陷所致。然而，发育性运动协调障碍和孤独症谱系障碍可以同时发生，必要时，可以同时给予两种诊断。
- **注意缺陷多动障碍**：发育性运动协调障碍与注意缺陷多动障碍共病很普遍。如果符合两者的诊断要求，则可同时诊断。然而，由于注意力缺陷和行为冲动，一些注意缺陷多动障碍的儿童可能显得笨拙（例如碰撞障碍物、撞翻东西等），在这种情况下不应该诊断发育性运动协调障碍。

- **神经系统疾病、肌肉骨骼系统疾病或结缔组织疾病，以及感觉障碍**：运动技能可能受到神经系统疾病（例如脑瘫、肌营养不良），肌肉骨骼系统疾病或结缔组织疾病，感觉障碍（特别是严重的视觉障碍）或关节活动过度的影响，这些疾病可以通过体格检查和实验室检查来确定。当运动协调困难完全归因于以上这些原因之一时，不应该给予发育性运动协调障碍的诊断。一些患有发育性运动协调障碍的儿童表现出异常运动活动（通常被抑制），例如无支撑的肢体的舞蹈运动或镜像运动。这些"过度"运动本身不被视为神经系统疾病，不排除发育性运动协调障碍的诊断。

- **心理社会剥夺影响**：儿童期极端的心理社会剥夺可导致运动功能受损。根据发生时间、严重程度和剥夺持续时间，当儿童被转移到一个更积极的环境后，运动功能可能会大幅度改善。

然而，即使持续在一个提供足够刺激以促进发展的环境中，一些缺陷仍可能持续存在，在这种情况下，如果所有诊断要求都满足，可作出发育性运动协调障碍的诊断。

6A05　注意缺陷多动障碍

核心（必要）特征：

- 持续存在的（至少持续 6 个月）注意缺陷症状和 / 或多动冲动症状，且这些症状超出了其年龄和智力发育相应的正常差异。症状的表现因年龄和疾病的严重程度有所不同。

注意缺陷

持续存在的数个注意缺陷症状，且严重到足以对学习、工作或社会功能产生直接的负面影响。表现形式包括：

- 对没有高水平刺激或奖励的任务、需要持续脑力劳动的任务难以保持专注；缺乏对细节的注意；在学校或工作任务中犯粗心的错误；无法完成任务。
- 容易被外界刺激或与正在做的事情无关的想法分心；当直接与其说话时，经常看起来没有在听；经常像是在做白日梦或心不在焉。
- 掉东西；在日常活动中健忘；难以记住去完成需要完成的日常任务或活动；难以规划、管理和组织学校作业、任务和其他活动。

注：当个体处于有高强度刺激和频繁奖励的活动中时，注意缺陷症状可能不明显。

多动冲动

持续存在的数个多动 / 冲动症状，且严重到足以对学习、工作或社会功能产生直接的负面影响。这些症状在需要行为自控的场合中，表现得最为突出。表现形式包括：

- 活动过多；被要求安静坐着时离开座位；经常跑来跑去；不摆弄些东西就很难安静坐着（幼儿）；保持安静或静坐时表现出坐立不安或感到不舒服（青少年和成人）。
- 难以安静地参加活动；说话过多。
- 在学校回答问题或在工作中发表意见时脱口而出；在谈话、游戏或排队时难以等待；打断或打扰别人的谈话或游戏。
- 倾向于碰到刺激就即刻反应，不假思索或者不考虑危险和后果（如参与有潜在身体伤害的活动；冲动的决定；鲁莽的驾驶）。

- 12 岁以前就存在明显的注意缺陷和 / 或多动冲动症状，尽管一些个体到了青少年后期或者成人期才首次获得临床关注。常常在要求超出了个体对缺陷的代偿能力时出现症状。

- 注意缺陷和 / 或多动冲动的症状在多种场合或情境中（家中、学校、工作时、和朋友亲戚在一起）均表现明显，但可能根据情境的结构和要求而有所不同。

- 症状不能被更好地归因于其他精神障碍，如焦虑及恐惧相关障碍、神经认知障碍（谵妄）。

- 症状不是物质（如可卡因）或药物（支气管扩张药、甲状腺激素替代药物）作用于中枢神经系统的结果，包括戒断反应，也不是神经系统疾病的结果。

描述临床表现核心特征的标注：

现有临床表现的特征应采用下列标注之一进行描述，以便记录转介或治疗的主要原因。主导症状是指有注意缺陷或多动 / 冲动任一类症状中的多个症状，很少伴有或者不伴有另一类症状。

6A05.0　注意缺陷多动障碍，注意缺陷为主型

符合所有注意缺陷多动障碍的诊断要求且注意缺陷症状为主。

6A05.1　注意缺陷多动障碍，多动冲动为主型

符合所有注意缺陷多动障碍的诊断要求且多动冲动症状为主。

6A05.2　注意缺陷多动障碍，混合型

符合所有注意缺陷多动障碍的诊断要求，且注意缺陷症状和多动冲动症状均为当前临床表现中的显著症状，不以某一类症状明显为主。

6A05.Y　注意缺陷多动障碍，其他特定表现型

6A05.Z　注意缺陷多动障碍，未特定

其他临床特征：

• 注意缺陷多动障碍通常出现在儿童早期或中期。在许多个体中，多动症状可能是学龄前期的主要症状，随年龄增长而减轻，青春期后不再突出或被描述为坐立不安。儿童后期开始，注意力问题可能更多地被察觉到，特别是在学校里。对成年人而言，则是在工作环境中。

• 注意缺陷多动障碍的临床表现和严重程度常根据环境的特点和要求而不同。建议临床评估时需考虑这些因素，在作出诊断时需对不同环境中的症状和行为进行考量。

• 对儿童和青少年的诊断需要结合老师和家长的报告。对成年人而言，关系密切的人、家庭成员或同事的报告可以提供额外的重要信息，但不作为诊断的必要条件。

• 一些注意缺陷多动障碍个体可能在成人期初次就诊。在诊断成人注意缺陷多动障碍时，12岁以前的注意缺陷、多动或冲动的病史是确诊的重要信息，这些信息最好来源于学校或当地的记录，或来自童年阶段认识的人。在没有这些支持性信息的情况下，诊断青少年后期和成人期的注意缺陷多动障碍应谨慎。

• 注意缺陷多动障碍可仅仅表现为注意缺陷症状，在儿童中尤其常见。没有多动的症状，临床表现以做白日梦、心不在焉和注意力不集中为特点。这些儿童有时被认为是单纯的注意缺陷型或认知速度迟缓型。

• 注意缺陷多动障碍可以为混合表现，严重的注意缺陷和多动、冲动症状出现在个体所处的大多数场景中，很容易被临床医师观察到。这种多动性障碍是注意缺陷多动障碍的一种严重形式。

• 注意缺陷多动障碍症状常显著影响学业表现。患有注意缺陷多动障碍的成年人常难以保

住一份高要求的工作，可能做着"大材小用"的低难度工作或没有工作。注意缺陷多动障碍还会使患病个体一生的人际关系变得紧张，包括与家人、同伴和亲密对象的关系。注意缺陷多动障碍个体在团体中，常常比在一对一环境中更难调节自己的行为。

• 注意缺陷多动障碍个体常共病包括慢性发育性抽动障碍、语言或言语发育障碍在内的其他神经发育障碍。注意缺陷多动障碍个体强迫症患病风险增加，患癫痫比例也升高。情绪失调、抗挫力差、轻微的笨拙以及神经系统软体征在注意缺陷多动障碍中也很常见，这些神经"软"体征没有任何可识别的脑病理改变，仅表现在感觉和运动过程中。

• 注意缺陷多动障碍与躯体健康问题风险增高相关，包括意外事件。

• 学龄期儿童或青少年期个体的突发多动行为更可能是由其他精神和行为障碍或其他健康问题引起。例如，青春期或成年期突发多动症状可能提示急性精神病性障碍或双相障碍。

• 尽管研究表明注意缺陷多动障碍有着高度的家族遗传性，但是，某个特定注意缺陷多动障碍个体主要症状的形式常随时间而改变，并且不能根据其他家庭成员的主要症状进行推测。

与正常状态的区别（阈界）：

• 许多儿童、青少年和成年人都会出现注意缺陷、多动和冲动症状，尤其是在某些发育阶段（如童年早期）。注意缺陷多动障碍的诊断要求这些症状随时间的推移而持续存在，广泛出现于不同情境中，与发育水平显著不相符，并且对学业、工作或者社会功能产生直接的负面影响。

病程特征：

• 将近一半的注意缺陷多动障碍儿童的症状会持续到青春期。这些症状持续到青春期和成年期的相关因素包括：共病儿童期精神、行为或神经发育障碍、智力低下、社交功能差和行为问题。

• 注意缺陷多动障碍症状在整个青春期都趋于稳定，大约三分之一在童年确诊的个体成年后仍继续存在功能障碍。

• 尽管多动症状在青春期和成年期表现得不那么明显，但个体可能仍然会出现注意力不集中、冲动和躁动的症状。

不同年龄阶段的表现：

• 青少年和成年人可能在 12 岁以后才寻求临床帮助，因为此后社交、情感和学业要求越来越高，或者精神、行为或神经发育障碍不断演变，导致注意缺陷多动障碍症状加剧。

文化相关特征：

• 注意缺陷多动障碍的症状在不同文化中始终表现为注意力不集中和多动 / 冲动两大类。然而，文化可以影响症状的可接受性以及照顾者对这些症状的反应。

• 对多动的评估应考虑到与年龄和性别相适应的文化行为规范。例如，在一些国家，多动可能会被视为男孩力量的象征（例如，"热血沸腾"），而女孩的多动症状则被认为是非常负面的。

• 儿童时期暴露在创伤性事件和悲痛反应中可能会出现注意力不集中或多动 / 冲动的症状，特别是在极度脆弱和处境不利的人群中，包括在冲突后地区。在这些情况下，临床医生应谨慎考虑诊断为注意缺陷多动障碍的必要性。

性别相关特征：

• 注意缺陷多动障碍多见于男性。

• 女性更多地表现出注意力不集中的症状，而男性更多地表现出多动和冲动的症状，特别是在幼年时。

与其他障碍和情况的区别（鉴别诊断）：

• **智力发育障碍：** 注意缺陷多动障碍和智力发育障碍共病是很常见的，如有需要，可以同时作出两个诊断。然而，没有注意缺陷多动障碍的儿童从事与其智力发育水平不相符合的学习任务时，表现出注意缺陷和多动（如，坐立不安）的症状也很常见。对智力发育障碍个体作出注意缺陷多动障碍的诊断，要求其注意缺陷多动障碍的症状与其智力功能水平不相匹配。

• **孤独症谱系障碍：** 孤独症谱系障碍个体经常有注意力问题（如，过度专注或容易分心），冲动和活动过多，有时甚至是主要临床表现。但是，注意缺陷多动障碍个体不具有孤独症谱系障碍的特征行为，即发起或维持社交以及社交互动的持续缺陷，或者持续存在受限、重复和刻板的行为模式、兴趣或活动。然而，在许多个体中这两种障碍同时存在，当症状完全符合两种障碍各自的诊断标准时，共病诊断即可成立。

• **发育性学习障碍：** 发育性学习障碍不伴注意缺陷多动障碍的个体被要求集中精力从事其存在困难（如，阅读、书写或数学）的特定学习活动时，可出现注意缺陷和多动症状。如果难以保持注意或难以适当调节活动水平的情况仅发生在完成这些学习任务时，并且表现出在特定相关领域内掌握学习技能的缺陷，应诊断为发育性学习障碍而非注意缺陷多动障碍。

• **发育性运动协调障碍：** 注意缺陷多动障碍常共病发育性运动协调障碍，如有必要，可同时诊断两种障碍。但是，一些注意缺陷多动障碍个体由于注意力分散和冲动而表现出明显的笨拙（如撞上障碍、把东西撞翻），不应诊断为发育性运动协调障碍。

• **心境障碍和焦虑及恐惧相关障碍：** 注意缺陷多动障碍可以与心境障碍和焦虑及恐惧相关障碍同时发生，但注意缺陷、多动和冲动也可以出现在不伴有注意缺陷多动障碍的心境障碍和焦虑及恐惧相关障碍个体中。例如，坐立不安、走来走去和注意力不集中的症状可以是抑郁发作的特征，不应被认为是注意缺陷多动障碍诊断的一部分，除非这些症状从儿童期就持续存在，且在抑郁发作缓解后仍然存在。注意缺陷、冲动和多动可以是躁狂和轻躁狂发作的典型表现。同时，情绪不稳定和易激惹可能与注意缺陷多动障碍的表现相关。双相障碍在青春后期或成年期起病，心境高涨的发作性和强度特征可有助于与注意缺陷多动障碍相鉴别。焦虑及恐惧相关障碍中的烦躁、坐立不安和紧张可与多动相似。另外，焦虑障碍个体的预期性焦虑或对促发焦虑刺激物的反应可能看上去像注意力不集中。存在心境障碍或焦虑及恐惧相关障碍的情况下，要诊断注意缺陷多动障碍，注意缺陷和／或多动的症状不能仅仅与情感发作相关，或仅仅归因于预期性焦虑，或只发生于诱发焦虑的场景中。

- **间歇性暴怒障碍**：注意缺陷多动障碍和间歇性暴怒障碍都以冲动行为为特征。但间歇性暴怒障碍以间歇性的、严重的冲动暴发或攻击为特征性表现，而不是注意缺陷多动障碍中可看到的持续广泛的行为冲动。然而，当症状完全符合两种障碍各自的诊断标准时，共病诊断即可成立。

- **对立违抗障碍**：注意缺陷多动障碍个体通常在听从指令、遵守规则、与他人相处上存在困难，但这些困难从根本上是由注意缺陷和／或多动冲动症状引起的（如，难以遵守长且复杂的指令、难以保持坐好或难以持续完成任务）。相反，对立违抗障碍个体的不顺从表现为经过思索的违抗或不服从，而不是由注意缺陷问题或难以控制冲动性行为或难以抑制不恰当行为引起的。然而，在许多个体中两种障碍可同时存在，当症状完全符合两种障碍各自的诊断标准时，共病诊断即可成立。

- **去社会品行障碍**：青少年和成年人注意缺陷多动障碍个体的一些行为表现具有冲动性，如抢东西、鲁莽驾驶，或冲动性的决定，如突然辞职或与人断交，这些会导致个体陷入与其他人或法律的冲突。相反，典型的去社会品行障碍个体没有注意缺陷和多动症状，而是表现出一种重复的、持续的侵犯他人基本权益或违反与年龄相符的社会规范、规则或法律的行为模式。然而，在许多个体中这两种障碍同时存在，当症状完全符合两种障碍各自的诊断标准时，共病诊断即可成立。

- **人格障碍**：注意缺陷多动障碍个体常经历社会心理功能和人际关系的问题，包括情绪调节和负性情绪。若注意缺陷多动障碍持续到青少年期和成年期，可能难以与人格障碍相鉴别，特别是脱抑制的特质，包括不负责任、冲动、注意力分散、鲁莽和负情绪性，负情绪性是指对负性刺激习惯性地表现出广泛的包括焦虑、愤怒、自我厌恶、易激惹等在内的负性情感，以及敏感性增加。对明确诊断注意缺陷多动障碍的个体附加诊断人格障碍则取决于特定临床情境。

- **物质使用和药物所致障碍**：注意缺陷多动障碍个体中，酒精、尼古丁、大麻和兴奋剂的滥用很常见，尤其是在青少年和成年人中。然而，这些物质同样也可以引起没有注意缺陷多动障碍诊断的个体中类似注意缺陷多动障碍的表现。注意缺陷、多动或冲动症状也与某些处方药（如，抗惊厥药，包括卡马西平和丙戊酸钠；抗精神病药，如利培酮；和躯体治疗药物，如支气管扩张剂和甲状腺激素替代药物）的药物效应相关。起病的时间顺序以及在没有药物中毒或持续使用药物的情况下持续存在注意缺陷、多动和冲动的表现，在鉴别注意缺陷多动障碍和物质使用障碍或处方药反应时很重要。鉴别诊断时的关键点在于回顾个体目前的用药情况和从知情者那里获得他们开始使用物质或可疑药物前的信息。

- **其他医疗状况引起的注意力症状**：一些其他医疗状况可能影响注意过程（如低血糖、甲亢或甲减、接触毒物、睡眠觉醒障碍），导致暂时或持续的与注意缺陷多动障碍相似的或相互影响的症状。评估这些个体的症状是继发于医疗状况还是更可能是注意缺陷多动障碍的表现非常重要，因为这是制定恰当治疗方案的基础。

6A06 刻板运动障碍

核心（必要）特征：

• 持久（例如持续几个月）存在的自发、重复、刻板、明显无目的性，以及经常有节奏的运动（例如，摇摆躯体、拍手、撞头、戳眼睛和咬手），并非由于某种物质或药物的直接生理效应所致。

• 刻板运动会导致参与正常日常活动的能力受到严重干扰，或导致自身伤害，严重到仅以此行为就引起临床关注，或者如果不采取保护措施将导致自身伤害。

• 起病于发育期间，通常在年龄很小的时候发生。

自我伤害相关标注：

应使用标注来描述刻板运动障碍是否涉及对个人造成身体伤害的动作。

6A06.0 刻板运动障碍不伴自伤

即使没有保护措施，刻板动作也不会对受影响的个体造成身体伤害。这些行为通常包括身体摇摆、头部摇摆、手指轻弹的动作和拍手。

6A06.1 刻板运动障碍伴自伤

对患者造成伤害的刻板运动，这种伤害严重到足以引起独立的临床关注，或者如果不采取保护措施（例如防止头部损伤的头盔）则会导致自我伤害。这些行为通常包括撞头、抽耳光、戳眼睛，以及咬手、咬嘴唇或咬身体其他部位。

其他临床特征：

• 刻板运动障碍和智力发育障碍常常同时存在。

与正常状态的区别（阈界）：

• 许多幼儿会表现出刻板的行为（例如，吸吮拇指）。在较大的儿童和成年人中，可能会出现重复的行为，例如腿部抖动、手指敲击以及自我刺激的行为（例如手淫），这些动作可以被视为处于无聊时的反应。这些行为与刻板运动障碍的区别在于它们不会对正常的日常活动产生显著的干扰，也不会导致自身伤害严重到仅以此行为就受到独立的临床关注。

病程特征：

• 在典型的发育儿童中，刻板印象的动作会随着时间的推移而消退（或被抑制）。然而，在患有智力发育障碍和伴有智力发育障碍的孤独症谱系障碍个体中，刻板（和自我伤害）行为可能会持续存在，即便这些行为的表现可能会随着时间的推移而改变。

不同年龄阶段的表现：

- 刻板运动障碍发生在发育早期，刻板动作往往在 3 岁之前出现；在表现出复杂刻板运动的儿童中，高达 80% 的儿童在 2 岁之前就表现出了刻板动作。
- 在典型的发育儿童中，刻板印象的动作会随着时间的推移而消退，特别是简单的刻板动作（如摇摆）。据估计，3% ~ 4% 的儿童会出现复杂刻板动作。
- 刻板运动障碍通常与智力发育障碍和孤独症谱系障碍伴智力发展障碍共病。

性别相关特征：

- 到目前为止，还没有研究系统地描述男性和女性在刻板运动障碍表现上的差异。
- 伴智力发育障碍的孤独症谱系障碍学龄前男孩往往共病刻板运动障碍的比例更高。

与其他障碍和情况的区别（鉴别诊断）：

- **孤独症谱系障碍：** 孤独症谱系障碍可以表现出特征性的重复和刻板运动，如全身运动（如摇摆）、异常步态（如用脚尖走路）以及异常的手或手指运动，但孤独症谱系障碍还表现出在互动性社交活动和社交沟通能力方面存在显著受限，这有别于刻板运动障碍。如果刻板运动本身获得临床关注（例如由于自我伤害），则可能需要给予两种诊断。
- **强迫障碍：** 与刻板运动障碍相比，在强迫障碍中观察到的重复行为（即强迫行为）通常更为复杂，旨在中和不必要的侵入性思维（即强迫思维）并减少相关的负面情绪（如焦虑）。
- **聚焦于躯体的重复行为障碍：** 聚焦于躯体的重复行为障碍（即拔毛癖和抠皮障碍）的特征在于针对表皮（例如头发和皮肤）的重复和习惯性行为。刻板运动障碍的刻板动作很少包括拔毛或抠皮，如果出现类似的行为，则往往是由同一组肌肉群以特定顺序产生的模式化、可预测的协调运动组成。另外，刻板行为一般出现在生命早期（即 2 岁以前），而聚焦身体的重复行为障碍通常出现于儿童晚期或青春期早期。
- **Tourette 综合征和其他抽动障碍：** 与 Tourette 综合征等抽动障碍相比，刻板运动障碍的刻板动作倾向于由一组模式化和可预测的协调运动组成，并且可以通过分散注意力中断。刻板运动障碍可以通过以下症状进一步与抽动障碍和 Tourette 综合征区别：刻板运动障碍倾向于在更小的年龄阶段出现，持续时间比典型的抽动更长，缺乏冲动感觉先兆，并且可以体验到愉快感。
- **迟发性运动障碍等锥体外系症状：** 锥体外系症状是由药物引起的运动障碍，其特征是非自主性的急性或迟发症状，最常由抗精神病药引起。锥体外系症状包括迟发性运动障碍，其特征为不自主的口腔或面部运动，或较少见的不规则躯干或肢体运动。在这种情况下，不适合作出刻板运动障碍的诊断。

- **神经系统疾病：** 与神经系统疾病相关的非自主运动通常存在一组典型的原发疾病症状和体征。如果刻板运动与 Lesch Nyhan 综合征或另一种特定神经系统疾病或神经发育障碍有关，那么刻板运动障碍就不应被诊断，只有在运动症状成为单独的临床焦点时才应给予两种诊断。

6A0Y　其他特定神经发育障碍

核心（必要）特征：

- 在获得和执行特定的智力、运动、语言或社会功能方面存在极大困难，这些功能出现在发育时期，并与其他神经发育障碍具有相同的主要临床特征。
- 症状不符合神经发育障碍分类中任何其他障碍的诊断要求。
- 其他精神、行为或神经发育障碍（例如精神病性障碍、心境障碍、应激相关障碍）并不能更好地解释这些症状。
- 这些症状或行为并非发育过程中的典型表现，也不能完全归因于外部因素，如经济或环境劣势，或缺乏接受教育的机会。
- 这些症状或行为不是其他精神和行为障碍的表现，也不是由于某种物质（如酒精）或药物（如支气管扩张剂）对中枢神经系统的影响（包括戒断反应）所致。
- 这些困难导致个人、家庭、社会、教育、职业或其他重要职能领域的严重损害。

6A0Z　未特定的神经发育障碍

8A05.0　原发性抽动和抽动障碍

下列分类：Tourette 综合征、慢性运动抽动、慢性发声抽动归于神经系统疾病中，由于其和神经发育障碍的高共病和家族关系，也在此列出。

8A05.00　Tourette 综合征

核心（必要）特征：
- 运动和发声抽动在发病期间同时或不同时出现，持续或非持续存在。
- 运动和发声抽动分别指突然、快速、无节律性、反复地运动或发声。
- 在发育期间开始发病，运动抽动和发声抽动至少存在一年。
- 这些症状不是其他医疗状况（如亨廷顿病）的表现，也不是由于某种物质或药物（如安非他明）对中枢神经系统的影响所致，包括戒断效应（如苯二氮䓬类药物）。

其他临床特征：

• Tourette 综合征通常与注意缺陷多动障碍有很高的共病率，冲动、失控、焦虑和不成熟的行为是两种疾病共同的特征。

• Tourette 综合征中的运动和发声抽动可被短时自主抑制，可在刺激下加剧，也可在睡眠或关注有趣活动时减弱。

• 抽动具有高暗示性，例如：当患有 Tourette 综合征的个体被问及某种特定的症状时，已消失的抽动可能会短暂再现。

与正常状态的区别（阈界）：

• 童年期常见短暂的运动或发声抽动（如眨眼睛、清喉咙），可根据其短暂出现的特性而与 Tourette 综合征鉴别。

病程特征：

• Tourette 综合征通常起病于儿童时期（4～6岁），症状最重常出现在8～12岁。在青春期发病的可能性降低。成年期发病少见，其发生常与严重的社会心理刺激、使用特定物质（如可卡因）或中枢神经系统损害（如病毒后脑炎）有关。

• Tourette 综合征通常伴有短暂的运动抽动，如眨眼或甩头。发声抽动通常在运动症状发作1～2年后开始，最初趋于简单的特征（例如清喉、发低沉的咕噜声或吱吱声），但可能逐渐演变成更复杂的声音症状，包括重复自己或别人的言语或淫秽话语（即秽语症）。有时后者伴随手势模仿动作，也可能具有淫秽的性质（即猥亵行为）。

• 发声和/或运动抽动的严重程度可能时好时坏，一些人一次症状缓解会持续几周或几个月。最终这些症状变得更持久，并伴随着对个人、家庭、社会、教育、职业或其他重要功能领域的负面影响。

• 大多数 Tourette 综合征患者在成年初期症状会显著减轻，超过三分之一的人症状会完全缓解。

• 有证据表明，单独诊断为 Tourette 综合征的患者有良好预后。共病强迫障碍、注意缺陷多动障碍、焦虑及恐惧相关障碍、抑郁障碍的患者往往预后较差。

不同年龄阶段的表现：

• 学龄儿童 Tourette 综合征的患病率约为 0.5%。

• 抽动症状往往在8～12岁表现最为严重，青春期逐渐减弱。到童年后期（大约10岁），大多数儿童开始意识到先兆冲动（躯体感觉）及在运动和发声抽动之前增加的不适感（以及紧张感的缓解）。

1

- 秽语（不恰当的咒骂、不由自主的体验）并不常见，只有 10%～15% 的 Tourette 综合征患者会受到影响，而且往往在青春期中期出现。

- 许多儿童期发病的 Tourette 综合征患者，到成年期症状有所减轻，但也有一小部分成年人抽动症状仍然严重。

- 共病情况往往随着发育阶段的不同而不同。与青少年和成年人相比，Tourette 综合征儿童更容易共病注意缺陷多动障碍、强迫障碍、孤独症谱系障碍和分离焦虑障碍。青少年和成年人比儿童更容易共病抑郁障碍、物质使用障碍或双相障碍。

文化相关特征：
- Tourette 综合征的症状在不同文化群体中是一致的。
- 如果发声或运动在个体的文化背景下具有特定的功能或意义，且其应用方式与其文化功能或意义一致，则不应被视为诊断 Tourette 综合征的依据。

性别相关特征：
- Tourette 综合征在男性中更为常见。
- 病程和症状表现不因性别而异。
- 患有持续性抽动障碍的女性更有可能共病焦虑及恐惧相关障碍、抑郁障碍。

Tourette 综合征与其他障碍和情况的区别（鉴别诊断）：
- **孤独症谱系障碍和刻板运动障碍：** 重复和刻板的动作，例如全身动作（摇晃）和不寻常的手或手指动作，是孤独症谱系障碍和刻板运动障碍的特征。这些行为可能看起来与抽动障碍类似，但与抽动障碍不同的是，它们倾向于表现得更刻板、持续时间较典型抽动障碍更长，倾向于出现在更小的年龄阶段，不具有冲动感觉先兆特征，通常被个体视为安慰或奖励，一般能被干扰打断。

- **强迫障碍：** 重复性、反复性运动或发声也可能是强迫障碍的症状。抽动障碍与强迫障碍不同，因为抽动本质上是无意识地、明确地涉及一组肌肉群。然而，复杂性抽动障碍与强迫障碍的强迫动作很难鉴别。尽管抽动障碍（包括复杂性和简单性）之前有先兆的感觉冲动，但是随着抽动的发生，抽动的感觉冲动减弱，抽动的目的不在于中和先前的认知（例如强迫思维）或减少生理唤醒（例如焦虑）。许多个体既表现出强迫障碍又表现出抽动障碍（Tourette 综合征、慢性运动抽动和慢性发声抽动）的症状，这种情况下可以给予两种诊断。

- **自我伤害和自残行为：** 在足够的力量和重复次数下，抽动可能导致自伤。然而，与自我伤害和自残行为不同，Tourette 综合征个体没有自我伤害的意图。

8A05.01　慢性运动抽动障碍

核心（必要）特征：

- 运动抽动持续存在。
- 运动抽动被定义为突然、快速、无节律和反复的运动。
- 起病于发育期，且运动抽动症状至少存在一年。

注意：慢性运动抽动障碍的其他要素列于慢性发声抽动障碍之后。

8A05.02　慢性发声抽动障碍

核心（必要）特征：

- 发声抽动持续存在。
- 发声抽动被定义为突然、快速、无节律性和反复的发声。
- 起病于发育期，且发声抽动症状至少存在一年。

慢性运动抽动障碍和慢性发声抽动障碍的其他临床特征：

- 运动抽动和发声抽动症状可能会在短时间内被刻意抑制，可能会因压力而加剧，并可能在睡眠中或关注有趣活动时减弱。
- 抽动症状往往有很高的暗示性，例如，当慢性运动抽动障碍和慢性发声抽动障碍个体被问及具体症状时，已经消失一段时间的症状可能短暂重现。

慢性运动抽动障碍和慢性发声抽动障碍与正常状态的区别（阈界）：

- 短暂的运动或发声抽动（如眨眼，清嗓子）在儿童期是常见现象，与慢性运动抽动障碍和慢性发声抽动障碍的区别在于其短暂出现的特性。

慢性运动抽动障碍和慢性发声抽动障碍的其他特征：

- 学龄儿童慢性运动抽动障碍的发病率为 0.3% ~ 0.8%。
- 慢性发声抽动障碍的发病率鲜有报道。

慢性运动抽动障碍和慢性发声抽动障碍的文化相关特征：

- 如果发声或运动在个体的文化背景下具有特定的功能或意义，且其应用方式与其文化功能或意义一致，则不应被视为诊断慢性运动抽动障碍或慢性发声抽动障碍的依据。

慢性运动抽动障碍和慢性发声抽动障碍的性别相关特征：

- 患有持续抽动障碍的女性更易共病焦虑及恐惧相关障碍、抑郁障碍。

慢性运动抽动障碍和慢性发声抽动障碍与其他障碍和情况的区别（鉴别诊断）：

- **孤独症谱系障碍和刻板运动障碍：** 重复和刻板的动作，例如全身动作（摇晃）和不寻常的手或手指动作，是孤独症谱系障碍和刻板运动障碍的特征。这些行为可能看起来与抽动障碍类似，但与抽动障碍不同的是，它们倾向于表现得更刻板、持续时间较典型抽动障碍更长，倾向于出现在更小的年龄阶段，不具有冲动感觉先兆特征，通常被个体视为安慰或奖励，一般能被干扰打断。

- **强迫障碍：** 重复性、反复性运动或发声也可能是强迫障碍的症状。抽动障碍与强迫障碍不同，因为抽动本质上是无意识地、明确地涉及一组肌肉群。然而，复杂性抽动障碍与强迫障碍的强迫动作很难鉴别。尽管抽动障碍（包括复杂性和简单性）之前有先兆的感觉冲动，但是随着抽动的发生，抽动的感觉冲动减弱，抽动的目的不在于中和先前的认知（例如强迫思维）或减少生理唤醒（例如焦虑）。许多个体既表现出强迫障碍又表现为慢性运动抽动障碍或慢性发声抽动障碍的症状，这种情况下可以给予两种诊断。

- **自我伤害和自残行为：** 在足够的力量和重复次数下，抽动可能导致自伤。然而，与自我伤害和自残行为不同，慢性运动抽动障碍个体没有自我伤害的意图。

精神分裂症和其他原发性精神病性障碍

精神分裂症和其他原发性精神病性障碍（schizophrenia or other primary psychotic disorders）是表现为现实检验能力显著受损和行为改变的一组障碍，临床症状表现为妄想、幻觉、思维形式障碍（通常表现为言语的紊乱无序）、行为紊乱无序。该组障碍可能伴有精神运动性紊乱，以及如情感迟钝或情感平淡的阴性症状。这些症状并非继发于物质使用（例如致幻剂过量中毒），也不是由另一种非精神、行为或神经发育障碍的疾病或医学状况（如亨廷顿病）引起。本组障碍被称为原发性精神病性障碍，因为精神病性症状是其定义性特征。精神病性症状也可出现于其他精神障碍（例如心境障碍、痴呆），但是在这些情况下，精神病性症状会与这些障碍的其他特征表现同时出现。尽管现实丧失/扭曲的体验是一个连续谱，在普通人群中亦可出现；本组障碍表现出的频率高、强度强的症状及行为模式明显违背了文化或亚文化的预期。

精神分裂症和其他原发性精神病性障碍包括：

6A20　精神分裂症

6A21　分裂情感性障碍

6A22　分裂型障碍

6A23　急性短暂性精神病性障碍

6A24　妄想障碍

6A2Y　其他特定的原发性精神病性障碍

6A2Z　未特定的精神分裂症和其他原发性精神病性障碍

受分裂型障碍影响的个体可表现出大幅弱化的症状。如，可能有一些怪异或不正常的表现，但没有明显的精神病性症状。

如果表达的想法、信念或行为与其文化习俗相符，则不应归类于精神分裂症和其他原发性精神病性障碍。世界范围内有许多宗教或文化习俗，其体验性质类似于本组障碍所描述的症状，这些不应被认为是病理性的。

精神分裂症和其他原发性精神病性障碍的一般文化考虑：

2

信念因文化而异，因此在一种文化中被认为是奇异或不寻常的信念在另一种文化中可能是符合常理的。如，对巫术或超自然力量的信仰或对违反文化规范可能导致不幸的恐惧，在许多文化中都是可理解的。某些痛苦的表达方式可能会被误解为精神病性症状，例如假性幻觉、超价观念或与创伤有关的分离性体验。

在某些文化中，社交环境引起的痛苦的一些表达方式可能被误解为精神病性症状（如超价观念、假性幻觉），但这在其文化亚群体中被认为是正常的。

精神分裂症和其他原发性精神病性障碍的症状表现可能因文化而异。包括幻觉的内容和形式的差异（如幻视在某些文化群体和某些国家/地区更为常见）或妄想可能源于某种文化，这会增加鉴别文化上的正常体验、超价观念、关系妄想和短暂性精神病的困难。如，在一些文化环境中，人们普遍希望刚离世的亲人以亡灵的形式回家探望还活着的人，他们可能会声称听见、看见逝去之人的灵魂，甚至与灵魂交谈。这些可能是非病理性的。澄清这些体验在文化上的意义，有助于理解症状表现对于诊断的意义。

若临床医师与诊断个体的文化背景不一致，可能会使精神分裂症和其他原发性精神病性障碍的评估更为困难。在评估时参考个体的家庭、社区、宗教或文化群体的对应信息，有助于明确诊断。

与普通人群相比，少数族裔和移民群体更有可能被诊断为精神分裂症和其他原发性精神病性障碍，这可能是由于移民创伤、社交孤立、少数群体应激和文化适应应激、被歧视和成为被害者，使得他们患精神病或被误诊的风险更高。

通过翻译或使用第二语言或第三语言评估精神病性症状时应当谨慎，因为可能会将不熟悉的隐喻误解为妄想，或将自然防御误解为偏执或情感迟钝的症状。

6A20　精神分裂症

核心（必要）特征：
- 至少具备下列症状中的 2 项（根据个体报告，或通过临床医生或其他知情者观察），且症状在 1 个月或 1 个月以上的大部分时间内持续存在，其中至少有 1 项症状符合 a～d 中的任一项：

　　a. 持续的妄想（如夸大妄想、关系妄想、被害妄想）。

　　b. 持续的幻觉（可以出现任何形式的幻觉，但最常见的是听幻觉）。

　　c. 思维紊乱（思维形式障碍）（如词不达意及联想松弛、言语不连贯、语词新作）。严重时，患者的言语过于不连贯以至于无法被理解（词语杂拌）。

2

    d. 被动体验、被影响或被控制体验（如个体体验到其感觉、动机、行为或思想不是由自己产生的、为被他人强加的或被抽走或思维被广播）。

    e. 阴性症状（如情感平淡、思维贫乏或言语贫乏、意志缺乏、社交缺乏或兴趣缺失）。

    f. 明显的行为紊乱，可以出现在任何有目的的活动中（如个体表现出怪异的或无目的行为，或不可预知、不恰当的情绪反应干扰的行为）。

    g. 精神运动性症状（如紧张症性不安或激越、作态、蜡样屈曲、违拗、缄默或木僵）。

    注意：如果紧张症综合征出现于精神分裂症中，则应同时诊断与其他精神障碍相关的紧张症。

    • 这些症状并非由其他医疗状况（如脑肿瘤）引起，也不是物质或药物作用于中枢神经系统的效应所致（如皮质类固醇的效应），包括戒断反应（如酒精戒断）。

精神分裂症的病程标注：

    下述标注用于辨别精神分裂症的病程，包括个体目前是否仍满足精神分裂症的诊断条件，或者处于部分或完全缓解状态。病程标注也用于指明目前发作是否为精神分裂症或分裂情感性障碍的首次发作，是否已有多次发作，或症状是否已经持续较长时间。

    6A20.0   精神分裂症，首次发作

    "首次发作（first episode）"指患者第一次（当前或最近一次发作）表现出精神分裂症的症状，且症状持续时间满足精神分裂症的诊断要求。如果既往有精神分裂症或分裂情感性障碍发作史，则为"多次发作"。

    6A20.00   精神分裂症，首次发作，急性期

    • 当前或者在过去 1 个月内，符合精神分裂症症状和持续时间的全部诊断要求。

    • 既往没有精神分裂症或分裂情感性障碍的发作史。

    注意：如果发作时间超过 1 年，则应结合临床状态，考虑使用"持续发作"的标注。

    6A20.01   精神分裂症，首次发作，部分缓解

    • 不满足精神分裂症诊断要求至少 1 个月，但临床上残留明显症状，可伴或不伴功能损害。

    • 既往没有精神分裂症或分裂情感性障碍发作史。

    注意：也可用于精神分裂症患者症状消失后再次出现阈下症状的情况。

    6A20.02   精神分裂症，首次发作，完全缓解

    • 不满足精神分裂症的全部诊断要求至少 1 个月，且临床上没有明显精神症状残留。

    • 既往没有精神分裂症或分裂情感性障碍发作史。

    6A20.0Z   精神分裂症，首次发作，未特定

    6A20.1   精神分裂症，多次发作

    • "多次发作"指至少存在 2 次发作，且每次发作的症状及持续时间完全符合精神分裂症或分裂情感性障碍的全部诊断要求，发作之间的部分缓解期或完全缓解期至少持续 3 个月，并且当

前或最近一次发作诊断为精神分裂症。请注意，后续发作不一定要符合首次发作1个月持续时间的要求。缓解期仅部分符合或不符合精神分裂症的诊断要求。

6A20.10　精神分裂症，多次发作，急性期

- 当前或者在过去1个月内符合精神分裂症的诊断要求。

注意：后续发作不一定要满足首次发作1个月持续时间的要求。

- 目前是精神分裂症至少第2次发作，或在当前发作前有1次分裂情感性障碍的发作史，发作间期的部分缓解期或完全缓解期至少持续3个月。

6A20.11　精神分裂症，多次发作，部分缓解

- 不再符合精神分裂症的诊断要求至少1个月，临床上存在明显的症状残留，可伴或不伴功能损害。

- 至少有2次精神分裂症发作，或此前有1次分裂情感性障碍发作史，发作间期的部分缓解期或完全缓解期至少持续3个月。

注意：也可用于精神分裂症患者症状消失后再次出现阈下症状的情况。

6A20.12　精神分裂症，多次发作，完全缓解

- 不再符合精神分裂症的全部诊断要求至少1个月，且临床上没有明显症状残留。

- 至少有2次精神分裂症发作，或此前有1次分裂情感性障碍发作史，发作间期的部分缓解期或完全缓解期至少持续3个月。

6A20.2　精神分裂症，持续发作

"持续发作（continuous）"指精神分裂症患者自首次起病后，一生几乎全部的病程中，症状持续存在，且符合精神分裂症的全部诊断要求。其间可出现相对于整个病程而言极其短暂的阈下症状期。若对首次发作的患者使用"持续发作"的标注，其精神分裂症的持续时间至少1年，否则应使用"首次发作"的标注。

6A20.20　精神分裂症，持续发作，急性期

- 当前或者在过去1个月内符合精神分裂症的诊断要求。
- 自首次起病后，一生几乎全部的病程中，症状存在，且符合精神分裂症的全部诊断要求。
- 可出现相对于整个病程而言极其短暂（不超过3个月）的部分缓解期或完全缓解期。
- 首次发作的精神分裂症患者使用"持续发作"的标注，其症状持续时间至少1年。

6A20.21　精神分裂症，持续发作，部分缓解

- 不再符合"精神分裂症，持续发作"的诊断要求至少1个月。
- 临床上存在明显的精神症状残留，可伴或不伴功能损害。

注意：也可用于精神分裂症患者症状消失后再次出现阈下症状的情况。

6A20.22　精神分裂症，持续发作，完全缓解

- 不再符合"精神分裂症，持续发作"的诊断要求至少1个月。
- 临床上不存在明显的精神症状残留。

2

6A20.2Z　精神分裂症，持续发作，完全缓解

6A20.Y　其他特定的精神分裂症

6A20.Z　未特定的精神分裂症

其他临床特征：

• 精神分裂症的起病形式可以是急性起病，数天内就出现严重的异常表现；也可以隐匿性起病，体征和症状逐渐发展。

• 在精神病性症状起病前数周或数月可以出现前驱期（prodromal phase）。此阶段的典型特征通常包括：对工作或社交活动失去兴趣，忽视个人外表或卫生，睡眠周期颠倒，以及出现轻微的精神病性症状，伴有阴性症状、焦虑/激越或不同程度的抑郁症状。

• 在两次急性发作的间期，可以有残留期（residual phase），其临床表现与前驱期相似。

• 精神分裂症患者常感到明显的精神痛苦，并有个人、家庭、社交、学业、职业或其他重要方面的功能严重损害。然而，痛苦和心理社会功能损害并非诊断精神分裂症的必要条件。

与正常状态的区别（阈界）：

• 普通人群也可能出现精神病样症状或不寻常的主观体验，但本质上是短暂的，且不伴有精神分裂症的其他症状或心理社会功能衰退。精神分裂症患者通常存在多种持续的症状，且通常伴有认知功能的损害和其他心理社会问题。

病程特征：

• 精神分裂症患者的病程和起病多变。有些患者症状周期性地加剧和缓解，部分患者症状逐渐恶化，小部分患者症状可完全缓解。

• 精神分裂症患者的阳性症状随着时间推移往往逐渐减少，而阴性症状通常持续存在，且与较差的预后密切相关。认知症状的出现与不断的功能损害有关，也往往较为持久。

• 起病年龄较早的精神分裂症患者的预后通常较差，而起病年龄较晚者的情感和社会功能维持得更好。

不同年龄阶段的表现：

• 在青春期前极少出现精神分裂症的典型发作。若出现这种情况，患者往往先出现前驱期的社交和学业功能下降、行为怪异及可观察到的情绪改变。儿童期起病的患者，社交、语言或运动发育迟缓的发生率更高，且更易共病智力发育障碍或发育性学习障碍。

• 在儿童和青少年中，最常见的幻听形式是单一声音对行为的评论或命令，而在成年人中，幻听通常以多人会话的形式出现。

• 儿童和青少年可能出现一些属于成长发育中的典型现象（如"床下的怪物"、假想玩伴）、

确有可能的生活经历（如在学校被取笑或霸凌），或在儿童期常见的非理性或神奇思维（如"只要去想某件事，就会使其变为现实"），需将它们与幻觉、妄想进行鉴别。

- 阴性症状、幻觉和思维紊乱（包括思维松弛、逻辑倒错和言语匮乏）往往是精神分裂症患儿的主要临床表现。思维和行为紊乱也常见于童年期多种精神障碍（如孤独症谱系障碍、注意缺陷多动障碍），应与这些临床情况鉴别后才可以诊断儿童期精神分裂症。

文化相关特征：

- 文化因素可对精神分裂症的起病、症状模式、病程和临床结局造成影响。例如：移民群体、少数族裔和少数文化群体生活在其种族、移民或文化群体比例较低的地区（"族裔密度"低），其精神分裂症患病率较高。此外，病因或与病程相关的因素可能会在家庭层面（如家庭支持水平、家庭互动方式，如情感表达）或社会层面（如工业化、城市化）受到文化的影响，如城市人群的精神分裂症患病率远高于农村。

- 某些少数族裔、移民群体或其他情况下存在精神痛苦的特别表达方式，临床医生若对此不甚了解，有可能将其痛苦表达方式误认为是精神分裂症和其他原发性精神病性障碍的表现，导致较高的误诊风险。这些情况包括：灵性或超自然信仰，或因移民创伤、社会隔离、少数族裔和文化适应应激、歧视和受害所致的各种情况。

性别相关特征：

- 精神分裂症在男性中的患病率更高。

- 首次精神病性发作的起病年龄因性别而异，男性多在 20 多岁早期 [译者注：多指 20 ~ 25 岁（不含界值）] 至中期 [译者注：多指 20 ~ 27 岁（不含界值）] 起病。而女性在 20 多岁后期发病较多。

- 女性精神分裂症患者阳性症状更常见，且症状往往随病程逐渐加重。女性患者更容易出现心境紊乱，更易继发或共病其他精神障碍（例如分裂情感性障碍、抑郁障碍）。

- 女性精神分裂症患者较少表现出思维紊乱、阴性症状及社交功能的损害。

与其他障碍和情况的区别（鉴别诊断）：

- **分裂情感性障碍：**精神分裂症和分裂情感性障碍均是针对疾病当前发作作出的诊断，换而言之，以前的分裂情感性障碍诊断并不妨碍本次的精神分裂症诊断，反之亦然。精神分裂症和分裂情感性障碍患者均在 1 个月（或更长）的大多数时间存在至少两种精神分裂症特征性症状。分裂情感性障碍的精神病性症状与情感症状同时存在至少 1 个月，精神病性症状符合精神分裂症的诊断要求，情感症状满足当前心境发作的诊断要求，且精神病性症状和情感症状同时或几乎同时（几天内）发生。精神分裂症患者常常出现情感症状，但其出现的次数或严重程度不足以满足中度或重度抑郁发作或躁狂发作或混合发作的诊断要求，或者精神病性症状和情感症状同时存在不超过1个月。即使患者曾经诊断为分裂情感性障碍，而当前发作并没有充分的情感症状，则本次发作有可能诊断为精神分裂症。

- **急性短暂性精神病性障碍**：精神分裂症的诊断要求患者的精神病性症状持续至少1个月，并且这些症状表现是完全的、充分的。相反，急性短暂性精神病性障碍患者的症状在强度及类型上均呈现迅速波动，妄想或幻觉的内容和焦点多变，甚至每天都有变化。精神症状的快速变化和波动在精神分裂症中不常见。阴性症状常见于精神分裂症，但不出现在急性短暂性精神病性障碍中。此外，急性短暂性精神病性障碍的症状持续时间不超过3个月，绝大多数持续数天到1个月，而精神分裂症的典型病程要长得多。如果患者满足精神分裂症的其他诊断要求，但达不到1个月的病程要求，且既往没有精神分裂症病史，则宜诊断为其他特定的原发性精神病性障碍，而非急性短暂性精神病性障碍。

- **分裂型障碍**：分裂型障碍的特点是言语、感知、信念和行为等方面的异常，形成持久的模式，类似于精神分裂症的定义性症状的弱化形式。精神分裂症与分裂型障碍仅区别于症状的强度，如果症状严重程度达到精神分裂症的诊断要求，则应诊断为精神分裂症。

- **妄想障碍**：精神分裂症和妄想障碍都可能有持续的妄想。如果还存在其他特征并符合精神分裂症的诊断要求（如：持续幻觉，思维紊乱，被影响、被动或被控制体验，阴性症状，紊乱或异常的精神运动性行为），则应诊断为精神分裂症，而不是妄想障碍。然而，如果幻觉与妄想内容一致，且幻觉并非持续存在（如有规律地在1个月或更长时间出现），则仍与妄想障碍相符，而不应被另视为精神分裂症的症状。相对于精神分裂症患者而言，妄想障碍患者的人格相对完整，社交功能和职业功能的损害及衰退不明显，且第一次引起临床关注时年龄较大。如果患者的症状表现符合妄想障碍（如有妄想以及与该妄想内容相符的幻觉），但尚未达到3个月的最短病程要求，即使患者的持续妄想及相关幻觉符合精神分裂症的诊断要求，临床上也不应该诊断为精神分裂症，更宜作出其他原发性精神病性障碍的诊断。

- **单次发作抑郁障碍、复发性抑郁障碍、双相障碍Ⅰ型、双相障碍Ⅱ型中的中－重度抑郁发作**：中度或重度抑郁发作时也可能出现精神病性症状。抑郁发作期间的妄想可能与精神分裂症患者的妄想类似，通常为被害妄想或指向自身的妄想（如因虚构的罪行而被当局者迫害）、自罪妄想（如错误地指责自己做错事情）、贫穷妄想（如认为自己破产了）或即将发生灾难（认为自己带来了巨大灾难），也可出现躯体疾病妄想（如认为自身患有某种严重疾病）和虚无妄想（如认为身体器官不存在了）。被动、被影响或被控制的体验（如思维被插入、思维被夺或思维被广播）在中－重度的抑郁发作中也可能出现。幻觉通常是短暂的，很少在不伴妄想的情况下单独出现，幻听（如听到声音贬低、指责自己曾经犯过的错误或存在的弱点）比幻视（如看到死亡或灾难性画面）或幻嗅（如闻到腐烂的肉味）更为常见。然而，在伴有精神病性症状的中－重度抑郁发作中，精神病性症状仅限于心境发作期间。精神分裂症与心境障碍中的抑郁发作的鉴别主要在于：精神病性及其他症状（符合精神分裂症诊断要求）不是出现在中度或重度抑郁发作期。如果同时符合精神分裂症和单次发作/复发性抑郁障碍的诊断要求，且精神病性症状和情感症状共同存在至少 1 个月，则宜诊断为分裂情感性障碍。

- **双相障碍 I 型中的躁狂发作、混合发作**：双相障碍 I 型中的躁狂发作、混合发作期间可能会出现精神病性症状。已知的各种类型的精神病性症状都可以发生在躁狂或混合发作中，其中最常见的是夸大妄想（如，是天选之子，具有特殊的权力或能力）、被害妄想和关系妄想（如，由于自己的特殊身份或能力而被阴谋设计）。被动、被影响或被控制的体验（如思维被插入、思维被夺或思维被广播）也可出现。幻觉较少发生，通常伴随于被害妄想或关系妄想，出现的幻觉中幻听较常见（如称赞的言语声），而幻视（如看到神灵）、躯体或触幻觉较少见。伴精神病性症状的躁狂发作或混合发作中，精神病性症状的出现仅限于心境发作期间。精神分裂症与双相障碍 I 型躁狂发作或混合发作的鉴别在于：精神病性及其他症状（符合精神分裂症诊断要求）不是出现在躁狂发作或混合发作的急性发作期。如果同时符合精神分裂症和双相障碍 I 型的诊断要求，且精神病性症状和情感症状共同存在至少 1 个月，则此时应诊断为分裂情感性障碍。

- **创伤后应激障碍及复合性创伤后应激障碍**：创伤后应激障碍和复合性创伤后应激障碍患者往往会出现严重的闪回症状，涉及对周围环境意识的丧失、侵入性画面或记忆，可具有幻觉的性质；而高警觉性的症状也可能达到偏执的程度。然而，诊断创伤后应激障碍和复合性创伤后应激障碍需要有明确的暴露史，患者曾（短期或长期）置身于极具威胁或恐怖的事件或一系列事件中。创伤后应激障碍和复合性创伤后应激障碍患者往往出现创伤性事件再体验，这种体验不仅仅是再想起创伤性事件，而且是体验到它们当下再次发生，在这种情境下可以伴有意识丧失或幻觉样的体验。创伤性事件的再体验不是精神分裂症的特征。然而，精神分裂症与创伤后应激障碍可以同时存在。如果个体同时符合两种疾病的诊断要求，则可以给予两种诊断。

6A21　分裂情感性障碍

核心（必要）特征：
- 符合精神分裂症全部诊断要求的同时存在情感症状，情感症状满足以下心境发作之一的诊断要求：中度或重度的抑郁发作、躁狂发作或混合发作。

注意：在构建分裂情感性障碍的诊断时，抑郁发作的症状必须包括情绪低落，不能仅依据兴趣减退或愉悦感降低。
- 精神病性症状和情感症状同时发生或相差数天内发生。
- 精神病性症状和情感症状共同存在至少 1 个月。
- 这些症状或行为不是其他医疗状况或疾病（如脑肿瘤）所致，也不是物质或药物（如皮质类固醇）作用于中枢神经系统的效应所致，包括戒断反应（如酒精戒断）。

分裂情感性障碍的病程标注：
下述标注适用于标记分裂情感性障碍的病程，包括个体目前是否仍满足分裂情感性障碍的诊断要求，或者处于部分／完全缓解状态。病程标注也用于识别目前发作为分裂情感性障碍或精神分裂症的首次发作或多次发作，及症状持续时间。

6A21.0 分裂情感性障碍，首次发作

"首次发作"指患者首次（当前或最近一次）出现分裂情感性障碍的症状，症状及其持续时间符合分裂情感性障碍的全部诊断要求。如果有分裂情感性障碍或精神分裂症发作的既往史，则应使用"多次发作"描述。

6A21.00 分裂情感性障碍，首次发作，急性期

• 当前或过去 1 个月内符合分裂情感性障碍症状和持续时间的全部诊断要求。

• 没有精神分裂症或分裂情感性障碍发作的既往史。

注意：如果疾病发作的时间超过 1 年，则结合临床情况，考虑使用"持续发作"的标注。

6A21.01 分裂情感性障碍，首次发作，部分缓解

• 不再符合分裂情感性障碍的全部诊断要求至少 1 个月，但临床上仍存在明显的精神症状，可伴或不伴有功能损害。

• 没有精神分裂症或分裂情感性障碍发作的既往史。

注意：此类也可用于既往符合分裂情感性障碍的诊断要求，症状消失后再次出现分裂情感性障碍阈下症状的情况。

6A21.02 分裂情感性障碍，首次发作，完全缓解

• 不再符合分裂情感性障碍的全部诊断要求至少 1 个月，并且临床上没有明显的症状残留。

• 没有精神分裂症或分裂情感性障碍发作的既往史。

6A21.0Z 分裂情感性障碍，首次发作，未特定

6A21.1 分裂情感性障碍，多次发作

"多次发作"指至少存在 2 次发作，每次发作时的症状均符合分裂情感性障碍或精神分裂症的全部诊断要求，发作之间的部分缓解期或完全缓解期至少持续 3 个月，并且本次或最近一次发作的诊断为分裂情感性障碍。注意，后续发作不一定要符合首次发作持续时间为 1 个月的诊断要求。缓解期患者仅部分满足或不满足分裂情感性障碍的诊断要求。

6A21.10 分裂情感性障碍，多次发作，急性期

• 当前或过去 1 个月内符合分裂情感性障碍症状和持续时间的全部诊断要求。注意，后续发作不一定要符合首次发作持续时间为 1 个月的诊断要求。

• 至少有 2 次分裂情感性障碍或精神分裂症的发作，2 次发作间的部分或完全缓解期至少持续 3 个月。

6A21.11 分裂情感性障碍，多次发作，部分缓解

• 不再符合分裂情感性障碍的全部诊断要求至少 1 个月，但临床上仍存在明显精神症状，可伴或不伴有功能的损害。

• 至少有 2 次分裂情感性障碍或精神分裂症发作，发作之间的部分或完全缓解期至少持续 3 个月。

注意：此类也可用于既往符合分裂情感性障碍的诊断要求，症状消失后再次出现分裂情感性障碍阈下症状的情况。

6A21.12　分裂情感性障碍，多次发作，完全缓解

• 不再满足分裂情感性障碍的全部诊断要求至少 1 个月，且临床上没有明显的症状残留。

• 至少有 2 次分裂情感性障碍或精神分裂症发作，2 次发作之间的部分或完全缓解期至少持续 3 个月。

6A21.1Z　分裂情感性障碍，多次发作，未特定

6A21.2　分裂情感性障碍，持续发作

"持续发作"指自分裂情感性障碍首次起病后、患者一生的几乎全部病程中，均表现出症状，且符合分裂情感性障碍的全部诊断要求。其间可以出现相对于整个病程而言极其短暂的阈下症状期。若将此标注用于首次发作的患者，其分裂情感性障碍的持续时间应至少 1 年。

6A21.20　分裂情感性障碍，持续发作，急性期

• 当前或者在过去 1 个月内符合分裂情感性障碍的诊断要求。

• 自首次起病后，一生几乎全部的病程中，症状存在，且符合分裂情感性障碍的全部诊断要求。

• 可出现相对于整个病程而言极其短暂（不超过 3 个月）的部分缓解期或完全缓解期。

• 首次发作的分裂情感性障碍患者使用"持续发作"的标注，其症状持续时间至少 1 年。

6A21.21　分裂情感性障碍，持续发作，部分缓解

• 不再符合"分裂情感性障碍，持续发作"的诊断要求至少 1 个月。

• 临床上存在明显的精神症状残留，可伴或不伴功能损害。

注意：也可用于分裂情感性障碍患者症状消失后再次出现阈下症状的情况。

6A21.22　分裂情感性障碍，持续发作，完全缓解

• 不再符合"分裂情感性障碍，持续发作"的诊断要求至少 1 个月。

• 临床上不存在明显的精神症状残留。

6A21.2Z　分裂情感性障碍，持续发作，未特定

6A21.Y　其他特定的分裂情感性障碍

6A21.Z　未特定的分裂情感性障碍

其他临床特征：

• 分裂情感性障碍可以急性起病，在数天内出现严重的异常表现；也可以隐匿性起病，体征和症状逐渐发展。

- 分裂情感性障碍患者往往有心境发作史，曾被诊断为抑郁障碍或双相障碍。
- 前驱期通常在精神病性症状出现之前数周或数月。这个阶段的典型特征通常包括：对工作或社交活动失去兴趣、忽视个人仪表或卫生习惯、睡眠周期颠倒以及出现轻微的精神病性症状，可伴有不同程度的焦虑和抑郁症状。
- 伴有缓解期的发作性病程是分裂情感性障碍最为常见的疾病模式。
- 分裂情感性障碍患者常常感到明显的痛苦，且在个人、家庭、社交、学业、职业或其他重要领域功能有明显损害。然而，痛苦感和心理社会功能的损害并非诊断分裂情感性障碍的必要条件。

与正常状态的区别（阈界）：

- 普通人群也可能出现精神病样症状或不寻常的主观体验，但本质上通常是短暂的，并且不伴有精神分裂症的其他症状或心理社会功能的衰退。分裂情感性障碍患者的症状通常是持续性的，常伴有诊断所要求的其他症状，并且伴有认知功能障碍及其他心理社会功能问题。

病程特征：

- 部分分裂情感性障碍患者的症状在整个病程中呈周期性加重和缓解；而另一些患者的症状在发作间期可完全缓解。

不同年龄阶段的表现：

- 对儿童作出分裂情感性障碍的诊断是具有挑战性的，因为他们通常难以准确地描述出情感症状和精神病性症状。
- 各类精神病性障碍患儿中，分裂情感性障碍患儿的功能损害最为严重，且临床结局最差。
- 伴有躁狂发作的分裂情感性障碍在青年人中更为常见，伴有抑郁发作的分裂情感性障碍在老年人中更为常见。

文化相关特征：

- 参见"精神分裂症"中"文化相关特征"的内容，这些特征同样适用于分裂情感性障碍。
- 此外，文化背景可能会对情感症状的表达、使用与痛苦相关的习语、与疾病相关的隐喻，以及某些特定情绪相关症状的表现模式产生影响。如，宗教或灵性对自杀观念 / 行为的观点，可能会使个体减少这些症状的暴露，并增加对自杀观念 / 行为的内疚感；而在那些格外看重社会性（sociocentric）的文化中，羞耻可能是比内疚更为突出的情感方式。在不同的文化背景下，个体体验和解释情感症状的方式也会有所差异：个体可能将痛苦归因于人际关系、社会因素、心理因素、生物因素、超自然因素或灵性因素。
- 如果文化对"躯体不适更需要临床关注"具有更高的接受度，则个体的躯体不适主诉（如抑郁的躯体化表达）可能比情感症状表现得更多。

性别相关特征：

- 在分裂情感性障碍中，女性的患病率比男性高，尤其是伴有抑郁发作的分裂情感性障碍。

与其他障碍和情况的区别（鉴别诊断）：

- **精神分裂症：** 精神分裂症和分裂情感性障碍均是针对疾病当前发作或最近一次发作的诊断。换言之，以前的分裂情感性障碍诊断并不妨碍目前的精神分裂症诊断，反之亦然。精神分裂症和分裂情感性障碍中，均在1个月（或更长）的大多数时间存在至少两种精神分裂症特征性症状。分裂情感性障碍中，精神分裂症的症状与情感症状同时存在至少1个月，情感症状符合某种心境发作的诊断要求，精神病性症状和情感症状同时发生或几乎同时（相差几天）发生。精神分裂症患者如果同时发生情感症状，则持续不足1个月，或者严重程度不足以满足中度或重度抑郁发作、躁狂发作或混合发作的诊断要求（参见心境障碍章节的描述）。曾经符合分裂情感性障碍诊断要求的患者，若仅有情感症状的缓解，导致其不伴有情感症状的精神病性症状持续时间远超两种症状同时存在的时间，此时宜诊断为精神分裂症。

- **伴精神病性症状的心境障碍：** 分裂情感性障碍、精神分裂症、中度或重度抑郁发作、躁狂发作或混合发作都是用于描述当前发作。分裂情感性障碍在心境发作期间同时符合精神分裂症的持续时间和症状的要求。虽然抑郁障碍或双相障碍I型患者也可伴有精神病性症状，且精神病性症状与情感症状同时出现，但其精神病性症状并不符合精神分裂症的诊断要求（如仅有幻觉而没有其他精神病性症状）。同一个体在不同阶段可能符合不同的诊断要求。

- **急性短暂性精神病性障碍：** 分裂情感性障碍的诊断要求明显的精神病性症状持续至少1个月。急性短暂性精神病性障碍的精神症状并不符合精神分裂症或抑郁发作、躁狂发作或混合发作的诊断要求。此外，急性短暂性精神病性障碍的症状在强度和类型上随时间而波动，妄想或幻觉的内容多变，甚至每天都会发生变化。分裂情感性障碍可有阴性症状，但急性短暂性精神病性障碍不会出现阴性症状。此外，急性短暂性精神病性障碍的症状持续时间不会超过3个月，绝大多数持续数天到1个月，而分裂情感性障碍的病程通常要长得多。

6A22　分裂型障碍

核心（必要）特征：

- 是一种言语、感知、信念及行为等方面持续异常的模式，这些异常表现的强度或持续时间不足以满足精神分裂症、分裂情感性障碍或妄想障碍的诊断要求。这种模式包括以下一些症状：
  - 情感表达异常，个体表现冷漠和疏离。
  - 古怪、离奇、不同寻常或独特的行为或外表，与文化或亚文化规范不符。
  - 人际关系差，倾向于社交退缩。

- 异常信念或奇异思维影响个体的行为偏离正常，与其亚文化规范不符，但尚未达到妄想的程度。
- 异常的、扭曲的知觉体验，如：强烈的错觉、人格解体、现实解体、听幻觉或其他幻觉。
- 猜疑，或偏执观念。
- 语言表达异常，反映出模糊的、赘述的、隐喻性的、过分加工修饰或刻板的思维，但无明显的前后矛盾。
- 强迫性的思维反刍，但个体不感到思维是外界强加的或是不想要的；常有躯体变形、性或攻击性内容。

- 从未符合精神分裂症、分裂情感性障碍或妄想障碍的诊断要求。即，可能会出现短暂的妄想、幻觉、思维形式障碍，或被动、被影响或被控制的体验，但这些症状持续时间不超过 1 个月。
- 症状应是连续性的或发作性的，且至少持续了 2 年。
- 上述症状引起个体痛苦，或导致个人、家庭、社交、学业、工作或其他重要领域的功能损害。
- 上述症状不是其他医疗状况（如，脑肿瘤）的表现，也不是物质或药物（如，皮质类固醇）作用于中枢神经系统的结果，包括戒断反应（如，酒精戒断），且不能更好地被另一种精神、行为或神经发育障碍所解释。

其他临床特征：
- 分裂型障碍被认为是精神分裂症相关精神病理谱系的一部分，在精神分裂症个体的生物学亲属中更为常见。个体的一级亲属中有人被诊断为精神分裂症时，其被诊断为分裂型障碍的可能性增大。但当症状已经造成相关的心理社会功能损害或痛苦时，家族史并非诊断分裂型障碍的必要要求。

与正常状态的区别（阈界）：
- 分裂型障碍的症状，与某些个体所表现出来的过分的、奇怪的或怪异的行为和想法，有时鉴别较为困难。尤其对于那些有着怪异行为、精神病样症状或异常体验，而不伴有功能损害的个体。仅在症状使个体体验到痛苦，或导致其个人、家庭、社交、学业、工作或其他重要领域功能受损时，才能作出分裂型障碍的诊断。

病程特征：
- 分裂型障碍的病程相对慢且持续，症状的强度时有波动。个体通常在学业、职业和人际关系领域有严重的功能损害。
- 分裂型障碍的一些症状通常在完全起病之前就已出现：
- 难以与他人融洽相处，有社交退缩、多疑或偏执观念的倾向。

○ 语言表达的异常，反映出模糊、赘述、隐喻性、过分加工修饰或刻板的思维，但无明显的前后矛盾。
- 该障碍可能会持续多年，强度和症状表现会发生波动，但很少演变为精神分裂症。
- 患者通常会因共病的抑郁、焦虑或应激相关障碍寻求治疗，相应的治疗能够改善个体的情感和焦虑症状，但多疑和偏执常持续存在。

不同年龄阶段的表现：
- 分裂型障碍通常起病于青少年晚期或成年早期，没有明确的起病年龄。
- 分裂型障碍的某些症状可能首先出现在儿童和青少年时期，对与同龄人的关系和学业表现造成影响。

文化相关特征：
- 对于临床医师而言，若不熟悉特定个体的文化背景，其行为、外表、言语或对疾病的理解可能显得奇怪或不同寻常，但该个体的行为可能是符合其文化背景，或者其症状并没有足够严重以至于达到精神障碍的阈界。
- 减少人际交往可能是某些文化或宗教习俗（如，在修道院修行）的一部分，不应认为是病态。

性别相关特征：
- 在分裂型障碍中，男性略多见。

与其他障碍和情况的区别（鉴别诊断）：
- **精神分裂症：** 在精神分裂症的前驱期和残留期，个体可能会有感知觉的异常、怪异信念、奇怪或离题的言语、社交退缩以及其他症状，这与分裂型障碍的表现类似。精神分裂症的诊断要求个体存在明确的精神病性症状至少持续 1 个月；而在分裂型障碍中出现的症状是精神病样症状（psychotic-like symptoms），这些症状的严重程度及其持续时间均不符合精神分裂症的诊断要求。此外，分裂型障碍患者的言语、感知、信念及行为等异常模式是稳定的，甚至持续数年；精神分裂症前驱期或残留期的症状则呈现一种逐渐进展的临床相。
- **孤独症谱系障碍：** 分裂型障碍与孤独症谱系障碍均可出现人际交往困难，如难以与他人融洽相处和社交退缩，但分裂型障碍的个体不会在行为、兴趣或活动上表现出局限、重复而刻板的模式。
- **人格障碍：** 人格障碍的个体在对自身、他人及周围世界的感知及体验上存在持续的紊乱，导致非适应性的情绪表达和行为模式，从而引起显著的问题，特别是人际关系的问题。如果分裂型障碍个体的功能下降和人际关系问题是由于分裂型障碍的症状，则不应同时诊断为人格障碍。

如果有另一种人格特征存在，并对个体的人际关系造成了显著的问题，则考虑作出人格障碍的附加诊断。

6A23　急性短暂性精神病性障碍

核心（必要）特征：

• 急性起病的精神病性症状，包括：妄想、幻觉、思维紊乱，或被动、被影响或被控制的体验。这些症状没有前驱期，通常在 2 周内从非精神病性状态发展为完全的精神病性状态，也可出现精神运动性症状，包括紧张症。

• 症状的性质及强度均可发生快速变化。这种变化可以隔天发生，甚至在一天之内发生。

• 在精神病性症状发作期间，不出现阴性症状（如：情感平淡、少语症或言语贫乏、意志减退、社交退缩、兴趣缺失等）。

• 症状持续时间不超过 3 个月，大多数情况下持续数天到 1 个月。

• 这些症状不是由其他医疗状况（如脑肿瘤）所致，也不是物质或药物（如皮质类固醇）作用于中枢神经系统的效应，包括戒断反应（如酒精戒断），且不能更好地被精神分裂症或另一种原发性精神病性障碍所解释。

急性短暂性精神病性障碍的病程标注：

下述标注适用于标记急性短暂性精神病性障碍的病程，包括个体目前是否仍符合急性短暂性精神病性障碍的诊断要求，是否处于部分 / 完全缓解状态。如果既往没有类似发作，则适用"单次发作"的标注。如果既往曾有多次类似发作，则适用"多次发作"的标注。

6A23.0　急性短暂性精神病性障碍，首次发作

"首次发作"指患者首次（当前或最近一次）表现出符合急性短暂性精神病性障碍的全部诊断要求的症状。

6A23.00　急性短暂性精神病性障碍，首次发作，急性期

• 当前或者在过去 1 个月内符合急性短暂性精神病性障碍症状和持续时间的全部诊断要求。

• 没有急性短暂性精神病性障碍发作的既往史。

6A23.01　急性短暂性精神病性障碍，首次发作，部分缓解

• 不再符合急性短暂性精神病性障碍的全部诊断要求至少 1 个月，但临床上仍存在明显症状，可伴或不伴有功能的损害。

• 没有急性短暂性精神病性障碍发作的既往史。

注意：也可用于急性短暂性精神病性障碍患者症状消失后再次出现阈下症状的情况。

6A23.02　急性短暂性精神病性障碍，首次发作，完全缓解

- 不再符合急性短暂性精神病性障碍的全部诊断要求至少 1 个月，并且临床上没有明显的症状残留。

- 没有急性短暂性精神病性障碍发作的既往史。

6A23.0Z　急性短暂性精神病性障碍，首次发作，未特定

6A23.1　急性短暂性精神病性障碍，多次发作

标注"多次发作"适用于：至少存在两次发作，症状及其持续时间均符合急性短暂性精神病性障碍的全部诊断要求。两次发作之间的部分或完全缓解期至少持续 3 个月。

6A23.10　急性短暂性精神病性障碍，多次发作，目前为症状期

- 当前或者在过去 1 个月内符合急性短暂性精神病性障碍症状和持续时间的全部诊断要求。

- 至少有两次发作，发作之间的部分或完全缓解期至少持续 3 个月。

6A23.11　急性短暂性精神病性障碍，多次发作，部分缓解

- 不再符合急性短暂性精神病性障碍诊断要求至少 1 个月，但有一些临床明显症状残留，可伴或不伴有功能的损害。

- 至少有两次发作，发作之间的部分或完全缓解期至少持续 3 个月。

注意：也可用于急性短暂性精神病性障碍患者症状消失后再次出现阈下症状的情况。

6A23.12　急性短暂性精神病性障碍，多次发作，完全缓解

- 过去的 1 个月内不再符合急性短暂性精神病性障碍诊断要求，并且没有临床显著的症状残留。

- 至少有两次发作，发作之间的部分或完全缓解期至少持续 3 个月。

6A23.1Z　急性短暂性精神病性障碍，多次发作，未特定

其他临床特征：

- 急性短暂性精神病性障碍起病后，通常伴随社交及职业功能的迅速衰退，但随着症状缓解，个体的功能通常能够恢复到起病前的水平。

- 常伴有其他症状，如波动的心境紊乱、短暂的思维混乱或意识模糊或注意力集中困难。

- 起病前常常会出现急性应激事件，但这不是诊断的必要条件。

- 如果症状持续时间超过 3 个月，则应根据患者的症状特点考虑其他诊断（如精神分裂症、分裂情感性障碍、妄想障碍）。

与正常状态的区别（阈界）：

- 普通人群可能也会体验到一些孤立、主观的异常体验，如类似于幻觉及妄想的体验。但是急性短暂性精神病性障碍患者的症状进展极为迅速，短期内即发展为完全的精神病状态，症状的性质和强度具有多形性及波动性（如症状相对迅速发生和消失；或症状随时间不断变化，如妄想的焦点或性质随着时间而发生变化），并且通常在数周内完全缓解。

病程特征：

- 症状的性质是短暂的，持续数天或更长，但不超过 3 个月。
- 一些被诊断为急性短暂性精神病性障碍的个体，可继续发展，并符合另一种精神障碍的诊断要求（如精神分裂症、另一种原发性精神病性障碍，或某种心境障碍）。
- 一般而言，以下因素与预后良好有关：起病急、持续时间短、病前功能良好、女性。

不同年龄阶段的表现：

- 急性短暂性精神病性障碍通常起病于成年早期至中期。但是，这种障碍也可能发生于青少年期或中老年期，通常是在经历急性应激事件后。

文化相关特征：

- 移民人群更有可能报告这些体验。这可能是由于与移民相关的应激导致较高的患病率，或是临床医师对其表达痛苦的文化背景缺乏认识，抑或两者兼具。
- 某些文化中，个体描述社交或其他情况对其所造成的痛苦，尽管该现象可被其文化理解，但是也可能被误解为精神病性症状（如超价观念或假性幻觉）。

性别相关特征：

- 急性短暂性精神病性障碍多见于女性。
- 男性和年龄较小的急性短暂性精神病性障碍患者，发生精神分裂症的风险更高。

与其他障碍和情况的区别（鉴别诊断）：

- **精神分裂症和分裂情感性障碍**：精神分裂症或分裂情感性障碍表现为完全的、充分的精神病性症状，病程持续至少 1 个月，并且症状更稳定或内容更固定（如同种妄想持续数月）；而急性短暂性精神病性障碍的症状具有波动性及多变性，如妄想或幻觉的内容及焦点常常变换，甚至每天都会发生变化。精神分裂症和分裂情感性障碍可出现阴性症状；但急性短暂性精神病性障碍不出现阴性症状。精神分裂症和分裂情感性障碍的病程较长，而急性短暂性精神病性障碍的病程不超过 3 个月，多数患者的病程持续数天到 1 个月。此外，精神分裂症在发病前可以有适应不良的病史，而急性短暂性精神病性障碍发病前没有前驱期。如果同时符合急性短暂性精神病性障碍（如症状是波动的、急性起病的病程、持续时间少于 3 个月）和精神分裂症（如妄想和幻觉持续时间超过 1 个月）的诊断要求，而缺乏精神分裂症的既往病史，则应诊断为急性短暂性精神病性障碍，而不是精神分裂症。
- **心境障碍伴精神病性症状**：抑郁障碍和双相障碍均是以突出的心境紊乱为特征，至少持续数日，通常持续时间较长。虽然急性短暂性精神病性障碍患者也可出现情感症状，但通常持续时间短暂，情感症状及其持续时间并不符合抑郁发作、躁狂发作或混合发作的诊断要求。

- **急性应激反应和分离性障碍：**与急性短暂性精神病性障碍相似，急性应激反应和某些分离性障碍也是急性起病，常常是对应激性生活事件的反应，并且通常在数天到数周内完全缓解。不同的是，急性短暂性精神病性障碍患者往往具有幻觉或妄想等精神病性症状，而应激相关障碍或分离性障碍通常不出现精神病性症状。

- **谵妄：**处于谵妄状态时，个体会出现波动性的意识模糊（如注意力指向、集中、维持及转移能力的受损）及觉醒度下降（如环境定向力的受损）。尽管急性短暂性精神病性障碍会出现短暂的思维混乱、意识模糊或注意力集中困难，但其觉醒度及意识仍然处于相对正常水平。

6A24　妄想障碍

核心（必要）特征：

- 存在一个或一组相互关联的妄想，症状通常持续 3 个月或更久，不伴有抑郁、躁狂或混合发作。

- 不同个体的妄想内容不同，尽管妄想的内容会随着时间而发展，但在同一个体中则表现出较高的稳定性。常见的妄想种类包括被害妄想、躯体相关妄想（如在医学检查正常的情况下坚信器官腐烂或功能异常）、夸大妄想（如坚信其发现了长生不老药，可以永生）、嫉妒妄想（如坚信其配偶不忠）和钟情妄想（坚信有人对其情有独钟，对象通常是有名的或地位很高的陌生人）。

- 不存在精神分裂症的其他特征性症状，包括：明显和持续的幻觉、思维的紊乱（思维形式障碍），被影响、被动体验或被控制感，阴性症状。然而，有些病例可以出现与妄想内容相关的特定幻觉（如被寄生虫或昆虫感染妄想时可能出现幻触）。

- 除了与妄想体系直接相关的行为和态度外，情感、言语和行为通常没有受到影响。

- 这些症状不是某种疾病的表现（如脑肿瘤），也并非物质或药物（如皮质类固醇）作用于中枢神经系统的效应，包括戒断反应（如酒精戒断），且不能更好地被另一种精神障碍（例如某种原发性精神病、心境障碍、强迫或相关性障碍、进食障碍）解释。

妄想障碍的病程标注：

以下标注将用于表示个体目前是否符合妄想障碍的诊断要求、是否处于部分缓解期或完全缓解期。

6A24.0　妄想障碍，急性期

- 当前或者在过去 1 个月内符合妄想障碍的症状和持续时间的全部诊断要求。

6A24.1　妄想障碍，部分缓解

- 不再符合妄想障碍的全部诊断要求至少 1 个月，但临床上残留明显症状，伴或不伴有功能的损害。

6A24.2 妄想障碍，完全缓解

- 不再符合妄想障碍的全部诊断要求至少 1 个月，且临床上没有明显症状残留。

其他临床特征：

- 妄想可能伴有一些与妄想内容直接相关的行动，如跟踪钟情妄想对象，或对那些被个体认为在迫害他的人发起诉讼。

- 相较于其他有妄想症状的精神病性障碍，妄想性障碍通常起病更晚，且症状更为稳定。

- 一种罕见的情况是，情感或情境密切相连的两个个体同时（或接近的时间内）出现妄想障碍，这种情况常被称为共享的或诱发的妄想障碍，或"感应性精神病（folie-à-deux）"。在这种情况下，通常是一个人接受了另一个人的妄想信念。当这两人分开时，处于非主导地位的个体的妄想症状可能会缓解。

与正常状态的区别（阈界）：

- 普通人群也可出现从妄想观念、弱化的妄想观念、超价观念到不寻常或奇怪的信念。这样的信念可能在人们面对逆境时更容易出现。虽然一般人的信念可能也会自然地附加上一些妄想的性质，但妄想障碍个体可能表现出更多的心理痛苦、更多的先占观念，以及更高程度的坚定信念。

病程特征：

- 妄想障碍通常比其他伴有妄想症状的精神病性障碍出现得更晚，症状更为稳定。
- 一些妄想障碍个体会发展为精神分裂症。
- 在妄想障碍起病前，个体更容易有病前的人格障碍。
- 相对于精神分裂症和其他原发性精神病性障碍，妄想障碍个体的功能水平通常更好。
- 相对于精神分裂症或分裂情感性障碍，妄想障碍个体需要住院治疗的可能性较小。

不同年龄阶段的表现：

- 妄想障碍在老年人中更为普遍。
- 在成年早期出现妄想障碍的个体，更容易发现其在青少年期的幻觉和严重的精神问题既往史。

文化相关特征：

- 文化因素可能影响妄想障碍的表现和诊断。如，灵魂附体或巫术信仰在一些文化背景下可能是正常的；在其他文化中却被视为妄想性的。

- 个体可能会表现出一种结合了妄想和超价观念的信念，因为这两者都是基于相似的文化习惯和信念构建的。

- 遭受迫害的不同人群（如虐待、政治暴力、由于少数群体身份而被歧视）可能会有恐惧

的主诉，这些表述可能被误解为偏执的妄想。这些可能是被迫害后对恐惧适当的表达，也可能是伴发的创伤后应激障碍的症状。作出准确的诊断，需基于详细收集的病史信息并考虑文化背景，以辨别这种被害信念的真实性。

性别相关特征：

• 妄想障碍没有突出的性别差异。然而，男性患者似乎发病年龄较小并且更容易产生嫉妒妄想。

与其他障碍和情况的区别（鉴别诊断）：

• **精神分裂症：**精神分裂症和妄想障碍都可表现为持续的妄想。如果还出现符合精神分裂症诊断要求的其他特征（如持续的幻觉、思维紊乱、阴性症状、精神运动性紊乱与行为异常，被影响、被动和被控制的体验），则应该诊断精神分裂症而不是妄想障碍。然而，当幻觉与妄想的内容一致且非持续存在时（如幻觉的频率是每月 1 次或更久），则宜诊断为妄想障碍而非精神分裂症。相对于精神分裂症而言，妄性障碍通常具有相对完整的人格，并且在社交和职业功能上表现为更少的损害或衰退。妄想障碍的首次发作年龄往往更大一些。症状表现与妄想障碍相符的个体（如存在妄想，以及与妄想相关的局限性幻觉），但尚未达到最短持续时间的诊断要求（3 个月），即使持续性妄想和相关的幻觉症状在理论上已经达到了精神分裂症的诊断要求，也不应被诊断为精神分裂症。这种情况诊断为其他原发性精神病性障碍更合适。

• **心境障碍伴精神病性症状：**伴有精神病性症状的抑郁障碍和双相障碍可在情感症状发作期间出现妄想。尽管妄想障碍中可能会出现一些情感症状，特别是情绪低落，但诊断妄想障碍要求个体在体验妄想时，不存在任何的心境发作。

• **强迫症、躯体变形障碍、疑病症（健康焦虑障碍）、嗅觉牵连障碍和神经性厌食：**许多精神障碍（如强迫症、躯体变形障碍、疑病症、嗅觉牵连障碍、神经性厌食）可能涉及反复出现的先占观念，这些信念明显是错误的或他人无法认同的（如，仪式性地洗手来防止心爱的人受到伤害；坚信身体的一部分是有缺陷的；坚信自己得了严重的躯体疾病；坚信身体发散出臭味；坚信自己是超重的），并在符合其他障碍临床特征的情况下有时达到妄想的程度。如果这些信念只是在这些障碍的症状发作中出现，并且内容与这些障碍的临床特征完全吻合，则不应额外诊断妄想障碍。

• **痴呆：**妄想（特别是被害妄想）也可能是痴呆的症状，这在老年人群中需要特别注意。与妄想障碍的鉴别是：此类妄想发生在痴呆的病程中，且它们本质上是"另一种医疗状况或长期物质使用所致的"，故不符合妄想障碍的诊断要求。而在妄想障碍中，妄想必须出现于痴呆发生之前。如果某个已被诊断为妄想障碍的个体出现了痴呆，则可以同时作出两种诊断。

• **谵妄：**妄想也可能是谵妄的一个明显特征。但在谵妄中，个体会有一种波动性意识混浊（如注意力指向、集中、维持和转移能力的减退）和觉醒度下降（如环境定向力减弱）。相对而言，在妄想障碍中，没有注意和意识障碍。

2

6A2Y 其他特定的原发性精神病性障碍

核心（必要）特征：

- 临床表现以精神病性症状为特征，这些表现具有与本组诊断精神分裂症和其他原发性精神病性障碍相似的临床特征（如妄想、幻觉、思维紊乱、严重的行为紊乱或紧张症性行为）。
- 这些症状不符合本组诊断中任何其他障碍的诊断要求（如在严重程度、频率或持续时间上不符合）。
- 这些症状不能被另一种精神、行为或神经发育障碍更好地解释（如心境障碍、焦虑及恐惧相关障碍、应激相关障碍）。
- 这些症状和行为不符合个体的生长发育水平或在其所属的文化背景下不被认为是合适的。
- 这些症状或行为不是其他医疗状况的临床表现（如脑肿瘤等），也不是物质或药物（如皮质类固醇）作用于中枢神经系统后的效应，包括戒断反应（如酒精戒断）。
- 这些症状引起个体显著的痛苦感，或造成个人、家庭、社交、学业、职业或其他重要领域功能的显著损害。

6A2Z 未特定的精神分裂症和其他原发性精神病性障碍

6A25 原发性精神病性障碍症状

ICD-11 为各种精神分裂症和其他原发性精神病性障碍（分裂型障碍除外），提供了 6 类症状领域的标注，并为每种领域提供了不同严重程度水平的描述。这 6 类领域为：

6A25.0　阳性症状

6A25.1　阴性症状

6A25.2　抑郁心境症状

6A25.3　躁狂心境症状

6A25.4　精神运动性症状

6A25.5　认知症状

每种症状领域对个体临床表现的"贡献"都可以用标注的形式记录在相应的症状评估量表中。根据表 6～表 12 提供的指导说明，可以评为无症状、轻度、中度或重度四个等级。应根据过去 1 周内各种类型症状的严重程度进行评级。

应逐一评估对个体的临床表现有显著"贡献"的领域，并应尽可能多地使用症状标注来准确描述目前的临床表现。亦可不记录症状领域的严重程度（"未特定严重程度"）。如，如果存在与特定领域相对应的症状，但是没有足够的信息可用来评估其严重程度，可标注"未特定"。

若个体表现出某个症状领域内的数个症状，则评估反映该领域最为严重的症状。如，幻觉和妄想都属于"阳性症状"。当个体既有幻觉也有妄想时，幻觉导致了较小的痛苦（标注：轻度－阳性症状），而妄想影响了其行为，但仍没有达到影响其功能的程度（标注：中度－阳性症状）。因此，该个体在"阳性症状"领域的严重程度总体评级，应该根据妄想评为"中度"。注意：每个特定的症状领域都包含好几个症状，而原发性精神病性障碍患者通常不会表现出所有的症状。如，在"阳性症状"领域，患者可能只出现幻觉、只出现妄想、两者都出现或两者都不出现。表6中的评级描述对应了每一种症状，这只是为了对症状表现进行示例，以说明评定其严重程度的合理性；并非意味着在实际运用中，领域下的每一个症状的严重水平都必须逐一被评估。

注意：在"抑郁心境症状"领域下的"无""轻度""中度"和"重度"评级，并不等同于符合了心境障碍中"轻度、中度或重度抑郁发作"的诊断要求。换言之，在精神病性障碍的"抑郁心境症状"被评为轻度，并不表明该个体符合心境障碍中"轻度抑郁发作"的诊断。"躁狂心境症状"领域的评级也是如此。"抑郁心境症状"和"躁狂心境症状"评估只包括心境的低落、高涨或易激惹的严重程度，并不包括诊断指南在心境障碍这一节列出的其他症状（如睡眠紊乱、快感缺乏、食欲改变等）。

对这些症状的严重程度进行评级是为了描述诊断为精神分裂症和其他原发性精神病性障碍患者目前的临床表现，而不适用于不符合该诊断的个体。如果症状是由未归类于精神、行为或神经发育障碍的某种共病的医疗状况直接引起的病理生理结果或外伤（如脑肿瘤或颅脑外伤），或是由于某些物质或药物所引起的直接生理效应所致（包括戒断反应），则不应被纳入此评级中。然而，对于精神分裂症和其他原发性精神病性障碍患者而言，某个症状的特异性病因往往并不清楚（如一个心境症状是由精神病性障碍引起还是由于物质使用所致），这样的情况下应该对相关症状进行严重程度的评级，除非明确该症状的原因与精神病性障碍无关。

表6 原发性精神病性障碍的症状表现严重程度评级要点

严重程度	评级要点
无 XS8H	过去1周未及该领域的症状
轻度 XS5W	过去1周存在该领域的症状，但数量很少，或没有产生很大程度的影响。个体的日常功能不受这些症状的影响，或仅受到很小的影响。没有发生由于症状导致的重大的、负面的社交或个人后果。症状可以间断，并显示出严重程度的波动，可以出现无症状期。在其他有类似症状的人群中，该个体在本领域的症状严重程度属于最轻微的1/3
中度 XS0T	过去1周患者在本领域出现更多的症状，或出现少量但影响较大的症状。症状可能对日常功能造成中度影响。症状造成负面的社交或个人后果，但并不严重。大部分症状在一半以上的时间里存在。在其他有类似症状的人群中，该个体在本领域的症状严重程度属于中间的1/3
重度 XS25	过去1周患者出现该领域的很多症状或出现较少但造成严重或广泛的影响的症状（即强烈、频繁或持续的影响）。症状导致个体的日常功能持续受损。症状造成严重的负面社交或个人后果。在其他有类似症状的人群中，该个体该在本领域的症状严重程度属于最严重的1/3
未特定	过去1周存在该领域的症状，但是仅根据目前可用的信息，无法进行严重程度的分级

表 7　原发性精神病性障碍的阳性症状评级

6A25.0　阳性症状 此标注可与精神分裂症和其他原发性精神病性障碍这组诊断共同使用，以描述目前临床表现中精神病性阳性症状的严重程度。这些症状包括妄想、幻觉（最常见的是言语性听幻觉）、思维紊乱（思维形式障碍，如联想松散、思维脱轨、或矛盾意向）、行为紊乱（怪异表现、无目的或无目标的行为）和被动、被控制体验（即个体体验到其情感、冲动或想法受到外力的控制）。精神运动性异常行为（如紧张不安或激越、蜡样屈曲、违拗）不在此领域中评估。 应根据过去 1 周中阳性症状的严重程度进行评级。	
无 6A25.0&XS8H	过去 1 周不存在阳性症状
轻度 6A25.0&XS5W	症状示例（以下症状并非全部必需）： **妄想：**个体相信妄想（缺乏现实检验）但未据此采取行动，妄想导致轻微痛苦 **幻觉：**幻觉反复出现，但频率较低，个体对其内容仅表达出微小的痛苦 **被动体验和被控制感：**自我体验有一些扭曲，如，个体感到想法不是其自己的。但这些体验并不经常出现，且只造成极小的痛苦 **思维紊乱：**有些迂回或偏离的思维过程，但多数情况下个体能够表达出想要交流的内容 **行为紊乱：**偶尔发生无目的的行为，行为没有目标导向性，只造成极小的功能损害
中度 6A25.0&XS0T	症状示例（以下症状并非全部必需）： **妄想：**其行为明显地受到妄想信念的影响，但这些行为并没有明显损害其功能（如个体有被害妄想，会警惕周围的环境，但仍会继续外出活动） **幻觉：**幻觉相对频繁但并不持续存在，有时令人痛苦，但有时可以容忍。幻觉的内容可以促成行动，但个体只有一些不一致或偶尔的回应，这些行为不会导致个体或他人处于危险情境 **被动体验和被控制感：**扭曲的自我体验相对频繁，并导致针对变异思维的防御行为（如迷信仪式），或明显的痛苦 **思维紊乱：**频繁的迂回或偏离的思维过程，个体在交流中表达观点的能力受到损害 **行为紊乱：**频繁地发生毫无目的的行为，没有目标指向性，导致一些功能损害
重度 6A25.0&XS25	症状示例（以下症状并非全部必需）： **妄想：**个体思维被先占性的妄想信念控制，这些信念支配了个体的许多行为，并有显著的功能损害（如个体有被害妄想，因为坚信食物被下毒而几乎拒绝进食） **幻觉：**个体体验到明显的痛苦，或被频繁的幻觉所占据，或反复出现可能潜在地促成有害行为的幻觉，让个体感到必须回应 **被动体验和被控制感：**扭曲的自我体验伴随着明显的痛苦，并显著地影响个体的行为（如个体戴着一顶铝箔帽子，以防止思维被播散） **思维紊乱：**思维过程中联想松散非常严重，以至于大部分言语内容前后不连贯 **行为紊乱：**无目的、无目标指向性的行为已经主导了个体的行为，并导致了严重的功能损害
未特定 6A25.0	过去 1 周存在阳性症状，但是仅根据目前的可用信息，无法进行严重程度的分级

表 8　原发性精神病性障碍的阴性症状评级

6A25.1　阴性症状

此标注可与精神分裂症和其他原发性精神病性障碍这组诊断共同使用，以描述目前临床表现中精神病性阴性症状的严重程度。阴性症状包括情感退缩、情感迟钝或情感平淡；言语贫乏或少语；意志缺乏（普遍动力不足或缺乏动力去追求有意义的目标）；社交退缩（与他人社会交往的动力和兴趣减少或缺乏）；快感缺乏（无法从通常令人愉悦的活动中得到愉悦体验）。当考虑这些临床表现为精神病性阴性症状时，要求这些症状不能完全是由抑郁或环境刺激不足所导致的、也不是某个阳性症状的直接后果（如被害妄想使个体由于害怕伤害而社交孤立）、亦不是物质或药物的直接生理效应所致（包括戒断反应）。紧张症（包括紧张症性缄默）并非在此评级，而在精神运动性症状领域进行评级（表 11）。

应根据过去 1 周中阴性症状的严重程度进行评级。

无 6A25.1&XS8H	过去 1 周不存在明显的阴性症状
轻度 6A25.1&XS5W	症状示例（以下症状并非全部必需）： 情感体验和表达迟钝，但仍保留细微的情感变化，可以被察觉到。主动性言语有限，但能对问题进行回答。对外界事物的兴趣较少，但仍能表现出有足够的动力投入基本的日常活动，或在督导下完成一些任务
中度 6A25.1&XS0T	症状示例（以下症状并非全部必需）： 情感表达平淡。除表达紧急需求和欲望外，有目的的主动性言语极少，对问题有反应但多以简单短语作为回答。意志缺乏导致忽视个人卫生或必需活动，但在强烈督促下能完成这些事情
重度 6A25.1&XS25	症状示例（以下症状并非全部必需）： 个体大部分时间给人感觉是空洞的或像机器人一般呆板。即便有紧急的需求和欲望，也不主动讲话。个体即使在强烈的督促下也难以开始行动，这可能会导致对自我照料的严重忽视，而使其置于危害的风险中（如无法规律服用维持生命所需的药物）
未特定 6A25.1	过去 1 周存在阴性症状，但是仅根据目前可用的信息，无法进行严重程度的分级

表 9　原发性精神病性障碍的抑郁心境症状评级

6A25.2　抑郁心境症状

此标注可与精神分裂症和其他原发性精神病性障碍这组诊断共同使用，以描述目前临床表现中抑郁心境症状的严重程度。该标注仅涉及抑郁心境症状，既可以是个体自己报告的症状（如"我感到低落、伤心难过"），也可以是表现出的症状（如哭泣、垂头丧气）。抑郁发作章节中列出的非心境症状（如快感缺乏，睡眠和食欲改变）不在此处进行严重程度的评级。精神病性障碍中抑郁心境症状严重程度的评级，不同于抑郁发作严重程度的评级。如果个体存在自杀观念，则应直接对抑郁心境症状作出"中度"或"重度"的评级。此处无需考虑"是否满足抑郁发作的诊断要求"。

应根据过去 1 周中抑郁心境症状的严重程度进行评级。

无 6A25.2&XS8H	过去 1 周不存在明显的抑郁心境症状
轻度 6A25.2&XS5W	个体有明显的情绪低落（抑郁心境），但并非持续性的，有间歇性的缓解期。抑郁症状对个人、社交或职业功能有一定影响，但不是很大

续表

中度 6A25.2&XS0T	情绪低落（抑郁心境）持续存在，虽然症状的强度可能会有所变化。当抑郁情绪更强烈时，可伴有自杀意念出现。抑郁症状会导致个人、社交或职业功能受到显著影响
重度 6A25.2&XS25	情绪低落（抑郁心境）的强度让人几乎无法承受，可能会表现出强烈的自杀意念或自杀企图。抑郁症状严重影响个人、社交和职业功能，使个体丧失了这些功能，或仅保留一点极为有限的功能
未特定 6A25.2	过去1周存在抑郁心境症状，但是仅根据目前可用的信息，无法进行严重程度的分级

表 10 原发性精神病性障碍的躁狂心境症状评级

6A25.3 躁狂心境症状

此标注可与精神分裂症和其他原发性精神病性障碍这组诊断共同使用，以表明躁狂心境症状在临床表现中的突出程度。该标注评估的症状包括高涨、欣快、易激惹或膨胀的心境状态，也包括不同的心境状态之间的快速变化（如心境不稳定）。它还包括主观体验的精力充沛，可伴随有目标指向性活动增加。在评定该领域的症状时，不包括在躁狂 / 轻躁狂发作中列出的非心境症状（如睡眠需要减少、注意力的随境转移）。非目标指向的精神运动性活动增多，应该作为精神运动性症状领域评级的内容，而非在此处评级。此评级无需考虑"是否符合躁狂发作的诊断要求"。

应根据过去1周中躁狂心境症状的严重程度进行评级。

无 6A25.3&XS8H	过去1周不存在明显的躁狂心境症状
轻度 6A25.3&XS5W	心境高涨或心境的易激惹程度轻度增高，达到轻躁狂的程度，但轻躁狂症状未引起明显的个人、社交或职业功能的损害
中度 6A25.3&XS0T	明显的心境高涨、易激惹或主观精力充沛。躁狂症状导致个人、社交或职业功能受到显著影响
重度 6A25.3&XS25	极端的心境高涨或易激惹，导致个体出现危险的、有危害的或明显不恰当的行为，这些行为已经严重到需要严密看护的程度
未特定 6A25.3	过去1周存在明显的躁狂心境症状，但是仅根据目前可用的信息，无法进行严重程度的分级

表 11 原发性精神病性障碍的精神运动性症状评级

6A25.4 精神运动性症状

此标注可与精神分裂症和其他原发性精神病性障碍这组诊断共同使用，以描述精神运动性症状在临床表现中的严重程度。精神运动性症状包含精神运动性激越、动作行为的增加，经常表现为无目的性的行为，例如烦躁不安、来回移动、摆弄手指或物品、无法静坐或静立、攥紧拳头、刻板动作、表情紧绷等。精神运动性症状也包含精神运动迟滞（可觉察到的动作和言语的全面减慢）和紧张症性症状，如极度坐立不安伴无目的性的剧烈运动直至耗竭、作态（摆怪异姿势）、蜡样屈曲、违拗、缄默或木僵。适用本标注评估的精神运动性症状，不应该被归因于起病前就已存在的某种神经发育障碍或神经系统疾病，也不能归因于物质或药物的生理效应（包括戒断反应）。如果个体符合紧张症的全部诊断要求，应给予与其他精神障碍相关的紧张症的诊断。

应根据过去1周精神运动性症状的严重程度进行评级。

无 6A25.4&XS8H	过去1周不存在明显的精神运动性症状
轻度 6A25.4&XS5W	个体大部分时间表现出正常水平的活动,但偶尔会表现出精神运动性兴奋或迟滞。重要的个人、社交或职业功能没有受到显著影响
中度 6A25.4&XS0T	明显的精神运动性激越或迟滞频繁发作,但精神运动性症状不连续。重要的个人、社交或职业功能受到显著影响
重度 6A25.4&XS25	严重且几乎持续的精神运动性激越或迟缓,可包括紧张症的全部综合征。精神运动性症状严重到可能对个体或他人造成潜在的伤害(如激越到严重的身体衰竭,木僵以至于无法进食)
未特定 6A25.4	过去1周存在明显的精神运动性症状,仅根据目前可用的信息,无法进行严重程度分级

表 12　原发性精神病性障碍的认知症状评级

6A25.5　认知症状

此标注可与精神分裂症和其他原发性精神病性障碍这组诊断共同使用,以描述临床表现中认知损害的严重程度。应根据过去1周认知症状的严重程度进行评级。认知缺陷可以出现在下述任何一个领域:处理速度、注意力/专注力、定向力、判断力、抽象概括能力、言语或视觉学习能力以及工作记忆。认知损害,不能归因于神经发育障碍、谵妄或某种神经认知障碍,也不能归因于某种物质或药物对中枢神经系统的直接效应(包括戒断效应)。在可行的情况下,应根据经本地校验的标准化神经心理测量来评估该认知症状领域的严重程度。然而此类测量并非在所有条件下都是可行的,因此不作为评估的必要要求。

无 6A25.5&XS8H	过去1周不存在明显的认知症状
轻度 6A25.5&XS5W	个体存在认知上的小困难(如,在访谈过程中难以回忆起一些事情,注意力可能不集中,时间定向力有时不准确,但对人物或地点定向没有问题)。日常功能没有受这些困难影响而受损
中度 6A25.5&XS0T	个体在认知上表现出明显的困难(如,回忆自传体信息时有困难或不一致,不能完成一些与其教育程度和智力水平相当的基本操作如简单的计算,在时间和地点的定向上有阻碍但人物定向尚完整,难以学习或记住新信息)。日常功能因此而受损以至于需要外在协助,但仅需要部分协助
重度 6A25.5&XS25	个体表现出明显的认知困难(如,语言记忆的严重缺损;或在完成其他与教育程度和智力水平相当的认知任务时,能力严重受损;在访谈中将注意力集中和维持到访谈者的提问上有明显困难;很难制定计划来实现特定目标;想不出解决问题的备选方法;定向力严重紊乱)。这些问题严重干扰了日常功能,以至于需要大量的外在协助
未特定 6A25.5	过去1周存在明显的认知症状。但仅根据目前可用的信息,无法进行严重程度分级

3. 紧 张 症

　　紧张症（catatonia）是一类以精神运动性紊乱为主的综合征，其特征表现为同时出现数个来自精神运动性症状群（增高、减退或异常）的症状。紧张症的临床评估较为复杂，需要结合临床观察、临床访谈与体格检查的结果。紧张症可以在一些特定精神障碍的背景下出现，包括：心境障碍、精神分裂症及其他原发性精神病性障碍以及神经发育障碍（尤其是孤独症谱系障碍）。一些精神活性物质在过量中毒或戒断期间也可伴有紧张症，如苯环利定（PCP）、大麻类物质、致幻剂（如 LSD 及麦司卡林碱）、可卡因、MDMA 及相关物质。一些药物（既包括有精神活性的药物，也包括一些没有精神活性的药物）也可诱发紧张症，例如抗精神病药、苯二氮䓬类、皮质类固醇、双硫仑、环丙沙星。紧张症也可以是一些不归类于精神、行为或神经发育障碍类别的医疗状况或疾病的直接病理生理效应，这些疾病包括糖尿病酮症酸中毒、高钙血症、肝性脑病、同型胱氨酸尿症、各类肿瘤、脑外伤、脑血管病和脑炎。

　　紧张症包括以下类别：

　　　　6A40　　与其他精神障碍相关的紧张症

　　　　6A41　　物质或药物诱发的紧张症

　　　　6E69　　继发性紧张症综合征

　　　　6A4Z　　未特定的紧张症

　　下文首先描述紧张症的一般诊断要求，所有紧张症类别的诊断均需首先符合紧张症的一般诊断要求。然后将分别描述三种不同类型紧张症的核心特征、其他临床特征（如有）和病程特征。最后是为所有类型的紧张症提供的附加内容（不同年龄阶段的表现、文化相关特征以及与其他状况或障碍的区别）。

紧张症的一般诊断要求：

核心（必要）特征：

• 存在 3 个或更多、来自下述精神运动性症状群（精神运动性减退、精神运动性增强及精神运动性异常）的症状。这 3 个症状既可以来自相同的某个症状群，也可以是任意的不同症状群的组合。

注意：有些症状的评估需依据体格检查的结果。

精神运动性减退

○ 凝视（staring）：定睛注视，瞬目（眨眼）减少，通常伴有鼓眼努睛。

○ 矛盾性（ambitendency）：表现为犹豫不决、踌躇不前的动作，似乎在运动上"被卡住了"。

○ 违拗（negativism）：对抗、反对指示或指令，可能表现为拒绝与他人的继续互动（转身离开），或拒绝进食他人提供的食物或饮料。

○ 木僵（stupor）：静止不动。精神运动性活动的明显减少或缺乏。对外界的刺激只有极小的反应。

○ 缄默（mutism）：言语反应极少或缺乏，可能会低声耳语、喃喃细语，声音低到难以理解的程度。（注意：如果言语症状是由神经系统疾病、发育性言语及语言障碍或其他影响言语的疾病或障碍所致，则不被视为紧张症精神运动性减退的症状。）

精神运动性增强

○ 存在下述任何症状：①极度多动或激越，没有原因即出现，伴有没有目的性的动作和 / 或无法控制的极端情绪反应；②冲动：在没有激发的情况下突然产生不当的行为；③好斗（combativeness）：通常以非直接的方式攻击他人，无论是否存在致伤的可能性。（注意：即使有多种精神运动性增高的表现，在紧张症诊断要求的 3 个症状数量中，只能算作1 个）。

精神运动性异常

○ 表情怪异（grimacing）：怪异或扭曲的面部表情，通常与情境不协调或缺乏关联性。

○ 作态动作（mannerisms）：怪异、有目的性的动作，与个体的文化背景不相适；用各种单调动作，做出极度夸大的（类似西方"夸饰画"人物般的）表现。

○ 作态（posturing）：自发地、主动地维持某种对抗重力的姿势；维持站姿或坐姿相当一段时间，且该姿势对外界无反应。

○ 刻板行为（stereotypy）：反复的、非目标指向的运动性活动（例如反复摆弄手指、触碰物品、拍打自己）；异常之处不是在行为本身，而是在该行为的频率。

○ 肌张力强直（rigidity）：由于肌张力升高产生的抵抗感。强直的严重程度各异，从轻微的增高到严重的"铅管样"强直（需要体格检查）。

○ "回声"现象（echophenomena）：患者重复检查者的言语（模仿言语，echolalia）或行为

（模仿行为，echopraxia）。

○ 言语重复（verbigeration）：持续而毫无目的地重复某些词汇、短语或句子。

○ 蜡样屈曲（waxy flexibility）：患者维持检查者要求的躯体位置，仅有轻微抵抗或完全不抵抗（需要进行体格检查）。

○ 姿势强直（catalepsy）：被动地做出某个对抗重力的姿势（通常由检查者被动地移动患者的肢体）（需要进行体格检查）。

• 这些症状应持续至少数小时，但也可持续更久。若出现严重的症状（例如木僵、姿势强直、缄默、违拗）或生命体征（自主神经性）异常，仅需较短的时长（如 15 min）即足以将这些症状视为符合诊断要求。

• 这些症状导致显著的日常功能损害；或症状的严重程度足以造成严重的躯体并发症（例如关节挛缩、躯体耗竭状态、脱水、过度通气）；或因生命体征（自主神经性）异常 / 并发症，有致死的风险（例如肌张力强直导致横纹肌溶解继发肾衰竭）。

• 这些症状不能用某种原发性的运动障碍（归类于"神经系统疾病"）更好地解释。

紧张症中自主神经性异常的标注：

紧张症可能伴有一些自主神经性异常变化，它们不能用某个躯体状况或疾病的共病来完全解释。这些异常变化的出现视为威胁生命的并发症的预警信号，需要立即予以关注，包括心动过速、心动过缓、高血压、低血压、高体温（发热）及低体温。若紧张症伴有如上情况，需使用下列症状编码进行标注。可使用多个标注，若有多种情况符合，应尽量多地使用这些标注。

MG26 其他原因或不明原因的发热

MG28 与环境温度不相关的低体温

MC80.0 未被诊断为高血压的血压上升

MC80.1 未特定的血压下降

MC81.0 未特定的心动过速

MC81.1 未特定的心动过缓

6A40 与其他精神障碍相关的紧张症

核心（必要）特征：

• 符合紧张症的一般诊断要求。

• 紧张症性症状在另一种精神障碍的背景下产生，例如精神分裂症或其他原发性精神病性障碍、某种心境障碍、孤独症谱系障碍。

• 这些症状不能完全被归因为谵妄、某种药物或物质的效应（包括戒断 / 撤药反应），也不能完全被归因为某种原发性的运动障碍（归类于"神经系统疾病"一章，如帕金森病、亨廷顿病）。

- 症状足够严重，可以成为临床关注的特定焦点。

注意：应同时作出与紧张症相关的精神障碍诊断。

与其他精神障碍相关的紧张症的病程特征：

- 与其他精神障碍相关的紧张症的急性发作通常是急骤的，从出现单个症状到全部临床表现，往往只要数小时至数天。

- 与其他精神障碍相关的紧张症中，症状通常在4周内缓解。亦有某些发作可在数小时内自行缓解（例如急性精神病性发作相关的紧张症）。然而，症状也可能在临床表现和严重程度变化不大的情况下，持续数月甚至数年之久。

- 在相关精神障碍整个病程的缓解和复发过程中，个体可能反复经历持续数周的紧张症发作。最常见的情况是，紧张症发作只存在于相关精神障碍（如双相障碍）的部分发作中，并非每次发作均会出现。紧张症反复发作的早期征兆可能包括矛盾性或精神运动性减缓。

- 持续性紧张症通常与神经发育障碍相关，或与精神分裂症和其他原发性精神病性障碍相关。在这些情况下，青少年发病更为频繁。意志障碍（如违拗、作态动作、刻板行为）在持续性紧张症中更为常见，而木僵很少持续达数周之久。在一些严重的病例中，持续性紧张症会表现出稳定、严重的症状，以及持续多年的重大全身功能障碍。

6A41 物质或药物诱发的紧张症

核心（必要）特征：

- 满足紧张症的一般诊断要求。

- 紧张症性症状在某个特定精神活性物质的过量中毒或戒断期间出现，或之后不久出现；或在服用某种药物期间或之后不久出现。与紧张症相关的物质可包括：阿片类、苯环利定（PCP）、大麻类物质、可卡因、MDMA及相关物质以及致幻剂（如LSD与麦司卡林碱）。紧张症也与一些精神活性药物和非精神活性药物相关，如抗精神病药、苯二氮䓬类、皮质类固醇、双硫仑、环丙沙星等。

- 紧张症性症状的强度或持续时长，超出了特定物质在过量中毒或戒断期间产生的紧张症性症状（例如，阿片类物质过量中毒期间的木僵；酒精戒断期间的精神运动性激越和自主神经的过度活跃）的强度或持续时长。

- 这种特定物质能够产生紧张症性症状，且其用量、使用时长足以导致紧张症性症状产生。

- 紧张症性症状不能更好地被归因为谵妄、另一种精神障碍（如精神分裂症或其他原发性精神病性障碍，心境障碍，孤独症谱系障碍），也不被认为是某种躯体情况或疾病的直接病理生理结果。

• 症状足够严重，可以成为临床关注的特定焦点。

病程特征（物质或药物诱发的紧张症）：

• 物质或药物诱发的紧张症通常急骤起病，且快速恶化。持续时长很大程度上取决于诱发紧张症的物质。紧张症更常由物质的戒断引起，较少为过量中毒引起。一旦物质或药物的效应（包括戒断综合征）得以消退，紧张症通常会在几天内缓解。

6E69　继发性紧张症综合征

核心（必要）特征：

• 满足紧张症的一般诊断要求。

• 经过基于证据（病史、体格检查、实验室检查等）的临床判断，紧张症的症状被认为是某种医疗状况或疾病的直接病理生理效应。临床判断必须基于以下条件：

　○ 已知该医疗状况或疾病的性质能够导致紧张症的症状。

　○ 紧张症性症状的病程（如起病、缓解、对病因学疾病治疗后的反应）与该医疗状况或疾病存在因果关系上的一致性。

　○ 症状不能完全地被归因为谵妄、另一种精神障碍（例如精神分裂症或其他原发性精神病性障碍、心境障碍、孤独症谱系障碍），也不能被归因为某种物质或药物的效应（包括戒断 / 撤药反应），亦不是某种原发性运动障碍（属于"神经系统疾病"章节，如帕金森病、亨廷顿病）所致。

• 症状足够严重，可以成为临床关注的特定焦点。

其他临床特征（继发性紧张症综合征）：

• 成年危重患者常同时出现以下紧张症的症状：缄默、凝视、静止不动。

病程特征（继发性紧张症综合征）：

• 继发性紧张症综合征的起病通常与潜在的医疗状况相关，且持续时长也取决于潜在的医疗状况及其治疗情况。

• 如果潜在的疾病的病程是进展性加重的（例如阿尔茨海默病），这种医疗状况或神经系统疾病导致的继发性紧张症综合征可能也是慢性的（持续至少数周或数月），甚至不能随着对潜在医疗状况的治疗而完全缓解。

可解释紧张症的医疗状况：

确定导致紧张症的病因学医疗状况应单独给出诊断。

能够导致紧张症综合征的各种医疗状况，包括：

原发性脑病（举例如下）：

◇ 肿瘤

◇ 脑血管病变，包括皮质静脉血栓形成、蛛网膜下腔出血、硬膜下血肿、细菌性动脉炎

◇ 脑缺氧性疾病，包括脑卒中

◇ 病毒性脑炎，昏睡性脑炎

◇ 脑干、间脑或基底节障碍，以及额叶及顶叶病变

◇ 癫痫病

◇ 创伤性脑外伤

◇ 肌张力障碍

◇ 多发性硬化

◇ 帕金森病

◇ 路易体病

◇ 克雅氏病

对大脑有影响的一般性医疗状况（举例如下）：

◇ 自身免疫病

  ✓ 系统性红斑狼疮

  ✓ 桥本脑病或自身免疫脑炎

◇ 感染性疾病

  ✓ 伤寒

  ✓ 传染性单核细胞增多症

  ✓ 与链球菌感染相关的儿童自身免疫性神经精神障碍（PANDAS）

  ✓ 人免疫缺陷病毒感染 / 获得性免疫缺陷综合征

◇ 基因缺陷

  ✓ Prader–Willi 综合征

  ✓ 致死性家族性失眠症

  ✓ Tay–Sachs 病

  ✓ Wilson 病

◇ 代谢性疾病

  ✓ 甲状旁腺腺瘤引起的高钙血症

  ✓ 肝性脑病

  ✓ 同型胱氨酸尿症

  ✓ 糖尿病酮症酸中毒

  ✓ 急性间歇性卟啉症

3

　　✓ 膜性肾小球肾炎

　　✓ 低钠血症

　　✓ 甲状腺功能减退症 / 甲状腺功能亢进症

　　✓ 肾上腺功能减退症 / 肾上腺功能亢进症

◇ 营养缺陷

　　✓ 糙皮症

　　✓ 烟酸缺乏症

　　✓ Wernicke 脑病（硫氨酸缺乏症）

　　✓ 维生素 B_{12} 缺乏症

不同年龄阶段的表现（紧张症）：

• 紧张症可在整个生命周期的各个阶段出现，儿童期较为少见。然而，也有 8 ~ 11 岁儿童出现紧张症的报告。

• 较早（20 岁前）起病的紧张症与潜在的医疗状况相关，尤其是神经系统疾病及神经发育障碍（例如：孤独症谱系障碍）。

• 40 岁以上人群更容易出现继发性紧张症综合征与物质或药物诱发的紧张症，65 岁以上患病风险更高。

• 对于有躯体疾病的成年人，继发性紧张症综合征的患病率随着年龄的增长上升，且与此同时发生的谵妄、昏迷有很强的相关性。

文化相关特征（紧张症）：

• 在不同的文化中，紧张症的发生率似乎有所差异。在一些案例中，紧张症可以是对过于严重的创伤性经历的反应。在某些少数移民社群中（例如难民），紧张症的出现可能更为频繁，包括儿童，这或许与创伤性应激障碍及抑郁障碍相关。

紧张症与其他障碍和状况的区别（鉴别诊断）：

• **物质及药物诱发的紧张症与其他类型紧张症：** 支持非物质诱发的紧张症的诊断依据包括：在物质使用之前就已经出现紧张症性症状，完全停用物质或药物后或戒断反应后症状仍持续相当长的时间（例如：1 个月或更多，取决于使用了何种物质），或有证据提示在使用药物前已患有一种与紧张症性症状相关的精神障碍。

• **其他精神障碍相关的紧张症和抑郁发作 / 混合发作中精神运动性迟滞症状：** 抑郁发作中的精神运动性迟滞与紧张症中的精神运动性减退，在临床表现上可以相同。在抑郁发作和混合发作中，如果在精神运动性迟滞症状表现的同时出现精神运动性的激越或异常，可以作出与其他精神障碍相关的紧张症的诊断。然而，如果抑郁发作或混合发作中所有的精神运动性症状都属于精神运动性减退，则是否另外作出与其他精神障碍相关的紧张症的诊断取决于临床判断：这些症状的严重程度，以及是否构成临床关注的特定焦点。

- **其他精神障碍相关的紧张症与抑郁发作、躁狂发作及混合发作中的精神运动性激越症状：** 心境发作中的精神运动性激越与紧张症中的精神运动性增高，在临床表现上可以相同。当心境发作的精神运动性激越存在时，必须同时存在精神运动性减退或异常的症状，方可考虑作出与其他精神障碍相关的紧张症的附加诊断。若只有增高的精神运动性症状，则无需作出紧张症的附加诊断。

- **物质或药物诱发的紧张症 / 继发性紧张症综合征，与精神活性物质（包括药物）所致谵妄 / 归类于他处的疾病所致的谵妄：** 谵妄和紧张症的特征均可以是精神运动性活动的增加或减少。它们的区别是：谵妄的主要特征是注意障碍、意识障碍和觉醒障碍，以及其他认知领域的损害，这些均不是紧张症的特征；紧张症的特征则包括意志障碍（例如矛盾性、违拗、作态动作）以及异常的肌张力（肌张力强直、蜡样屈曲、姿势强直），而这些并非谵妄的特征。

- **紧张症伴自主神经性异常与恶性综合征：** 恶性综合征的症状包括发热、肌肉僵硬、精神状态变化以及自主神经功能紊乱（如血压大幅度波动、过度出汗、过度分泌唾液等）。这些症状中的大多数，与紧张症伴自主神经性异常的表现类似。诊断恶性综合征基于临床判断，接触抗精神病药或其他多巴胺受体阻滞剂是导致症状的原因。由于许多紧张症的患者同时服用抗精神病药，进行两者的鉴别可能存在困难。根据以下情况可进行判断：药物使用与症状出现的时间、关系，是否有紧张症发作的既往史（存在既往史的情况下，出现恶性综合征的可能性相对较小），以及是否有时出现某些不会在紧张症中出现的躯体并发症（如高钾血症或肝 / 肾衰竭）。

- **紧张症与 5- 羟色胺综合征：** 5- 羟色胺综合征可出现精神运动性激越，坐立不安、肌张力升高，以及自主神经性紊乱（如发热、心动过速），这些症状在紧张症中也可以出现。诊断 5- 羟色胺综合征基于临床判断，需根据暴露于 5- 羟色胺能药物或 5- 羟色胺能药物之间出现相互作用（例如，当增加药物剂量或加入一种新药物时）的时间与症状出现的时间、关系进行判断。与紧张症相比，5- 羟色胺综合征更容易出现震颤、过度活跃的肌肉反射（包括阵挛）和眼球震颤。然而，这些症状的存在并不能排除同时发生紧张症的可能性。

- **紧张症与诈病、做作性障碍：** 诊断诈病和做作性障碍需基于提示存在伪造症状的证据，伪造的症状可能包括紧张症性症状。提示伪造的证据通常包括，临床观察到症状只有在被他人注视时才会出现。然而，紧张症中的意志紊乱（如违拗）可能只有在社交互动中才会变得明显，不应将此视为伪造症状的证据。

4. 心 境 障 碍

心境障碍（mood disorders）是由抑郁障碍和双相障碍组成的疾病类别。心境障碍的具体分类是按照心境发作的特殊类型和病程特点来定义的。

心境发作的主要类型包括：

　　抑郁发作

　　躁狂发作

　　混合发作

　　轻躁狂发作

心境发作并非独立诊断的疾病单元，因此没有相应的诊断单元编码。心境发作是抑郁障碍、双相及相关障碍的组成部分。

本章内容将首先描述心境发作的特征，然后提供心境障碍的诊断指南。

双相及相关障碍包括：

　　6A60　双相障碍Ⅰ型

　　6A61　双相障碍Ⅱ型

　　6A62　环性心境障碍

　　6A6Y　其他特定双相及相关障碍

　　6A6Z　未特定的双相及相关障碍

抑郁障碍包括：

　　6A70　单次发作抑郁障碍

　　6A71　复发性抑郁障碍

6A72　恶劣心境障碍

6A73　混合性抑郁和焦虑障碍

6A7Y　其他特定抑郁障碍

6A7Z　未特定的抑郁障碍

GA34.41 在抑郁障碍章节也提供了经前期烦躁障碍的诊断指南。经前期烦躁障碍归类于 ICD-11 泌尿生殖系统疾病的经前紊乱部分，此处交叉列出以供参考。

当与以上任何类别的描述都不符时还提供了以下类别的心境障碍：

6A8Y　其他特定心境障碍

6A8Z　未特定的心境障碍

心 境 发 作

抑郁发作

核心（必要）特征：

• 在一天中的大多数时间存在至少 5 条以下特征性症状，持续至少 2 周，且其中至少 1 条症状源自情感症状群。对症状存在与否的判断应参考其对个体重要功能的影响程度。

情感症状群：

○ 抑郁心境，源自患者的自我报告（例如情绪低落、悲伤）或他人观察（例如流泪、外表颓废）。儿童、青少年时期的抑郁心境也可以表现为易激惹。

○ 在活动中兴趣及愉快感明显减退，尤其是那些患者平时很喜欢的活动。愉快感减退也包括性欲减退。

认知 – 行为症状群：

○ 面对任务时，集中和维持注意力的能力下降，或出现明显的决断困难。

○ 自我价值感低或过分的、不适切的内疚感，后者可表现为妄想。如内疚感或自责仅仅来源于抑郁本身，则不考虑该症状。

○ 对未来感到无望。

○ 反复想到死亡（不只是对死亡的恐惧）、反复自杀意念（有或没有特定计划），或有自杀未遂的证据。

自主神经症状群：

○ 显著的睡眠紊乱（入睡延迟，夜间醒来的频率增加或早醒）或睡眠过多。

○ 显著的食欲改变（减退或增加）或显著的体重改变（增加或下降）。

- ◦ 精神运动性激越或迟滞（可被他人觉察到，而不仅仅是主观感觉坐立不安或迟缓）。
- ◦ 精力减退、疲乏或即使保持最低限度的活动也会出现明显的疲劳感。
- 这些症状不能更好地被丧亲事件解释。
- 这些症状不是其他医疗状况的表现（例如脑肿瘤），并非受中枢神经系统活性物质或药物的影响（例如苯二氮䓬类），包括戒断反应（例如兴奋剂戒断）。
- 临床表现不符合混合发作的诊断要求。
- 心境紊乱导致患者个人、家庭、社会、学习、职业或其他重要领域明显的功能损害。如果功能得以维持，则只能通过付出大量的额外努力。

其他临床特征：

- 某些患者抑郁发作的情感症状可能主要表现为易激惹性或情感体验缺失（例如"空虚感"）。如果这些情绪表达形式与个人的典型功能相比发生了重大变化，则这些情感表达形式可以视为符合抑郁发作情绪低落的要求。
- 某些个体，特别是具有严重抑郁症状者，可能不愿描述某些特定症状（例如精神病性症状）或者没有能力详细描述这些症状（例如因为精神运动性激越或迟滞）。在这种情况下，临床医师的观察或旁证信息对于明确诊断和判断疾病的严重程度至关重要。
- 抑郁发作可能与酒精或其他物质使用增加、原有心理症状恶化（例如恐惧或强迫症状）或躯体相关的先占观念有关。

与正常状态的区别（阈界）：

- 有些抑郁心境是对严重不良生活事件和问题的正常反应（例如离异、失业），且在一般人群中很普遍。抑郁发作在严重程度、涉及范围及持续时间上与这种一般性抑郁体验均有所不同。如果这类抑郁心境已经达到上述抑郁发作的诊断标准，则应认为存在抑郁发作，即使看起来有明确生活事件触发了此次发作。
- 如果个体在经历重大丧亲事件后的 6 个月内或与其宗教和文化背景相符的更长时间内，表现出正常的哀伤情绪，包括某种程度的抑郁症状，则不应考虑抑郁发作的诊断。在居丧期间，既往没有抑郁障碍病史的个体也可能出现一些抑郁症状，但这并不预示着其随后发展为抑郁障碍的风险增加。然而，抑郁发作可叠加于正常的哀伤。以下情况提示居丧期间抑郁发作可能，包括，丧亲后抑郁症状持续存在一个月或更长时间（即体验不到正性情感或愉快感）、极度自我价值感低下和与丧亲对象无关的内疚感等严重抑郁症状、精神病性症状、自杀意念或精神运动性阻滞。既往抑郁障碍或双相障碍病史对于鉴别正常哀伤反应和抑郁发作至关重要。

不同年龄阶段的表现：

- 抑郁发作在儿童中相对少见，男孩和女孩的患病情况相近。青春期后，患病率显著升高，女孩出现抑郁发作的比例约为男孩的两倍。

- 在患病儿童和青少年中均能观察到抑郁发作的所有特征。与成年人一样，抑郁发作症状的出现应该也预示了先前的功能改变。特别是年幼的孩子，要评估抑郁发作的症状、体征以及造成功能改变的程度，可能需要其他知情者提供的信息（例如父母）。

- 情感症状群：在年幼的孩子中，抑郁心境可能表现为躯体不适（例如头疼、胃疼）、发牢骚、分离焦虑增加或过分哭闹。在儿童和青少年中，抑郁心境有时候会表现为过分易激惹。然而，易激惹本身并不是抑郁发作的指征，它可能提示存在另一种精神和行为障碍，或者是对挫折的一种正常反应。

- 认知 - 行为症状群：如上所述，集中或持续注意力的能力下降可表现为学习成绩下降、完成学校作业所需时间增加或无法完成作业。这些抑郁发作的症状必须与注意缺陷多动障碍的注意力缺陷和集中困难区别开来，注意缺陷多动障碍的注意力问题与情绪或精力的改变没有实时联系。

- 自主神经症状群：相对于成年人中的抑郁发作，嗜睡和食欲增加在青少年患病个体中更为常见。食欲紊乱在患病儿童和青少年中可表现为体重未能按预期增加，达不到相应年龄和发育的标准，而不是表现为体重下降。

- 与成年人类似，处于抑郁发作期间时，儿童和青少年的自杀风险也会增加。在年幼的孩子中，自杀意念可以表现为消极言语（例如"我不想再待在这儿了"）或在游戏中呈现与死亡相关的主题，而青少年则可能更多地直接表达他们想死的愿望。

- 在年幼儿童和青少年的抑郁发作中，也可能出现自伤行为，这些自伤行为从致死性和表达出来的意图上看，没有明确自杀目的。相应的例子包括年幼儿童的撞头或搔抓行为，青少年的割伤或烧伤行为等。对于儿童和青少年抑郁障碍患者，如果得不到诊治，随着时间的推移，这类自伤行为的频率和强度往往会增加。

与其他障碍和情况的区别（鉴别诊断）：

- **混合发作：** 混合发作中的抑郁症状在性质上可能与抑郁发作相似，但在混合发作中，几种明显的抑郁症状同时伴有几种明显的躁狂症状，或快速交替出现，例如易激惹、思维奔逸、思维云集、言语增加、活动量增加。

- **注意缺陷多动障碍：** 注意缺陷多动障碍患者的注意力问题是持续存在的（即不是发作性的），不是随心境或精力的变化而产生的暂时变化。然而，心境障碍和注意缺陷多动障碍可以共存，如果同时满足两种疾病的所有诊断要求，则应分别诊断。

- **延长哀伤障碍：** 延长哀伤障碍是发生于伴侣、父母、孩子或其他关系亲近的人死亡后的一种持久、弥漫的哀伤反应，这种反应历时过长（例如至少 6 个月），其特征性表现为，对逝去亲人的思念，或与逝去亲人相关的持续性先占思维伴有强烈的情感性痛苦体验（例如，悲哀、内疚、愤怒、否认、责怪、难以接受死亡的事实、感到丧失部分自我、无法体验正性情感、情感麻

91

木、难以参与社交或其他活动）。延长哀伤障碍的某些常见症状与抑郁发作相似（例如：悲伤、对日常活动缺乏兴趣、社会退缩、内疚感、自杀观念）。然而，延长哀伤障碍与抑郁发作的区别在于，前者的症状围绕且专门聚焦于丧亲事件，而典型抑郁发作相关的思维和情感反应则涉及多个生活领域。此外，延长哀伤障碍的其他常见症状（例如，难以接受丧失、难以信任他人、对丧失感到内心苦楚或愤怒、感到丧失部分自我）并非抑郁发作的特征。症状出现与丧亲事件在时间上的关联，以及既往抑郁障碍或双相障碍发作史，都是鉴别诊断的重要依据。

- **痴呆**：老年患者抑郁发作时可出现严重的记忆困难和其他认知症状，要注意与痴呆相鉴别。痴呆是一种后天获得性的慢性疾病，特征是显著的认知功能损害或两个及以上认知领域的功能逐渐下降（例如：记忆、注意、执行功能、语言、社会认知、精神运动速度、视觉感知或视觉空间能力），症状十分严重，以至影响到患者的日常活动或独立生活的能力。如果老年患者的记忆困难和其他认知症状仅仅出现在抑郁发作的背景下，通常不宜诊断为痴呆。然而，抑郁发作可叠加于痴呆之上（例如，记忆困难和其他认知症状在抑郁发作之前就已经持续存在）。当进行鉴别时，应重点考虑记忆困难和其他认知症状在发生时间、发生速度方面与其他抑郁症状的区别。

严重程度和精神病性症状的标注：

对目前抑郁发作严重程度的评估应该基于症状的数量和严重程度，以及心境紊乱对个体功能的影响。

此外，中度或重度抑郁发作的分级应根据发作期间是否存在精神病性症状（即妄想或幻觉）。根据定义，轻度抑郁发作不伴有精神病性症状。

中度或重度抑郁发作期间的妄想通常为被害妄想或自我指向性的妄想（例如因虚构的罪行正在被当局追捕）。另外，也可出现自罪妄想（例如错误地指责自己做了坏事）、贫穷妄想（例如破产）、灾难妄想（认为灾难是自己带来的）以及躯体相关妄想（例如罹患某些严重疾病）或虚无妄想（例如相信身体器官不存在了）等。还可以发生与影响、被动或控制体验有关的妄想（例如思想或行为不是来源于自己，而是被他人植入头脑中，或感觉思维或行为被抽离，思维被播散），但不如在精神分裂症和分裂情感性障碍中常见。幻听（例如听见有贬损或指责性的声音斥责患者虚构的弱点或罪行）比幻视（例如看到死亡或毁灭景象）或幻嗅（例如闻到腐肉味）更常见。

精神病性症状通常不易察觉，且与持续的抑郁性穷思竭虑或持久的先占观念之间的界限有时并不清晰。精神病性症状的强度可能随着抑郁发作的病程而有所不同，甚至在一天中也有变化。正在经历抑郁发作的患者也可能隐瞒其精神病性症状。

轻度抑郁发作：

- 抑郁发作的任何症状均不严重。
- 患者经常感到痛苦，其个人、家庭、社交、学习、职业或其他重要领域的功能维持存在一定困难。

- 发作期间无妄想或幻觉。

不伴精神病性症状的中度抑郁发作：

- 存在数条明显的抑郁发作症状，或存在大量程度较轻的抑郁症状。
- 通常情况下，患者的个人、家庭、社会、学习、职业或其他重要领域的功能显著受损。
- 发作期间无幻觉或妄想。

伴精神病性症状的中度抑郁发作：

- 存在数个明显的抑郁发作症状，或存在大量程度较轻的抑郁症状。
- 通常情况下，患者的个人、家庭、社会、学习、职业或其他重要领域的功能显著受损。
- 发作期间存在妄想或幻觉。

不伴精神病性症状的重度抑郁发作：

- 存在较多明显抑郁发作症状，或多数抑郁症状达到显著程度，或存在少量严重抑郁症状。
- 患者的功能水平极度受限，无法履行个人、家庭、社会、教育、职业或其他重要领域的功能。
- 发作期间无妄想或幻觉。

伴精神病性症状的重度抑郁发作：

- 存在较多明显抑郁发作症状，或多数抑郁症状达到显著程度，或存在少量严重抑郁症状。
- 患者的功能水平极度受限，无法履行个人、家庭、社会、教育、职业或其他重要领域的功能。
- 发作期间存在妄想或幻觉。

躁狂发作

核心（必要）特征：

- 以下 2 组症状在几乎每天的大部分时间都同时存在，且持续至少 1 周，除非因治疗干预而导致病程缩短。
  - 出现一种以欣快、易激惹、自大为特征的极端心境状态，与患者一贯的心境状态明显不同。常表现出不同心境状态之间的快速改变（即心境不稳）。
  - 活动增多或主观体验到精力旺盛，与患者一贯的状态水平明显不相符。
- 存在如下症状中的数条，与患者一贯的行为方式或主观体验明显不同：
  - 言语增多或言语急迫（一种很想说话的内在紧迫感）。
  - 意念飘忽、联想加快或思维奔逸（例如，思维快速流动，在某些情况下，不同意念之间缺乏逻辑性；患者自述联想加快，甚至思维奔逸，很难停留在某一主题上）。
  - 过度自信或夸大（例如患者坚信能完成超出自己能力范围的事情，或自己即将扬名），在伴精神病性表现的躁狂发作患者中，可表现为夸大妄想。

- ○ 睡眠需求减少（例如患者感到每日只需睡 2 ~ 3 h 便足够了）。这不同于失眠，失眠的患者是想睡但无法入睡。
- ○ 注意力分散（例如个体的注意力被无关的或微小的环境刺激所吸引而无法保持在任务上，譬如谈话时因外面的噪音而过度分心）。
- ○ 冲动鲁莽行为（例如个体追求愉悦的活动而不考虑潜在的负面后果，或在没有充分计划的情况下做出重大决定）。
- ○ 性欲增强，社交活动或目标指向性活动增加。
- 这些症状不是其他疾病的表现（例如脑肿瘤），也不能归因于活性物质或药物对中枢神经系统的效应（例如可卡因、安非他明），包括戒断反应。
- 临床表现不满足混合发作的诊断要求。
- 心境紊乱十分严重，导致其个人、家庭、社会、学习、职业或其他重要领域功能的显著损害，需要加强治疗（如住院）以防止对自己或他人的伤害，或伴有幻觉或妄想。

其他临床特征：

- 躁狂发作可伴有或不伴精神病性症状。多种精神病性症状都有可能出现在躁狂发作时；其中最常见的是夸大妄想（例如天选之子、有特殊的权力或能力）、被害妄想和自我指向性的妄想（例如因自己的特殊身份或能力而被谋害）。也可发生物理影响妄想、被动体验或被控制感（例如感到思维或行动不由本人掌控、被他人强加于自身或被抽走，或思维被播散）。幻觉相比被害妄想或自我指向性妄想较为少见，且通常与被害妄想或关系妄想同时出现。较常见的是幻听（例如听到奉承的声音）、幻视（例如看到神灵），躯体性幻觉或幻触较少见。

- 有些患者可能表现出非常严重的症状或功能损害，需要即刻干预（例如使用具有心境稳定作用的药物）。即刻干预可能导致症状不符合躁狂发作持续时间的要求。符合所有症状要求，但因治疗干预使持续时间少于 1 周的发作，仍应认为是躁狂发作。

- 在抗抑郁治疗期间出现的躁狂症状（例如药物治疗、电抽搐治疗、光照疗法、经颅磁刺激治疗），若在治疗中止后症状仍持续存在，且在其影响应该消退的情况下，仍符合躁狂发作的所有诊断要求，则应认为是躁狂发作。

与正常状态的区别（阈界）：

- 与环境背景完全相符的兴奋或易激惹心境（例如彩票中大奖后的兴奋），不应被视为躁狂发作。

不同年龄阶段的表现：

- 躁狂发作在儿童和青少年中很少见。对于儿童来说，在某些特定情况下，如特殊场合、庆典或某些游戏过程中，表现得过度兴奋、精力充沛或愚蠢是正常的。只有在下列情况下才考虑躁狂发作：这些行为系发作性且反复出现（如果是首次发作，则需要具备快速起病的特征），与他们的成长背景不相称，超出了他们的年龄或发展水平应有的范畴，与既往功能表现有显著差异，导致个人、家庭、社会、学习或其他重要领域功能显著损害。

4

- 当儿童和青少年躁狂发作时，躁狂发作的所有特征都能被观察到。在评估症状的性质、与既往功能状态相比的改变程度时，知情者（例如父母）提供的信息尤为重要。在儿童和青少年中，躁狂发作的极端情绪状态可表现为极度易激惹。年幼的孩子可表现为过分发脾气、暴怒、身体攻击行为增加（例如扔东西、打砸等）。

- 对于儿童和青少年来说，明显的随境转移可表现为学习成绩下降、完成学校作业所需时间增加或无法完成作业。

- 躁狂发作相关的自我感觉良好、夸大，需要与儿童的正常心理特点相鉴别，即儿童倾向于高估自己的能力，相信自己具备特殊才能。如果有证据证明儿童并不具备特殊才能，但是自我感觉夸大，或者儿童因夸大观念将自身置于危险境地，则多提示躁狂发作。这类夸大观念在年幼的孩子中可表现为神奇的或不切实际的想法（例如认为自己会飞），在青少年中则可表现为在现有的功能基础上，高估自己的能力或才能（例如，认为应该聘请自己当校运动队的教练）。

- 与躁狂发作相关的、目标导向活动增加，在不同年龄阶段的表现形式各异。例如，儿童可表现为用积木搭建精致的造型，而青少年可能表现为拆卸电子设备或器具。

- 与成年人类似，处于躁狂发作期的儿童和青少年可能出现冲动或鲁莽的行为，但在具体种类及表现形式上，儿童和青少年可能有所不同。儿童可能表现为做危险游戏，无视可能的伤害（例如冲进拥挤的街道、攀爬高耸的树木、尝试飞行等）；而青少年的相应行为可能包括开快车、过度消费、进行危险性行为等。

与其他障碍和情况的区别（鉴别诊断）：

- **轻躁狂发作：** 躁狂发作的症状在性质上与轻躁狂发作相似，但其情绪障碍严重到足以导致个人、家庭、社会、教育、职业或其他重要领域功能的严重受损，或需要加强治疗（例如住院）以防止对自身或他人的伤害，或伴有妄想或幻觉。

- **混合发作：** 混合发作中的躁狂症状在性质上与躁狂发作相似，但在混合发作中，几种突出的躁狂症状伴随几种明显的抑郁症状（如烦躁不安、无价值感、绝望、自杀观念）同时发生，或交替出现。

- **注意缺陷多动障碍：** 躁狂发作的很多表现，如活动增加、语速增加、过分健谈、随境转移和冲动性等，在注意缺陷多动障碍患者中也能见到。在儿童和青少年中，二者的鉴别尤为困难。但是，注意缺陷多动障碍的症状通常起病于12岁之前，且长期持续存在（即不是发作性的），与心境或精力的改变没有实时联系（例如不伴强烈的心境高涨）。然而，相比一般人群，诊断为双相障碍的儿童和青少年中，注意缺陷多动障碍的患病率很高。如果同时符合两种疾病的所有诊断要求，应分别诊断。

混合发作

核心（必要）特征：

- 存在数个与躁狂发作和抑郁发作相一致的明显躁狂和抑郁症状，这些症状同时发生，或快速转换（每天或 1 d 之内），症状必须包括与躁狂和 / 或抑郁发作相符的情绪状态改变（即情绪低落、烦躁不安、欣快或情绪高涨），至少在 2 周内的每天大部分时间或几乎每天出现，除非因治疗干预而缩短。

- 在混合发作中，当躁狂症状为主时，抑郁症状通常表现为心情烦躁、无价值感、无望感和自杀意念。

- 在混合发作中，当抑郁症状为主时，躁狂症状通常表现为易激惹、思维奔逸或思维云集、言语增多、精神运动性激越。

- 在混合发作中，抑郁症状和躁狂症状快速转换，这种起伏可能表现在心境（例如在欣快、悲伤或烦躁之间转换）、情绪反应（例如在情感平淡和对情绪刺激剧烈或夸张反应之间转换）、动力（例如精神运动性活动、言语表达、性欲或食欲的高 / 低转换），以及认知功能（例如思维、注意、记忆的激活与抑制的转换）等方面。

- 这些症状不是其他医学状况的表现（例如脑肿瘤），也不能归因于精神活性物质或药物对中枢神经系统直接作用的结果（例如苯二氮䓬类），包括戒断反应（例如可卡因戒断）。

- 心境紊乱导致个人、家庭、社会、学习、职业或其他重要领域功能的显著损害，或伴有幻觉或妄想。

其他临床特征：

- 抑郁和躁狂发作时伴有的特征性妄想和幻觉均可出现于混合发作。

- 在抗抑郁治疗期间（例如药物治疗、电抽搐治疗、光照疗法、经颅磁刺激治疗）出现的混合发作，若在治疗中止后症状仍持续存在，且在其直接生理影响应该消退的情况下，仍符合混合发作的所有诊断要求，则应认为是混合发作。

不同年龄阶段的表现：

- 有关儿童和青少年混合发作的研究有限。但有证据表明，与成年双相障碍患者相比，青少年患者更容易出现混合发作。

与其他障碍和情况的区别（鉴别诊断）：

- **躁狂发作：** 混合发作中的躁狂症状本质上与躁狂发作相似，但在混合发作中，几种突出的躁狂症状与几种抑郁症状（如烦躁不安、无价值感、绝望或自杀观念）同时发生或迅速交替出现。

- **抑郁发作**：混合发作中的抑郁症状本质上与抑郁发作相似，但在混合发作中，几种显著的抑郁症状与几种躁狂症状（如易激惹、思维奔逸、思维云集、言语增加、活动量增加）同时发生或迅速交替出现。

- **轻躁狂发作**：混合发作中的躁狂症状本质上与轻躁狂发作相似，但与轻躁狂发作不同，混合发作中的情绪障碍严重到足以造成个人、家庭、社交、教育、职业或其他重要领域功能显著损害，或需要加强治疗（例如住院）以防止对自身或他人的伤害，或伴有妄想或幻觉。此外，在混合发作中，几种突出的躁狂症状同时发生或交替出现，并迅速伴随着几种明显的抑郁症状（如烦躁不安、无价值感、绝望或自杀观念），这些都不是轻躁狂发作的特征。

轻躁狂发作

核心（必要）特征：

- 几乎每天的大部分时间同时存在以下两种症状，且至少持续数天：
  ○ 持续的情绪高涨或易激惹，与患者平常的心境状态明显不同（例如在熟悉该患者的人看来属于明显异常）。不包括与环境背景相符的情感高涨或易激惹的情况（例如毕业或恋爱时的兴奋状态）。各种心境状态的快速转换是常见现象（即心境不稳定）。
  ○ 活动增多或主观体验到精力旺盛，与患者一贯的状态水平明显不同。

- 此外，存在如下症状中的数条，并且与患者一贯的行为方式（例如在熟悉该患者的人看来属于明显异常）或主观体验明显不同。
  ○ 言语增多或言语急迫（一种很想说话的内在紧迫感）。
  ○ 意念飘忽、联想加快或思维奔逸（例如，思维快速流动，在某些情况下，不同意念之间缺乏逻辑性；患者自述联想加快，甚至思维奔逸，很难停留在某一主题上）。
  ○ 过于自信或夸大（例如，患者较平时更加自信）。
  ○ 睡眠需求减少（例如，患者自述睡眠需要比平常少，但仍感觉精力充沛）。这不同于失眠，失眠的患者是想睡但无法入睡。
  ○ 注意力分散（例如，患者的注意被无关的或微小的环境刺激所吸引而无法保持在任务上，譬如谈话时因外面的噪音而过度分心）。
  ○ 冲动或鲁莽行为（例如，患者追求愉悦的活动而不考虑潜在的负面后果，或在没有充分计划的情况下做出重大决定）。
  ○ 性欲增强，社交活动或目的指向性活动增加。

- 这些症状并非其他医疗状况的表现（例如脑部肿瘤），也不能归因于精神活性物质或药物对中枢神经系统的效应（例如可卡因、安非他明），包括戒断反应（如兴奋剂戒断）。

- 临床表现不符合混合发作的诊断要求。

- 心境紊乱不足以引起显著的职业功能损害，或日常社会活动、人际关系没有受到明显损害，不伴妄想或幻觉。

其他临床特征：

• 在抗抑郁治疗期间（例如药物治疗、电抽搐治疗、光照疗法、经颅磁刺激治疗）出现的轻躁狂综合征，若在治疗中止后症状仍持续存在，且在其直接生理影响应该消退的情况下，仍符合轻躁狂发作的所有诊断要求，则应认为是轻躁狂发作。

与正常状态的区别（阈界）：

• 轻躁狂发作通常难以与正常心境高涨区分，例如与正性生活事件相关的兴奋状态，尤其在轻躁狂发作不伴有明显功能损害的情况下。因此，如果考虑诊断轻躁狂发作，症状表现必须与个体一贯的心境和行为显著不同。

• 如果未发现其他形式的心境发作史（即躁狂发作、抑郁发作或混合发作），单次或多次轻躁狂发作均不足以诊断心境障碍。

不同年龄阶段的表现：

• 与成年人类似，儿童和青少年轻躁狂发作的比例与躁狂发作相近，但严重程度较轻，持续时间也比较短。因此，躁狂发作章节中有关发育中表现形式的描述也适用于轻躁狂发作。

• 在儿童和青少年中，轻躁狂发作很难与发育过程中的正常行为相鉴别（例如睡眠改变或青春期的易激惹表现）。需要考虑的因素包括发作性的病程以及与病程相一致的显著认知改变（例如思维奔逸）或行为改变（例如活动增加）。

• 易激惹在年幼的孩子中可表现为过分发脾气、发脾气的程度更严重或身体攻击行为增加（例如扔东西、打砸等）。

与其他障碍和情况的区别（鉴别诊断）：

• **躁狂发作：**轻躁狂发作的症状本质上与躁狂发作相似，但症状的严重程度不足以导致个人、家庭、社交、学习、职业或其他重要领域的功能严重受损，也不需要加强治疗（如住院）以防止伤害自身或他人，并且不伴有妄想或幻觉。

• **混合发作：**混合发作中的躁狂症状本质上与程度较低的躁狂发作相似，但与轻躁狂发作不同。混合发作中的情绪障碍严重到足以导致个人、家庭、社交、教育、职业或其他重要领域功能显著损伤，或需要加强治疗（例如住院）以防止对自身或他人的伤害，或伴有妄想或幻觉。此外，在混合发作中，几种突出的躁狂症状伴随着几种明显的抑郁症状（如烦躁不安、无价值感、绝望、自杀观念）同时发生或交替出现，这些都不是轻躁狂发作的特征。

• **注意缺陷多动障碍：**轻躁狂发作的很多表现，如活动增加、语速增加、过分健谈、随境转移和冲动性等，在注意缺陷多动障碍患者中也能见到。在儿童和青少年中，二者的鉴别极具困难。但是，注意缺陷多动障碍通常起病于 12 岁之前，且长期持续存在（即不是发作性的），与情绪或精力的改变没有实时联系（例如不伴有强烈的心境高涨）。然而，相比一般人群，诊断双相障碍的儿童和青少年中，注意缺陷多动障碍的患病率很高。如果同时符合两种疾病的所有诊断要求，应分别诊断。

双相及相关障碍

双相及相关障碍是包括躁狂发作、混合发作、轻躁狂发作或相关症状在内的一类发作性心境障碍。典型特征是在病程中，上述发作类型与抑郁发作或抑郁症状交替出现。

双相障碍Ⅰ型和双相障碍Ⅱ型的表现相似，只是在双相障碍Ⅰ型出现的是躁狂发作或混合发作，在双相障碍Ⅱ型出现的是轻躁狂发作。因此，在单独列出二者的核心特征后，其他的指南条目（例如其他临床特征、与其他障碍和情况的区别）同时适用于二者。

6A60 双相障碍Ⅰ型

核心（必要）特征：
• 至少有 1 次躁狂发作或混合发作史。尽管单次躁狂发作或混合发作就足以诊断双相障碍Ⅰ型，但这一疾病的典型病程特征为反复出现的抑郁发作、躁狂发作或混合发作。虽然有些发作可能是轻躁狂，但是病史中至少要有 1 次躁狂发作或混合发作。

双相障碍Ⅰ型的标注：
应该对双相障碍Ⅰ型中目前心境发作的类型，目前抑郁发作的严重程度、有无精神病性症状、缓解程度进行区分（参见上述抑郁发作严重程度和精神病性症状的描述）。可用分类如下：

6A60.0 双相障碍Ⅰ型，目前躁狂发作，不伴精神病性症状
• 目前符合躁狂发作的所有诊断要求。
• 目前躁狂发作期间无妄想或幻觉。
注意：如果个体既往有过躁狂发作或混合发作，目前符合所有其他诊断要求，则诊断当前发作不需要病程时长为 1 周。

6A60.1 双相障碍Ⅰ型，目前躁狂发作，伴精神病性症状
• 目前符合躁狂发作的所有诊断要求。
• 目前躁狂发作期间有妄想或幻觉。
注意：如果个体既往有过躁狂发作或混合发作，目前符合所有其他诊断要求，则诊断当前发作不需要病程时长为 1 周。

6A60.2 双相障碍 I 型，目前轻躁狂发作

- 目前符合轻躁狂发作的所有诊断要求。

6A60.3 双相障碍 I 型，目前抑郁发作，轻度

- 目前符合轻度抑郁发作的所有诊断要求。

6A60.4 双相障碍 I 型，目前抑郁发作，中度，不伴精神病性症状

- 目前符合中度抑郁发作的所有诊断要求。
- 目前抑郁发作期间无妄想或幻觉。

6A60.5 双相障碍 I 型，目前抑郁发作，中度，伴精神病性症状

- 目前符合中度抑郁发作的所有诊断要求。
- 目前抑郁发作期间有妄想或幻觉。

6A60.6 双相障碍 I 型，目前抑郁发作，重度，不伴精神病性症状

- 目前符合重度抑郁发作的所有诊断要求。
- 目前抑郁发作期间无妄想或幻觉。

6A60.7 双相障碍 I 型，目前抑郁发作，重度，伴精神病性症状

- 目前符合重度抑郁发作的所有诊断要求。
- 目前抑郁发作期间有妄想或幻觉。

6A60.8 双相障碍 I 型，目前抑郁发作，未特定严重程度

- 目前符合抑郁发作的所有诊断要求。
- 现有证据不足以确定目前抑郁发作的严重程度。

6A60.9 双相障碍 I 型，目前混合发作，不伴精神病性症状

- 目前符合混合发作的所有诊断要求。
- 目前混合发作期间无妄想或幻觉。

注意：如果个体既往有过躁狂发作或混合发作，目前符合所有其他诊断要求，则诊断当前发作不需要病程时长为 2 周。

6A60.A 双相障碍 I 型，目前混合发作，伴精神病性症状

- 目前符合混合发作的所有诊断要求。
- 目前混合发作期间有妄想或幻觉。

注意：如果个体既往有过躁狂发作或混合发作，目前符合所有其他诊断要求，则诊断当前发作不需要病程时长为 2 周。

6A60.B 双相障碍 I 型，目前部分缓解，最近躁狂或轻躁狂发作

- 最近一次心境发作为躁狂或轻躁狂发作。
- 不再符合躁狂或轻躁狂发作的诊断要求，但仍残留一些明显的躁狂或轻躁狂症状（注意：在某些病例中，残留的心境症状可能与最近一次发作的症状相反）。

注意：此类亦适用于曾诊断为双相障碍 I 型，症状消失后再次出现阈下心境症状的情况。

6A60.C 双相障碍 I 型，目前部分缓解，最近抑郁发作

- 最近一次心境发作为抑郁发作。

- 不再符合抑郁发作的诊断要求，但仍残留一些明显的抑郁症状（注意：在某些病例中，残留的心境症状可能与最近一次发作的症状相反）。

注意：此类亦适用于曾诊断为双相障碍 I 型，症状消失后再次出现阈下心境症状的情况。

6A60.D 双相障碍 I 型，目前部分缓解，最近混合发作

- 最近一次心境发作为混合发作。

- 不再符合混合发作的诊断要求，但仍残留一些明显的心境症状。

注意：此类亦适用于曾诊断为双相障碍 I 型，症状消失后再次出现阈下心境症状的情况。

6A60.E 双相障碍 I 型，目前部分缓解，最近未特定发作

- 不再符合心境发作的诊断要求，但仍残留一些明显的心境症状。

- 现有证据不足以确定最近一次心境发作的性质。

注意：此类亦适用于曾诊断为双相障碍 I 型，症状消失后再次出现阈下心境症状的情况。

6A60.F 双相障碍 I 型，目前完全缓解

- 目前不再有任何明显的心境症状。

6A60.Y 其他特定双相障碍 I 型

6A60.Z 未特定的双相障碍 I 型

病程特征：

- 尽管首次躁狂发作、轻躁狂发作或抑郁发作通常发生于青少年后期，但双相障碍 I 型的发作可以在整个生命周期的任何时间发生，包括成年后。迟发性心境症状更可能是由药物或物质的影响，或由其他医疗状况引起。

- 大多数经历过一次躁狂发作的患者会继续发展为复发性心境发作。一半以上概率的躁狂发作后将紧随抑郁发作。

- 双相情感障碍 I 型复发性心境发作的风险将随着先前心境发作次数的增加而增大。

- 双相情感障碍 I 型的患者终生自杀风险增加。

性别相关特征：

- 双相情感障碍 I 型在男性和女性的患病率相似，而男性倾向于更早出现症状。

- 躁狂发作在男性中更常见，并且通常临床表现更为严重、功能受损更明显。相反，女性更有可能经历抑郁发作、混合发作和快速循环发作。

- 在男性中，物质使用所致障碍常常与双相障碍 I 型共病，而女性则更容易合并以下疾病，包括偏头痛、肥胖和甲状腺疾病，以及共病其他精神疾病，包括焦虑及恐惧相关障碍、进食障碍。

6A61 双相障碍Ⅱ型

核心（必要）特征：

- 至少分别有1次明确轻躁狂发作史和1次明确抑郁发作史（参见上述心境发作的基本特征）。这一疾病的典型病程特征表现为复发性抑郁发作和轻躁狂发作。
- 没有躁狂发作或混合发作史。

双相障碍Ⅱ型的标注：

应该对双相障碍Ⅱ型中当前心境发作的类型，目前抑郁发作的严重程度、有无精神病性症状、缓解程度进行区分（参见抑郁发作严重程度和精神病性症状的描述）。可用分类如下：

6A61.0　双相障碍Ⅱ型，目前轻躁狂发作

- 目前符合轻躁狂发作的所有诊断要求。

6A61.1　双相障碍Ⅱ型，目前抑郁发作，轻度

- 目前符合轻度抑郁发作的所有诊断要求。

6A61.2　双相障碍Ⅱ型，目前抑郁发作，中度，不伴精神病性症状

- 目前符合中度抑郁发作的所有诊断要求。
- 目前抑郁发作期间无妄想或幻觉。

6A61.3　双相障碍Ⅱ型，目前抑郁发作，中度，伴精神病性症状

- 目前符合中度抑郁发作的所有诊断要求。
- 目前抑郁发作期间有妄想或幻觉。

6A61.4　双相障碍Ⅱ型，目前抑郁发作，重度，不伴精神病性症状

- 目前符合重度抑郁发作的所有诊断要求。
- 目前抑郁发作期间无妄想或幻觉。

6A61.5　双相障碍Ⅱ型，目前抑郁发作，重度，伴精神病性症状

- 目前符合重度抑郁发作的所有诊断要求。
- 目前抑郁发作期间有妄想或幻觉。

6A61.6　双相障碍Ⅱ型，目前抑郁发作，未特定严重程度

- 目前符合抑郁发作的所有诊断要求。
- 现有证据不足以确定目前抑郁发作的严重程度。

6A61.7　双相障碍Ⅱ型，目前部分缓解，最近轻躁狂发作

- 最近一次心境发作为轻躁狂发作。
- 不再符合轻躁狂发作的诊断要求，但仍残留一些明显的轻躁狂症状（注意：在某些病例中，残留的心境症状可能与最近一次发作的症状相反）。

注意：此类亦适用于曾诊断为双相障碍Ⅱ型，症状消失后再次出现阈下心境症状的情况。

6A61.8 双相障碍Ⅱ型，目前部分缓解，最近抑郁发作

• 最近一次心境发作为抑郁发作。

• 不再符合抑郁发作的所有诊断要求，但仍残留一些明显的抑郁症状（注意：在某些病例中，残留的心境症状可能与最近一次发作的症状相反）。

注意：此类亦适用于曾诊断为双相障碍Ⅱ型，症状消失后再次出现阈下心境症状的情况。

6A61.9 双相障碍Ⅱ型，目前部分缓解，最近未特定发作

• 不再符合心境发作的诊断要求，但仍残留一些明显的心境症状。

• 现有证据不足以确定最近一次心境发作的性质。

注意：此类亦适用于曾诊断为双相障碍Ⅱ型，症状消失后再次出现阈下心境症状的情况。

6A61.A 双相障碍Ⅱ型，目前完全缓解

• 目前不再有任何明显的心境症状。

6A61.Y 其他特定双相障碍Ⅱ型

6A61.Z 未特定的双相障碍Ⅱ型

4

病程特征：

• 双相障碍Ⅱ型最常在 20 岁以后发生，但是，也可能在青春期晚期以及整个成年早期和中期发生。双相情感障碍Ⅱ型在老年人群中首次发作很少。

• 轻躁狂发作通常在单次抑郁发作后开始，也可在几次抑郁发作后才出现轻躁狂发作。

• 如果长期存在（特别是在青春期和成年期）情感不稳定和情绪波动，且症状逐渐加重，则发展为双相情感障碍Ⅱ型的风险增加。

• 高达 15% 的双相情感障碍Ⅱ型患者会出现躁狂发作，出现躁狂发作后应诊断为双相情感障碍Ⅰ型。

• 自发周期内从抑郁发作到轻躁狂发作的转变并不罕见。

• 每次心境发作后，复发风险增加。

性别相关特征：

• 女性更有可能经历轻躁狂发作、混合发作和快速循环发作。轻躁狂发作的最大风险时期是在产后早期，在这种情况下，应使用"当前围产期发作"的标注。产后经历轻躁狂发作的患者中约有一半会发展成抑郁障碍。区分正常的与照料新生儿有关的情绪和睡眠障碍与双相情感障碍Ⅱ型症状是具有挑战性的。

双相障碍Ⅰ型和双相障碍Ⅱ型心境发作的症状和病程特征：

有些标注（抑郁发作、躁狂发作、混合发作或轻躁狂发作）适用于描述双相障碍Ⅰ型和双相障碍Ⅱ型目前心境发作的临床特征。另可用以下标注注明心境发作的其他重要临床特征或病程、

发作特点和模式。各标注之间并非相互排斥，临床应用中可注明多种标注（注意：除快速循环外，以下其他标注也适用于抑郁障碍的目前抑郁发作。快速循环标注仅适用于双相障碍Ⅰ型和双相障碍Ⅱ型障碍）。

可用的标注如下：

伴突出焦虑症状（6A80.0）

- 目前为抑郁发作、躁狂发作、混合发作或轻躁狂发作，且存在突出而明显的焦虑症状（例如感到紧张、焦虑或烦躁不安、无法控制的担忧的想法、害怕即将发生可怕的事情、难以放松、惊恐发作、运动性紧张、自主神经症状），则适用该标注。如果在目前抑郁发作病程中出现惊恐发作，需要另行标注（见"伴惊恐发作"）。当同时符合抑郁发作和焦虑及恐惧相关障碍的诊断要求时，应同时诊断焦虑及恐惧相关障碍。

伴惊恐发作（6A80.1）

- 目前为抑郁发作或混合发作，在过去1个月里，出现惊恐发作，这种惊恐发作是对抑郁性反刍或其他诱发焦虑认知的特殊反应，则适用本标注。如果惊恐发作完全是针对这类想法而发生的，那么应该标注为"伴惊恐发作"，而不是合并诊断为惊恐障碍。如果在抑郁发作或混合发作的病程中，某些惊恐发作是意料之外的、不是针对引起抑郁或焦虑思维的反应，那么应该单独诊断惊恐障碍。

目前抑郁发作持续存在（6A80.2）

- 符合抑郁发作诊断要求至少2年，此次为抑郁发作，且症状持续（几乎每天的大多数时间存在至少5种特征性症状），则适用本标注。

目前抑郁发作伴忧郁特征（6A80.3）

- 目前为抑郁发作，当前发作的最严重时期出现以下几种症状，则适用本标注：
  - 对通常感到愉快的大多数活动丧失兴趣或愉快感（即广泛性愉快感缺失）。
  - 对通常令人愉悦的刺激或环境缺乏情绪反应（即使暴露在这些情境下，心境也不能提升，哪怕是短暂的）。
  - 末段睡眠障碍，即比平常早醒至少2 h。
  - 抑郁症状在早晨加重。
  - 明显的精神运动性迟滞或激越。
  - 明显的食欲减退或体重减轻。

伴季节性特征（6A80.4）

- 本标注适用于至少有一种心境发作的发生和缓解具有规律的、季节性特征的双相障碍Ⅰ型和双相障碍Ⅱ型（例如抑郁发作、躁狂发作、混合发作或轻躁狂发作）。其他的心境发作可不遵从这种模式。

- 绝大多数相关的心境发作具有季节性特征。

- 季节性特征不同于下述巧合的情况，即与特定心理应激相关的心境发作，该心理应激在每年的特定时间规律发生（例如季节性失业）。

伴快速循环特征（6A80.5）

- 本标注适用于以频繁心境发作（至少4次）为特征的双相障碍Ⅰ型或双相障碍Ⅱ型，过去的12个月内至少有4次心境发作。心境发作可以从一极直接转换到另一极，也可间隔缓解期。

- 在频繁心境发作的个体中，某些心境发作的时间可能比通常在双相障碍Ⅰ型或双相障碍Ⅱ型中观察到的短。特别是抑郁期，可能只持续几天。但是，如果抑郁和躁狂症状快速交替（即每天转换或在一天之内转换），则应诊断为混合发作，而不是快速循环。

双相障碍Ⅰ型或双相障碍Ⅱ型在孕期或产后6周发作时，可根据患者是否存在妄想、幻觉或其他精神病症状使用以下2个诊断编码。这种情况下，除了相应的双相障碍诊断外，还应给出以下诊断：

不伴精神病性症状的妊娠期、分娩期及产褥期伴发的精神及行为障碍（6E20）

- 此诊断编码应用于孕期或分娩后约6周内开始的心境发作，但不伴有妄想、幻觉或其他精神病性症状。该编码不适用于描述不符合抑郁发作诊断要求的轻度和短暂性抑郁症状，这种状态可能在分娩后不久发生（俗称"产后忧郁"）。

伴精神病性症状的妊娠期、分娩期及产褥期伴发的精神及行为障碍（6E21）

- 此诊断编码适用于孕期或分娩后约6周内开始出现的心境发作，伴有妄想、幻觉或其他精神病性症状。该编码不适用于描述不符合抑郁发作诊断要求的轻度和短暂性抑郁症状，这种状态可能在分娩后不久发生（俗称"产后忧郁"）。

注意：各类心境发作（抑郁发作、躁狂发作、混合发作和轻躁狂发作）的"其他临床特征""与正常状态的区别（阈界）""不同年龄阶段的表现"以及"与其他障碍和情况的区别（鉴别诊断）"参见心境发作部分，有关双相障碍Ⅰ型和双相障碍Ⅱ型的相关内容在下文介绍。

双相障碍Ⅰ型和双相障碍Ⅱ型的其他临床特征：

- 既往存在1次或1次以上抑郁发作，在抗抑郁治疗期间（例如药物治疗、电抽搐治疗、光照疗法、经颅磁刺激治疗）触发混合、躁狂发作或轻躁狂发作，若在治疗中止后症状仍持续存在，且在治疗的直接生理影响应该消退的情况下，仍符合心境发作的所有诊断要求，则可诊断双相障碍Ⅰ型或双相障碍Ⅱ型。

- 发作间期可表现为症状完全缓解或存在残留轻躁狂、躁狂、混合和/或抑郁症状，后者应标注"部分缓解"。

- 诊断为双相障碍Ⅰ型和双相障碍Ⅱ型的个体自杀风险显著高于一般人群，尤其在抑郁发作和混合发作期间，以及伴快速循环特征的患者。

- 双相障碍Ⅰ型和双相障碍Ⅱ型患者反复出现惊恐发作，提示病情更严重，对治疗反应更差，自杀风险更大。

- 家族史是一个需要考虑的重要因素，因为对双生子的研究显示在所有精神疾病中，双相障碍的遗传度最高。

- 双相障碍Ⅱ型患者几乎总是在抑郁发作期间寻求医疗服务。在轻躁狂发作期间，患者往往有功能改善的主观体验（例如工作产出更高、创造性更好），所以他们极少在轻躁狂发作状态下就诊。因此，对于呈现抑郁状态的患者，通常需要回顾性评估他们的轻躁狂发作情况。

- 最初诊断为双相障碍Ⅱ型的患者，在其一生中出现躁狂发作或混合发作的风险很高。如果发生这种情况，应可诊断为双相障碍Ⅰ型。

- 诊断为双相障碍Ⅰ型和双相障碍Ⅱ型的患者，出现各种健康问题的风险增加，这些健康问题常影响心血管系统（例如高血压）和代谢（例如高血糖）。某些疾病可能与长期使用治疗双相障碍的药物有关。

- 患有双相障碍Ⅰ型或双相障碍Ⅱ型的患者，共病其他精神、行为和神经发育障碍的概率较高，最常见的是焦虑及恐惧相关障碍、物质使用所致障碍。

双相障碍Ⅰ型和双相障碍Ⅱ型与正常状态的区别（阈界）：

- 仅有目前或既往轻躁狂发作史，但没有抑郁发作史，不足以诊断双相障碍Ⅱ型。

双相障碍Ⅰ型和双相障碍Ⅱ型的文化相关特征：

- 研究表明，双相及相关障碍的患病率因文化、种族和移民群体而异，部分反映出社会压力。症状的表达也可能会因为个体成长过程中重要的身份认同信息不同而异，如一般文化语言、文化历史或个人成长经历等。例如，关于夸大的表达可能有其文化特异性，比如说躁狂发作的穆斯林患者可能认为自己是穆罕默德，而基督徒患者可能认为自己是耶稣。来自亚文化群体的个体可以帮助区分是其信仰或仪式的常规表达还是躁狂发作或精神病性体验及行为。

- 在某些文化背景下，心境变化更容易以躯体症状（例如疼痛、疲劳、虚弱）的形式表达，而不是直接报告为心理症状。

- 在某些文化背景中某些类型的症状可能被认为更可耻或更严重，从而导致报告偏倚。例如，某些文化可能更强调羞耻而不是内疚，而在另一些文化中自杀行为和思想是被禁止的。在某些文化群体中，诸如沮丧和缺乏动力之类的特征可能被视为个人软弱的标志，因而低估了对症状的描述。

- 抑郁症状的文化突显性在不同社会群体之间可能会有所不同，因为对于疾病的文化"文字描述"不同而有差异，从而使特定类型的症状更加突出，例如：心理方面（例如悲伤、情绪麻木、思维反刍），道德方面（例如内疚、无价值感），社交/人际交往方面（例如缺乏生产力、矛盾的关系），情绪方面（例如愉快感缺失），精神方面（例如梦到死去的亲属）或躯体方面症状（例如失眠、疼痛、疲倦、头晕）。

单次发作抑郁障碍和复发性抑郁障碍与其他障碍和情况的区别（鉴别诊断）：

- **环性心境障碍**：在环性心境障碍中，抑郁症状的数量、严重程度和／或持续时间从未达到抑郁发作的诊断要求，也不存在混合发作或躁狂发作的证据。

- **注意缺陷多动障碍**：躁狂、轻躁狂或混合发作可能具有注意缺陷多动障碍的特征性症状，例如注意力分散、活动过多、冲动性。双相障碍Ⅰ型和双相障碍Ⅱ型与注意缺陷多动障碍的鉴别在于发作性的本质特点，以及与之伴随的心境高涨、欣快或易激惹。注意缺陷多动障碍可与双相障碍Ⅰ型和双相障碍Ⅱ型共同出现，一旦共病，注意缺陷多动障碍症状在轻躁狂发作、躁狂发作或混合发作期间可能加重。

- **精神分裂症和其他原发性精神病性障碍**：精神分裂症和其他原发性精神病性障碍不能更好地解释其临床表现。双相障碍Ⅰ型和双相障碍Ⅱ型的个体可在抑郁发作期间出现精神病性症状，双相障碍Ⅰ型的个体还可在躁狂发作或混合发作期间出现精神病性症状，但是这些症状仅仅发生于心境发作期间。诊断为精神分裂症和其他原发性精神病性障碍的个体，也可以在精神病性发作期间体验到显明显的抑郁或躁狂症状。在这种情况下，如果症状不符合抑郁发作、躁狂发作或混合发作的诊断要求，则应诊断为精神病性障碍"伴突出抑郁症状"或"伴突出躁狂症状"，这些标注可见于"精神分裂症和其他原发性精神病性障碍的症状标注量表"。如果同时或几天内分别符合抑郁发作、躁狂发作、混合发作和精神分裂症的所有诊断要求，则应诊断为分裂情感性障碍，而不是双相障碍Ⅰ型或双相障碍Ⅱ型。叠加于精神分裂症的轻躁狂发作不足以诊断为分裂情感性障碍。然而，双相障碍Ⅰ型或双相障碍Ⅱ型的诊断可与精神分裂症和其他原发性精神病性障碍的诊断并存。如果同时符合两类疾病的所有诊断要求，且精神病性症状独立于心境发作而存在，则应分别作出诊断。

- **焦虑及恐惧相关障碍**：焦虑症状，包括惊恐发作，普遍存在于双相障碍Ⅰ型和双相障碍Ⅱ型中，在部分患者中还可能是其突出的临床表现。在这种情况下，诊断中应标注"伴明显焦虑症状"。如果焦虑症状满足焦虑及恐惧相关障碍的诊断要求，应作出焦虑及恐惧相关障碍对应类型的诊断。如果惊恐发作完全发生于与双相障碍Ⅰ型和双相障碍Ⅱ型中抑郁发作、轻躁狂发作、躁狂发作或混合发作相关的焦虑背景下，则适用"伴惊恐发作"标注。但是，如果惊恐发作也独立于心境发作而存在，则应考虑独立诊断为惊恐障碍。如必要，可以使用两个标注。

- **人格障碍**：患人格障碍的个体可表现为冲动或心境不稳定，但人格障碍本身不包括抑郁发作、轻躁狂发作、躁狂发作或混合发作症状。人格障碍与双相障碍Ⅰ型、双相障碍Ⅱ型共病比较常见。应在心境发作之外对人格障碍的症状进行评估，以免混淆心境发作症状与人格特征。如果符合两种障碍的诊断要求，则应分别作出诊断。

- **对立违抗障碍**：心境障碍常表现为对立的行为模式和易激惹／愤怒症状，尤其在儿童和青少年患者中。其中对立行为，可源于多种抑郁症状（例如兴趣或乐趣减退、集中注意困难、无望感、精神运动性迟滞、精力减退）。患者轻躁狂或躁狂发作期间，可能表现出不遵守规则、不遵照指示。对立违抗障碍通常与心境障碍共病，易激惹／愤怒可成为二者的共同症状。如行为问题主要发生于轻躁狂发作、躁狂发作、抑郁发作或混合发作时，不应独立诊断为对立违抗障碍。但是，如果同时符合两类疾病的诊断要求，且对立违抗障碍相关的行为问题可见于心境发作病程之外，则应分别作出诊断。如果需要，可以使用对立违抗障碍中的"伴有慢性易激惹－愤怒"的标注。

- **物质所致心境障碍**：除抗抑郁药外，作用于中枢神经系统的物质或药物（例如可卡因、安非他明）导致的抑郁、轻躁狂、躁狂或混合症状群，包括戒断反应，应诊断为物质使用所致心境障碍，而不是双相障碍Ⅰ型或双相障碍Ⅱ型。一旦物质相关的生理影响消退，则应评估是否仍存在心境紊乱症状。

- **其他精神障碍**：易激惹也可见于其他精神障碍（例如抑郁障碍、广泛性焦虑障碍）。为明确易激惹症状能否归因于躁狂发作、轻躁狂发作或混合发作，临床医生应明确其是否具有发作性特征、是否同时存在其他相关症状。

- **继发性心境综合征**：继发于其他疾病的抑郁、轻躁狂、躁狂或混合症状群，应诊断为继发性心境综合征，而不是双相障碍Ⅰ型或双相障碍Ⅱ型。

6A62　环性心境障碍

核心（必要）特征：

- 长期（至少2年）存在心境不稳定，表现为多次轻躁狂期和抑郁期（在儿童和青少年中，抑郁心境可表现为持续的易激惹）。轻躁狂期症状可满足或不满足轻躁狂发作的诊断要求。

- 多数时间存在心境症状。可有短暂的无症状间歇期，但自发病以来，从未出现超过2个月的缓解期。

- 无躁狂发作或混合发作史。

- 在该障碍的最初2年，从未有2周的时间段内，症状的数量和持续时间足以达到抑郁发作的诊断要求。

- 这些症状不是其他医学状况的表现（例如甲状腺功能亢进），也不能归因于物质或药物对中枢神经系统的作用（如中枢兴奋剂），包括戒断反应。

- 症状足够严重，因承受长期的心境不稳定导致明显的痛苦，或显著损害患者的个人、家庭、社会、教育、职业或其他重要领域的功能。如果功能得以维持，则只能通过付出更多的额外努力。

其他临床特征：

- 对于儿童，在症状初发后相对较短的病程（例如1年）内，可考虑诊断环性心境障碍。

- 初始诊断为环性心境障碍的患者，在其一生中发展为双相障碍Ⅰ型或双相障碍Ⅱ型的风险较高。

- 环性心境障碍的患者通常不伴有精神病性症状。

与正常状态的区别（阈界）：

• 环性心境障碍与正常情绪波动的区别在于，反复发作的心境紊乱导致内心痛苦或功能受损。

病程特征：

• 环性心境障碍的病程通常是渐进和持续的。发生于青春期或成年早期的环性心境障碍，可能很难与青春期伴随的相关激素变化引起的正常的不稳定情绪区分开。

4

不同年龄阶段的表现：

• 典型的儿童环性心境障碍起病于 10 岁之前。易激惹（尤其是情绪低落期间）和睡眠障碍是最突出的临床特征，也是患者就诊的常见原因。

• 相对于双相障碍 I 型和双相障碍 II 型，环性心境障碍在儿童和青少年中的患病率更高，但诊断率很低。不过，大多数儿童和青少年环性心境障碍都会痊愈，只有一小部分会持续到成年，或成为双相 I 型障碍和双相 II 型障碍的高危人群。

• 儿童和青少年环性心境障碍常共病其他精神和行为障碍，尤其是注意缺陷多动障碍。

文化相关特征：

• 关于文化对环性心境障碍的影响的证据很少，可能与有关双相障碍 I 型和双相障碍 II 型的文化特征相关。

性别相关特征：

• 没有已知的关于环性心境障碍患病率的性别差异。

与其他障碍和情况的区别（鉴别诊断）：

• **单次发作抑郁障碍和复发性抑郁障碍：** 在疾病的最初 2 年，环性心境障碍的抑郁期不应符合抑郁发作的诊断要求。在 2 年之后，如果在环性心境障碍持续存在的情况下，症状的严重程度达到单次发作抑郁障碍或复发性抑郁障碍的诊断，且个体无轻躁狂发作史，则应同时诊断单次发作抑郁障碍或复发性抑郁障碍以及环性心境障碍。

• **双相障碍 I 型：** 如果在环性心境障碍持续存在的情况下，症状的数量及严重程度达到躁狂发作或混合发作的诊断，则应诊断为双相障碍 I 型。

• **双相障碍 II 型：** 如果在环性心境障碍持续存在的情况下，症状的数量及严重程度达到单次发作的抑郁障碍或复发性抑郁障碍的诊断，且患者有轻躁狂发作史但没有躁狂发作或混合发作史，则应诊断为双相障碍 II 型。

• **注意缺陷多动障碍：** 轻躁狂期可能包括注意缺陷多动障碍的特征性症状，例如注意力分散、活动过多、冲动性，轻躁狂期与注意缺陷多动障碍的区别在于发作性的本质特点以及与之伴随的心境高涨、欣快或易激惹。注意缺陷多动障碍可与环性心境障碍共存，在这种情况下，注意缺陷多动障碍症状在轻躁狂期可能加重。

- **对立违抗障碍：** 心境障碍可表现出对抗、不服从的行为模式和易激惹 / 愤怒症状，尤其在儿童和青少年患者中。例如对立行为，可源于多种抑郁症状（例如兴趣或乐趣减退、集中注意困难、无望感、精神运动性迟滞、精力减退）。患者在轻躁狂期，可出现不遵守规则、不遵照指示。相比之下，对立违抗障碍患者不会呈现环性障碍这种发作性的特征。对立违抗障碍通常与心境障碍共病，易激惹 / 愤怒可成为二者的共同症状。如果行为问题主要发生于心境障碍发作时，则不应再独立诊断对立违抗障碍。但是，如果同时符合两类疾病的诊断要求，且对立违抗障碍相关的行为问题可见于心境发作病程之外，则应分别作出诊断。如果需要，可以使用对立违抗障碍中"慢性易激惹 – 愤怒"的诊断标注。

- **人格障碍：** 人格障碍患者可表现为冲动或心境不稳定，但人格障碍的症状并不包括轻躁狂发作。人格障碍与环性心境障碍可并存。应在心境发作之外对人格障碍进行评估，以免混淆心境发作症状和人格特征，但如果同时符合两种疾病的诊断要求，则应分别作出诊断。

- **继发性心境综合征：** 继发于其他医疗状况的慢性心境不稳定，应诊断为继发性心境综合征，而不是环性心境障碍。

- **物质所致心境障碍：** 作用于中枢神经系统的物质或药物（例如苯二氮䓬类）导致的慢性心境不稳定，包括戒断反应（例如兴奋剂戒断），应诊断为物质所致心境障碍，而不是环性心境障碍。

6A6Y 其他特定双相及相关障碍

核心（必要）特征：
- 以躁狂或轻躁狂症状（伴或不伴有抑郁症状）为主要临床表现，与其他双相及相关障碍的主要临床特征类似（例如心境持续高涨）。
- 症状不符合任何其他双相及相关障碍类别的诊断要求。
- 其他精神和行为障碍（例如分裂情感性障碍、成瘾行为所致障碍或人格障碍）不能更好地解释该症状。
- 症状和行为不是其他医疗状况的表现，也不是由于某种物质或药物（例如酒精、可卡因）对中枢神经系统的影响，包括戒断作用。
- 症状导致显著的主观痛苦或个人、家庭、社会、学习、职业或其他重要领域功能的显著损害。如果功能得以维持，则只能通过付出大量额外的努力。

6A6Z 未特定的双相及相关障碍

抑郁障碍

抑郁障碍以抑郁心境（例如，悲伤、易激惹、空虚）或快感缺失为特征，伴有认知、行为或自主神经系统症状，显著影响个体功能。若个体有躁狂发作、混合发作或轻躁狂发作史，则不应诊断抑郁障碍，而应诊断双相障碍。

单次发作抑郁障碍和复发性抑郁障碍除了既往发作史不同之外，症状相似，因此，在单独列出二者的核心特征后，其他的指南条目（例如其他临床特征、与其他障碍和情况的区别）同时适用于二者。

6A70 单次发作抑郁障碍

核心（必要）特征：

- 出现一次抑郁发作或有一次抑郁发作史（基本特征见上文）。
- 没有提示存在双相障碍的躁狂发作、混合发作或轻躁狂发作史。

严重程度，精神病性症状和缓解程度标注：

单次发作抑郁障碍的抑郁发作应根据发作的严重程度或缓解程度进行分类。中度、重度发作还应根据是否存在精神病性症状进行标注（具体见上文有关抑郁发作严重程度和精神病性症状的描述）。适用分类如下：

6A70.0 单次发作抑郁障碍，轻度

- 目前符合轻度抑郁发作的所有要求。
- 抑郁发作期间无妄想或幻觉。

6A70.1 单次发作抑郁障碍，中度，不伴精神病性症状

- 目前符合中度抑郁发作的所有要求。
- 抑郁发作期间无妄想或幻觉。

6A70.2 单次发作抑郁障碍，中度，伴精神病性症状

- 目前符合中度抑郁发作的所有要求。
- 抑郁发作期间存在妄想或幻觉。

6A70.3 单次发作抑郁障碍，重度，不伴精神病性症状

- 目前符合重度抑郁发作的所有要求。
- 抑郁发作期间无妄想或幻觉。

6A70.4 单次发作抑郁障碍，重度，伴精神病性症状

- 目前符合重度抑郁发作的所有要求。
- 抑郁发作期间存在妄想或幻觉。

6A70.5　单次发作抑郁障碍，未特定严重程度

- 目前符合抑郁发作的所有要求。

- 现有证据不足以确定抑郁发作的严重程度。

6A70.6　单次发作抑郁障碍，目前部分缓解

- 不再符合抑郁发作的所有要求，但仍残留一些显著的抑郁症状。

注意：此类亦适用于单次发作抑郁障碍症状消失后，再次出现阈下抑郁症状的情况。

6A70.7　单次发作抑郁障碍，目前完全缓解

- 目前已无任何显著的抑郁症状。

6A70.Y　其他特定单次发作抑郁障碍

6A70.Z　未特定的单次发作抑郁障碍

6A71　复发性抑郁障碍

核心（必要）特征：

- 至少 2 次抑郁发作史（基本特征见上文），可包括当前发作，两次发作之间有数月无明显的心境异常。

- 没有提示存在双相障碍的躁狂发作、混合发作或轻躁狂发作史。

注意：如果抑郁发作叠加于恶劣心境障碍，则"两次发作之间有数月无明显的心境异常"可指"两次抑郁发作之间的症状恢复到慢性恶劣心境的症状"。

严重程度，精神病性症状和缓解程度标注：

复发性抑郁障碍诊断中的目前抑郁发作应根据当前发作的严重程度或缓解程度进行分类。中度、重度目前发作还应根据是否存在精神病性症状进行分类（具体见上文有关抑郁发作严重程度和精神病性症状的描述）。适用分类如下：

6A71.0　复发性抑郁障碍，目前轻度发作

- 目前符合轻度抑郁发作的所有诊断要求。

- 目前抑郁发作期间无妄想或幻觉。

6A71.1　复发性抑郁障碍，目前中度发作，不伴精神病性症状

- 目前符合中度抑郁发作的所有要求。

- 目前抑郁发作期间无妄想或幻觉。

6A71.2　复发性抑郁障碍，目前中度发作，伴精神病性症状

- 目前符合中度抑郁发作的所有要求。

- 目前抑郁发作期间存在妄想或幻觉。

6A71.3　复发性抑郁障碍，目前重度发作，不伴精神病性症状

- 目前符合重度抑郁发作的所有要求。
- 目前抑郁发作期间无妄想或幻觉。

6A71.4　复发性抑郁障碍，目前重度发作，伴精神病性症状

- 目前符合重度抑郁发作的所有要求。
- 目前抑郁发作期间存在妄想或幻觉。

6A71.5　复发性抑郁障碍，未特定严重程度

- 目前符合抑郁发作的所有要求。
- 现有证据不足以确定目前抑郁发作的严重程度。

6A71.6　复发性抑郁障碍，目前部分缓解

- 不再符合抑郁发作的所有要求，但仍残留一些显著的抑郁症状。

注意：此类亦适用于单次发作抑郁障碍症状消失后，再次出现阈下抑郁症状的情况。

6A71.7　复发性抑郁障碍，目前完全缓解

- 目前已无任何显著的抑郁症状。

6A71.Y　其他特定复发性抑郁障碍

6A71.Z　未特定的复发性抑郁障碍

单次发作抑郁障碍和复发性抑郁障碍心境发作的症状和病程特征：

其他标注适用于描述单次发作抑郁障碍或复发性抑郁障碍当前发作的表现和特征。以下标注用以注明抑郁发作的其他重要临床特征或抑郁发作的病程、起病及发作模式。各标注之间并非相互排斥，许多可叠加使用（注意：同样的标注也适用于双相障碍Ⅰ型或双相障碍Ⅱ型的目前抑郁发作）。

适用的标注如下：

伴突出焦虑症状（6A80.0）

- 目前为抑郁发作，在过去2周的大多数时间里，存在突出而显著的焦虑症状（例如，感到紧张、焦虑或烦躁不安、无法控制的担忧的想法、害怕即将发生可怕的事情、难以放松、惊恐发作、运动性紧张、自主神经症状），则适用该标注。如果在目前抑郁发作病程中出现惊恐发作，需要另行标准。当同时符合抑郁发作和焦虑及恐惧相关障碍的诊断要求时，应同时诊断焦虑及恐惧相关障碍。

伴惊恐发作（6A80.1）

- 目前为抑郁发作，在过去1个月里出现惊恐发作，特别是这种惊恐发作是对抑郁性反刍或其他诱发焦虑认知的特定反应，则适用该标注。如果惊恐发作完全是针对这类想法而发生的，那么应该标注为"伴惊恐发作"，而不是合并诊断为惊恐障碍。如果在抑郁发作的病程中，某些惊恐发作是意料之外的、不是针对抑郁思维的反应，那么应该单独诊断惊恐障碍。

目前抑郁发作持续存在（6A80.2）

- 符合抑郁发作诊断要求至少 2 年，此次为抑郁发作，且症状持续（几乎每天的大多数时间存在至少 5 种特征性症状），则适用本标注。

目前抑郁发作伴忧郁特征（6A80.3）

- 如果在当前抑郁症发作的情况下，在当前发作的最严重时期存在以下数个症状，则适用该标注：
  - 对通常感到愉快的大多数活动丧失兴趣或愉快感（即广泛性愉快感缺失）。
  - 对通常令人愉悦的刺激或环境缺乏情绪反应（即使暴露在这些情境下，心境也不能提升，哪怕是短暂的）。
  - 末段睡眠障碍，即比平常早醒至少 2 h。
  - 抑郁症状在早晨加重。
  - 明显的精神运动性迟滞或激越。
  - 明显的食欲减退或体重减轻。

伴季节性特征（6A80.4）

- 该标注适用于抑郁发作的发生和缓解具有规律的、季节性特征的复发性抑郁障碍。
- 绝大多数抑郁发作具有季节性特征。
- 季节性特征不同于下述巧合的情况，即与特定心理应激相关的抑郁发作，该心理应激在每年的特定时间规律发生（例如季节性失业）。

单次发作抑郁障碍或复发性抑郁障碍在孕期或产后 6 周（也称为产褥期）发作时，可根据个体是否存在妄想、幻觉或其他精神病症状使用以下 2 个诊断编码。这种情况下，除了相应的抑郁障碍诊断外，还应增加以下诊断。

不伴精神病性症状的妊娠期、分娩期及产褥期伴发的精神及行为障碍（6E20）

- 此诊断编码适用于孕期或分娩后约 6 周内开始的心境发作，但不伴有妄想、幻觉或其他精神病性症状。该编码不能应用于描述不符合抑郁发作诊断要求的轻度和短暂性抑郁症状，这种状态可能在分娩后不久发生（俗称"产后忧郁"）。

伴精神病性症状的妊娠期、分娩期及产褥期伴发的精神及行为障碍（6E21）

- 此诊断编码应用于孕期或分娩后约 6 周内开始出现的心境发作，伴有妄想、幻觉或其他精神病性症状。该名称不能应用于描述不符合抑郁发作诊断要求的轻度和短暂性抑郁症状，这种状态可能在分娩后不久发生（俗称"产后忧郁"）。

注意：各类心境发作（抑郁发作、躁狂发作、混合发作和轻躁狂发作）的"其他临床特征""与正常状态的区别（阈界）""不同年龄阶段的表现"以及"与其他障碍和情况的区别（鉴别诊断）"参见心境发作的部分，有关单次发作抑郁障碍和复发性抑郁障碍的相关内容如下：

单次发作抑郁障碍和复发性抑郁障碍的其他临床特征：

- 诊断为单次发作抑郁障碍或复发性抑郁障碍的个体，其自杀风险显著高于一般人群。

- 单次发作抑郁障碍或复发性抑郁障碍患者反复出现惊恐发作，提示病情更严重，对治疗反应更差，自杀风险更高。

- 存在痴呆或智力发育障碍不能排除单次发作抑郁障碍或复发性抑郁障碍的诊断，但由于交流障碍，诊断更有赖于临床医生或知情者的观察。可观察的症状包括精神运动性迟滞、食欲减退、体重下降和睡眠紊乱。

- 有单次发作抑郁障碍或复发性抑郁障碍家族史者，罹患单次发作抑郁障碍或复发性抑郁障碍的风险更高。

- 与其他精神和行为障碍共病很常见，包括焦虑及恐惧相关障碍、躯体痛苦障碍、强迫及相关障碍、对立违抗障碍、物质使用所致障碍、喂养及进食障碍和人格障碍。

单次发作抑郁障碍和复发性抑郁障碍的病程特征：

- 在青春期抑郁障碍的发病率显著增加，平均首次发病年龄是在 20 岁中期。

- 没有干预的情况下，抑郁发作通常持续 3 ~ 4 个月，近一半的患者在 3 个月内症状减轻，而大多数患者在 1 年内缓解。缓解率和复发率差异很大，大多数患者终生经历平均 4 次抑郁发作，而大约有半数患者在头 5 年内复发。随着抑郁发作次数的增加，复发的风险升高。

- 抑郁症状在发作间期持续存在很常见（即部分缓解），有些患者从未经历过症状的完全缓解。应当重视这种抑郁症状的持续存在现象，因为症状的持续存在与更短的发作间期，以及共病其他精神、行为和神经发育障碍有关，包括人格障碍、焦虑及恐惧相关障碍、物质使用所致障碍。

- 更低的康复率与症状持续时间长、症状更严重以及伴有精神病性症状相关。

- 双相障碍的患者最初常表现为抑郁发作，从抑郁发作转变为双相障碍的易感因素，包括起病年龄早、双相障碍家族病史和伴有精神病性症状。

单次发作抑郁障碍和复发性抑郁障碍的文化相关特征：

- 抑郁症状的文化突显性在不同社会群体之间可能会有所不同，因为对于疾病的"文字描述"文化不同而有差异，从而使特定类型的症状更加突出，例如：心理方面（例如悲伤、情绪麻木、思维反刍），道德方面（例如内疚、无价值感），社交 / 人际交往方面（例如缺乏生产力、矛盾的关系），情绪方面（例如愉快感缺失），精神方面（例如梦到死去的亲属）或躯体方面症状（例如失眠、疼痛、疲倦、头晕）。

- 在某些文化背景下，心境变化更容易以身体症状（例如疼痛、疲劳、虚弱）的形式表达，而不是直接报告为心理症状。

- 在某些文化背景中，一些类型的症状可能被认为更可耻或更严重，从而导致报告偏倚。

例如，某些文化可能更强调羞耻而不是内疚，而在另一些文化中自杀行为和思想是被禁止的。在某些文化群体中，诸如沮丧和缺乏生产力之类的特征可能被视为个人软弱的标志，因而低估了对症状的报告。

- 对抑郁症状是否异常或可接受的感知可能因文化而异，从而影响到症状的检出和治疗的可接受性。例如，某些社会团体或某年龄段的群体可能将抑郁症状认为是对逆境的正常反应，具体取决于他们对负面情绪或社交退缩的承受能力。

- 归因于文化概念上的痛苦的症状可能会在询问抑郁症状时被触发。例如，中国人群常常会主诉神经衰弱（例如虚弱、头痛、身体酸痛、疲倦、烦恼、脸色苍白）。与文化相关的症状和主诉的习惯表达可能使抑郁障碍的检出以及严重程度的评估变得复杂化，包括是否存在精神病性症状。例如，内心痛苦，丢了魂，心脏疼痛，与"神经"有关的主诉，或内热。在其他一些文化中，特定的可观察到的行为可能是常见的主诉（例如"想太多了"）。

单次发作抑郁障碍和复发性抑郁障碍的性别相关特征：
- 女性抑郁障碍的终生患病率约为男性的 2 倍。患病率的性别差异与青春期的发作相吻合。女性更容易尝试自杀，男性由于使用更多的致命方法而更容易死亡。诊断为抑郁障碍的女性更容易出现共病焦虑及恐惧相关障碍，出现食欲不振和体重增加，而男性更容易共病酒精和其他物质使用所致障碍，出现冲动控制不良和冒险行为增加。

单次发作抑郁障碍、复发性抑郁障碍与其他障碍和情况的区别（鉴别诊断）：
- **恶劣心境障碍：** 单次发作抑郁障碍和复发性抑郁障碍可通过症状的数量和病程与恶劣心境障碍进行鉴别。恶劣心境障碍是一种慢性的、持续性的疾病，必须在最初 2 年达到诊断要求，并且症状的数量和持续时间不足以满足单次发作抑郁障碍和复发性抑郁障碍中抑郁发作的诊断要求。在此初始阶段之后，如果在恶劣心境障碍存在的情况下，症状的数量以及严重程度达到了抑郁发作诊断要求的最低标准，则可同时诊断恶劣心境障碍与单次发作抑郁障碍或复发性抑郁障碍。与恶劣心境障碍不同，复发性抑郁障碍呈现发作性。如果没有最初始的持续 2 年的阈下抑郁的情况，抑郁发作后长期的阈下抑郁情况更适合被诊断为"单次发作抑郁障碍，部分缓解"或"复发性抑郁障碍，部分缓解"。

- **混合性抑郁和焦虑障碍：** 个体在 2 周或以上的时间段同时表现出抑郁和焦虑症状，但无论是抑郁症状群还是焦虑症状群，若单独考虑，其严重程度、条目数量、或持续时间均不足以诊断单次发作抑郁障碍、复发性抑郁障碍，或焦虑及恐惧相关障碍，则可诊断为混合性抑郁和焦虑障碍。

- **环性心境障碍：** 环性心境障碍的抑郁期表现不符合抑郁发作的诊断要求。某些临床案例中，症状可能严重到足以构成抑郁发作。在这种情况下，如果没有轻躁狂发作史，则可以酌情诊断单次发作抑郁障碍或复发性抑郁障碍并伴有环性心境障碍。

- **精神分裂症和其他原发性精神病性障碍：** 诊断为精神分裂症或其他原发性精神病性障碍

不能更好地解释其临床表现。单次发作抑郁障碍或复发性抑郁障碍患者可表现出精神病性症状，但这些症状仅发生于抑郁发作期间。诊断为精神分裂症和其他原发性精神病性障碍的患者可能在精神病性发作的过程中体验到明显的抑郁症状。在这种情况下，如果抑郁症状没有达到抑郁发作的诊断要求，则应诊断为"伴突出抑郁症状"的精神病性障碍。如果同时或几天内分别符合抑郁发作及精神分裂症的诊断要求，则应该诊断为分裂情感性障碍，而不是单次发作抑郁障碍或复发性抑郁障碍。单次发作抑郁障碍或复发性抑郁障碍的诊断可与精神分裂症及其他原发性精神病性障碍的诊断共存。如果同时符合两种疾病的所有诊断要求，且精神病性症状在抑郁发作病程之外仍存在，则应分别作出诊断。

- **焦虑及恐惧相关障碍**：焦虑症状，包括惊恐发作，常见于单次发作抑郁障碍或复发性抑郁障碍，在部分患者中还可能是其临床相的突出表现。在这种情况下，诊断中应标注"伴突出焦虑症状"。如果焦虑症状符合焦虑及恐惧相关障碍的诊断要求，应作出焦虑及恐惧相关障碍相应类型的诊断。如果惊恐发作完全发生于与抑郁发作相关的焦虑情绪中，则适用"伴突出焦虑症状"标注。然而，如果惊恐发作也发生于抑郁发作病程之外，则应考虑独立诊断为惊恐障碍。如果需要，可酌情同时予以两个标注。

- **广泛性焦虑障碍**：广泛性焦虑障碍和单次发作抑郁障碍或复发性抑郁障碍具有一些相同的临床特征，例如：焦虑相关的躯体症状、注意力集中困难、睡眠障碍、与悲观思维相关的恐惧感。鉴别点在于，单次发作抑郁障碍或复发性抑郁障碍会出现心境低落或对以往感到愉快的活动丧失乐趣，以及抑郁发作的其他特征性症状（例如食欲改变、无价值感、反复想到死亡）。广泛性焦虑患者专注于日常生活多个方面可能出现的不良后果（例如家庭、经济、工作），而不是无价值感或无望感。穷思竭虑经常发生于单次发作抑郁障碍或复发性抑郁障碍，但与广泛性焦虑障碍不同，该症状通常不伴有对日常生活各方面的持续担忧和不安。广泛性焦虑障碍可与单次发作抑郁障碍或复发性抑郁障碍共存，但只有在抑郁发作发生之前或完全缓解后焦虑症状仍符合诊断要求的情况下，才能诊断为广泛性焦虑障碍。

- **适应障碍**：适应障碍的特征是，对明确的心理社会应激产生的适应不良性反应，可包括抑郁症状（例如穷思竭虑），但其症状条目数和严重程度不满足抑郁发作的诊断要求。如果适应不良性反应符合单次发作抑郁障碍或复发性抑郁障的诊断要求，那么，即使存在明确的心理社会应激，也应诊断为单次发作抑郁障碍或复发性抑郁障，而不是适应障碍。

- **对立违抗障碍**：心境障碍患者，尤其儿童和青少年患者，常表现出对立的行为特征和易激惹/愤怒症状。尤其是对立行为，可源于多种抑郁症状（例如兴趣或乐趣减退、集中注意困难、无望感、精神运动性迟滞、精力减退）。对立违抗障碍通常与心境障碍共病，易激惹/愤怒可成为二者的共同症状。如行为问题主要发生于抑郁发作背景下，不应独立诊断对立违抗障碍。但是，如果同时符合两类疾病的诊断要求，且对立违抗障碍相关的行为问题可见于抑郁发作病程之外，则应分别作出诊断。

- **失眠症**：经历失眠的个体也有抑郁心境，或可衍生出其他抑郁症状。但是，其症状的广度和严重程度通常不符合单次发作抑郁障碍或复发性抑郁障的诊断要求。

- **继发性心境综合征**：继发于其他疾病（如甲状腺功能减退）的抑郁综合征应诊断为继发性心境障碍综合征，而非单次发作抑郁障碍或复发性抑郁障。
- **物质所致心境障碍**：作用于中枢神经系统的物质或药物（例如苯二氮䓬类药物）所致的抑郁综合征，包括戒断反应（例如兴奋剂戒断），应诊断为物质所致心境障碍，而非单次发作抑郁障碍或复发性抑郁障。一旦物质相关的生理影响消退，则应评估是否仍存在心境紊乱症状。

6A72 恶劣心境障碍

核心（必要）特征：

- 患者自我报告（例如情绪低落、悲伤）或他人观察到（例如流泪、外表颓废）的持续性抑郁心境（即持续 2 年或 2 年以上），在一天中的大部分时间，且在大多数的日子里均存在。儿童、青少年的抑郁心境可以表现为持续性的易激惹。
- 抑郁心境伴其他抑郁发作的典型症状，程度可以比较轻。例如：
  ○ 活动中兴趣或愉快感明显下降。
  ○ 集中注意力困难或犹豫不决。
  ○ 自我价值感降低或过度 / 不恰当的内疚感。
  ○ 对未来的绝望感。
  ○ 睡眠紊乱或睡眠增加。
  ○ 食欲下降或增加。
  ○ 精力不足或疲乏。
- 在疾病的最初 2 年中，从未有持续 2 周、症状的数量和持续时间达到抑郁发作的诊断要求。
- 可有短暂的无症状间歇期，但自发病以来，从未出现持续超过 2 个月的稳定缓解期。
- 无双相及相关障碍的躁狂发作、混合发作或轻躁狂发作史，若有，则提示存在双相及相关障碍。
- 这些症状不是其他医疗状况的表现（例如甲状腺功能减退），也并非物质或药物对中枢神经系统作用的结果（例如苯二氮䓬类），包括戒断反应（例如兴奋剂戒断）。
- 持续的抑郁症状足够严重，导致明显的痛苦，或显著损害患者的个人、家庭、社会、教育、职业或其他重要领域功能。如果功能得以维持，则只能通过付出大量的额外努力。

其他临床特征：

- 对于儿童，在症状初发后相对较短的病程内（例如 1 年）亦可考虑诊断恶劣心境障碍。

- 诊断为恶劣心境障碍的个体自杀风险显著高于一般人群。
- 有心境障碍家族史的个体罹患恶劣心境障碍的风险更高。
- 常与其他精神和行为障碍共病，包括焦虑及恐惧相关障碍，躯体痛苦障碍、强迫及相关障碍、对立违抗障碍、物质使用所致障碍、喂养及进食障碍和人格障碍。

与正常状态的区别（阈界）：

- 有一些抑郁心境是对严重不良生活事件和问题的正常反应，且在社区中很普遍。恶劣心境障碍与这一普遍性体验的区别在于症状的严重程度、范围及持续时间。评估恶劣心境障碍的症状是否存在，应基于个体一贯的功能状态。

病程特征：

- 恶劣心境障碍通常从儿童期、青春期或成年早期逐渐起病。
- 恶劣心境障碍的病程可能在恶劣心境、单次发作抑郁障碍或复发性抑郁障碍的症状间来回波动。
- 恶劣心境障碍的早期发作与共病焦虑及恐惧相关障碍、人格障碍和物质使用所致障碍可能性增加有关。
- 恶劣心境与其他精神、行为或神经发育障碍的共病率在年轻患者中较高，在老年患者中较低。
- 症状严重、负面情绪水平较高、整体功能较差、出现焦虑及恐惧相关障碍或去社会品行障碍，与长期预后较差有关。

不同年龄阶段的表现：

- 在年幼的孩子中，恶劣心境障碍可能表现为躯体不适（例如头疼、胃疼）、发牢骚、分离焦虑或恐惧加重或过分哭闹。
- 患有恶劣心境障碍的青少年可能表现出低自尊、或对他人的负面反馈（或自认为的负面反馈）反应过度。
- 儿童和青少年可能表现为持久的易激惹症状而不是抑郁心境。然而，易激惹本身并不是恶劣心境障碍的指征，它可能提示存在另一种精神和行为障碍，或者是对挫折的正常反应。
- 在儿童和青少年中，集中或持续注意力的能力下降可能表现为学习成绩下降、完成学校作业所需时间增加或无法完成作业。

文化相关特征：

- 鲜有关于文化对恶劣心境影响的信息。单次发作抑郁障碍和复发性抑郁障碍中描述的文化相关特征可供参考。

4

性别相关特征：

• 在生命早期恶劣心境障碍在女性中更为普遍，但恶劣心境障碍在老年人群中没有明显的性别差异。

与其他障碍和情况的区别（鉴别诊断）：

• **单次发作抑郁障碍和复发性抑郁障碍：** 恶劣心境障碍与单次发作抑郁障碍和复发性抑郁障碍的区别在于症状数量和病程。恶劣心境障碍是一种慢性持续性疾病，在建立诊断所需的最初 2 年内，症状的数量及持续时间不符合单次发作抑郁障碍或复发性抑郁障碍抑郁发作的诊断要求。该初始阶段之后，如果在恶劣心境仍然存在的情况下，症状的数量及严重程度达到抑郁发作的诊断要求，则应同时诊断恶劣心境障碍和单次发作抑郁障碍或复发性抑郁障碍。不同于恶劣心境障碍，复发性抑郁障碍的本质是发作性的。然而，如果抑郁发作之后长期存在阈下抑郁症状，但之前不存在持续 2 年的阈下抑郁症状，那么更应该诊断为单次发作抑郁障碍部分缓解或复发性抑郁障碍部分缓解。

• **双相及相关障碍：** 有类似于恶劣心境障碍的抑郁症状表现，且有躁狂发作或混合发作史的个体，应诊断为双相障碍 I 型。对于慢性心境不稳定状态，其抑郁症状和轻躁狂症状的严重程度或持续时间均不符合抑郁发作和轻躁狂发作的诊断要求，应诊断为环性心境障碍。

• **精神分裂症和其他原发性精神病性障碍：** 症状无法用精神分裂症、分裂情感性障碍或其他原发性精神病性障碍解释。抑郁症状在精神病性障碍中比较普遍，只有这些症状在精神病性症状完全缓解之后，仍持续存在数年的情况下，方可诊断为恶劣心境障碍。

• **广泛性焦虑障碍：** 广泛性焦虑障碍与恶劣心境障碍具有一些相同的临床特征，例如焦虑相关的躯体症状、集中注意力困难、睡眠障碍、与悲观思维相关的恐惧感。区别在于，恶劣心境障碍存在心境低落或对以往感到愉快的活动丧失乐趣，以及抑郁发作的其他特征性症状（例如食欲改变、无价值感、反复想到死亡）。广泛性焦虑障碍患者专注于日常生活多个方面（例如家庭、经济、工作）可能出现的不良后果，而不是无价值感或无望感。恶劣心境障碍也常出现穷思竭虑，但与广泛性焦虑障碍不同，该症状通常不伴有对日常生活各方面的持续担忧和不安。广泛性焦虑障碍可与恶劣心境障碍共病，但只有在恶劣心境障碍发作之前符合广泛性焦虑障碍的诊断要求时，才能诊断。

• **对立违抗障碍：** 在儿童和青少年中，不服从、对抗和易激惹 / 容易生气的症状常被当作心境失调的一部分。这种不服从、对抗症状可能源于抑郁症状（例如，兴趣或愉快感减少、难以集中注意力、无助感、精神运动性迟滞、精力减退等）。如果行为问题主要发生在心境障碍的背景之下，则不应再单独诊断对立违抗障碍。

• **继发性心境综合征：** 继发于其他医疗状况（如甲状腺功能减退）的慢性抑郁综合征应诊断为继发性心境障碍综合征，而不是恶劣心境障碍。

• **物质所致心境障碍：** 作用于中枢神经系统的物质或药物（例如苯二氮䓬类药物）所致的

慢性抑郁综合征，包括戒断反应（例如兴奋剂戒断），应诊断为物质所致心境障碍，而不是恶劣心境障碍。

6A73 混合性抑郁和焦虑障碍

核心（必要）特征：
- 在 2 周或以上的时期内，每天的大多数时间都存在抑郁和焦虑症状。
  - 抑郁症状包括抑郁心境或显著的兴趣减退、活动中愉快感减少。
  - 存在多种焦虑症状，可包括紧张、焦虑、烦躁、无法控制的担忧、害怕会发生可怕的事情、难以放松、肌肉紧张或自主神经症状。
- 无论抑郁症状还是焦虑症状，单独看来，在严重程度、数量或持续时间上，均不足以诊断为其他任何一种抑郁障碍或焦虑及恐惧相关障碍。没有提示出现双相障碍的躁狂发作或混合发作病史。
- 症状不是其他医疗状况的表现（例如甲状腺功能减退、甲状腺功能亢进），也不是物质或药物对中枢神经系统作用所致，包括戒断反应（如酒精、苯二氮䓬类药物戒断）。
- 症状足够严重，导致明显的痛苦，或显著损害患者的个人、家庭、社会、教育、职业或其他重要领域功能。如果功能得以维持，须通过付出大量的额外努力。

其他临床特征：
- 初级医疗保健机构中常见严重程度相对较轻的混合性抑郁和焦虑症状个体，但更大量的案例存在于普通人群中，且后者几乎从未获得临床关注。

与正常状态的区别（阈界）：
- 如果担忧或过度关注是唯一的焦虑症状（即不存在自主神经系统症状或其他焦虑症状），则不应诊断为混合性抑郁和焦虑障碍。

病程特征：
- 关于混合性抑郁和焦虑障碍的病程和发作的流行病学研究结果各异。
- 虽然有证据表明，大约一半的混合性抑郁和焦虑障碍患者在发病后 1 年内症状会缓解，但没有缓解的个体罹患符合诊断要求的精神、行为和神经发育障碍的风险更高，通常是抑郁障碍或焦虑及恐惧相关障碍。

文化相关特征：
- 鲜有关于文化对混合性抑郁和焦虑障碍影响的信息。单次发作抑郁障碍和复发性抑郁障碍与广泛性焦虑障碍中的"文化相关特征"的描述可供参考。

性别相关特征：

- 混合性抑郁和焦虑障碍的患病率是否存在性别差异尚不清楚。

与其他障碍和情况的区别（鉴别诊断）：

- **其他抑郁障碍和焦虑及恐惧相关障碍：**如果抑郁症状或焦虑症状符合抑郁发作或焦虑及恐惧相关障碍的诊断要求，则应诊断为抑郁障碍或焦虑及恐惧相关障碍，而不是混合性抑郁和焦虑障碍。在适当情况下，可诊断为单次发作抑郁障碍或复发性抑郁障碍"伴突出的焦虑症状"。

- **双相及相关障碍：**如果有躁狂发作或混合发作史，则不应诊断为混合性抑郁和焦虑障碍，而应诊断为双相障碍。

- **适应障碍：**如果症状发作与重大生活变故或应激性生活事件紧密相关，则更适合诊断为适应障碍，而不是混合性抑郁和焦虑障碍。

GA34.41　经前期烦躁障碍

核心（必要）特征：

- 在过去 1 年的多数月经周期里，以固定的模式出现一些情绪、躯体或认知症状，这些症状在月经开始前几天出现、月经开始后几天内好转，在月经开始后约 1 周内症状消失或基本消失。理想情况下，症状与黄体期和月经期的时间关系应通过至少 2 个有症状的月经周期前瞻性症状日记来确认。这些症状包括：
  - 至少有一种情感症状，如情绪不稳定、易怒、抑郁情绪或焦虑，以及
  - 其他躯体或认知症状，如嗜睡、关节疼痛、暴食、嗜睡、乳房压痛、四肢肿胀、注意力集中困难或健忘。

- 其他精神和行为障碍（例如心境障碍、焦虑或恐惧相关障碍、应激相关障碍）不能更好地解释这些症状。

- 这些症状不是其他医疗状况的表现（例如子宫内膜异位症、多囊卵巢疾病、肾上腺系统紊乱和高泌乳素血症），也不是物质或药物（例如激素治疗、酒精）对中枢神经系统的作用所致，包括戒断反应（例如兴奋剂戒断）。

- 症状导致明显痛苦，或显著损害患者的个人、家庭、社会、教育、职业或其他重要领域功能。

与正常状态的区别（阈界）：

- 很多女性在黄体期后期或月经期会有周期性的轻度心境改变（例如情绪不稳定性增加、

易激惹、主观性紧张），不应诊断为经前期烦躁障碍。与经前期烦躁障碍相比，这些症状的程度更轻，通常不会导致显著的痛苦或功能损害。

与其他障碍和情况的区别（鉴别诊断）：

• **经前期紧张综合征：**很多女性在黄体期后期可能会经历周期性的情绪、身体或行为症状，这些症状会影响她们的生活方式，适合按照经前期紧张综合征诊断和治疗。与之相比，经前期烦躁障碍的症状更严重，导致明显的痛苦，或显著损害患者的个人、家庭、社会、教育、职业或其他重要领域功能。

• **其他精神和行为障碍（包括经前期恶化的心境障碍）：**经前期烦躁障碍的特征性情绪症状，包括抑郁心境、易激惹和焦虑，也可出现在其他精神和行为障碍中（例如抑郁障碍、双相障碍、广泛性焦虑障碍）。虽然这些疾病的症状在黄体期后期和月经期可能会加重，但经前期烦躁障碍的不同之处在于，月经后 1 周内症状消失。如果难以准确回忆月经周期与症状之间的关系，应考虑连续 2 个周期的前瞻性心境评估。

• **痛经：**痛经的特点是周期性盆腔疼痛或下坠感、脐周或耻骨上腹痛，在月经之前或月经期出现，影响日常活动。与经前期烦躁障碍不同，痛经多发生于月经开始的时候，而不是月经之前。而且，心境症状与痛经没有特定的关联。

• **激素及其合成替代品、拮抗剂的影响：**使用激素治疗，包括避孕，可能导致不必要的不良反应，包括心境、躯体和认知症状。如果停用这些药物后，症状在其生理影响消退期后明显减轻，则不应诊断为经前期烦躁障碍。

6A7Y 其他特定抑郁障碍

核心（必要）特征：

• 以抑郁症状为主要临床表现，与其他抑郁障碍的主要临床特征类似（例如心境低落、对令人愉悦的活动的参与减少、精力下降、睡眠或进食紊乱等）。

• 症状不符合任何其他抑郁障碍类别的诊断要求。

• 其他精神和行为障碍（例如精神分裂症及其他原发性精神病性障碍、焦虑及恐惧相关障碍或应激相关障碍）不能更好地解释该症状。

• 症状和行为不是其他医疗状况的表现，也不是某种物质或药物（例如酒精、苯二氮䓬类药物）对中枢神经系统的影响所致，包括戒断作用（例如可卡因）。

• 症状导致显著的痛苦或个人、家庭、社会、学习、职业或其他重要领域功能的显著损害。如果功能得以维持，则只能通过付出大量额外的努力。

6A7Z 未特定的抑郁障碍

6A8Y 其他特定心境障碍

核心（必要）特征：

- 以心境症状为主要临床表现，与其他心境障碍的主要临床特征类似（例如，同时存在数条心境症状，如心境低落或高涨、对令人愉悦的活动的参与增多或减少、精力水平提升或下降、睡眠或进食紊乱等）。
- 症状不符合任何其他心境障碍类别的诊断要求。
- 其他精神和行为障碍（例如精神病性障碍、焦虑或恐惧相关障碍或应激相关障碍）不能更好地解释该症状。
- 症状和行为异常与其发育水平不相称，也不符合相应文化规范。
- 症状和行为不是其他医疗状况的表现，也不是由于某种物质或药物（例如酒精、苯二氮䓬类药物）对中枢神经系统的影响，包括戒断作用（例如可卡因）。
- 症状导致显著的主观痛苦或个人、家庭、社会、学习、职业或其他重要领域功能的显著损害。如果功能得以维持，则只能通过付出大量额外的努力。

6A8Z 未特定的心境障碍

5. 焦虑及恐惧相关障碍

焦虑及恐惧相关障碍（anxiety and fear–related disorders）以过度的恐惧和焦虑并伴有相应的行为紊乱为特征，其症状足以导致患者明显的痛苦或功能损害。恐惧和焦虑是相近且相关的现象，恐惧是对当下感知到的、临近的威胁的反应，而焦虑更多的是着眼于将来，是对预期出现的威胁的反应。区分不同种类的焦虑及恐惧相关障碍的主要方法，就是区分其忧虑（apprehension）的焦点，即：触发恐惧或焦虑的刺激或情境。有些疾病忧虑的焦点高度特定，如特定恐惧症；有些疾病忧虑的焦点则和更广范围的情境有关，如广泛性焦虑障碍。焦虑及恐惧相关障碍的临床表现通常包括某些特定的认知观念，这些观念有助于明确忧虑的焦点，从而区分不同类型的焦虑及恐惧相关障碍。

焦虑及恐惧相关障碍包括以下诊断单元：

6B00　广泛性焦虑障碍

6B01　惊恐障碍

6B02　场所恐惧症

6B03　特定恐惧症

6B04　社交焦虑障碍

6B05　分离焦虑障碍

6B06　选择性缄默症

6B0Y　其他特定焦虑及恐惧相关障碍

6B0Z　未特定的焦虑及恐惧相关障碍

一般文化考虑：

- 对于很多文化群体，躯体不适的主诉可能是主要的临床表现，而非认知症状。

• 在某些文化背景下，恐惧和焦虑的症状可能并没有被描述为内在体验或心理状态，而只是主要描述外在压力或因素（如巫术、法术、恶魔或嫉妒）。

6B00 广泛性焦虑障碍

核心（必要）特征：

• 显著的焦虑症状：

○ 不限于任何特定周围环境的广泛忧虑（即"游离性焦虑"）；或

○ 对日常生活的诸多方面（如工作、财务、健康、家庭等）将发生不好的事情表现出过分的担忧（预期性焦虑）。

• 这种焦虑和广泛性忧虑或担忧伴有以下特征性症状：

○ 肌肉紧张或坐立不安。

○ 交感神经活动亢进，表现为频繁的胃肠道症状，如：恶心和 / 或腹部不适、心悸、出汗、发抖、颤动和 / 或口干。

○ 主观体验到紧张、坐立不安，或感到"忐忑不安"。

○ 注意力集中困难。

○ 易激惹。

○ 睡眠障碍（入睡困难或睡不安稳，或坐卧不宁，睡眠质量难以令人满意）。

• 这些症状并非短暂出现，而是持续至少数月，且大部分时间都存在。

• 这些症状不能用其他精神障碍（如抑郁障碍）更好地解释。

• 这些症状并非其他医疗状况（如甲状腺功能亢进）的表现，也不是物质或药物（如咖啡、可卡因）作用于中枢神经系统的直接效应或其戒断反应（如酒精、苯二氮䓬类药物）。

• 持续的焦虑症状使患者感到明显痛苦，或导致患者的个人、家庭、社会、教育、职业或其他重要方面的功能严重损害。如果功能得以维持，则只能通过付出大量额外的努力。

其他临床特征：

• 有些广泛性焦虑障碍患者可仅诉及慢性躯体症状伴随的广泛忧虑，但不能清晰表达特定的担忧内容。

• 可观察到一些患者的行为改变，如回避、频繁地需要作出保证（尤其是儿童）以及拖延等。这些行为通常代表了患者为减少忧虑或阻止不幸事件发生所作出的努力。

与正常状态的区别（阈界）：

• 焦虑和担忧是人们面对压力时通常会出现的正常情感 / 认知状态。在理想状态下，焦虑和担忧有助于为解决问题而努力、适应性地集中注意力以及提高警觉性。正常的焦虑和担忧通常可以被自我调节而不会干扰个体功能或引起明显的苦恼。在广泛性焦虑障碍中，焦虑和担忧是过度的、持续的和强烈的，并可对功能造成明显的不良影响。处于极端压力环境（如生活在战争地区）下的个体可能会体验到强烈且有害的焦虑和担忧，这与其所处的环境一致。只在这种极端环境下出现的焦虑体验不应被视为广泛性焦虑障碍的症状。

病程特征：

• 广泛性焦虑障碍可起病于任何年龄。但是，通常起病于30多岁早中期（译者注：多指30~37岁）。

• 症状出现早与严重的功能损害和共病其他精神障碍有关。

• 广泛性焦虑障碍的症状严重程度常常在阈界和阈下症状之间波动，症状完全缓解并不常见。

• 尽管广泛性焦虑障碍的临床表现在一生中相对稳定，但是个体担忧的内容可能随着时间的变化而变化，且在不同年龄群体中存在担忧内容的差异。儿童青少年往往担忧学业和体育表现，而成年人更多地担忧自己和亲友的健康。

不同年龄阶段的表现：

• 焦虑及恐惧相关障碍是儿童青少年中最常见的精神障碍。广泛性焦虑障碍是童年后期和青少年期最常见的焦虑及恐惧相关障碍之一。

• 童年后期到青少年期，随着个体支持"担忧能力"的认知功能发展，广泛性焦虑障碍的发生率增加，这也是广泛性焦虑障碍的重要特点。由于认知功能发展的局限，广泛性焦虑障碍较少见于5岁以下的儿童。相对于同龄男孩，女孩倾向于更早出现症状。

• 对儿童青少年的诊断也需满足广泛性焦虑障碍的基本特征，其特殊症状可能包括：过度关注和过度服从规则，以及强烈地取悦他人的愿望。患儿可能会因发觉同龄人叛逆或违拗而感到沮丧。因此，患有广泛性焦虑障碍的儿童和青少年可能更喜欢过度报告同龄人的不当行为或在同龄人中扮演权威的角色，指责这些不当行为。这些行为可能对个体的人际关系造成负面影响。

• 患有广泛性焦虑障碍的儿童和青少年可能会过度向他人寻求安慰，反复询问问题，面对不确定性时表现出痛苦。他们可能过于完美主义，花费更多的时间完成任务，如家庭作业或课堂作业。对批评敏感是常见表现。

• 当儿童患广泛性焦虑障碍时，躯体症状可能成为重要的临床表现，尤其是与交感神经过度兴奋有关的症状。患儿常见的躯体症状包括频发头痛、腹痛和肠胃不适。与成年人相似，儿童和青少年也会出现睡眠障碍，包括延迟入睡和夜间觉醒。

• 担忧的程度和内容在儿童和青少年时期有不同表现。较小的儿童可能更多地关心自己的安全或健康，或他人的健康。青少年往往表现为更多的担忧，担忧的内容转向行为表现、完美主义，以及是否能够满足他人的期望。

- 患有广泛性焦虑障碍的青少年可能表现出易激惹，共病抑郁症状的风险也会增加。

文化相关特征：

- 在许多文化群体中，躯体不适的主诉可能是主要的临床表现，而非过多的担忧。这些症状可能涉及一系列与广泛性焦虑障碍不典型相关的躯体不适，如头晕和头部发热。
- 如果没有合适的背景信息，现实的担忧可能被误判为过度的担忧。例如：移民劳工可能会非常担心被驱逐出境，但是这可能与其雇主真实的驱逐出境威胁有关。另外，当个体过于强调单一的压倒性的担忧来源（如财务担忧）时，可能难以发现其日常生活中多个方面的担忧。
- 担忧内容可能因文化群体而异，这与环境中的重要主题相关。例如：在看重与已故亲人关系的社群中，个体的担忧可能集中于来世的精神世界。在较为个人主义的文化社群中，个体的担忧可能强调个人成就、理想实现或自信。

性别相关特征：

- 女性广泛性焦虑障碍的终生患病率是男性的 2 倍。
- 广泛性焦虑障碍的临床表现未见性别差异，与抑郁障碍的共病情况也没有表现出性别差异，但是，男性似乎更多地并发物质使用所致障碍。

与其他障碍和情况的区别（鉴别诊断）：

- **惊恐障碍：** 惊恐障碍以反复出现的、非预期的、自限性的强烈恐惧或焦虑发作为特征。广泛性焦虑障碍则表现为更持久和较少受环境影响的慢性忧虑感，这些忧虑往往与担心日常生活的各个方面有关。广泛性焦虑障碍患者可以出现由特定担忧诱发的惊恐发作。如果广泛性焦虑患者仅在对日常生活事件的担忧或广泛忧虑时出现惊恐发作，而没有出现非预期的惊恐发作，则不另外诊断"惊恐障碍"，惊恐发作的出现可以用"伴惊恐发作"来标注。如果同时出现非预期的惊恐发作，可以附加诊断"惊恐障碍"。
- **社交焦虑障碍：** 社交焦虑障碍症状表现为对社交场景（如在公共场合讲话、发起对话）的恐惧，且其忧虑的主要焦点在于他人的负性评价。广泛性焦虑障碍患者可能担心表现欠佳或考试失败的可能结果，但是不仅仅限于担心被他人负性评价。
- **分离焦虑障碍：** 如分离焦虑障碍一样，广泛性焦虑障碍患者可担忧其依恋对象的健康和安全，但他们的担忧也会扩展至日常生活的其他方面。
- **抑郁障碍：** 广泛性焦虑障碍和抑郁障碍存在一些相同的症状，如躯体焦虑症状、注意力集中困难、睡眠紊乱，以及与悲观想法有关的恐惧感。区别在于，抑郁障碍表现为心境低落、对以前感到愉快的活动丧失兴趣，以及其他抑郁障碍的特征性症状（如食欲改变、无价值感、自杀意念）。广泛性焦虑障碍可共病抑郁障碍，但是只有当符合广泛性焦虑障碍诊断标准的明确症状出现在抑郁发作之前或发生于单次抑郁发作完全缓解后才可作出广泛性焦虑障碍的诊断。

- **适应障碍**：适应障碍是个体对某个可识别的社会心理应激源或多个应激源的适应不良反应，其特征是对该应激源或其后果的先占观念。其反应可能包括过度的担心，与应激源有关的、反复出现的、令人痛苦的想法，或者是对其后果的持续思维反刍。适应障碍患者的担心集中于某种可识别的应激源或其后果，而广泛性焦虑障碍的担忧则涉及日常生活的多个方面，并可包含假想的担忧（如某个负性生活事件可能发生）。与广泛性焦虑障碍患者不同，适应障碍患者通常在应激源出现前具有正常的功能。适应障碍的症状大多在 6 个月内消失。

- **强迫症**：强迫症担忧的焦点在于闯入性的、不必要的想法、冲动或意象（强迫观念），而广泛性焦虑障碍担忧的焦点主要是日常生活事件。强迫症的强迫观念通常被体验为不必要的和闯入性的，与之不同的是，广泛性焦虑障碍患者可能将他们的担忧体验为有助于避免负性结果的策略。

- **疑病症（健康焦虑障碍）及躯体痛苦障碍**：在疑病症及躯体痛苦障碍中，患者担忧的是真实存在或其感受到的躯体症状，以及这些症状对他们健康产生的潜在影响。而广泛性焦虑障碍患者感受到的躯体症状与其焦虑情绪有关，他们也可能担忧自身健康，但是他们的担忧扩展到了日常生活的其他方面。

- **创伤后应激障碍**：创伤后应激障碍患者由于暴露于创伤性应激源而出现过度警觉，在特定或更广泛的情形中可担忧自身或与之亲近的人会处于即刻的威胁之下。创伤后应激障碍患者也可体验到由创伤事件提示物引发的焦虑（如惧怕或回避个体被攻击的地点）。相比之下，广泛性焦虑障碍患者的焦虑和担忧则指向多个生活领域（如健康、财务、工作）中不良事件发生的可能性。

6B01　惊恐障碍

核心（必要）特征：

- 反复出现的惊恐发作，以数个典型症状快速同时出现为特征的强烈恐惧或忧虑散在发作。这些症状如下，但并不仅限于下列症状：
  - 心悸或心率加快
  - 出汗
  - 颤抖
  - 呼吸急促感
  - 窒息感
  - 胸痛
  - 恶心或腹部不适
  - 眩晕感或头晕感
  - 发冷或潮热

- ○ 刺痛感或四肢缺乏感觉（即感觉异常）
- ○ 人格解体或现实解体
- ○ 害怕失控或发疯
- ○ 濒死恐惧
- 至少部分惊恐发作是非预期的，即：这些发作不限于特定的刺激或环境，而是"突如其来"的。
- 惊恐发作后，患者持续（如数周）担忧或担心再次发作，或担心其可被感知的负面意义（如生理症状可能是心肌梗死的症状），或采取某些行为避免再次发作（如仅在有可信的人陪伴时才肯出门）。
- 惊恐发作不限于另一种精神障碍引发焦虑的情况。
- 症状并非其他健康问题（如嗜铬细胞瘤）的表现，也不能归因于物质或药物（如咖啡、可卡因）作用于中枢神经系统的直接效应或其戒断反应（如酒精、苯二氮䓬类药物）。
- 症状导致个人、家庭、社会、教育、职业或其他重要方面的功能严重损害。如果功能得以维持，则只能通过付出大量的额外努力。

注意：惊恐发作可发生于其他焦虑及恐惧相关障碍，也可以见于其他精神障碍，因此，存在惊恐发作本身并不足以作出惊恐障碍的诊断。

其他临床特征：

- 单次惊恐发作通常仅持续数分钟，部分可持续更久。惊恐发作的频率和严重程度个体差异大（如：1 d 多次到 1 个月几次）。
- 在惊恐障碍中，常见惊恐发作随着病程进展而变得越来越"可预期"，发作变得与某些特定的刺激或情境有关，而这些刺激或情境原本是偶然的。（例如个体在过桥时发生了非预期的惊恐发作，此后，在过桥时变得焦虑，这可能导致患者对桥的"预期性"惊恐发作。）
- 在惊恐障碍患者中，常见局限性症状发作（即发作与惊恐发作类似，但是只有惊恐发作的特征性症状，没有特征性的症状峰值强度），尤其当患者使用行为策略（如回避）消减焦虑症状时。然而，要作出惊恐障碍的诊断，必须有反复出现的惊恐发作史，才能达到惊恐障碍的诊断要求。
- 有些惊恐障碍患者有夜间惊恐发作的经历，即于睡眠中在惊恐状态下醒来。
- 尽管惊恐障碍患者的症状表现形式（如以呼吸症状为主、夜间发作等）、焦虑严重程度，以及回避行为的程度不同，它仍是焦虑障碍中危害最大的障碍之一。患者常常反复至急诊就诊，承受一系列不必要但却花费巨大的特殊医学检查，尽管这些检查反复出现阴性结果。

与正常状态的区别（阈界）：

- 惊恐发作常见于普通人群，尤其是面临引发焦虑的生活事件时。真正威胁到个体躯体或心理完整性的情况下出现的惊恐发作，是个体正常反应连续谱的一部分，这种情况下并不能给出诊断。惊恐障碍可以通过以下几点与正常的恐惧反应进行区别：频繁复现的惊恐发作；持续担忧或担心再次惊恐发作或其结果，或行为改变（如回避）；以及与之相关的显著的功能损害。

- 惊恐发作具有突然发生、快速达峰、出人意料和程度强烈的特点，这些特点区别于日常生活中可能体验到的情境相关性焦虑（例如处于压力大的生活转变中，如搬到一个新城市）。

病程特征：

- 惊恐障碍常起病于 20 多岁早期［译者注：多指 20 ~ 25 岁（不含界值）］。
- 有些个体呈发作性症状暴发后长期缓解，有些个体症状持续且严重。
- 并发其他障碍（如其他焦虑及恐惧相关障碍、抑郁障碍、物质使用障碍）与长期病程发展轨迹差有关。
- 共病场所恐惧症者往往症状更严重，且预后更差。

不同年龄阶段的表现：

- 尽管也有儿童出现惊恐发作的躯体症状，但惊恐障碍极少见于幼儿，因为其对症状意义灾难化的认知能力尚未充分发展起来。惊恐障碍的患病率增加于青少年期和成年早期。
- 患惊恐障碍的青少年更容易共病抑郁障碍（包括自杀）和物质使用所致障碍。

文化相关特征：

- 惊恐发作的症状表现可能因文化而异，个体对病因的文化归因可影响其症状表现。例如：柬埔寨人可能将惊恐症状归结于 *khyâl* 失调（如头晕、耳鸣、颈部酸痛），在传统柬埔寨民族生理学中，*khyâl* 是一种类似于风的物质。
- 有几种著名的与惊恐障碍相关的文化现象，将惊恐、恐惧或焦虑归因于特定的社会或环境影响。如：归因于人际冲突（如拉美人中的"ataque de nervios"），归因于劳累或直立性低血压（柬埔寨人的 khyâl cap），归因于空气中的风（越南人的 trúng gió）。这些文化标签也可见于惊恐之外的其他症状表现（如：ataque de nervios 患者的愤怒发作），但是它们常常构成惊恐发作，或表现与惊恐发作的部分现象重叠。
- 澄清症状的文化归因和经历背景能明确惊恐发作是否为惊恐障碍诊断所必需的非预期发作。例如：惊恐发作涉及的特定担忧可以被另一种障碍更好地解释（如：社交焦虑障碍中的社交情境）。另外，忧虑焦点与特定暴露（如风或寒冷，以及 trúng gió 惊恐发作）之间的文化联系可能提示，考虑到个体的文化背景，这种特定暴露下的急性焦虑是预期性发作。

性别相关特征：

- 女性惊恐障碍的发病率是男性的 2 倍，发病率的性别差异始于青春期。

- 临床特征或症状表现未见性别差异。

与其他障碍和情况的区别（鉴别诊断）：

- **广泛性焦虑障碍：** 有些惊恐障碍患者可能在惊恐发作之间感到焦虑和担心。如果焦虑和担心的焦点是担心惊恐发作或其可能的后果（如个体可能患有心血管疾病），则无需额外诊断广泛性焦虑障碍。如果个体除担心非预期的惊恐发作外，更多地对大量生活事件感到焦虑，则应附加诊断广泛性焦虑障碍。

- **场所恐惧症：** 惊恐发作的不可预测性是该疾病早期阶段的反映。但是，随着时间的推移，由于惊恐发作在特定情境中反复出现，个体往往对在这些情境下会有惊恐发作产生预期性焦虑，或体验到因暴露于这些情境而引发的惊恐发作。随着时间的推移，常见个体在惊恐障碍的背景下发展出部分场所恐惧症的症状。如果个体发展出害怕在多种情境中可能出现惊恐发作或其他不可控或令人尴尬的症状，并因此主动回避这些情境，要求有人陪伴，或需忍受强烈的恐惧或焦虑，以及符合场所恐惧症的所有其他诊断要求，则可以作出场所恐惧症的附加诊断。

- **抑郁障碍：** 惊恐发作也可出现于抑郁障碍中，尤其伴有显著焦虑症状的抑郁障碍，包括混合性抑郁焦虑障碍，可能由抑郁性思维反刍而诱发。如果这些疾病中出现非预期的惊恐发作，且主要担心惊恐发作再次出现或其后果，则应附加惊恐障碍的诊断。

- **疑病症（健康焦虑障碍）：** 疑病症患者常常将躯体症状曲解成他们具有一种或多种威胁生命疾病的证据。尽管惊恐障碍患者也会表现出担忧焦虑性躯体症状暗示着威胁生命的疾病（如心肌梗死），但这些症状通常出现于惊恐发作过程中。惊恐障碍患者更担心惊恐发作再次发生或其后果，除焦虑症状引发的躯体性担忧外，较少报告其他躯体性担忧，与健康相关的重复性和过度行为也较少。然而，惊恐发作也可出现于疑病症中，如果惊恐发作仅与害怕患有威胁生命的疾病有关，附加诊断惊恐障碍是没有依据的。此时，可以用"伴惊恐发作"来标注疑病症。如果疑病症患者持续且反复出现非预期的惊恐发作，且这些惊恐发作并非对疾病相关担忧的反应，则应作出两种诊断。

- **对立违抗障碍：** 儿童青少年的易激惹、愤怒以及不守规矩有时与惊恐障碍有关。例如：儿童在面临使其焦虑的任务或情境时可能表现出愤怒暴发（如要求在没有父母或照料者陪伴的情况下出门）。如果违抗行为仅在能引起焦虑、恐惧或惊恐的情境或刺激下出现，则诊断对立违抗障碍是不恰当的。

- **其他精神、行为与神经发育障碍：** 惊恐发作可发生于各种其他精神障碍，尤其是其他焦虑及恐惧相关障碍、应激相关障碍以及强迫相关障碍。当惊恐发作发生于这些障碍中时，通常是对令人痛苦的内外应激源的强烈焦虑反应，反映了该障碍中忧虑的焦点（如：特定恐惧症中某个明确的对象或情境，社交焦虑障碍中的负面社交评价，强迫症中的被病菌污染，疑病症中的罹患严重疾病，创伤后应激障碍中的创伤事件提示物）。如果在其他障碍中，惊恐发作仅限于此类情况，则单独作出惊恐障碍的诊断是没有依据的。如果在这些障碍的病程发展过程中，出现非预期的惊恐发作，且并非是对该障碍忧虑焦点相关应激源作出的反应，则可以作出惊恐障碍的诊断。

6B02　场所恐惧症

核心（必要）特征：

• 置身于多种难以逃离或难以获得帮助的情境时，产生或预期产生明显且过度的恐惧或焦虑，这些情境包括乘公共交通工具、置身于人群、独自离家、在商场、剧院或排队。

• 个体对这些情境感到持续的恐惧或焦虑，因为害怕其导致特定的不良后果，如惊恐发作、惊恐症状或其他失能（如跌倒）或令人尴尬的躯体症状（如失禁）。

• 患者主动回避以上情境，只有特定情况下（如有人陪伴）才会进入，否则就会承受强烈的恐惧或焦虑。

• 症状并非短暂出现，即症状持续一段时间（如至少数月）。

• 症状不能更好地用其他精神障碍解释（如妄想性障碍中的偏执观念、抑郁障碍中的社交退缩）。

• 症状导致患者对体验持续的焦虑症状感到明显痛苦，或导致患者的个人、家庭、社会、教育、职业或其他重要方面的功能严重损害。如果功能得以维持，则只能通过付出大量的额外努力。

其他临床特征：

• 场所恐惧症的个体恐惧体验可包括惊恐发作的任何症状（如心悸或心率加快、胸痛、眩晕或头晕感），或其他失能的、可怕的、难以管理的或令人尴尬的症状（如失禁、视力改变、呕吐）。通常很重要的一点是明确场所恐惧症所害怕的结局的性质，这可提示治疗策略的具体选择。

• 场所恐惧症患者常见惊恐发作史，尽管他们可能目前尚未达到惊恐障碍的诊断要求，或因为他们回避惊恐发作可能出现的情境而并没有出现完全的惊恐发作。需明确个体的忧虑焦点与惊恐发作时的躯体症状是否特定相关，这对是否考虑将惊恐障碍的治疗要素（如内部感受暴露）加入场所恐惧症的治疗很重要，即使目前尚无惊恐障碍诊断。

• 如果需要进入令人恐惧的情境，场所恐惧症患者也许会采用各种不同的行为策略。其中一个"安全"行为是要求有人陪伴。其他策略可能包括仅在特定的时间点或携带特定物资（如药物、毛巾）方可进入某个地点，以防可怕的负面后果。随着病程的发展以及场合的不同，这些策略也会发生改变。如：在相同情境中的不同场合，患者可能坚持要人陪伴，或带着痛苦忍受，或使用各种安全行为来处理焦虑。

• 尽管场所恐惧症的症状模式、焦虑严重程度及回避程度多变，该疾病仍是最严重的焦虑及恐惧相关障碍之一，以至于有些患者变得完全足不出户，这会影响其就职、就医及形成和维持社会关系的能力。

与正常状态的区别（阈界）：

• 在正常发育中或压力增加的阶段，个体会出现短暂的回避行为。这种行为持续时间有限且并未显著影响个体功能，故有别于场所恐惧症。

• 出于对失能或尴尬的合理担心，残障人士或有医疗状况的个体可能会回避某些特定情况（如活动受限的患者担心到不了某个陌生的地方，克罗恩病患者担心出现突然腹泻）。考虑到患者的残障或健康状况，只有当焦虑和回避导致比预期更严重的功能损害时才诊断场所恐惧症。

病程特征：

• 场所恐惧症常起病于青春晚期，多数首次起病在 35 岁之前。无惊恐发作或惊恐障碍史者发病较晚 {20 多岁中后期［译者注：多指 25 ~ 29 岁（含界值）］}。儿童期起病者罕见。

• 场所恐惧症通常为慢性且持续的。长期病程和结局增加继发抑郁障碍、恶劣心境和物质使用所致障碍的风险。

• 症状越严重（如回避多数活动、足不出户），复发率越高，越容易呈慢性病程，且远期预后越差。

• 共病其他障碍，尤其共病其他焦虑及恐惧相关障碍、抑郁障碍、人格障碍和物质使用所致障碍者，远期预后差。

不同年龄阶段的表现：

• 尽管场所恐惧症的临床表现在一生中相对稳定，但是特定触发点和相关认知观念因年龄群体而异。如：儿童常常害怕独自离家在外或迷路，成人则害怕排队、置身拥挤或开放的空间以及惊恐发作。在老年人中，害怕跌倒常见。

• 与成年人相似，患有场所恐惧症的儿童和青少年可能表现出对特定情境或场所的过分回避，或要求其朋友或家庭成员陪同才进入这些情境。患有场所恐惧症的儿童在没有父母或照料者陪同的情况下可能拒绝离开家。迷路和无法获得帮助是儿童青少年常见的忧虑焦点。从了解儿童的知情者处收集信息可以帮助明确儿童的忧虑焦点。

文化相关特征：

• 对场所恐惧症的评估应纳入文化和性别相关的一般信息。如：在暴力常见的情况下，害怕独自离家不应考虑该诊断，除非其恐惧已明显超过文化常态。同样，处于个体多数时间都在家度过的文化下，在开阔地带（如市场）可能会焦虑；仅在恐惧超过文化常态时方可诊断该疾病。

性别相关特征：

• 女性场所恐惧症的终生患病率约为男性的 2 倍。在儿童中，女孩的患病率更高，且症状出现比男孩早。

• 患广场恐惧症的男性更易共病物质使用所致障碍。

与其他障碍和情况的区别（鉴别诊断）：

• **惊恐障碍**：随着时间的推移，惊恐障碍患者常见一定程度的场所恐惧症状。如果个体经历了反复出现的、非预期的、不限于特定刺激或情境的惊恐发作，并且场所恐惧症状并未完全符合场所恐惧症的诊断要求，则诊断惊恐障碍更合适。反之，许多场所恐惧症患者也会经历反复出现的惊恐发作。如果场所恐惧症患者的惊恐发作仅发生在多种广场恐惧情境中，而没有出现非预期的惊恐发作，则不应附加惊恐障碍的诊断，此时，可用"伴惊恐发作"予以标注。如果同时出现非预期的惊恐发作，则可附加诊断惊恐障碍。

• **特定恐惧症**：特定恐惧症是对受制环境或刺激本身的恐惧（如接近某种动物、高处、幽闭的空间、看见血或伤口），而非对在难以获得帮助或难以逃脱的多种情境中预期出现紧迫危险结局的恐惧或焦虑（如惊恐发作、惊恐症状、失能或令人尴尬的躯体症状）。

• **社交焦虑障碍**：社交焦虑障碍的症状是对社交情境（如在公共场合讲话、发起谈话）恐惧的反应，且其忧虑的核心焦点是被他人负性评价。

• **分离焦虑障碍**：与场所恐惧症类似，分离焦虑障碍患者也会回避某些情境，但他们这样做是因为害怕失去他们所依恋的对象（如父母、配偶、子女），因而防止或限制他们离开。

• **精神分裂症及其他原发性精神病性障碍**：精神分裂症及其他原发性精神病性障碍患者可能因为其被害妄想或偏执妄想回避某些情境，而非因为在难以获得帮助或难以逃脱的多种情境中预期出现紧迫危险结局的恐惧或焦虑（如惊恐发作、惊恐症状、失能或令人尴尬的躯体症状）。

• **抑郁障碍**：抑郁障碍患者也可能会回避多种情境，这是因为他们对曾经感兴趣的活动丧失了兴趣，或因为精力缺乏，而非因为在难以获得帮助或难以逃脱的多种情境中预期出现紧迫危险结局的恐惧或焦虑（如惊恐发作、惊恐症状、失能或令人尴尬的躯体症状）。

• **创伤后应激障碍**：创伤后应激障碍患者会有意回避可能引起创伤性事件再体验的提示物。而场所恐惧症回避一些情境是因为在难以获得帮助或难以逃脱的多种情境中预期出现紧迫危险结局的恐惧或焦虑（如惊恐发作、惊恐症状、失能或令人尴尬的躯体症状）。

• **对立违抗障碍**：儿童青少年的易激惹、愤怒以及不守规矩有时与焦虑有关。例如：儿童在面临使其焦虑的任务或情境时可能表现出愤怒暴发（如要求在没有父母或照料者陪伴的情况下出门）。如果违抗行为仅在能引起焦虑、恐惧或惊恐的情境或刺激下出现，则诊断对立违抗障碍是不恰当的。

6B03 特定恐惧症

核心（必要）特征：

• 暴露或预期暴露于一个或多个特定对象或情境时（如接近某种动物、高处、幽闭的空间、看见血或伤口），产生明显且过度的恐惧或焦虑，这种恐惧或焦虑与这些特定对象或情境造成的实际危险不相符。

• 患者主动回避这些恐怖对象或情境，或带着强烈的恐惧或焦虑去忍受。

• 与特定对象或情境相关的恐惧、焦虑或回避模式并非暂时出现，即会持续一段时间（如至少数月）。

• 症状不能用其他精神障碍更好地解释（如社交焦虑障碍、原发性精神病性障碍）。

• 症状导致患者对体验持续的焦虑症状感到明显痛苦，或导致患者的个人、家庭、社会、教育、职业或其他重要方面的功能严重损害。如果功能得以维持，则只能通过付出大量额外的努力。

其他临床特征：

• 特定恐惧症是对一组广泛而异质的恐怖刺激物群组的恐惧。最常见的是：特定动物（动物恐惧）、高处（高空恐惧）、封闭空间（幽闭恐惧）、见到血或伤口（血－损伤恐惧）、飞行、驾驶、风暴、黑暗以及医疗／牙科操作。不同个体对恐惧刺激物的反应可包括厌恶和极度反感（常见于动物恐惧或血－损伤恐惧），预感危险或伤害（常见于多数特定恐惧），以及躯体症状如晕厥（常见于对血或损伤的反应）。

• 多数诊断特定恐惧症的患者报告其害怕多种对象或情境。特定恐惧症诊断的确立与恐惧对象或情境的数量无关。大多数恐惧刺激物的出现或预期的出现通常会引起患者明显的生理性唤起，但是，恐惧血液、侵入性医疗操作或损伤的患者可能会因为血管的迷走神经反应而晕厥。

• 部分特定恐惧症患者可能会报告曾经目睹他人（如照顾者）在面对某个对象或情境时出现恐惧或焦虑反应，导致其替代性习得了对该对象或情境的恐惧反应。其他患者则可能存在对该对象或情境的直接负性体验（如被狗咬）。曾经的（直接或替代性的）负性经历并非发展为该障碍所必需的经历。

• 有些患者对特定对象或情境的恐惧或焦虑并不过分。在这种情况下，临床医生必须在考虑到个体所接受的文化习俗及所处特定环境后，评估个体报告的恐惧、焦虑及回避行为与被伤害的风险是否相称（如在夜袭常见的街区怕黑是有正当理由的）。

与正常状态的区别（阈界）：

• 有些恐惧是儿童青少年正常发育的一部分（如幼儿怕狗）。与其发育水平相当的个体相比，仅当出现过度的恐惧或焦虑时方可诊断特定恐惧症。

病程特征:

- 特定恐惧症可发生于任何年龄,首发常见于儿童早期(7~10岁),初次发作通常是由于目击或经历令人恐惧的情境或事件(如窒息、被动物袭击、目睹溺亡)所致。

- 发病年龄小者害怕动物或自然现象(对一潭死水/天气、幽闭空间的害怕);害怕飞行和恐高常在较大年龄发病。

- 较小年龄发病与恐惧情境或刺激的数量增加有关。

- 特定恐惧症患者终生较多共病其他障碍,尤其是抑郁障碍和其他焦虑及恐惧相关障碍。多数情况下,特定恐惧症先于其他精神障碍出现。

- 特定恐惧症从儿童期持续至青少年期和成年期,少见自发缓解。

不同年龄阶段的表现:

- 焦虑及恐惧相关障碍是儿童和青少年时期最常见的精神障碍。在这些障碍中,特定恐惧症是儿童时期最常见的一种,可见于3岁的幼儿。

- 如果恐惧是儿童正常的发育性反应(如幼儿怕黑),则不应当作出特定恐惧症的诊断。

- 学龄前儿童的恐惧反应可包括僵住、发脾气或哭泣。这些反应的持续时间、频率和强度可用于鉴别与年龄相称的恐惧和特定恐惧症的焦虑反应。

- 与有形物体(如动物)相关的特定恐惧症更常见于较小的儿童,而与担心自己或他人受到伤害(如环境、血液/注射)有关的特定恐惧症则主要见于青少年和成人。

- 与成人相似,过度回避可见于儿童和青少年,这种回避可由实际出现的恐怖刺激或预期性焦虑导致(如因可能遭遇蜜蜂而拒绝外出)。

文化相关特征:

- 文化可能影响个体对特定刺激的恐惧反应。如果在某文化社群中多数人都害怕某种刺激,则不应据此诊断为特定恐惧症,除非其恐惧显著超过文化常态。如:在某些文化社群中,人们因为害怕鬼魂出没而避免在某些地方走夜路。

- 特定恐惧刺激的突出性可因社群和环境而异。环境中的普通威胁(如毒蛇)可因某些文化差异而被认为是恐惧刺激。

性别相关特征:

- 女性特定恐惧症的终生患病率约为男性的2倍。

- 男女均可出现对血液、注射和损伤的恐惧,情境性特定恐惧以及与动物和自然环境有关的恐惧多见于女性。

与其他障碍和情况的区别（鉴别诊断）：

- **惊恐障碍：** 如果特定恐惧症患者在遇见或预期遇见特定物体或情境时出现惊恐发作，且患者忧虑的焦点是害怕该物体或环境，则不应附加惊恐障碍的诊断，此时，可用"伴惊恐发作"予以标注。如果同时出现非预期的惊恐发作，则可附加诊断惊恐障碍。

- **场所恐惧症：** 特定恐惧症是对受制环境或刺激本身的恐惧（如接近某种动物、高处及看见血或伤口），而不是因为在难以获得帮助或难以逃脱的多种情境中预期出现紧迫危险结局的恐惧或焦虑（如惊恐发作、惊恐症状、失能或令人尴尬的躯体症状）。

- **社交焦虑障碍：** 社交焦虑障碍的恐惧和回避行为由社交情境（如在公共场合发言、发起对话）激发，且其忧虑的主要焦点在于他人的负性评价。而特定恐惧症的恐惧和回避行为是对其他特定对象或情境的反应。

- **强迫症：** 强迫症患者可能会回避与强迫有关的特定刺激或情境（如有强迫洗手的患者回避"被污染的"情境），而特定恐惧症患者回避物体或情境是因为与之相关的恐惧，而不是因为强迫。

- **疑病症（健康焦虑障碍）：** 疑病症患者可能会回避医疗咨询或医院，因为他们害怕这会加剧自己身患重病的先占观念。而特定恐惧症患者的恐惧和回避与物体或情境本身有关。

- **创伤后应激障碍和复合性创伤后应激障碍：** 特定恐惧症和创伤后应激障碍均可出现对引发焦虑的刺激的回避，且均可在暴露于创伤性事件后被唤起。可根据创伤后应激障碍的核心症状（即：创伤事件再体验和对当前威胁的警觉性增高）进行鉴别。特定恐惧症对创伤性事件的体验属于过去，而创伤后应激障碍和复合性创伤后应激障碍对创伤性事件的体验是"就像此时此刻再次发生"（即再体验）。

- **喂养及进食障碍：** 喂养及进食障碍患者表现出异常的进食行为和／或对食物及体重、体型的突出的先占观念，他们可能因此回避食物，因为害怕食物会导致体重增加，也可能因为食物特定的观感。某些特定恐惧症患者可能回避进食或食物刺激，但是这种回避与其预期惊恐刺激的直接后果有关（如进食可能导致噎食或呕吐），而不是因为食物含有的热量或食物本身的观感。

- **对立违抗障碍：** 儿童青少年的易激惹、愤怒以及不守规矩有时与焦虑有关。例如：儿童在面临使其焦虑的任务或情境时可能表现出愤怒暴发（如要求在没有父母或照料者陪伴的情况下出门）。如果违抗行为仅在能引起焦虑、恐惧或惊恐的情境或刺激下出现，则诊断对立违抗障碍是不恰当的。

6B04　社交焦虑障碍

核心（必要）特征：

- 处于一个或多个社交情境时持续出现明显且过度的恐惧或焦虑，如社交互动（对话）、被观看（如在他人面前吃、喝）或在他人面前表演（如演讲）。

- 个体担心自己的言行或呈现出的焦虑症状会导致负性评价（即被羞辱或尴尬，导致被拒绝或冒犯他人）。
- 持续回避相关的社交场景，或带着强烈的恐惧或焦虑去忍受。
- 症状并非暂时，即他们会持续一段时间（如至少数月）。
- 这些症状不能用其他精神障碍更好地解释（如场所恐惧症、躯体变形障碍、嗅觉牵连障碍）。
- 症状导致患者对体验持续的焦虑症状感到明显痛苦，或导致患者的个人、家庭、社会、教育、职业或其他重要方面的功能严重损害。如果功能得以维持，则只能通过付出大量额外的努力。

其他临床特征：

- 社交焦虑障碍患者可能报告担心躯体症状，如：脸红、出汗或颤抖，而不是首先承认对负性评价的恐惧。
- 社交焦虑障碍常共病其他焦虑及恐惧相关障碍和抑郁障碍。
- 社交焦虑障碍患者有较高的风险发展出物质使用所致障碍，他们为了在社交情境下减轻焦虑而继发使用这些物质。
- 社交焦虑障碍患者可能并不认为自己对社交情境的恐惧或焦虑是过度的。临床评估需考虑公认的文化范式及个体所处的特定环境，综合评估个体的恐惧、焦虑或回避行为是否与社交情境不相称（如被霸凌时害怕与同龄人互动是可理解的）。

与正常状态的区别（阈界）：

- 社交焦虑障碍与正常发育性恐惧（如儿童在新环境里不愿与不熟悉的人互动）的区别在于，前者的恐惧和焦虑反应通常是过度的、影响功能，且持续一段时间（如持续超过数月）。
- 很多个体在社交情境下感到恐惧（如常见个体在公共场合讲话感到焦虑），或呈现出正常的害羞的人格特质。只有当个体所诉述的社交恐惧、焦虑以及回避行为明显超过特定文化背景中的正常程度，并且导致个体明显的痛苦或损害时，才考虑诊断社交焦虑障碍。

病程特征：

- 尽管社交焦虑障碍可以在儿童早期出现，但通常出现于儿童和青少年时期，大多数出现在 8～15 岁。
- 社交焦虑障碍可缓慢进展，也可在压力性或羞辱性经历后突然发生。
- 社交焦虑障碍通常被视为慢性病。患者的自发缓解与发病年龄晚、损伤程度轻、未共病其他障碍有关。
- 与其他精神障碍的高共病率使社交焦虑障碍难以辨别其远期预后。远期预后差与以下因素相关：症状严重程度高，共病酒精使用所致障碍、人格障碍、广泛性焦虑障碍、惊恐障碍和场所恐惧症。

- 社交焦虑障碍缓解率变异度大，有些个体的症状可自发缓解。

不同年龄阶段的表现：

- 社交焦虑障碍少见于 10 岁以下儿童，发病率在青少年期显著增加。
- 社交焦虑障碍的诊断不应当用于描述儿童面对陌生人时的正常发育性焦虑和害羞。
- 社交焦虑障碍与行为抑制的气质特征有关，即，某些人对体验新奇情境感到痛苦，遇到不熟悉的环境或人时倾向于退缩或回避。行为抑制的儿童对陌生的人和环境是"慢热"的。行为抑制被认为是一种正常的气质类型，但也是社交焦虑障碍的危险因素。
- 与成人相似，儿童和青少年在社交情境中可能采用微妙的回避策略来处理他们的焦虑，包括限制发言或减少与他人的目光接触。患有社交焦虑障碍的儿童和青少年可能还表现出社交技能匮乏，如：在开始或维持交谈，或维护自己的愿望或观点方面存在困难。
- 社交焦虑障碍的症状可能仅在学龄后显现，此时需要与不熟悉的同龄人和老师进行社交互动。社交焦虑障碍的临床表现因年龄组而异，较小儿童的社交焦虑可能主要表现在与成人相处时，而青少年更多的是与同龄人相处时社交焦虑体验增加。与同性或异性互动时，社交焦虑的程度也存在个体差异。从了解儿童在不同情境和环境中如何作出反应的知情者处收集信息有助于作出诊断。
- 社交焦虑障碍的症状可能会随着年龄的增长而显现，因为社交需求超出了个体处理和管理焦虑的能力。青少年可能表现出多种相关的困难，包括：社交退缩、拒绝上学，以及不愿明确表达自己的需求。有些青少年可能会因为担心影响自己的社交地位而参加社交，但通常带着显著的痛苦。

文化相关特征：

- 社交焦虑障碍的鉴别有赖于综合评估，需评估可能与过度焦虑有关的文化群体相关性社交情境（如某些拉美文化中，个体被期待当众跳舞），以及个体的焦虑程度是否超过该文化的正常水平。为避免成见，应开放询问有关过度焦虑的社交情境。
- 在某些文化群体中，焦虑和回避特定社交情境被视为正常（如某些亚洲文化中，公开讲话或表达异议），而不认为是疾病。除非在考虑社会文化背景的情况下，个体的恐惧或焦虑与社交情境构成的实际威胁不相称。
- 有些痛苦的文化概念与社交焦虑障碍相关。如：日本人中的 taijin kyofusho（恐人症）及韩国人中的相关现象，可能是社交焦虑障碍的一种表现形式，表现为害怕他人被自己的不恰当行为（如不适当的凝视或面部表情、脸红、体臭、响亮的肠鸣音）所冒犯。taijin kyofusho（恐人症）的其他表现更多见于妄想障碍、躯体变形障碍或嗅觉牵连障碍的诊断中。

- 在相同文化背景下，社交焦虑障碍的患病率可与自我报告的社交焦虑水平不一致，即：具有强烈集体主义倾向的社会可能社交焦虑水平高，但社交焦虑障碍患病率低。对社交沉默和退缩的更高容忍性可能导致了较好的心理社会功能，或者对社交焦虑障碍更低的认知。

性别相关特征：

- 社区样本显示女性社交焦虑障碍的患病率高，但临床样本未见明显的性别差异。此种不同设置下的患病率差异可归因于性别角色期待，因此症状严重的男性更愿意寻求专业服务。
- 女性的患病症状表现更严重，且报告多种社交恐惧，男性则表现为恐惧在公共场合约会或当众小便。
- 女性更常见共病抑郁、双相和其他焦虑及恐惧相关障碍，男性则更容易共病对立违抗障碍、去社会品行障碍及物质使用所致障碍。
- 男性常通过使用酒精和非法药物缓解社交焦虑障碍的症状。

与其他障碍和情况的区别（鉴别诊断）：

- **广泛性焦虑障碍：**广泛性焦虑障碍担心的主焦点是发生于多种日常情境中（如工作、人际关系、财务）的负性后果，而不限于担心在社交情境中自己的行为或表现被他人负性评价。
- **惊恐障碍：**如果社交焦虑障碍患者仅在现实或预期的社交情境下出现惊恐发作，则不应附加惊恐障碍的诊断，此时，可用"伴惊恐发作"予以标注。如果同时出现非预期的惊恐发作，则可附加诊断惊恐障碍。
- **场所恐惧症：**场所恐惧症的恐惧或焦虑集中于在难以获得帮助或难以逃脱的多种情境中预期出现紧迫的危险结局（如惊恐发作、惊恐症状、失能或令人尴尬的躯体症状），而不是担心他人的负性评价。与社交焦虑障碍不同，场所恐惧症患者的困窘，是继发于担心如果出现症状（如在公共场合腹泻）不能逃离或难以获得帮助。
- **特定恐惧症：**特定恐惧症通常恐惧的是特定情境或刺激物（如高处、动物、血液 – 损伤），而非社交情境。
- **选择性缄默症：**选择性缄默症的特征为在特定情境下不能讲话，而社交焦虑障碍的恐惧和焦虑导致患者回避多种社交情境。
- **孤独症谱系障碍：**孤独症谱系障碍和社交焦虑障碍的患者都会表现出社交退缩。但是，孤独症谱系障碍患者存在社交交流缺陷以及通常缺乏社交兴趣。
- **抑郁障碍：**社交上的不足、拒绝和失败的想法常见于抑郁障碍，这些想法可能与回避社交情境有关。与社交焦虑障碍不同，这些症状几乎只发生于抑郁发作期。
- **躯体变形障碍：**躯体变形障碍的患者担心自身感知到的身体缺陷，这种缺陷在他人看来难以发现或非常微小。个体可能担心他人对这些缺陷的负性评价。然而，与社交焦虑障碍不同，他们担心的是他人如何评价自身感知到的缺陷，而非社交背景下对其行为或表现的看法。

- **嗅觉牵连障碍**：社交焦虑障碍患者回避社交情境，因为担心自己的言行或呈现出的焦虑症状会导致负性评价（即被羞辱或尴尬，导致被拒绝，或冒犯他人）。相反，嗅觉牵连障碍患者回避特定社交情境是其认为自身散发恶臭。

- **对立违抗障碍**：儿童青少年的易激惹、愤怒以及不守规矩有时与焦虑有关。例如：儿童在面临使其焦虑的任务或情境时可能表现出愤怒暴发（如要求在没有父母或照料者陪伴的情况下出门）。如果违抗行为仅在能引起焦虑、恐惧或惊恐的情境或刺激下出现，则诊断对立违抗障碍是不恰当的。

- **与其他医疗情况所致的其他精神行为综合征的鉴别**：存在某种健康状况（如帕金森病）以及患有其他精神、行为和神经发育障碍（如精神分裂症）的患者，也可能因为担心他人负性评价其症状（如震颤、异常行为）而出现回避社交情境。考虑到对于因患某种疾病具有某些可见症状的患者而言，担心他人如何理解他们的症状是正常的，因此，只有符合所有的诊断要求，才考虑作出社交焦虑障碍的附加诊断。躯体疾病患者通常会适应这种与其可见症状相关的担忧，不会在社交情境中表现出持续的过度恐惧或焦虑。

6B05　分离焦虑障碍

核心（必要）特征：
- 个体对与依恋对象（即与之有深刻情感连结的对象）分离产生明显且过度的恐惧或焦虑。儿童和青少年主要担心与依恋对象的分离，包括父母、照料者以及其他家庭成员，其恐惧或焦虑超过正常的发育性范围。成年人的分离焦虑常涉及配偶、伴侣或孩子。与分离有关的恐惧或焦虑表现取决于个体的发育水平，可见下列表现：
  - 担心伤害或其他不幸事件（如被绑架）会导致分离的持续想法。
  - 不愿或拒绝上学或工作。
  - 与依恋对象分离相关的反复的、过度的痛苦（如发脾气、社交退缩）。
  - 依恋对象不在身边时，不愿或拒绝睡觉。
  - 反复做有关分离的噩梦。
  - 与依恋对象分离时（如离家去上学或工作），出现躯体症状，如恶心、呕吐、胃痛、头痛。
- 这些症状并非短暂出现，而是持续一段时间（如至少数月）。
- 这些症状不能用其他精神障碍更好地解释（如场所恐惧症、人格障碍）。
- 症状导致患者对体验持续的焦虑症状感到明显痛苦，或导致患者的个人、家庭、社会、教育、职业或其他重要方面的功能严重损害。如果功能得以维持，则只能通过付出大量的额外努力。

其他临床特征：

• 分离焦虑障碍常共病其他精神、行为与神经发育障碍。儿童和青少年常见共病包括广泛性焦虑障碍和特定恐惧症。成人常见共病包括心境障碍、其他焦虑和恐惧相关障碍、创伤后应激障碍以及人格障碍。

• 尽管分离焦虑障碍表现为童年起病的终生病程，但相当比例的成年分离焦虑障碍患者不能回忆童年起病的情况。

• 儿童分离焦虑障碍通常与养育方式有关，这种养育方式会妨碍个体文化背景所期待的自主性和自制力的发展（如父母不允许孩子独立进行基本的日常活动，如穿衣和洗澡）。

与正常状态的区别（阈界）：

• 分离的很多情境与其他潜在的应激源有关，或是正常的焦虑来源（如离家开始工作，或到新的城市读大学）。分离焦虑障碍与正常焦虑的区别在于，其忧虑的焦点是与重要依恋对象的分离，而不是适应新环境。

• 与所爱的人强烈依恋是生活中正常、健康的部分，与这些个体分离可能有短暂的悲伤或焦虑。学龄前儿童与依恋对象分离时可能会显示出中等甚至更大程度的超出实际或潜在威胁的焦虑。这些反应被认为在发育上是正常的，其与分离焦虑障碍的鉴别基于：经历反复分离时症状持续的时间（如持续数月）、过度专注依恋对象的健康、持续回避行为，以及症状所导致的显著痛苦或功能损害。

• 儿童青少年常见拒绝上学，这可能基于与所爱的人分离而导致的短暂焦虑，也可能是分离焦虑障碍的症状。青春期的上学焦虑或拒绝上学并非常常与恐惧分离有关，而是与其他因素，如逃学、遭遇同伴拒绝或霸凌有关。

病程特征：

• 分离焦虑障碍常起病于童年期，且可持续至成年。青少年期和成年期首发较为少见。

• 分离焦虑障碍与发展多种内化性障碍的风险升高有关，包括抑郁障碍、双相障碍和其他焦虑及恐惧相关障碍。有证据表明，分离焦虑障碍也可增加发展出破坏性行为和脱社会障碍、注意缺陷多动障碍的风险。

不同年龄阶段的表现：

• 焦虑及恐惧相关障碍是儿童和青少年期最常见的精神障碍。其中，分离焦虑障碍是幼儿最常见的障碍之一。

• 分离焦虑障碍的诊断不应当被用于描述正常的儿童发育性现象。

• 分离焦虑障碍的忧虑焦点因年龄组而异，如年幼的儿童可能会表现出难以置信的恐惧（如担心独自睡觉，因为害怕夜间被绑架），而年龄较大的儿童和青少年可能会有更现实的恐惧

5

（如：父母发生车祸）。

• 分离焦虑障碍的症状表现因年龄而异。年幼儿童难以表达担心或恐惧，反复的、过度的痛苦的行为表现常更突出，如：与父母或照料者分离时发脾气或哭闹。在家时，年幼的儿童可能坚持紧跟照料者，甚至与父母或照料者处于不同房间或楼层时也表现出痛苦。年长的儿童可表达对与依恋对象分离的先占观念，或对特定危险的恐惧（如车祸、绑架、抢劫、死亡）。年长的儿童和青少年可能更容易表现出社交退缩，坚持与家庭成员待在家里，而不是与同伴共度时光。

文化相关特征：

• 在容忍与依恋对象分离方面存在文化差异。有些文化群体认为与家庭或亲友分开是不合适的。在这种社会文化背景下，与分离相关的痛苦如果在正常文化范围内，就不应被认为是过度的。

• 在某些文化背景下，儿童与父母生活在一起的时间较长，且这种趋势在全球范围内增长，诊断该障碍时需考虑文化范式。

性别相关特征：

• 女性分离焦虑障碍的终生患病率略高（男女比为 5.6%：4%），儿童期拒绝上学在两性中均常见。

与其他障碍和情况的区别（鉴别诊断）：

• **广泛性焦虑障碍：** 广泛性焦虑障碍患者长期过度担心各种日常生活事件，可以包括对重要依恋对象安全的先占观念。但是，广泛性焦虑障碍很少仅有这种担心，而没有对日常生活其他方面的担心。

• **惊恐障碍：** 如果分离焦虑障碍患者仅在与重要依恋对象分离时出现惊恐发作，则不应附加惊恐障碍的诊断，此时，可用"伴惊恐发作"予以标注。如果同时出现非预期的惊恐发作，则可附加诊断惊恐障碍。

• **场所恐惧症：** 场所恐惧症患者回避一些情境，包括独自离家，但是其恐惧或焦虑集中于出现惊恐发作、失能或令人尴尬的症状时难以获得帮助，而不是担心与重要依恋对象分离。

• **社交焦虑障碍：** 在社交焦虑障碍中，回避社交情境是对恐惧或担心被他人负性评价的反应，而不是担心与重要依恋对象分离。

• **抑郁障碍：** 社交上的不足、拒绝和失败的想法常见于抑郁障碍，这可能与回避离家以及与爱人分离有关。与分离焦虑障碍不同，这些症状几乎只发生于抑郁发作期。

• **创伤后应激障碍：** 创伤后应激障碍患者具有创伤事件暴露史，该事件可能涉及丧失重要的依恋对象。然而，其忧虑的焦点是闯入性再体验记忆中的创伤事件，以及回避与之有关的刺激，而不是担心即将丧失重要依恋对象或该对象会受到伤害。但是，经历创伤性事件后也可能出现分离焦虑障碍而不是创伤后应激障碍，如果符合全部诊断要求，则可诊断分离焦虑障碍。

- **破坏性行为和脱社会障碍**：对立违抗障碍患者也会显示出可见于分离焦虑障碍的类似行为，如发怒、易激惹、脾气暴发或挑衅，以及任性行为（如拒绝离家或拒绝上学）。但是，分离焦虑障碍发生这些行为更多是因为预期的或真实的与重要依恋对象分离。品行障碍也会出现拒绝上学或逃学，但这种行为与担心重要依恋对象的健康无关。

- **人格障碍**：害怕被抛弃或依赖他人可作为持久且适应不良的行为模式的症状出现，该症状与人格障碍相关。这些症状常伴随人际交往功能、情绪调节、身份形成和认同等其他方面的紊乱。人格障碍可以与分离焦虑障碍同时存在，如果出现该情况，可分别诊断。

6B06　选择性缄默症

核心（必要）特征：
- 持续选择性讲话，在特定社交情境下（通常在家里）表现出充分的语言能力，但是在另外的场合（通常在学校）则持续不能讲话。
- 困扰持续至少 1 个月，不限于入学的第 1 个月。
- 困扰并非因为缺乏社交情境所需的口语知识，或对所需口语感到不适。
- 这些症状不能用其他精神障碍更好地解释（如神经发育障碍中的孤独症谱系障碍或发育性语言障碍）。
- 选择性讲话足以妨碍患者的学习成就或社交交流，或与其他生活重要方面的功能严重损害相关。

其他临床特征：
- 选择性缄默症的症状可能干扰对表达性语言的直接评估。如果交流限于执行命令或指向图片，许多患儿可在接收性语言测试中合作，这可提供有价值的关于儿童一般语言水平的信息。此外，来自于熟知儿童的信息人员（如父母或看护者）的报告可能对明确该儿童是否能够在某种社交情境中讲话是有必要的。
- 选择性缄默症往往被认为是社交焦虑障碍的变体，因为个体在社交情境下体验到显著的焦虑，且当患者能表达自己时，他们表明害怕负性评价，尤其是针对其言语的负性评价。然而，与社交焦虑障碍不同，选择性缄默症的儿童可能在较小的年龄（大部分病例起病于 5 岁前，但可能上学后才变得明显）开始呈现这些困难，较大可能有相关联的精细语言损害，并且在恐惧的场合被要求讲话时表现出对抗行为。
- 选择性缄默症患者共病其他焦虑及恐惧相关障碍（尤其是社交焦虑障碍、分离焦虑障碍以及特定恐惧症）非常多见。
- 选择性缄默症与严重学习、社会功能损害相关，可表现为不能完成预期学业，不能满足个人需求，不能发起或回应与同龄人的社交互动，或成为被霸凌的对象。

- 选择性缄默症中的社交焦虑、退缩以及回避可能和气质因素相关，如行为抑制和负面情绪。

与正常状态的区别（阈界）：
- 在刚刚进入学校时，短暂的不愿意讲话是常见现象。只有当症状持续超过入学最初的 1 个月才诊断为选择性缄默症。那些对其新的所在国官方语言感到陌生或不适的移民儿童，在新环境里可能持续一段时间拒绝与陌生人讲话。这也可能发生于讲少数民族语言的儿童。在这些情况下不应诊断为选择性缄默症。

病程特征：
- 尽管选择性缄默症常发生于儿童早期（即 5 岁之前），但直到进入学校后，公开场合讲话（如大声朗读）和社会参与的需求增加时才表现出明显的功能损害。
- 多数选择性缄默症患者伴有其他焦虑及恐惧相关障碍的症状，尤其是社交焦虑障碍。
- 选择性缄默症患儿也可表现出对立，尤其是在被要求讲话的情况下。如果拒绝讲话完全可以由选择性缄默症的特征解释，则不应同时诊断对立违抗障碍。
- 选择性缄默症的病程因人而异。该疾病的平均病程为 8 年，此后症状开始消减或完全缓解，但是，有些个体的症状却长期维持，或表现为其他障碍，主要为社交焦虑障碍。
- 即使选择性缄默症的核心症状解决后，个体常常继续体验到与社交交流和社交焦虑有关的困难。
- 有选择性缄默症家族史者预后差。

文化相关特征：
- 在高羞耻情绪水平的文化中，可能避免谈论某些特定话题，或在给自己或他人带来羞耻的情境下避免说话。这种情况为文化常态时，不应被认为是选择性缄默症。

与其他障碍和情况的区别（鉴别诊断）：
- **发育性言语和语言障碍：**选择性缄默症与发育性言语和语言障碍（如语言障碍或言语流畅性障碍）不同，后者的表达性语言在所有社交情境下均受损。尽管部分选择性缄默症的患儿呈现表达性语言困难或语音问题，但这些问题常常是轻微的，而且通常其功能仍处于正常范围内。选择性缄默症也可发生于发育性言语和语言障碍，如有依据可作共病诊断。
- **孤独症谱系障碍及智能发育障碍：**孤独症谱系障碍或智能发育障碍患者可显示出语言和社交损害。然而，与选择性缄默症不同，当孤独症谱系障碍与智能发育障碍患者出现语言和交流功能损害时，这种损害在所有环境和社交情境中都是显著的。

- **精神分裂症和其他原发性精神病性障碍**：精神分裂症和其他原发性精神病性障碍患者可能出现言语和社交中断等思维障碍表现。与选择性缄默症不同的是，这些精神病性障碍背景下出现的交流中断与所有社交情境中出现的言语中断具有相似性。
- **社交焦虑障碍**：选择性缄默症以在特定情境中不能讲话为特点，而社交焦虑障碍患者的恐惧和焦虑导致其回避多种社交情境。

6B0Y 其他特定焦虑及恐惧相关障碍

核心（必要）特征：
- 以焦虑症状为特征，该焦虑症状具备其他焦虑及恐惧相关障碍的主要临床特征（如过度唤起的躯体症状、忧虑，以及回避行为）。
- 症状不符合焦虑及恐惧相关障碍中任何其他障碍的诊断要求。
- 症状不能被其他精神、行为与神经发育障碍更好地解释（如心境障碍、强迫及相关障碍）。
- 症状或行为与发育阶段不一致，也不被文化认可。
- 症状或行为并非其他健康问题的表现，也不能归因于物质或药物作用于中枢神经系统的直接效应及其戒断反应。
- 症状引起明显的痛苦，或导致个人、家庭、社会、教育、职业或其他重要方面的功能严重损害。如果功能得以维持，则只能通过付出大量的额外努力。

6B0Z 未特定的焦虑及恐惧相关障碍

标注：

MB23.H 伴惊恐发作

该标注可用于指明过去 1 个月内出现惊恐发作，发作可出现于焦虑及恐惧相关障碍，也可出现于其他障碍，如强迫及相关障碍。当惊恐发作完全可以用"惊恐障碍"的诊断来解释时不使用该标注。其他精神障碍出现反复惊恐发作提示疾病可能更加严重，对治疗反应更差，以及在心境障碍的情况下有更高的自杀风险。

当惊恐发作发生于其他焦虑及恐惧相关障碍时，可以理解为暴露于或预期暴露于特定恐惧刺激（即反映出该疾病的特定恐惧焦点）时出现的严重焦虑发作。例如：惊恐发作可发生于离开照料者或伴侣的分离焦虑障碍患者，也可发生于暴露在恐惧情境或刺激下的特定恐惧症患者，或者发生于进入社交场合或在公共场所发言的社交焦虑障碍患者等。如果惊恐发作仅出现于这些情境，则"伴惊恐发作"的标注比附加"惊恐障碍"的诊断更合适。若在病程中，出现非预期的惊恐发作，且其发作不仅是对与上述障碍相关的忧虑焦点相应的刺激作出反应，则应将"惊恐障碍"作为另一独立诊断。此时，无需使用"伴惊恐发作"的标注。

　　焦虑及恐惧相关障碍，使用"伴惊恐发作"的标注可产生以下组合。（"伴惊恐发作"一般不适用于选择性缄默症。）

6B00/MB23.H	广泛性焦虑障碍伴惊恐发作
6B01/MB23.H	场所恐惧症伴惊恐发作
6B03/MB23.H	特定恐惧症伴惊恐发作
6B04/MB23.H	社交焦虑障碍伴惊恐发作
6B05/MB23.H	分离焦虑障碍伴惊恐发作
6B0Y/MB23.H	其他焦虑及恐惧相关障碍伴惊恐发作

强迫及相关障碍

强迫及相关障碍（obsessive-compulsive or related disorders）是一类以反复出现的想法和行为为特征的疾病。虽然这类疾病与其他疾病组（如焦虑及恐惧相关障碍）具有某些类似的特征，但归于强迫及相关障碍的这组疾病在关键诊断要素上具有共性，且常常彼此共病，部分原因可能是这组疾病具有相似的遗传因素。

强迫思维、闯入性思维、先占观念等认知症状是这类疾病（例如强迫症、躯体变形障碍、疑病症）的重要特征，同时伴有相应的强迫行为。囤积障碍与闯入性、不必要的想法无关，但存在难以控制的积攒物品的行为以及与丢弃物品相关的痛苦。这类疾病还包括以身体为中心的重复行为障碍，其主要特点为具有针对皮肤及其附属器的反复或习惯性动作（例如拔毛、抠皮），但缺乏突出的认知症状。

强迫及相关障碍包括：

6B20　强迫症

6B21　躯体变形障碍

6B22　嗅觉牵连障碍

6B23　疑病症（健康焦虑障碍）

6B24　囤积障碍

6B25　以身体为中心的重复行为障碍

6B25.0　拔毛癖（拔毛障碍）

6B25.1　皮肤搔抓（抠皮）障碍

6B2Y　其他特定强迫及相关障碍

6B2Z　未特定的强迫及相关障碍

个体对疾病特异性信念的自知力水平各不相同，临床现象以认知症状为关键部分的强迫及相关障碍，将对其自知力水平做特定说明。这些障碍包括：强迫症、躯体变形障碍、嗅觉牵连障碍、疑病症和囤积障碍。

此外，归类于神经系统疾病章节"原发性抽动和抽动障碍"中的 Tourette 综合征被交叉列于此处，因为它与强迫症存在高度共病、家族联系和类似的现象即先兆性冲动和重复行为）。

    8A05.00　Tourette 综合征

6B20　强迫症

核心（必要）特征：

- 存在持续的强迫思维和 / 或强迫行为。
  - 强迫思维是反复且持续的、被体验为闯入性和不必要的想法（如与污染有关）、影像（如暴力场景）或冲动 / 意向（如想刺伤某人），通常与焦虑有关。个体常试图忽略或抵制强迫思维，或通过强迫行为来中和它们。
  - 强迫行为是反复出现的行为或仪式，包括反复的精神活动，个体往往感到重复行为或精神活动是为应对强迫思维而被迫执行的，以满足必须严格执行的规则，或获得"完整"感。外显行为的例子包括清洗、检查和摆放物品。内隐行为的例子包括：为避免坏结果而心里重复特定短语，反复回忆以确保自己没有伤害别人，以及在心里计数。强迫行为与恐惧事件没有现实联系（如对称摆放物品以防止伤害爱人），或该行为明显过分（如每天洗澡数小时以预防疾病）。
- 强迫思维和强迫行为是耗时的（例如每天出现 1 h 以上），症状引起患者明显的痛苦，或者导致个体、家庭、社交、教育、职业或其他重要功能方面的损害。如果功能得以维持，则只能通过付出大量的额外努力。
- 这些症状并不是另一种医学情况（如基底节缺血性卒中）的表现，且不是由于物质或药物（如苯丙胺）作用于中枢神经系统的直接效应或其戒断反应所致。

自知力标注：

强迫症个体对其强迫症状背后的信念准确性的自知力水平各不相同。虽然许多人可以认识到他们的想法或行为是不真实的或过度的，但有些人并不能，且少部分强迫症个体可能有时对其所持有的观念的确信或坚信的水平达到妄想程度（例如某人坚信如果不保持清洗的仪式就会罹患重病）。即使在短时间内，自知力也可能发生很大变化（比如随着个体焦虑或痛苦程度而改变），因此需要在足以发生此类波动的一段时间后（例如几天或一周）重新评估自知力。根据患者的自知力水平，强迫症可分为以下 2 类：

6B20.0　强迫症伴有一般或良好自知力

- 个体大多数时间能接受这种可能性，即他们疾病特异性的观念可能不是真的，且他们愿意接受对其体验的不同解释。在特定情况下（如高度焦虑时），即使个体表现出自知力缺乏，这种限定水平仍然适用。

6B20.1 强迫症伴有较差自知力或缺乏自知力

• 个体在大多数或全部时间都坚信疾病特异性的观念是真的，且不能接受对其体验的不同解释。个体表现出的自知力缺乏不会随着焦虑水平而显著变化。

其他临床特征：

• 强迫思维和强迫行为的内容因人而异，可以划分为不同的主题或者症状维度，包括：清洗（例如与污染有关的强迫思维和清洗的强迫行为）、对称（例如与对称有关的强迫思维和重复、排序、计数等强迫行为）、禁止或禁忌想法（例如与攻击、性、宗教有关的想法）及相应的强迫行为。一些个体由于某些典型强迫思维的结果而难以丢弃物品并收集（如囤积）它们，比如害怕伤害他人（详见"囤积障碍"中与其他强迫及相关障碍的鉴别）。强迫症患者常常同时有多个维度的症状。

• 强迫行为与患者所担心、害怕的事情之间的联系常常不合逻辑（例如将物品排列整齐是为了防止心爱的人受到伤害），或者是明显超过了正常界限（例如每天花几个小时的时间洗澡来防止生病）。虽然强迫行为并不是为了获得快感，但是可以使焦虑或痛苦暂时缓解或暂时获得完美的感觉。

• 当面对诱发强迫思维和强迫行为的情境时，强迫症患者会经历很大的情绪波动。这些情绪反应包括明显的焦虑或惊恐发作，强烈的厌恶感，或对"不完美"感到痛苦或者不安，直到事情看上去、感觉上或者听上去"恰到好处"。

• 强迫症患者通常回避会诱发强迫思维和强迫行为的人、地点及事物。

• 强迫症的常见信念包括过分夸大责任感、高估威胁、完美主义、难以忍受不确定性及高估思维的力量（如相信出现禁忌想法与实施它同样不可饶恕）。

• 强迫症状的严重程度差异很大，一些患者每天在强迫思维或强迫行为上花几个小时，而有些患者的闯入性思维或强迫行为几乎持续存在，甚至可能导致其功能丧失。

• 当强迫思维和强迫行为同时存在时，其在内容或时间顺序上通常会有明显的关系。强迫行为最常用于应对强迫思维（例如由于害怕受到污染而过度洗手）。但是，在一些患有强迫症的个体中，特别是在疾病的初始阶段，可能出现强迫行为先于强迫思维的表现。例如，将反复检查煤气开关归因于害怕发生意外火灾，或者鉴于自己反复洗手而认为自己必定是害怕被污染。了解强迫思维和强迫行为的关系有助于干预选择和治疗计划。

与正常状态的区别（阈界）：

• 闯入性思维、影像和冲动意向以及重复行为（例如担心会伤害心爱的人、锁门后再次检查门锁）在一般人群中也是常见的。只有当强迫思维和强迫行为是耗时的（例如每天出现 1 h 以上），引起了明显的痛苦或者导致了功能损害，才能诊断强迫症。

- 发育过程中正常的先占观念（如幼儿担心与陌生人互动）和仪式行为（如跳过人行道上的裂缝）不应被诊断为强迫症，其不具有强迫症中强迫思维和强迫行为的特征，因为它们短暂出现、与年龄相匹配、不具有耗时性（如每天超过 1 h），且没有造成显著的痛苦或功能损害。

病程特征：

- 强迫症通常在十几岁后期和二十岁早期（译者注："十几岁后期和二十岁早期"多指 15 ~ 25 岁）发作，晚发者（即 35 岁后发作）少见。晚发的情况常存在慢性亚临床症状史。

- 强迫症的症状通常逐渐出现。突发或晚发者应增加相应评估，以鉴别强迫症和其他可能更好解释该症状的医学情况（如基底节缺血性卒中）。

- 30% ~ 50% 的强迫症成年个体报告儿童期出现过强迫症症状。40% 的儿童或青少年期发病者可能在成年早期出现症状缓解。

- 成人强迫症通常被认为是一种症状有起伏的慢性疾病。有些呈单次发作病程，少数呈恶化病程。

不同年龄阶段的表现：

- 10 岁前起病更常见于男性（约 25%），青春期起病多见于女性。发病年龄越小，基因负荷越大，且因其症状妨碍了重要发育阶段（如形成同伴关系、获得学术成就）导致预后更差。儿童期发作的强迫症常遵循慢性病程，尤其当不进行治疗时。尽管如此，其症状趋于起伏，且部分（约 40%）可能在成年早期出现症状缓解。在老年人中，男性强迫症的患病率略高于女性。

- 曾有关于儿童青少年强迫症症状急性起病的报道，这种情况常归因于儿童自身免疫性神经精神障碍伴链球菌感染（PANDAS），其强迫症的症状发展通常是渐进的。

- 强迫思维和强迫行为的内容与类型在生命周期中表现各异。儿童青少年更常见以亲人（如父母）有坏事要发生为主的强迫思维，青少年和成人则更常见与宗教或性有关的强迫思维。在儿童和青少年中，女性更多见以污染或清洁为主的症状，而男性则多见具有性、宗教或攻击特质的强迫症状。儿童的认知发育水平可能妨碍其对强迫思维的口头表达，因此儿童的强迫行为更容易评估。

- 在儿童和青少年中，强迫症的病程因共病其他精神障碍而变得复杂，共病的存在也影响了对强迫症的识别。相比成人，儿童和青少年强迫症更容易共病抽动障碍和 / 或注意缺陷多动障碍。青少年期常常共病躯体变形障碍或囤积障碍。约半数的老年强迫症患者表现出整理、囤积和反复检查的行为，这些行为也可能是具有强迫特质的人格障碍的症状。

文化相关特征：

- 强迫症的症状（如担心被污染）具有跨文化的相似性，但是在特定主题强迫思维和强迫行为的突出性和发生率方面具有文化差异。例如：攻击性强迫思维在巴西表现突出，而中东地区则以宗教／冒犯性强迫思维为主。此外，在某些推崇仪式精确性或某种思想原罪性的群体中，个体的宗教冒犯性强迫思维就更令人痛苦。文化的影响可能导致特定主题的出现，如：害怕感染艾滋病，犹太人对 kashrut（犹太教饮食教规）的强迫思维，穆斯林对不洁状态（Napak）的强迫思维。狂热但正常的宗教行为与强迫行为的区分需借助宗教专家对当地情况的了解。

• 对病因的生物、心理、社会、超自然或精神解释因不同社群而异。这些解释同样也塑造了特定的强迫思维，如担心因犯错、反对巫术或罪恶之眼而应受到惩罚。在某些特定的文化群体中，强迫行为可能被加强，因为他们相信这些行为可以辟邪，或具有其他精神作用。

• 当强迫思维或强迫行为被个体视为文化禁忌时，其寻求帮助和临床披露的可能性更小。

性别相关特征：

• 男性更易在儿童期出现强迫症，约 25% 在 10 岁前发作。成年男性的强迫症发病率高于女性。

• 男性更易共病原发性抽动障碍。

• 强迫思维和强迫行为的特定内容表现出性别差异，女性更多见与清洁和污染相关的主题，男性更常见对称相关主题以及禁忌闯入性思维（如暴力冲动、牺牲画面）。

• 有关于围产期强迫症发作或加重的报道。

与其他障碍和情况的界限（鉴别诊断）：

• **疑病症（健康焦虑障碍）：** 疑病症的特点是持续的先占观念或恐惧可能罹患一个或多个严重的、进行性的或威胁生命的疾病。尽管强迫症患者的强迫思维也可能与健康有关，但其更倾向于关注潜在的污染而不是某个特定疾病的未被诊断的症状，并伴有其他与健康无关的强迫思维。

• **其他强迫及相关障碍：** 强迫症的重复想法及回避行为在其他强迫及相关障碍中也很常见，但是担心的焦点及重复行为的形式在各诊断体系中明显不同。在躯体变形障碍中，闯入性思维和重复行为主要局限在对身体外貌的担心。在拔毛和抠皮障碍中，重复行为分别局限在拔毛或搔抓皮肤，而不伴有强迫思维。囤积障碍的症状包括过度累积或难以丢弃物品及与丢弃物品相关的显著痛苦。囤积行为可以是强迫症的症状，与囤积障碍不同的是，它的目的是抵消或者减少强迫思维引起的痛苦或者焦虑，如攻击（害怕伤害别人）、性或宗教（害怕亵渎上帝或者举止失礼）、污染（害怕播散传染病）、对称／排序（不完善感）等。但是，强迫及相关障碍可以彼此共病，必要时本组疾病也可以同时诊断。

• **孤独症谱系障碍：** 强迫症的特点是持续存在的、反复的想法、影像或冲动／意向（即强迫思维）和／或反复的行为（即强迫行为），而孤独症谱系障碍的特点是行为、兴趣或活动的模式是限制性的、反复的、不灵活的，这两种特点可能很难区分。但与孤独症谱系障碍不同，强迫症患者往往感到重复行为是为应对强迫思维而被迫执行的，以满足死板的规则、减轻焦虑或获取一种"完美"的感觉。此外，发起及维持社交交流和互惠性社交互动困难并不是强迫症的特征，也有助于两者的鉴别。

- **刻板性运动障碍**：刻板运动是指一种反复的，似乎无功能的运动行为（例如摇头、咬自己）。这些运动通常不如强迫行为复杂，其目的并非为了抵消强迫思维。

- **妄想障碍及其他原发性精神病性障碍**：部分强迫症患者缺乏自知力，无法认识到自身强迫思维和强迫行为的不合理性，坚信其强迫思维的真实性以及强迫思维与强迫行为间的联系，这种对所持信念的确信和坚信水平有时可以达到妄想程度（见自知力标注）。如果患者坚信的内容仅限于认为强迫思维中的闯入性思维、表象和冲动是真实的或者确实需要担心的，强迫行为也是必须的，而且患者既往没有其他妄想症状，换句话说，这些信念只是在强迫症状发作的情况下出现，且符合该病的其他临床特征，那么就应该诊断为强迫症，而不是妄想障碍。强迫症患者没有其他精神病性症状（例如幻觉、思维形式障碍）。

- **抑郁障碍**：抑郁障碍的思维反刍和强迫症的强迫思维及强迫性精神活动的鉴别具有一定的困难。尽管如此，思维反刍一般与负性情绪相一致，并反映抑郁性认知（例如自我批评、内疚、失败感、悔恨、悲观）。与强迫思维不同，思维反刍通常不是闯入性的，且与强迫行为无关。与思维反刍不同，强迫性精神活动的实施通常是为降低痛苦或伤害的风险。抑郁障碍患者在愉悦的活动中表现出心境低落和/或兴趣缺乏，而这并不是强迫症的必要特征。但是，这两类障碍可以同时存在，必要时也可以同时诊断。

- **焦虑及恐惧相关障碍**：强迫症的重复想法、回避行为及反复确认在焦虑及恐惧相关障碍中也很常见。与焦虑及恐惧相关障碍不同，强迫症患者的强迫思维是闯入性的，涉及的内容奇怪或不合理（例如伤害朋友的闯入性画面），且通常伴有强迫行为。强迫症与焦虑及恐惧相关障碍的另一个鉴别点在于他们忧虑的焦点不同。例如：在广泛性焦虑障碍中，重复想法和担心主要聚焦在日常生活中不同方面的负性事件（例如家庭、经济、工作）。在社交焦虑障碍中，症状主要出现在令其恐惧的社交情境中（如在公共场合演讲、发起谈话），担心的主要是别人的负性评价。在特定恐惧症中，症状主要是局限在一个或一些特定的事物或情境（如害怕并回避动物），以及担心暴露在这些情境下可能造成的伤害（如被动物咬到）。

- **惊恐障碍**：惊恐障碍的特点是反复的、非预期的、自限性发作的强烈的恐惧或忧虑，并伴有突出的躯体症状，以及有即刻威胁的灾难将至感（例如晕厥、卒中、心脏病发作或死亡）。在与强迫思维和强迫行为相关的恐惧刺激下，或是不允许实施强迫行为时，有些强迫症患者会出现惊恐发作。如果反复的惊恐发作是强迫症临床表现的一部分，那么可以使用"伴有惊恐发作"的标注。如果强迫症完全可以解释反复的惊恐发作，则不应附加惊恐障碍的诊断。但是，如果符合各自的诊断要求，两种疾病可同时诊断。

- **创伤后应激障碍**：在创伤后应激障碍中，症状局限于与创伤事件相关的刺激或提示物（例如个体对被攻击场所的恐惧或回避），且闯入性的想法和画面也与创伤事件有关。

- **进食障碍**：强迫症的强迫思维和强迫行为并不局限在关注超重或变胖，也不伴随体象的扭曲，这一点可以和神经性厌食症、神经性贪食症，以及暴食症相鉴别。

- **物质使用所致障碍及冲动控制障碍**：许多行为可以被外行人或者健康专家描述为"强迫"，包括性行为、赌博和物质滥用。强迫症特有的强迫行为通常缺乏合理的动机（例如重复数到 10 以避免亲人受伤），虽然强迫行为可能会减少焦虑或痛苦，但却很少有愉悦感。而像性行为、赌博和物质滥用这些可能被描述为"强迫"的行为，尽管在做出行为前通常存在进行相关行为的想法，但并不是以闯入性和不想要为特点的强迫思维。

- **原发性抽动或抽动障碍（包括 Tourette 综合征）**：抽动是突发、快速、反复、无节律的动作或发声（如眨眼睛、清喉咙）。与强迫症中的强迫行为不同，抽动障碍中的抽动本质上是无意识的，且动用了离散肌群。但是，复杂的抽动与强迫行为难于鉴别。单纯抽动和复杂抽动前均有先兆性感觉冲动，这种感觉冲动随着抽动发生而减弱，但是，抽动并不是为了中和先验认知（如强迫思维）或减轻焦虑。有些患者可同时表现出原发性抽动障碍（尤其是 Tourette 综合征）和强迫症的特征，如果两者的诊断要求均符合，则可同时诊断。

- **伴有显著强迫特征的人格障碍**：伴有显著强迫特征的人格障碍包括一种过度完美和严格控制的持久的和普遍适应不良的模式。伴有显著强迫特征的人格障碍患者没有闯入性思维、影像或冲动 / 意向这些强迫症所具有的特点，也没有应对闯入性思维而实施的重复行为。如果两者的诊断要求均符合，则可同时诊断。

6B20.Z　未特定的强迫症

6B21　躯体变形障碍

核心（必要）特征：

- 持续的先占观念认为外表存在一处或多处缺陷或瑕疵，或者整体外貌丑陋，而这些在他人看来都是不能观察到的或者微不足道的。

- 过分地因这些自认为的缺陷或瑕疵而感到害羞，通常包括自我牵连的观念（例如坚信别人会注意、评价、议论这些缺陷或瑕疵）。

- 先占观念可以伴随以下任何一项：

○ 重复或过度行为，如反复检查外貌或夸大感知到的缺陷或瑕疵的严重程度（如反复照镜子）或与他人比较相关的特征。

○ 显著回避社交、其他场合或能使自认为的缺陷或瑕疵的痛苦增加的刺激（例如反光的镜面、更衣室、游泳池）。

- 这些症状并不是另一种医学情况的临床表现，且不是由于物质或药物作用于中枢神经系统的直接效应或其戒断反应所致。

- 症状引起患者明显的痛苦，或导致患者的个人、家庭、社会、教育、职业或其他重要方面的功能严重损害。如果功能得以维持，则只能通过付出大量的额外努力。

自知力标注：

躯体变形障碍个体对症状背后的信念准确性的自知力水平是各不相同的。虽然许多人可以认识到他们的想法或行为是不真实的或过度的，但有些人并不这样认为，且一些躯体变形障碍个体有时可能对其所持有的观念的确信或坚信的水平达到妄想程度（例如某人坚信自身容貌十分丑陋）。即使在短时间内，自知力也可能发生很大变化，比如根据当前个体焦虑或痛苦的程度而变化。因此，自知力需要评估一段时间内（例如几天或一周）的情况，以充分考虑此类波动的发生。根据个体的自知力水平，躯体变形障碍可以分为以下2类：

6B21.0　躯体变形障碍伴有一般或良好自知力

• 大多数时间，个体能接受这种可能性，即其疾病特有的观念可能不是真的，且他们愿意接受对其体验的另一种解释。在特定情况下（如高度焦虑），即使个体表现出自知力缺乏，这种限定水平仍然适用。

6B21.1　躯体变形障碍伴有较差自知力或缺乏自知力

• 大多数或全部时间，个体坚信疾病特有的观念是真的，且不能接受对其体验的另一种解释。个体表现出的自知力缺乏不会随着焦虑水平的变化而显著变化。

其他临床特征：

• 身体的任何部位都有可能成为躯体变形障碍个体认为存在缺陷或瑕疵的关注部位，最常见的部位为面部（尤其是皮肤、鼻子、头发、眼睛、牙齿、嘴唇、下巴或者整体的面部外貌）。但是，患者往往同时感觉多个部位存在缺陷。患者常认为其关注的身体部位存在缺陷、瑕疵、不对称、过大或者过小、不呈比例，或埋怨头发稀疏、痤疮、皱纹、瘢痕、血管纹理、面色苍白或发红，或不够强壮。有时，先占观念是模糊的或包含一般意义上的丑或只是觉得不好，或过于阳刚/阴柔。

• 肌肉变形可使患病个体（通常是男性）患需要医疗处理的并发症的风险增加（例如肌肉撕裂、拉伤，使用类固醇的不良反应）。

• 青少年和成人躯体变形障碍患者伴有高自杀风险，尤其是伴随抑郁症状时。由于自杀企图和自杀的基础发生率低，很难对自杀行为作出预测。增加自杀的危险因素包括缺乏心理社会支持、既往存在自杀企图、生活负担重，以及绝望感。很重要的一点是要认识到识别躯体变形障碍有很大的困难，因为这类患者有更多的羞愧和病耻感，这常导致患者隐瞒症状或仅表现为抑郁障碍、社交焦虑障碍或强迫症的症状，而不是躯体变形障碍。

• 对躯体变形障碍的诊断通常建立在对患者认为存在缺陷或瑕疵部位的直接观察和体格检查的基础上。如果由于不适合或个体拒绝移除掩饰衣物而无法进行观察或体格检查，就很难判断个体感受到的缺陷有多明显或多异常。这种情况下，需要来自家人或者曾对其进行过体格检查的医生提供确凿的证据来进行判断。

• 在某些情况下，个体可能会持续先占性地感受到其他人（通常是子女或爱人）外貌上一个或几个缺陷或瑕疵，或一般意义上的难看，对他人而言这些缺陷并不引人注意或仅引起轻微注意。这种现象通常被称为替代性的躯体变形障碍。如果这些感受到的他人的躯体瑕疵或缺陷（例如，过度的自我注意，反复且过度地询问或检查，明显伪装或改变自认为的缺陷，回避相关的社交场合或诱发因素，存在痛苦或社会功能受损）的症状符合该诊断的要求，那这些有先占观念的个体可诊断为躯体变形障碍。

与正常状态的区别（阈界）：
• 关注体貌在很多文化中都很常见，特别是在青少年中。躯体变形障碍与普通的关注体貌或不满意外貌之间的鉴别主要是先占观念的程度，相应重复行为的发生频率以及这些症状给个人带来的痛苦和干扰程度。

6

病程特征：
• 躯体变形障碍通常起病于青少年期，2/3 起病于 18 岁之前。青少年早期（12 岁或 13 岁）可出现亚临床症状。
• 躯体变形障碍的典型病程表现为从亚临床症状向临床症状渐进发展，但是，部分个体可能出现症状急性发作。
• 18 岁之前起病的个体，渐进起病，且易共病其他障碍。这些个体企图自杀风险更高。
• 躯体变形障碍通常被认为是一种慢性疾病。

不同年龄阶段的表现：
• 尽管躯体变形障碍发病年龄相对较早，但是个体寻求帮助通常需要 10～15 年。起病于老年时期的躯体变形障碍可见，但是，目前对于该年龄群体的研究有限。
• 躯体变形障碍症状的发作趋于渐进性。该障碍为反复发作的慢性疾病，且在不加干预的情况下持续存在。
• 青少年躯体变形障碍的患病率约为 2%，女性青少年的患病率更高。症状引发的羞耻、尴尬和病耻感常常阻碍患者寻求帮助，因此，其患病率有可能被低估。
• 所有年龄组的症状表现相似。青春期显现出正常发育性的对身体意象的焦虑，此种情况与躯体变形障碍的鉴别较为复杂。
• 早期（18 岁前）发病的个体，其病程更长，症状更严重。与成年期发病的个体相比，这些个体的自杀风险更高，更容易共病其他精神障碍，自知力更差，且症状发作更容易呈渐进性。患躯体变形障碍的青年辍学风险增加，潜在影响其学业和社会发展。

文化相关特征：
• 躯体变形障碍的症状未见明显文化差异，但是，关于什么是有吸引力的、可接受的、正常的或被渴望的文化背景塑造了群体对身体的特定关注。例如：东亚地区人群可能更关注皮肤褶皱，对皮肤颜色的关注可能与理想化身体特征的种族观念有关。

- 在强调集体主义或羞耻的文化中，对身体畸形关注的本质可能是因担心冒犯他人而产生的焦虑。
- 有些对身体异常特征关注的文化概念可能造成躯体变形障碍的症状。例如：日本报道的 taijin kyofusho（恐人症）亚型 shubo-kyofu（害怕身体变形），其特征即为害怕自身变形的外表冒犯或伤害他人，或使他人尴尬。这种情况下，一般自知力缺乏。

性别相关特征：

- 患病率未见明显性别差异，临床现象有所差异。女性易共病进食障碍，男性更关注生殖器外观和整体体格（即肌肉变形）。

与其他障碍和情况的界限（鉴别诊断）：

- **疑病症（健康焦虑障碍）：** 疑病症的特点是持续的先占观念或恐惧可能罹患有一个或多个严重的、进展性的或威胁生命的疾病。与躯体变形障碍不同，这两种障碍的患者并不存在感觉自身有症状的身体部位存在缺陷或者瑕疵的先占观念。
- **拔毛癖（拔毛障碍）和皮肤搔抓（抠皮）障碍：** 当存在皮肤或毛发似乎有缺陷的先占观念，且预定目标是改善这种状况时，抠皮和拔毛发可以是躯体变形障碍的症状。相反，当聚焦于躯体的重复行为与感受到皮肤或毛发缺陷无关时，诊断拔毛障碍或抠皮障碍则更合适。
- **其他强迫及相关障碍：** 重复想法和反复动作在其他强迫及相关障碍中也很常见，但是担心的焦点及重复行为的形式在各诊断中明显不同。在强迫症中，侵入性想法和重复行为并不局限在对外貌的过分关注，而是包含各种各样的强迫思维（如害怕污染、担心引起伤害）及为了缓解这些强迫思维而出现的强迫行为（如过度清洗、计数、检查）。嗅觉牵连障碍患者的先占观念认为自身会散发别人可以闻到的臭味或者令人不愉快的体味。但是，强迫及相关障碍可以同时存在，如有必要这组疾病也可以同时多重诊断。
- **妄想障碍及其他原发性精神病性障碍：** 许多躯体变形障碍患者有时对自身行为和想法的不合理程度缺乏自知力，以至于对自身坚信外貌缺陷的顽固情况有时达到了妄想程度或坚信这些信念（见自知力标注）。如果这些信念局限于担心或确信外貌瑕疵或身体缺陷，且没有其他妄想症状，即这些信念完全是在躯体变形障碍症状发作的背景下出现，且全部满符合该病其他临床特征，则应该诊断为躯体变形障碍，而不是妄想性障碍。躯体变形障碍的患者并不具有其他精神病性症状（如幻听或思维形式障碍）。
- **心境障碍：** 伴有精神病性症状的抑郁发作患者偶尔会关注自认为的躯体缺陷或瑕疵，但除了抑郁发作期之外不存在上述症状，可与躯体变形障碍鉴别。但是，躯体变形障碍患者经常会因为疾病带来的痛苦和功能损害而表现出抑郁症状。如果躯体变形障碍患者的抑郁症状符合心境障碍的诊断标准，可以同时诊断两种疾病。

- **广泛性焦虑障碍**：在广泛性焦虑障碍中，反复的想法或担心主要集中在日常生活中各个方面可能发生的不良后果（例如家庭、财务、工作）。尽管有些广泛性焦虑障碍患者也会过度担心自己的外表，但这种先占观念是与其他焦虑症状并发存在的，而且很少达到妄想的程度，也不会出现躯体变形障碍的反复检查行为。

- **社交焦虑障碍**：在社交焦虑障碍中，症状主要出现在令其恐惧的社交情境，而且主要关注的是个体自身的行为或呈现的焦虑症状（如担心会脸红）会造成他人的负性评价。相反地，躯体变形障碍患者坚信自己的外貌或某一特征是看上去不可接受的（如坚信皮肤一直是红的）。有些躯体变形障碍患者在社交场合也会有明显的焦虑，担心因为其看起来很难看而被他人拒绝。如果他们的关注点不限于感知到的缺陷和瑕疵，且合并社交焦虑障碍的临床表现，则可作出共病诊断。

- **进食障碍**：躯体变形障碍患者与神经性厌食症、神经性贪食症、暴食症不同，躯体变形障碍患者的先占观念不仅限于与体象有关（即把低体重理想化），而是涉及外表理想化的各个方面。一些躯体变形障碍的患者表现出肌肉变形的症状，他们有肌肉不足或身材过瘦的先占观念，并可能因此表现出不同寻常的进食行为（例如过度摄入蛋白质）或热衷于过度运动（例如举重）。在这些情况下，与饮食及运动相关的行为动机是希望拥有更多肌肉，而并非达到或保持一个较低的体重。但是，如果理想化低体重是临床症状的核心表现，且其他诊断要求均符合，应诊断为神经性厌食症而非躯体变形障碍。

- **身体完整性烦恼**：躯体变形障碍患者持续的先占观念和过度的自我意识源于担心，即担心其身体或外表被他人认为是丑陋的或变形的。身体完整性烦恼对身体的某部分（常见为手臂或腿）持续的不适和强烈的负性情感源于感觉，即患者感觉到其身体的某个部分是异类，或者装配方式错误或不自然。这种感觉导致躯体完整性烦恼患者渴望截肢，或去除特定的身体部分，而非改善外表的愿望。

- **青少年和成人性别不一致及儿童性别不一致**：青少年和成人的性别不一致及儿童的性别不一致与躯体变形障碍不同，这些情况下个体对躯体外表的先占观念并不是妄想性的，其唯一的核心是他们体现出的或体验到的性别与生理性别之间存在明显的不一致。通常个体会明确表达想要改变第一和第二性征以符合他们体验到的性别的强烈需求。

6B21.Z　未特定的躯体变形障碍

6B22　嗅觉牵连障碍

核心（必要）特征：
- 表现为持续的先占观念认为其身体存在臭味或者令人不愉快的气味（例如口臭），而这些在他人看来是察觉不到的或者微不足道的；即使气味存在，但对它的关注也是明显不恰当的。

- 对察觉到气味存在过度自我意识，通常包括自我牵连的观念（例如坚信别人会注意、评价、议论这些气味）。
- 先占观念可以伴随以下任何一种形式：
  ○ 重复且过分的行为，如反复检查体味或检查气味的来源（例如衣物），或反复寻求确认。
  ○ 过分试图掩盖、改变或避免自认为的气味（例如利用香水或除臭剂，反复洗澡、刷牙或换衣服、回避摄取特定食物）。
  ○ 明显回避社交或其他会增加臭味或令人不愉快的气味所致痛苦的场合或刺激（例如公共交通或其他接近他人的情况）。
- 这些症状并不是另一种医学情况的临床表现，且不是由于物质或药物作用于中枢神经系统的直接效应或其戒断反应所致。
- 症状引起患者明显的痛苦，或导致患者个人、家庭、社会、教育、职业或其他重要方面的功能严重损害。如果功能得以维持，则只能通过付出大量额外的努力。

自知力标注：

嗅觉牵连障碍个体对症状观念的准确性，即自知力的水平是各不相同的。虽然许多人可以认识到其想法或行为是不真实的或过度的，但有些人并不这样认为，且一些嗅觉牵连障碍的个体可能有时对所持有信念的确信或坚信的水平达到妄想程度（例如某人坚信她散发着恶臭）。即使在短时间内，自知力也可能发生很大变化，比如取决于当前个体的焦虑或痛苦程度，因此自知力需要评估一段时间内（例如几天或一周）的情况，以充分考虑此类波动的发生。嗅觉牵连障碍根据个体的自知力水平可以分为以下 2 类：

6B22.0　嗅觉牵连障碍伴有一般或良好自知力

- 大多数时间，个体能接受这种可能性，即他们疾病特有的观念可能不是真的，且他们愿意接受对其体验的另一种解释。在特定情况下（如高度焦虑），即使个体表现出自知力缺乏，这种限定水平仍然适用。

6B22.1　嗅觉牵连障碍伴有较差自知力或缺乏自知力

- 大多数或全部时间，个体坚信疾病特有的观念是真的，且不能接受对其体验的另一种解释。个体表现出的自知力缺乏不会随着焦虑水平的改变而显著变化。

其他临床特征：

- 嗅觉牵连障碍的诊断部分取决于是否有证据证实个体自述的臭味。各种其他医学状况和牙科病症可能引起令人不愉快的气味（例如牙周炎、三甲基胺尿）。这些潜在的病因应予以排除，特别是那些虽然很轻微但能察觉到的气味。然而，感知到气味的强度可能变化很大或患者不能或不愿意去掉用来掩盖的气味（如香水），则很难判断气味的程度。这种情况下，需要结合家人或者对其进行过体格检查的医生的意见综合做出判断。

与正常状态的区别（阈界）：

- 在许多文化中，对自身散发刺激性气味存在一定程度的担心是常见的。可以从先占观念的程度、相关重复行为的频率以及由这些症状导致的个体的痛苦或对生活的干扰程度等方面鉴别嗅觉牵连障碍和正常的担心。

病程特征：

- 嗅觉牵连障碍通常发病于二十岁中期（译者注：多指 22 ~ 27 岁），青春期发病亦常见。
- 嗅觉牵连障碍为慢性持续性障碍，随时间推移可能恶性进展。
- 尴尬和羞耻，加上患者有限的自知力和错误的信念（可为妄想性），可能导致临床上未充分报告与体臭相关的担忧。
- 在被诊断之前，嗅觉牵连障碍的个体常多次向非精神卫生服务机构（即内外科、牙科专家）咨询其感知到的气味。

不同年龄阶段的表现：

- 未见嗅觉牵连障碍患者存在发育性差异表现。

文化相关特征：

- 在集体主义或强调羞耻的文化中，对身体气味关注的本质可能是因担心冒犯他人而产生的焦虑。
- 与嗅觉牵连障碍有关的文化概念有日本的 taijin kyofusho（恐人症），以及韩国和其他国家的相关情况。恐人症惧怕因不当的社交行为、运动或外表冒犯或伤害他人，或使他人尴尬。如果其担心聚焦于体味，则可诊断为嗅觉牵连障碍。这种情况下通常自知力差。

与其他障碍和情况的界限（鉴别诊断）：

- **强迫症：**强迫症患者会出现重复思维和反复行为，但在嗅觉牵连障碍中，侵入性的思维和反复行为主要局限在对身体（体臭）和呼气（口臭）的关注。如果强迫思维和强迫行为不局限于对散发气味的关注，则两种疾病可以同时诊断。
- **妄想障碍和其他原发性精神病性障碍：**许多嗅觉牵连障碍患者对自身的行为和想法的不合理性缺乏自知力，有时坚信自身散发刺激性气味的确信或坚信的水平达到了妄想程度（见自知力标注）。在没有妄想病史的患者中，如果这些信念局限于担心散发刺激性气味，即这些信念完全是在嗅觉牵连障碍症状发作的背景下出现，且全部符合该病的其他临床特征，则应该诊断为嗅觉牵连障碍，而不是妄想性障碍。嗅觉牵连障碍患者无其他方面的精神病性症状（如幻听或思维形式障碍）。
- **心境障碍：**在有精神病性症状的抑郁障碍中也会出现与气味相关的躯体性妄想（如其肉

体正在腐烂并发臭），但通常是一系列先占观念或妄想（如自责、虚无、贫穷等）的一部分，并伴有其他抑郁症状（如快感缺失、自杀、睡眠节律紊乱、体重减轻或增加等）。但是这两种障碍可以同时出现，必要时可以同时诊断。

- **社交焦虑障碍**：在社交焦虑障碍中，症状主要出现在令其恐惧的社交情境，而且主要关注的是个体自身的行为或呈现的焦虑症状（如担心会脸红）会造成他人的负性评价。与此不同，嗅觉牵连障碍患者认为其身体会散发臭味（例如认为他们的汗液闻起来很臭）。一些嗅觉牵连障碍患者因为自我感知到的刺激性气味，在社交场合出现明显的焦虑并担心被拒绝。如果他们的关注范围更加广泛，除了对感知到气味的关注，还出现社交焦虑障碍中的其他表现，则两种疾病可以同时诊断。

6B22.Z　未特定的嗅觉牵连障碍

6B23　疑病症（健康焦虑障碍）

核心（必要）特征：
- 持续的先占观念或恐惧可能罹患一个或多个严重的、进行性的或威胁生命的疾病。
- 先占观念可以伴随以下任何一种形式：
○ 反复或者过度进行与身体健康有关的行为，如反复体检寻找疾病证据，花费大量时间查阅疾病的资料，反复确认（如：安排多次医疗诊治）；或者不恰当地回避与健康有关的活动（如：回避与医生的预约）。
- 症状引起患者明显的痛苦，或导致患者个人、家庭、社会、教育、职业或其他重要方面的功能严重损害。如果功能得以维持，则只能通过付出大量额外的努力。

自知力标注：
　　疑病症个体对健康问题观念的准确性，即自知力的水平是各不相同的。虽然许多人可以认识到他们的想法或行为是不真实或过度的，但有些人并不能，且少部分疑病症的个体有时可能会对所持有信念的确信或坚信的水平达到妄想程度（例如某人坚信自己身患绝症）。即使在短时间内，自知力也可能发生很大变化，比如取决于当前个体焦虑或痛苦的程度，因此自知力需要评估一段时间内（例如，几天或一周）的情况，以充分考虑此类波动的发生。疑病症根据个体的自知力水平可以分为以下 2 类：

6B23.0　疑病症伴有一般或良好自知力
　　- 大多数时间，个体能接受这种可能性，即其疾病特有的观念可能不是真的，且他们愿意接受对其体验的另一种解释。在特定情况下（如高度焦虑），即使个体表现出自知力缺乏，这种限定水平仍然适用。

6B23.1 疑病症伴有较差自知力或缺乏自知力

• 大多数或全部时间，个体坚信疾病特有的观念是真的，且不能接受对其体验的另一种解释。个体表现出的自知力缺乏不会随着焦虑水平的改变而显著变化。

其他临床特征：

• 疑病症的个体通常会对身体的体征或症状（包括正常或平常的感觉）作出"灾难性"的误解（例如：担心紧张性头痛是大脑恶性肿瘤的征兆）。

• 疑病症的个体通常对健康存在过分担心，经常对身体的感觉和症状过度警觉，涉及自身健康状况时可能变得更容易惊慌，甚至达到焦虑（包括惊恐发作）的程度，这可能是一个重要的临床特征。因此健康焦虑障碍可作为本病的另外一个可替换的名称。

• 疑病症患者可能经历反复的、不必要的医学检查或诊断检测，导致医患关系的恶化，且频繁更换医生。他们也可能花费过多的时间在网上搜索健康和医疗网站。

• 疑病症的个体可能会通过避免接触提醒健康状况的东西（包括体检，健康设施和健康相关信息）来应对他们对健康的焦虑。

• 当疑病症的个体看到或听到有关疾病的信息、面临生活的压力，或身边有人患病时，其对健康状况改变的警觉性会显著增高。先占观念通常会成为其和他人交谈的中心话题。

与正常状态的区别（阈界）：

• 疑病症患者先占观念的担忧不是简单的合理范围内或合理情境下（例如等待严重疾病的检查结果时）的担心，而是持续存在或者反复发生的，无论医生或者医学检查结果如何都无济于事。

• 如果患者确实患有某种慢性或急性疾病，或者是某种疾病的高危人群（例如有明显的遗传风险，或者近期曾暴露于某种传染病下），那么患者对相关疾病存在担忧是很常见的，此时诊断疑病症需更加慎重。只有当先占观念及反复检查行为或回避的程度明显过分或不恰当时，才诊断为疑病症。

• 老年人常见与健康相关的焦虑。生命晚期新发的健康担忧可能是与年龄相关的正常担心，如果其担忧过度且损害功能，则可能是抑郁障碍的表现，而不是疑病症。

病程特征：

• 疑病症（健康焦虑障碍）为慢性复发性障碍，导致明显的功能损害。

• 疑病症患者常因躯体原因而非精神健康原因寻求医疗帮助，他们认为是因为等待测试结果或自身的担忧没有被认真对待，才导致其健康相关的焦虑。

不同年龄阶段的表现：

- 疑病症（健康焦虑障碍）常在成年早期至中期发作。由于患者就严重躯体疾病寻求多方医疗服务咨询，其诊断常常较晚。

- 疑病症罕见于儿童和青少年。但是，聚焦于健康的恐惧和信念可在儿童早期出现，且症状持续整个儿童期，导致成年期可达到疑病症的诊断要求。

- 即使未能充分诊断，疑病症也常见于老年人，其症状集中于记忆丧失。老年人常合并其他衰老有关的躯体情况和／或抑郁症状，这些情况常掩盖疑病症的担心，因此临床上难以鉴别。对健康问题的关注会随着年龄增长而增长，因此要确定，其关注身体状况的水平是抑郁症状的表现、躯体情况、身体功能下降还是疑病症。

- 在年幼儿童中，疑病症和强迫症的突出症状均为对健康的担忧，因此两者的鉴别尤其困难。儿童可能难以口头表达其恐惧和忧虑的核心，这使得评估强迫症和疑病症的症状的不同更为困难。

文化相关特征：

- 疑病症（健康焦虑障碍）疾病信念的核心可被如何得病的文化观念影响。如：在某些文化背景下，疑病症可能是因为未能遵循规定的文化习俗或礼节而引起的，或者是受到诅咒、黑魔法或巫术的结果。

性别相关特征：

- 疑病症的患病率未见性别差异。

与其他障碍和情况的界限（鉴别诊断）：

- **躯体变形障碍：**躯体变形障碍以个体对其感知的瑕疵或缺陷的持续性先占观念为特征，而疑病症的先占观念是关于其患上一种或多种严重的、进展的、危及生命的疾病的可能性。

- **其他强迫及相关障碍：**重复想法和反复动作在其他强迫及相关障碍中也很常见，但是担心的焦点及重复行为的形式在各诊断体系中明显不同。在强迫症中，闯入性的想法和重复行为并不局限于其对健康的过分关注，而是包含各种各样的强迫思维（如污染、造成伤害）及为了抵消这些强迫思维而出现的强迫行为（如过度清洗、计数、检查）。躯体变形障碍的先占观念主要是针对外貌或体征的瑕疵，嗅觉牵连障碍的先占观念是认为自身散发出难闻或刺激性的体味。但是，强迫及相关障碍可以同时存在，如有必要这组疾病也可以同时多重诊断。

- **妄想障碍及其他原发性精神病性障碍：**一些疑病症患者有时对自身的行为和想法的不合理性缺乏自知力，对患有某种疾病的确信或坚信的水平达到妄想程度（见自知力标注）。在没有妄想病史的患者中，如果这些信念局限于担心患有某种疾病，即这些信念完全是在疑病症症状发作的背景下出现，并满足该病的其他临床特征，则应该诊断为疑病症，而不是妄想性障碍。妄想性障碍会出现与躯体性妄想相关的临床表现，但是明显违背医学常理（如器官在腐烂），而不是局限在坚信患有某种特定疾病。疑病症患者无其他精神病性症状（如幻听或思维形式障碍）。

- **抑郁障碍**：抑郁障碍患者也会出现过度担心或躯体性妄想，但通常是一系列完整的先占观念或妄想（如自罪、虚无、贫穷等）的一部分，并伴有其他抑郁症状（如快感缺失、自杀、睡眠节律紊乱、体重减轻或增加等）。但是，两种疾病可同时存在，必要时可同时诊断。

- **广泛性焦虑障碍**：广泛性焦虑障碍的患者可能存在对自身健康的担心，但也存在对日常一系列事务的担心（如工作、人际关系、财务），而且通常不会像疑病症那样存在即使医学检查已经确诊排除后仍然持续担心患病的先占观念。

- **惊恐障碍**：惊恐障碍的特点是反复的、非预期的、自限性发作的强烈恐惧或忧虑，并伴有突出的躯体症状和直面威胁的灾难将至感（例如晕厥、卒中、心脏病发作或死亡）。惊恐障碍的个体通常担心他们在惊恐发作时感受到的躯体症状是严重医疗疾病的证据（例如心血管系统疾病），但不能据此附加疑病症的诊断。但是，如果惊恐障碍的个体产生了与惊恐发作时的躯体症状无关的关于自身健康的先占观念，可同时诊断两种疾病。当反复的惊恐发作是临床表现的一部分时，疑病症可使用"伴有惊恐发作"的限定。如果惊恐发作完全可以用疑病症对健康相关刺激（例如：出现新的症状或接触健康信息）的反应解释，则不应附加惊恐障碍的诊断。但是，如果符合各自的诊断要求，两种疾病可同时诊断。

- **躯体痛苦障碍**：躯体痛苦障碍的特点是躯体症状的存在是痛苦的，且引起个体过度关注，例如总在想着症状的严重程度并反复咨询医疗保健人员。如果部分疑病症的个体也存在引起痛苦的躯体症状，且寻求医疗协助时，他们这么做主要是担心这些症状预示着罹患严重的、进展性的或威胁生命的疾病。相反，躯体痛苦障碍的个体通常专注于自身的躯体症状及其影响，他们就诊于那些能确定其症状原因的保健医生，以期从症状中解脱，而不是去证明他们罹患重病的信念是错的。

6B23.Z　未特定的疑病症

6B24　囤积障碍

核心（必要）特征：
- 物品堆积导致生活区域拥挤杂乱，且影响其使用和安全。注意：如有生活区域未见杂乱，只因为他人（如：家庭成员、清洁工、权威）的干预。堆积源于以下两点：
  - 堆积物品的反复冲动或行为可为被动的（如查收传单或邮件）或主动的（如：过度获取免费的、购买的或偷窃的物品）。
  - 难以丢弃物品是因为感受到存储物品的需求和丢弃这些物品相关的痛苦。
- 症状引起患者明显的痛苦，或导致患者个人、家庭、社会、教育、职业或其他重要方面的功能严重损害。

自知力标注：

囤积障碍的个体对囤积相关的观念和行为（关于过度获取、难以丢弃或凌乱）是有问题的认识程度各不相同。例如，一些人能意识到他们的生活空间存在一定风险，他们储存的物品是无用的并且将来也不太可能会用到，或者能意识到他们丢弃物品造成的痛苦是不合理的，但有的人即使有相反的证据，也坚信他们与囤积相关的观念和行为是没问题的，且有些人对所持有信念的确信或坚信的水平达到妄想程度（例如某人坚持认为客观上几乎或完全没有价值的物品是非常有必要保留的，或是否认他们的生存空间存在问题）。即使在短时间内，自知力也可能发生很大变化，比如取决于当前个体的焦虑或痛苦程度，例如某家庭成员或其他人要求某人丢弃物品。囤积障碍根据个体的自知力水平可以分为以下 2 类：

6B24.0　囤积障碍伴有一般或良好自知力

• 大多数时间，个体认识到与囤积相关的观念和行为（关于过度获取、难以丢弃或凌乱）是有问题的。在特定情况下（如被强制要求丢弃物品）即使个体表现出自知力缺乏，这种限定水平仍然适用。

6B24.1　囤积障碍伴有较差自知力或缺乏自知力

• 大多数或全部时间（即使有相反的证据），个体坚信与囤积相关的观念和行为（关于过度获取、难以丢弃或凌乱）是没有问题的。个体表现出的自知力缺乏不会随着焦虑水平的改变而显著变化。

其他临床特征：

• 对囤积障碍的诊断进行评估时，除来访者自述外还需要获取其他额外的信息，比如周围亲属的报告或家中混乱情况的目视检查。

• 通常，是因为物品的情感意义（例如与重要的事件、人、地点或时间有关）、工具属性（例如感觉有用）或内在价值（例如感觉有美学价值）才被囤积。

• 囤积障碍的个体可能会找不到重要的物品（如账单、税单），不能保持家里通畅，甚至在紧急情况下很难逃出家门。做饭、使用洗碗槽、使用家用电器（如冰箱、烤炉或洗衣机）或家具（如沙发、椅子、桌子）也可能受到很大影响。

• 囤积障碍的个体可能出现一系列慢性躯体疾病（如肥胖），也会暴露于各种由于其囤积行为造成的危险环境中，包括火灾隐患、高空坠落的风险、腐烂变质食物的污染、接触灰尘花粉及细菌引起的过敏。

与正常状态的区别（阈界）：

• 收藏爱好者也会收集很多自己喜欢的物品，并且不舍丢弃。但是，他们往往有明确的收藏目标（例如收藏种类很少），更有选择性（例如只计划和购买预先关注的物品），更会整理他们收集的物品，并且不会过度收集。

病程特征：

- 囤积行为常始于儿童和青少年期，持续至生命晚期。40 岁后发作者罕见。
- 囤积障碍为慢性进展性疾病。
- 随着年龄增长囤积的后果越来越严重，且损害更大，因为物品堆积越来越多，或者因为患者合并躯体疾病和共病其他精神障碍导致更加没有能力丢弃或整理物品。
- 在老年人中，囤积障碍与多方面生活损害有关，包括生活环境不安全、社会孤立、病理性自我忽视（即卫生条件差）、共病精神障碍以及合并躯体疾病。

不同年龄阶段的表现：

- 囤积障碍起病于儿童和青少年时期（即 11 ~ 15 岁），青少年中期患病率高达 2% ~ 3.7%。晚年起病可能是痴呆相关的认知缺陷和行为症状的表现（例如抑制减少或重复行为），而非囤积障碍。
- 成人囤积障碍所表现出的过度收集和堆积的特点在青年人中可能并不明显，因为其照顾者可限制其过多获取。因此，囤积可能限于特定区域（如儿童的卧室）和儿童便于获取的物质（如学校相关的物品、玩具和食物）。
- 收集和保存物品对于 6 岁以下的幼儿来说是一种与发育阶段一致的行为，这使得家长和临床医生更难区分问题性囤积和适合年龄的收集和保存物品。
- 囤积障碍患者易共病其他精神障碍或躯体疾病，其在不同发育阶段的共病情况不同。有囤积症状的儿童青少年易共病其他精神障碍，如：强迫症或注意缺陷多动障碍。囤积症状亦常见于患有孤独症谱系障碍或 Prader-Willi 综合征的青年。如果每种障碍都需要独立的临床关注，则附加囤积障碍的诊断是合理的。老年囤积障碍患者最常见共病其他精神障碍为：抑郁障碍、焦虑及恐惧相关障碍和创伤后应激障碍。
- 生命后期发生的囤积与记忆力下降、注意力下降及执行功能水平下降有关，也与共病其他障碍（如痴呆和抑郁障碍）的频率增高有关。

文化相关特征：

- 收集物的性质，囤积障碍患者赋予其收集物品的意义、感情色彩和价值可能具有文化意义。
- 节俭和积累的文化价值观不应该被认为是囤积障碍的表现。在某些文化环境中，鼓励群体保存物品以便以后使用。这在物质匮乏的情境中，或在经历了长期物质匮乏时期的群体内部尤其如此。除非症状超出预期的文化常态，否则不应给予囤积障碍的诊断。

性别相关特征：

- 临床数据显示囤积障碍在女性中的患病率较高，但是，有些流行病学调查报道该疾病男性发病率显著高于女性。

- 男性囤积障碍患者更易共病强迫症。
- 囤积障碍的临床表现未见男女差异，但是女性更多地表现出过度获取，尤其是通过强迫购买获取。

与其他障碍和情况的界限（鉴别诊断）：

- **强迫症：** 强迫症的个体可能存在收集大量物品（如强迫性收集）。然而，不同于囤积障碍的是其行为的目的是中和或缓解强迫思维导致的痛苦和焦虑，例如攻击性（如担心伤害别人）、性／宗教相关（如担心做出亵渎神灵或不敬的行为）、污染（如担心传染感染性疾病）或对称／排序（如感觉不完美）等症状。另外，即使是自知力不全或无自知力的强迫症个体，也通常会认为强迫行为是不想要且痛苦的；而囤积障碍患者可能很愿意或享受该行为。但是，这两类疾病可以同时存在（尤其是男性患者），必要时可以同时诊断。

- **孤独症谱系障碍：** 较为局限的兴趣点是孤独症谱系的特点，这可能会导致物品堆积，并且还可能导致由于改变熟悉的环境会带来痛苦而难以丢弃物品。但是，孤独症谱系障碍的个体还具有一些囤积障碍通常不具备的症状，包括功能性语言障碍和持续的社交沟通缺陷。

- **妄想障碍和其他原发性精神病性障碍：** 在精神分裂症及其他原发性精神病性障碍中，可能出现物品的堆积，但通常是在妄想的支配下发生的。一些囤积障碍的患者对自身行为和想法的不合理性缺乏自知力，以至于在评估获得及保留物品的重要性方面对所持有信念的确信或坚信的水平达到妄想程度（见自知力标注）。在没有妄想病史的患者中，如果这些信念局限于担心丢弃物品或坚信这些物品有重要作用，即这些信念完全是在囤积障碍症状发作的背景下出现，且全部符合该病的其他临床特征，则应诊断为囤积障碍，而不是妄想障碍。囤积障碍患者无其他精神病性症状（如：幻听或思维形式障碍）。

- **心境障碍：** 不同于囤积障碍，心境障碍患者可能在抑郁或躁狂心境下出现囤积行为。在抑郁障碍中，动力下降、主动性缺乏或情感淡漠的患者可能出现物品堆积，但是不像囤积障碍，他们的行为是没有目的或意义的。另外，抑郁障碍患者可能对收集物品漠不关心，丢弃他们也并不痛苦。在双相障碍躁狂发作时，患者可能出现过度购买导致物品堆积。但是这些患者并不会出现难以丢弃物品或和物品分离，只有很罕见的有足够持续期的躁狂发作者在家中大量囤积物品。

- **喂养及进食障碍：** 一些喂养及进食障碍患者在某些特殊场景（例如独自在家）可能出现囤积大量食物的情况，目的是有足够的食物量来完成一次暴食。但与囤积障碍相比，累积的目的局限于进食。囤积障碍患者并不出现担心体重超重或体象扭曲。

- **痴呆：** 部分痴呆患者可能因为进行性的神经认知功能减退出现收集物品的症状，但非其主要症状。与囤积障碍不同，痴呆患者对收集物品没有兴趣，也不会在丢弃物品的时候感到痛苦。此外，痴呆患者表现出收集行为的同时，可能存在严重人格和行为改变，例如情感淡漠、性行为轻率或刻板动作。

- **Prader-Willi 综合征**：Prader-Willi 综合征与进食驱力增加和一系列包括储存食物的强迫行为症状有关。新生儿期存在身材矮小、性腺功能减退、发育停滞、肌张力低下和喂养困难史，这些都有助于与囤积障碍的鉴别。

6B24.Z　未特定的囤积障碍

6B25　以身体为中心的重复行为障碍

身体为中心的重复行为障碍的特点是具有针对皮肤及其附属器的反复性和习惯性动作（例如拔毛、抠皮），通常伴有减少或停止所涉及行为的不成功尝试，并导致皮肤的后遗症（例如脱发、皮肤损伤、唇部擦伤）。这些行为可能在一天分散的时间内短暂发作或是以频率更低但持续时间更久的方式发作。症状引起患者明显的痛苦，或导致患者个人、家庭、社会、教育、职业或其他重要方面的功能严重损害。

身体为中心的重复行为障碍的一般文化考虑：

- 诊断该障碍应考虑宗教信仰因素。

6B25.0　拔毛癖（拔毛障碍）

核心（必要）特征：
- 反复拔毛发。
- 尝试停止或减少拔毛不成功。
- 由于拔毛行为导致明显毛发脱落。
- 症状引起患者明显的痛苦，或导致患者个人、家庭、社会、教育、职业或其他重要方面的功能严重损害。

其他临床特征：
- 拔毛行为可以发生在身体生长毛发的任何部位。但是，最常见的地方是头皮、眉毛和眼睑。较少报道的部位是腋窝、面部、阴部及肛周区。脱发的样式多变，有的区域完全脱发，有的则毛发稀疏。
- 拔毛癖的个体可能会以广泛而分散的方式拔除毛发（即从整块部位拔除单根毛发），这种情况脱发可能不会清晰可见。或者，个体可能试图隐藏或伪装脱发（例如使用化妆、围巾或假发）。
- 拔毛癖的诊断常基于对毛发脱落的直接观察或体格检查。如果因为宗教禁令等原因不能完

6

成，则难以判断毛发的脱落程度。此时，可能需要知情人或对其进行过体格检查的医生提供证据。

- 拔毛可在一天内短暂高频发生，也可低频但每次症状出现持续时间较长，可持续数小时。拔毛可能会持续数月或数年才能引起临床注意。

- 拔毛癖通常会存在围绕毛发的仪式行为，例如在拔除毛发后从视觉或触觉上检查毛发，或放在口中摆弄。经常吞咽或吃拔除的毛发的个体（食毛癖）会产生严重的甚至威胁生命的胃肠道症状，这取决于吞食的毛发量。

- 心理困扰增加时，专注性拔毛症状往往加重。

- 拔毛行为通常具有包括情绪的调节和唤起、减少紧张、增加快感等一系列作用，这些都会加强拔毛行为。但是，在拔毛之后，许多个体也报告了各种负面的情绪，例如失控感或羞耻感。拔毛癖的个体对其拔毛行为的认识程度不同。

- 皮肤搔抓症常与拔毛癖共同存在。拔毛癖也常与抑郁及焦虑症状、强迫症及其他聚焦于躯体的重复行为（例如咬指甲）同时出现。

与正常状态的区别（阈界）：

- 偶尔拔掉灰色或位置不合适的毛发是正常的，且大多数人在其一生中的某些时候也会这样做。许多人也会捻或玩弄自己的毛发，其他人可能会咬或扯毛发，而不是拔掉，这些行为并不符合诊断拔毛癖的条件。拔毛癖包括反复拔毛发并伴有显著的痛苦或损伤，而这些在正常的偶尔的拔毛行为中并不存在。

其他特征：

- 拔毛癖（拔毛障碍）为慢性疾病，在某些个体中，不加干预的情况下，其症状可在几周、几月或几年内反复。症状出现后，缓解率随病程时长而降低。

- 拔毛行为模式差异较大，个体的拔毛部位可随时间变化。

不同年龄阶段的表现：

- 拔毛癖（拔毛障碍）的发病呈双峰型，儿童早期和青少年早期为其两个高峰期。

- 婴儿期（即2岁以前）的拔毛行为比较普遍，大多数个体在幼儿期就不再从事拔毛行为。然而，许多报告了有拔毛癖慢性病史的成年人描述了儿童早期发作。因此，尚未明确幼儿期发病（相对于青春期发病）是否为该疾病的一个明显亚型，或何种因素可能有助于持续性。

- 青春期早期发作最常见，与青春发育一致。青春期发病与慢性化和功能缺损程度高有关。青少年发病率与成人发病率类似（为总人口的1%～2%）。

- 儿童和青年更频繁地参与自动拔毛行为，即存在无意识地拔毛。专注且有目的的拔毛行为更常见于青少年和成人，这种行为前常有强烈的冲动，并在拔毛后得到缓解。

- 在发育阶段，拔毛的负性影响越来越严重。10岁以下的儿童较少影响到学业，而年长的儿童和青少年则因为拔毛在上学和学业成绩方面有更多的困难。

- 与成人类似，患有拔毛癖的儿童和青少年易共病其他精神障碍，包括广泛性焦虑障碍、强迫症、抠皮障碍、其他聚焦于身体的重复行为障碍以及抑郁障碍。儿童和青少年更容易共病注意缺陷多动障碍。

性别相关特征：

- 儿童时期的患病率未见男女差异，青少年和成人期女性更容易被诊断拔毛癖。
- 尽管尚无证据表明病程和症状存在性别差异，但男性更易共病焦虑及恐惧相关障碍或强迫症。
- 女性在青春期和其他荷尔蒙波动期（即月经期、围绝经期）专注拔毛的行为增加。

与其他障碍和情况的界限（鉴别诊断）：

- **其他强迫及相关障碍：** 拔毛癖中的重复行为也可以发生在其他强迫及相关障碍中，但这些通常与忧虑的特定焦点有关，且与每个诊断单元不同的意向有关。被诊断为强迫症的个体也可能存在拔毛行为（例如作为一种对称仪式意在"平衡"他们的毛发）。此外，强迫症的个体通常表现出其他的对称仪式，以及可识别到的与拔毛无关的强迫思维和强迫行为。尽管如此，拔毛癖与强迫症常同时出现，这两种障碍均存在时可同时诊断。躯体变形障碍患者可能因觉得丑或者不正常而拔除身体的毛发。

- **刻板运动障碍：** 刻板运动是指一种反复的、貌似无功能的运动行为（例如摇头、晃动身体、咬自己）。这些行为很少包括拔毛，但如果存在，这种行为倾向于由固定模式的和可预测的协调运动组成。此外，刻板运动更可能出现在生命早期（即＜2岁），而拔毛癖通常在青春期早期起病。

- **精神分裂症和其他原发性精神病性障碍：** 精神分裂症或其他原发性精神病性障碍的患者可能会因妄想或幻觉而拔除毛发。在这种情况下，不应附加拔毛癖的诊断。

- **其他分类的疾病和物质使用所致精神障碍：** 这个症状并不是另一种医学情况的临床表现（例如毛囊炎症）。皮肤活检或镜检能帮助我们区分个体究竟是拔毛癖还是皮肤病。此外，拔毛行为可能会因使用某些物质（例如苯丙胺）而加重，但没有证据表明物质使用是造成反复拔毛行为的主要原因。

6B25.1 皮肤搔抓（抠皮）障碍

核心（必要）特征：

- 反复抠除皮肤。
- 尝试停止或减少抠皮不成功。

- 因抠皮行为造成明显的皮肤损伤。
- 症状引起患者明显的痛苦，或导致患者的个人、家庭、社会、教育、职业或其他重要方面的功能严重损害。

其他临床特征：

- 拔毛癖是常与皮肤搔抓症共病的一种疾病。此外，皮肤搔抓（抠皮）障碍常与抑郁和焦虑症状、强迫症和其他聚焦于躯体的重复行为（例如咬指甲）共病。
- 最常见的抠皮部位是面部、手臂和双手，但是许多人在身体多个部位有抠皮行为。患者可能会在健康的皮肤、皮肤轻度不平整处、有丘疹或老茧等皮肤病变处，或先前抠皮所致结痂处存在抠皮行为。尽管有少数人使用镊子、刀或其他物品抠皮，但大多数人使用指甲。其基本特征强调抠皮必须造成皮肤损伤。但是，皮肤搔抓症的患者通常试图隐藏或伪装抠皮的证据（例如借助化妆或衣物）。因此，需要仔细评估包括来自家属的信息来确定皮肤搔抓症症状的存在。
- 皮肤搔抓症的个体常会在其行为上花费大量的时间，有时每天能达到数小时。在引起临床重视前，抠皮可能会持续几个月或者几年。
- 皮肤搔抓症通常会存在围绕皮肤的仪式行为，例如在抠皮后从视觉或触觉上检查皮肤，或将皮肤放在口中摆弄，或吃下皮肤或皮痂。
- 抠皮行为通常具有包括情绪的调节和唤起、减少紧张、增加快感等一系列作用，这些都会加强抠皮行为。但是，在抠皮之后，许多个体均报告了各种负面的情绪，例如失控感或羞耻感。皮肤搔抓症的个体对其抠皮行为的认识程度不同。

与正常状态的区别（阈界）：

- 偶尔抠除某人的皮肤（例如结痂、角质层或痤疮）是正常的，且大多数人在其一生中的某些时候也会这样做。有些人会咬他们的角质层或周围皮肤，这些行为并不符合诊断皮肤搔抓（抠皮）障碍的条件。皮肤搔抓症包括抠皮并伴有显著的痛苦或损伤，而这些在偶尔的正常的抠皮行为中并不存在。

其他特征：

- 可发病于任何年龄，最常见于青春发育时或青春发育后发作。
- 皮肤搔抓（抠皮）障碍的发作常与皮肤病有关，但皮肤搔抓行为在皮肤病好转后仍持续存在。
- 某些个体抠皮的冲动出现于情绪触发点（如焦虑和压力感增加或无聊）之后。其他人则可能是对皮肤敏感性（即皮肤不规整）或恼人的皮肤感觉的反应。这种情况下，抠皮可减轻压力、缓解紧张、获得满足感。
- 皮肤搔抓障碍被视为慢性病。有些个体可在数周、数月或数年的时间内体验到症状的起伏。

不同年龄阶段的表现：

• 皮肤搔抓（抠皮）障碍最常发生于青春期，与青春发育相对应。但是，症状可出现于整个生命周期。

• 儿童期发作的皮肤搔抓障碍更常见于女性。

• 自动抠皮在无意间无目的的发生，这种情况在儿童期起病的皮肤搔抓障碍中更常见。抠皮在青春期和成年期变得专注。此时的抠皮通常是有意的，与强烈的抠皮冲动有关，并在抠皮后获得缓解。

性别相关特征：

• 女性皮肤搔抓障碍的发病率显著高于男性。

• 男性发病年龄更早。

6

与其他障碍和情况的界限（鉴别诊断）：

• **其他强迫及相关障碍：** 皮肤搔抓症中的重复行为也可以发生在其他强迫及相关障碍中，但这些通常与忧虑的特定焦点有关，且与每个诊断单元不同的意向有关。被诊断为强迫症的个体也可能存在抠皮行为（例如个体存在污染性强迫观念会有试图通过抠皮来减少污染的行为）。皮肤搔抓症的强迫观念并不先于抠皮行为产生，强迫症的个体通常表现出其他与抠皮无关的强迫行为。尽管如此，皮肤搔抓症经常与强迫症同时出现，必要时可同时给予两个诊断。躯体变形障碍以"去除"痤疮或其他自认为丑陋或不正常的皮肤瑕疵的方式改善自己的外表时可以表现为抠皮。皮肤搔抓症的个体不会将修正自认为的外表缺陷作为抠皮的唯一目的。

• **刻板运动障碍：** 刻板运动是指一种反复的、貌似无功能的运动行为（例如摇头、晃动身体、咬自己），这些行为很少包括抠皮，但如果存在，这种行为倾向于由固定模式的和可预测的协调运动组成。此外，刻板运动更可能出现在生命早期（即＜2岁），而皮肤搔抓症通常起病年龄较晚。

• **精神分裂症和其他原发性精神障碍：** 精神分裂症或其他原发性精神障碍的患者可能会因妄想或幻觉而存在抠皮行为。皮肤搔抓症的个体并没有继发于妄想或幻觉下的抠皮行为。

• **Prader-Willi 综合征：** Prader-Willi 综合征个体可以表现出较早发生的抠皮行为，更符合刻板运动障碍。Prader-Willi 综合征通常具有一系列其他症状，例如轻度至中度的智力发育障碍、新生儿和婴儿期肌张力低下、喂养问题、婴儿体重增加不良和儿童期病理性肥胖。

• **其他分类的疾病和物质使用所致精神障碍：** 这个症状并不是另一种医学情况的临床表现（例如疥疮）。但是，抠皮行为可能会由于其他病症（例如痤疮）而随之出现或加重，这种情况下如果符合诊断要求仍可诊断为皮肤搔抓症。使用或滥用兴奋剂（例如可卡因、甲基苯丙胺、处方类兴奋剂）也可导致抠皮行为，但如果仅在这种情况下出现抠皮行为则不应诊断为皮肤搔抓症。

• **自伤和自残行为：** 与自伤和自残行为不同，尽管可能会造成伤害，但皮肤搔抓症的抠皮行为不会以自我伤害为明确目的。

6B25.Y 其他特定身体为中心的重复行为障碍

核心（必要）特征：

- 针对皮肤及其附属器的反复性和习惯性行为（例如咬唇、咬指甲）。
- 尝试停止或减少这些行为不成功。
- 这些行为造成明显的损伤或其他外观影响。
- 症状引起患者明显的痛苦，或导致患者的个人、家庭、社会、教育、职业或其他重要方面的功能严重损害。

6

6B25.Z 未特定的身体为中心的重复行为障碍

6B2Y 其他特定强迫及相关障碍

核心（必要）特征：

- 其临床表现的特点是具有与其他强迫及相关障碍相似临床特征的症状（例如强迫思维、闯入性思维、先占观念；强迫行为、针对皮肤和毛发的反复性、习惯性行为）。
- 临床表现不符合其他任何强迫及相关障碍的诊断要求。
- 症状不能用其他精神及行为障碍更好地解释（例如原发性精神病性障碍、冲动控制障碍、焦虑和恐惧相关的障碍）。
- 这些症状和行为与精神发育程度及文化背景不相称。
- 症状或行为并非其他健康问题的表现，也不能归因于物质或药物作用于中枢神经系统的直接效应或其戒断反应。
- 症状引起患者明显的痛苦，或导致患者个人、家庭、社会、教育、职业或其他重要方面的功能严重损害。如果功能得以维持，则只能通过大量的额外努力。

注意：归类于神经系统疾病章节"原发性抽动和抽动障碍"中的 Tourette 综合征被交叉列于此处，因为它与强迫症存在高度共病、家族联系和类似的现象学（即先兆性冲动和重复行为）。Tourette 综合征、慢性运动抽动障碍和慢性发声抽动障碍也被交叉列于神经发育障碍中，由于它们高发于发育阶段，且与神经发育障碍存在高度共病和家族联系。以上三种障碍的完整诊断指南参见神经发育障碍的相关章节。

8A05.00 Tourette 综合征

（完整指南见神经发育障碍 Tourette 综合征）

6B2Z 未特定的强迫及相关障碍

7. 应激相关障碍

应激相关障碍（disorders specifically associated with stress）与暴露于一个或一系列的应激性或创伤性事件或不良经历直接相关。对于本组疾病的每种障碍，可识别的应激源为其必须的致病因素，尽管该应激源可能不足以致病。多数人历经应激源后并未发展出精神障碍。本组有些障碍的应激事件是正常的生活经历（如离婚、社会经济问题、丧亲）。另一些障碍则需暴露于极具威胁性或恐怖性质的应激源（即潜在创伤性事件）。本组障碍根据患者因应对应激事件而出现的症状的性质、模式和持续时间，并结合相关功能损害进行区分。

应激相关障碍包括以下诊断单元：

6B40　创伤后应激障碍

6B41　复合性创伤后应激障碍

6B42　延长哀伤障碍

6B43　适应障碍

6B44　反应性依恋障碍

6B45　脱抑制性社会参与障碍

6B4Y　其他特定应激相关障碍

6B4Z　未特定的应激相关障碍

应激相关障碍这组疾病分类不应被用于对近期应激性或创伤性事件的正常反应进行分类。

在此亦列出以助于鉴别诊断：

QE84　急性应激反应

对近期创伤性事件的正常反应可以归于急性应激反应。在ICD-11中，急性应激反应不再被认为是一种精神障碍，而是被列入并非疾病或障碍但可能在临床上遇见的情况。

应激相关障碍的一般文化考虑：

- 被文化认可和识别的表达痛苦的观念和方法（例如痛苦一词的当地习语、解释和综合征）可能是创伤反应的重要部分。这些文化观念包括：存在于许多文化群体的拥有状态，拉丁美洲人群中的 susto 或 espanto（恐惧），饱受折磨的不丹难民中的 ohkumlang（疲倦）和身体疼痛，卢旺达种族灭绝幸存者中的 ihahamuka（没有呼吸的肺）和柬埔寨的 kit chraen（想得太多）等。应激相关障碍的症状可能被描述成这些文化观念中的情绪、认知、行为和躯体要素。痛苦一词的习语也可能影响其他精神障碍的症状和共病情况。

- 来自集体主义文化的个体可能将关注点放在家庭和社区关系上，而非对创伤的个人反应。临床表现可包括：因感受到在帮助他人或履行文化上的重要社会角色的失败而引发的内疚与羞耻。例如：性暴力幸存者可能忧心于家庭因此蒙羞的羞耻感。

- 在各种文化中，创伤事件可归因于多种精神或超自然原因，例如：因果报应、命运、嫉妒、巫术、魔术或复仇精神。这些归因影响应激源对个人和社会冲击力，以及个体反应的本质。

- 有必要了解文化的常规模式以评估创伤反应的严重程度，评估以下部分时尤其必要：精神病性症状应考虑是与应激相关障碍在特定文化下的表达，还是其他精神障碍（如精神病性障碍）的临床表现，还是在某种文化背景下的正常表现。

- 特定暴露带来的创伤效力可受到文化解释的强烈影响。例如：对于某些文化团体来说，暴露于被破坏的宗教场所、圣地或圣物之下可能比个人创伤应激性更强。特征性的症状反应决定了诊断某种障碍是否合适。

- 在伴随着迁徙的社会因素（贫穷、接收社群的歧视和文化适应性应激源）的作用下，移民可体验到与创伤暴露相关的更高程度的痛苦。

6B40 创伤后应激障碍

核心（必要）特征：
- 暴露于极具威胁性或恐怖性的事件或情境（短期或长期）。这些事件包括但并不限于：直接经历自然灾害或人为灾难、战争、严重意外事故、酷刑、性暴力、恐怖活动、被袭击或急性危及生命的疾病（如心脏病发作）；目睹他人在突然、意外或暴力方式下被威胁或实际受到伤害或死亡；得知亲友突然意外死亡或暴力死亡。

- 经历创伤性事件或情境后，典型综合征的发展持续至少数周，包括以下三个关键要素：
  - 当下再体验创伤性事件，创伤事件并不是被回忆起，而是被体验为此时此刻再次发生。这种症状通常以以下形式出现：生动的闯入性记忆或影像；闪回，可从轻度（短暂感到创伤性事件在当下再次发生）到重度（完全丧失对目前环境的意识）不等；反复出现的与创伤性事件相关主题的梦或梦魇。再体验通常伴随着强烈的或压倒性的情绪，例如害怕、极度恐慌和强烈的躯体感觉。当下的再体验可卷入与经历创伤事件时同样强度的压倒性的或被浸没的情感反应，而患者并不自知，这种情况可见于对创伤事件提示物的反应。对创伤性事件的沉思、思维反刍以及记得当时所体验到的情感并不完全等同于再体验。

- 刻意回避可能引起再体验创伤事件的提示物。其表现形式可以是主动对相关想法和记忆的内在回避，也可以是对引起创伤事件联想的人群、对话、活动或情景的外在回避。在极端的情况下，个体为回避创伤提示物，可能会改变其环境（例如搬到别的城市或换工作）。

- 持续感受到过高的现时威胁，如：过度警觉，或对刺激（如意外的声音）表现出增强的惊跳反应。过度警觉的个体时刻准备保护自己免于危险，并且在特定情境或更广泛的情境下也会感觉自己或亲近的人处于即刻的威胁之下。为了保证安全，他们可能会采用新的行为方式（例如不背对着门坐、在汽车后视镜中反复查看）。

- 这种困扰导致个人、家庭、社会、教育、职业或其他重要方面的功能严重损害。如果功能得以维持，则只能通过付出大量的额外努力。

其他临床特征：

- 创伤后应激障碍的常见症状表现还包括：广泛的烦躁不安，分离性症状，躯体不适主诉，自杀观念和行为、社交退缩，为避免再体验创伤事件或管理情绪反应而过度使用酒精或药物，创伤记忆或提示物引起的焦虑症状（包括惊恐、强迫思维或强迫行为）。

- 创伤后应激障碍患者的情绪体验通常包括：愤怒、羞耻、悲伤、屈辱或内疚（包括幸存者内疚）。

与正常状态的区别（阈界）：

- 曾暴露于极其威胁性或恐怖性质的事件或情境本身并不预示存在创伤后应激障碍。许多个体经历类似的应激源后并未出现精神障碍。其临床表现必须符合所有上述诊断要求方可被诊断为创伤后应激障碍。

病程特征：

- 创伤后应激障碍在暴露于创伤事件后发生，可出现在生命周期中的任何时间。

- 创伤后应激障碍症状的发作通常在暴露于创伤事件后 3 个月内。但是，创伤后应激障碍症状的表达也可延迟至暴露于创伤事件数年后。

- 创伤后应激障碍的症状和病程因时间和个体而显著不同。暴露于创伤事件提示物，或经历其他生活压力或创伤事件后，症状可能复发。部分诊断为创伤后应激障碍的患者，其症状可持续数月或数年不缓解。

- 约半数的创伤后应激障碍患者在发病 3 个月内可完全恢复。

不同年龄阶段的表现：

- 创伤后应激障碍可发生于任何年龄段，但不同年龄和发育阶段对创伤事件的反应（即特征综合征的核心要素）表现不同。

- 由于幼儿（如 6 岁以下）的认知能力刚开始发展且口头表达能力有限，所以评估其再体验、主动回避内心状态及对当前威胁的过高察觉等症状较困难。评估儿童创伤后症状表现不应局限于儿童报告的内在症状，同时要参考照顾者提供的儿童在创伤事件后的行为症状。

- 在较小的儿童中，支持创伤后应激障碍诊断的核心症状通常在行为表现上更为显著，如：在游戏和绘画中反复出现创伤相关的重演，做无明确内容的可怕的梦或夜惊，或反常的冲动。尽管创伤经历对儿童的成长及社会功能均产生了巨大影响，但是当谈论起创伤经历时或重演创伤经历时儿童不一定表现得很痛苦。患创伤后应激障碍的学龄前儿童，其临床表现创伤特异性的症状可能更少，可表现为抑制性行为和脱抑制性行为。例如：过高警觉可表现为情绪易激惹的次数和程度增加、分离焦虑、技能退行（如口头表达能力、如厕能力等），夸张的年龄相关的恐惧或过分哭泣。对创伤事件相关内容的外在回避或表达可表现为一系列新的宣泄行为、保护性的或挽救性策略，减少探险活动或不愿参加一些新的活动，过度从照顾者处寻求安慰等。

- 回忆和表述内心状态的能力受限也可能是一些学龄期儿童和青少年的特点。此外，相比成年人，儿童和青少年更不愿表述他们对创伤事件的体验。这种情况下，诊断创伤后应激障碍需要更多地依靠行为的改变，如创伤相关的重演增多或过度回避。

- 儿童或青少年可能会否认与再体验相关的痛苦或恐惧感，而是报告再体验对其无影响，或是将其他强烈或无法抵抗的情绪（包括并不痛苦的情绪）作为再体验的一部分予以报告。

- 青少年不愿抓住发育时机（如从照顾者那里获得自主）可能是其心理社会功能受损的表现。患有创伤后应激障碍的青少年和成人出现自伤或危险行为（如物质滥用或无保护措施的性行为）的比例升高。

- 对那些在创伤事件中或干预中失去父母或照顾者的儿童和青少年进行评估可能会比较复杂。例如：一个长期被虐待的孩子在脱离原来的家庭后，他更重视的是失去主要照顾者而非这些客观上被认为更具威胁性或恐怖性的痛苦经历。

- 在年长的成年创伤后应激障碍患者中，其症状（尤其是再体验）的严重程度可随着生命历程而降低。但是，回避创伤相关的情境、人、活动或对话以及高警觉性通常持续存在。年长者可忽略其症状，而将其作为正常生活的一部分，这可能与羞耻和对病耻感的恐惧相关。

文化相关特征：

- 具体创伤后应激障碍症状的突出性可因文化而异。例如：在某些群体中，愤怒可能是与创伤暴露相关的最突出症状，也是表达痛苦最具文化适应性的方式。在其他文化背景下，噩梦可能具有详尽的文化意义，从而增强了噩梦在评估创伤后应激障碍的特征症状中的重要性。

- 在某些文化中，创伤后应激障碍的主要症状可能未包括在对该疾病的描述中，因此，不熟悉这些文化表现形式的临床医生可能会忽略这些症状。例如，患者的躯体症状可能很突出，如头痛（通常伴有视觉先兆）、头晕、身体发热、呼吸急促、胃肠道不适、颤抖和直立性低血压。

- 文化差异可影响创伤后应激障碍的发作以及创伤性应激源的意义。例如：有些文化团体将创伤后应激障碍的更大风险归因于影响家庭成员的创伤事件，而不是其本人。对另一些社群而言，以下情况尤其具有创伤性：看见宗教象征被亵渎或破坏，或者否认其举办已故亲属的葬礼仪式的能力。

- 由于某些创伤相关的症状与特定的灾难性认知有关，因此某些创伤相关的症状可能与在特定文化背景下的强烈恐惧相关，并可能在创伤后应激障碍的背景下引发惊恐发作。这些灾难性的解释可影响疾病的发展轨迹，使疾病更严重、更慢性化或治疗反应更差。例如：有些拉丁美洲患者可能将与创伤相关的颤抖视为终生严重神经衰弱（nervios）的先兆，而有些柬埔寨人可能将心悸视为"心脏虚弱"的征兆。

- 有些创伤后应激障碍症状在某些文化群体中可不被视为病理性的。例如：侵入性想法可被认为是正常现象，而非指向疾病的症状。评估所有必需的诊断要素（包括功能损害）的存在是重要的，但不是将任何一种症状视为病原性症状。

性别相关特征：

- 创伤后应激障碍在女性中更为常见。

- 作为临床表现的一部分，患有创伤后应激障碍的女性功能缺损时间更长、负面情绪和躯体症状的表现水平更高。

与其他障碍和情况的区别（鉴别诊断）：

- **复合性创伤后应激障碍：**复合性创伤后应激障碍的诊断要求除了包括创伤后应激障碍的所有基本特征外，还包括如下额外的基本特征：严重的情感调节问题、对自身的持续负性评价以及持续的维持关系困难。

- **延长哀伤障碍：**与创伤后应激障碍类似，延长哀伤障碍可发生在有因遭受创伤情境而死亡的亲人而经历丧亲哀伤的个体中。在创伤后应激障碍中，个体重新体验与死亡相关的事件或情境，在延长哀伤障碍中，此人可能忧心忡忡于围绕死亡情境的记忆，但是与创伤后应激障碍不同，他们并没有将其体验为此时此刻再次发生。

- **适应障碍：**适应障碍的应激源不一定是极其威胁或恐怖性的，可以是任何严重程度或类型。对不太严重的事件或情境的反应如果超出了急性应激反应的持续时间，除非符合创伤后应激障碍的症状标准，否则应诊断为适应障碍。而且，许多经历了极具威胁性或恐怖性事件的人发生的症状不符合创伤后应激障碍的所有诊断要求，此时将其诊断为适应障碍更合适。

- **急性应激反应**：对创伤事件的正常急性反应可以表现为创伤后应激障碍的所有症状，包括再体验，但是这些症状消退非常快（例如应激事件结束后或脱离威胁性情境后 1 周内，或在应激源持续存在的情况下可达 1 个月）。如果需要对这种情况进行临床干预，将其归于"影响健康状况或接触健康服务的因素"（即非障碍的分类）的急性应激反应比较恰当。

- **精神分裂症和其他原发性精神病性障碍**：有些创伤后应激障碍患者以严重闪回的形式再体验创伤事件，可能伴有闯入性幻觉，或对威胁的过度警觉可能已达到偏执程度。创伤后应激障碍患者可以出现假性幻听，被认为是患者自己的想法或来自身体内部。这些症状不能作为诊断精神病性障碍的依据。

- **抑郁发作**：抑郁发作时闯入性记忆不被体验为当前再次发生，而是属于过去，且常常伴随着思维反刍。然而，抑郁发作常常与创伤后应激障碍同时发生，如果同时符合两种疾病的诊断要点，则需另外诊断心境障碍。

- **惊恐障碍**：在创伤后应激障碍中，创伤事件的提示物或在再体验的情况下可触发惊恐发作。仅在这些情况下发生的惊恐发作无需附加独立的惊恐障碍诊断。可用"伴惊恐发作"（MB23.H）予以标注。但是，如果同时存在非预期的惊恐发作（即在"突如其来"的情况下出现），并符合惊恐障碍的其他诊断要求，则应附加惊恐障碍的诊断。

- **特定恐惧症**：有时暴露于创伤性事件（如被狗攻击）后，可发生情境相关的或条件性的特定恐怖。可通过缺少再体验症状来鉴别创伤后应激障碍和特定恐惧症。尽管在恐怖性反应中可能有对创伤事件的丰富记忆，个体对此体验到焦虑，但是这些记忆被体验为是属于过去的。

- **分离性障碍**：经历创伤事件后，会发生各种分离性症状，包括：躯体症状、记忆混乱、闪回或其他恍惚状态、身份和意识的改变以及经历人格解体，尤其是在再体验的过程中。如果分离性症状仅限于创伤后应激障碍或复合性创伤后应激障碍患者的再体验中，则不应附加诊断分离性障碍。如果在再体验之外仍存在明显的分离性症状，且符合分离性障碍的全部诊断要求，则可以附加诊断分离性障碍。

- **其他精神障碍**：在遭遇极具威胁或恐怖性的事件或情境（短期或长期）后，创伤后应激障碍和其他精神障碍都可发生。因此，曾暴露于潜在创伤事件并不表示存在创伤后应激障碍。抑郁障碍、焦虑及恐惧相关障碍、物质使用所致障碍和分离性障碍均可发生在潜在创伤经历之后，且通常并不共病创伤后应激障碍。

6B41 复合性创伤后应激障碍

核心（必要）特征：

- 暴露于一个或一系列极具威胁或恐怖性质的事件，多数事件长久持续或重复发生，且很难或不可能逃脱。这些事件包括但不限于酷刑折磨、集中营、奴役、种族灭绝活动和其他有组织的暴力活动、持续的家庭暴力、反复的童年期性虐待或躯体虐待。

- 创伤事件发生后，具有创伤后应激障碍的 3 个核心要素，且持续至少数周。

  ○ 当下再体验创伤性事件，创伤事件并不是被记起，而是被体验为此时此刻再次发生。这种症状通常以以下形式出现：生动的闯入性记忆或影像；闪回，可从轻度（短暂感到创伤性事件在当下再次发生）到重度（完全丧失对目前环境的意识）不等；反复出现的、与创伤性事件相关主题的梦或梦魇。再体验通常伴随着强烈的或压倒性的情绪，例如害怕、极度恐慌和强烈的躯体感觉。当下的再体验可卷入与经历创伤事件时同样强度的压倒性的或被浸没的情感反应，而患者并不自知，这种情况可见对创伤事件提示物的反应。对创伤性事件的沉思、思维反刍以及记得当时所体验到的情感并不完全等同于再体验。

  ○ 刻意回避可能引起再体验创伤事件的提示物。其表现形式可以是主动对相关想法和记忆的内在回避，也可以是对引起创伤事件联想的人群、对话、活动或情景的外在回避。在极端的情况下，个体为回避创伤提示物，可能会改变其环境（例如搬到别的城市或换工作）。

  ○ 持续感受到过高的现时威胁，如过度警觉或对刺激（如意外的声音）表现出增强的惊跳反应。过度警觉的个体时刻准备保护自己免于危险，并且在特定情境或更广泛的情境下也会感觉自己或亲近的人处于即刻的威胁之下。为了保证安全，他们可能会采用新的行为方式（例如不背对着门坐、在汽车后视镜中反复查看）。与创伤后应激障碍不同的是，在复合性创伤后应激障碍中惊跳反应有时会减弱而不是增强。

- 严重且弥漫性的情感调节问题。例如：对微小应激源的过度情绪反应、暴力性的情感暴发、鲁莽或自我破坏性行为、应激下的分离性症状和情感麻木，尤其是无法体会愉悦或积极的情绪。

- 持续坚信自己是虚弱的、挫败的或无价值的，伴有与应激源相关的、深深的、弥漫性的羞耻感、内疚感或失败感。例如：个体可能会因为没有逃脱或屈服于不良环境、或没能防止他人受苦而感到内疚。

- 维持关系困难，难以与他人亲近。常见对人际关系和社交应酬总是回避、嘲弄或不感兴趣。或者，偶尔有深度的关系，但很难维持下去。

- 这种困扰导致个人、家庭、社会、教育、职业或其他重要方面的功能严重损害。如果功能得以维持，则只能通过付出大量的额外努力。

其他临床特征：

• 复合性创伤后应激障碍可能出现自杀意念和自杀行为、物质滥用、抑郁症状、精神病性症状和躯体不适。

与正常状态的区别（阈界）：

• 曾经暴露于极端的、长久的或重复性的应激源，且很难或不可能逃脱，这本身并不意味着存在复合性创伤后应激障碍。许多个体经历类似的应激源后并未出现任何精神障碍，其临床表现必须符合所有上述诊断要点方可诊断本疾病。

病程特征：

• 复合性创伤后应激障碍症状在整个生命周期中都可能出现，通常出现在暴露于持续数月或数年的慢性、反复性创伤事件和 / 或受害之后。

• 与创伤后应激障碍相比，复合性创伤后应激障碍的症状通常更为严重和持久。

• 暴露于重复创伤，尤其在早期发育阶段，发生复合性创伤后应激障碍的风险比发生创伤后应激障碍的风险高。

不同年龄阶段的表现：

• 复合性创伤后应激障碍可发生于任何年龄段，但不同年龄和发育阶段对创伤事件的反应（即特征综合征的核心要素）表现不同。复合性创伤后应激障碍和创伤后应激障碍具有相同的核心症状，因此，创伤后应激障碍中"不同年龄阶段的表现"的内容同样适用于受复合性创伤后应激障碍影响的儿童和青少年。

• 相比成年人，儿童和青少年暴露于严重且长期的创伤（如儿童长期受虐待或参与贩毒或当童兵）时，更易发展为复合性创伤后应激障碍。许多暴露于创伤事件中的儿童和青少年曾暴露于多重创伤，这增加了发生复合性创伤后应激障碍的风险。

• 患复合性创伤后应激障碍的儿童和青少年比同龄人更易表现出认知困难（如注意力、计划能力、组织能力的问题），这可反过来影响他们在学业和工作方面的功能。

• 在儿童中，弥漫的情感调节问题和持续的维持关系困难可表现为退行性、鲁莽或对自己或他人的攻击性行为，以及与同龄人相处困难。此外，情感调节问题可表现为分离、情绪体验和表达受到抑制及回避可勾起情绪（包括积极的情绪）的情境或经历。

• 青少年情感失调和人际交往困难可表现为物质滥用、冒险行为（如不安全的性行为、不安全驾驶、自伤）和攻击行为。

• 当创伤（如性虐待）来源于父母或照顾者时，儿童和青少年常会形成紊乱的依恋模式，表现出对这些人不可预料的行为（如在依赖、抗拒和攻击之间变换）。在 5 岁以下的儿童中，与虐待相关的依恋紊乱还可包括反应性依恋障碍或脱抑制社交参与障碍，可与复合性创伤后应激碍共病。

- 患复合性创伤后应激障碍的儿童和青少年通常报告抑郁障碍、进食和喂养障碍、睡眠觉醒障碍、注意缺陷多动障碍、对立违抗障碍、脱社会性品行障碍和分离焦虑障碍等疾病的一些相关症状。创伤经历和症状出现之间的关系将有助于进行鉴别诊断。同时，经历严重的应激或创伤事件后也可能发生其他精神障碍。只有在症状不能完全解释为复合性创伤后应激障碍且分别符合各自的诊断要点时，才可以同时作出另外的共病诊断。

- 在老年人中，复合性创伤后应激障碍可主要表现为对想法、感受、记忆和人物的焦虑性回避及焦虑的生理症状（如增强的惊跳反应、自主神经功能亢进）。受累个体可对其有生之年所经历创伤的冲击力感到深深遗憾。

文化相关特征：

- 复合性创伤后应激障碍的症状表现存在文化差异。例如：在某些群体中躯体症状或分离性症状可能更为突出，是因为这些症状的心理、生理和精神病因在该文化中的解释以及高水平的唤起。

- 考虑到导致复合性创伤后应激障碍的创伤性事件的严重性、长期性或反复性，集体苦难和破碎的社会纽带、网络和社区可能是该障碍的关注焦点或重要相关特征。

- 对于移民社区，特别是难民或寻求庇护者，复合性创伤后应激障碍可因文化适应性压力源和东道国的社会环境而加剧。

性别相关特征：

- 女性罹患复合性创伤后应激障碍的风险更高。

- 与男性相比，患有复合性创伤后应激障碍的女性表现出更高水平的心理痛苦和功能损害。

与其他障碍和情况的区别（鉴别诊断）：

- **人格障碍：** 人格障碍是个体在如何体验和思考自我、他人、世界等方面的弥漫性紊乱，表现为适应不良的认知、情绪体验、情绪表达及行为模式。这些适应不良的模式是相对缺乏弹性的，且通常有心理社会功能方面的显著问题，在人际关系方面尤其明显，并且贯穿于一系列人际和社会情境中（即不局限于特定的关系或情境），随着时间推移保持相对稳定，且长期持续。考虑到定义的宽泛性，以及诊断复合性创伤后应激障碍需要符合持续的情感失调、对自我的歪曲认知和维持关系困难的症状，许多复合性创伤后应激障碍患者也可符合人格障碍的诊断要求。这种情况下是否另外给予人格障碍的诊断取决于具体的临床情况。

- **其他精神、行为和神经发育障碍：** 由于复合性创伤后应激障碍的诊断要点包含了创伤后应激障碍的所有必要特征，故创伤后应激障碍"与正常状态的区别"和"与其他障碍和情况的区别"也适用于复合性创伤后应激障碍。

6B42　延长哀伤障碍

核心（必要）特征：

- 在伴侣、父母、子女或其他关系亲近的人去世后曾有丧亲之痛。

- 持续的、弥漫的哀伤反应，其特点是对已故者的渴望或持续的先占观念并伴有强烈的情绪苦痛。这可表现为一些体验，如悲伤、内疚、气愤、否认、责怪、难以接受死亡事实、感觉失去了自身的一部分、无法体验到正性的情绪、情感麻木以及难以参与社交或其他活动。

- 丧亲后，弥漫的哀伤反应持续异乎寻常的时间，明显超过个体文化背景下的社会、文化或宗教常模的正常预期。哀伤反应持续少于 6 个月（在某些文化背景下时间可能更长）不应被视为符合诊断要求。

- 这种困扰导致个人、家庭、社会、教育、职业或其他重要方面的功能严重损害。如果功能得以维持，则只能通过付出大量的额外努力。

其他临床特征：

- 持续的先占观念可表现为对死亡环境的先占观念或一些行为，如：保留死者的一切所有物，就像去世前一样。也可能在过度的先占观念和回避死者提示物之间摇摆。

- 延长哀伤障碍的其他特征包括：失去爱人后的社会应对困难、难以回想已故者的正性记忆、难以参与社交或其他活动、难以信任他人、社会退缩以及感觉生活没有意义。

- 可能出现烟草、酒精和其他物质使用增加，或者自杀意念和行为增加。

与正常状态的区别（阈界）：

- 根据个体的文化和宗教背景，若其经历的哀伤反应的持续时间在正常范围内，则不应诊断为延长哀伤障碍。考虑与丧亲者有着同样文化和宗教观点的其他人（如家庭成员、朋友、同一社区的成员）是否将该居丧反应或持续时间视作异常通常是很重要的。

- 儿童和青少年在失去主要的依恋对象（如父母亲或照顾者）后可能会表现出强烈的持续的哀伤反应（如强度更大、症状更多、持续时间更长），因为他们在儿童和青少年的生命中扮演着非常重要的角色。学龄前儿童通常很难接受丧亲，成长过程中的各种经历（例如当有一些通常由父母和照顾者提供的新需求出现时）都有可能重新触发他们的哀伤反应。一般来说，这些反应通常被认为是正常的，为儿童和青少年诊断延长哀伤障碍应谨慎。

不同年龄阶段的表现：

- 延长哀伤障碍可发生于任何年龄段，但不同年龄和发育阶段的哀伤反应表现不同，这取决于特定年龄的死亡观念。

- 儿童通常不会明确描述对死者的怀念或对持续的先占观念等体验。这些症状通常会表现在行为方面，如在游戏或其他行为中涉及分离或死亡的主题。怀念死者的其他行为表现包括：等待死者归来或回到最后一次和死者相见的地方。有些儿童可能会出现担心其他人也会死亡的先占观念，产生迷信的想法和以担心照顾者的福祉与安危为中心的分离焦虑。

• 在较小的儿童中，强烈的悲伤或苦痛可能会与貌似正常的心境间歇性浮现。在儿童和青少年中，与丧亲相关的愤怒可能表现为易激惹、抗议行为、发脾气、对立行为或行为问题。

• 丧亲儿童的症状受到多种情景因素的影响。例如：由于儿童或青少年所处社会环境的变化、父母或照顾者应对丧失的水平、家庭成员间沟通等方面的差异，症状也可能会推迟出现或加剧。

• 延长哀伤障碍在年长的成年人中可表现为持续的抑郁，感觉失去了自身的一部分和严重的空虚感。丧亲后的震惊和茫然亦常见。在该年龄阶段，对躯体不适的先占观念常为其主要征兆。

文化相关特征：

• 适当的丧亲情绪表达、处理哀伤过程的仪式和习俗、纪念死者的方式、来世的概念、与特定类型的死亡（如自杀）有关的耻感、特别创伤性情境（如孩子的死亡）在不同文化习俗下有所不同。这些差异可影响延长哀伤反应体验的可能性、症状范围和临床表现。

• 关于哀伤反应的正常持续时间，各文化群体不尽相同。在某些群体中，预期的哀伤反应可持续1年，甚至可延迟到1周年纪念才发生。其他群体期望用仪式或葬礼激起丧失有关的负面情绪，正式的哀伤期相对较短。需考虑与丧亲者的文化或宗教观点相同的他人（如家人、朋友、社区）是否将其对丧失的反应或持续时间视为异常。

• 在有些文化或宗教传统中，死亡并不被视为生命的终止，而是向另一种生存形式的重要过渡。这种文化信仰关注因果、重生、天堂/地狱、炼狱或进入来世的其他转变。延长的哀伤可能是因为担心逝者在来世的状况。具有特定文化意义的仪式和年度纪念用以确保死者吉利的灵性状态。延长的哀伤与对逝者来世状况的担忧有关。

• 遇见逝者的现象因文化而异。

性别相关特征：

• 延长哀伤障碍在女性中更为普遍。

与其他障碍和情况的区别（鉴别诊断）：

• **创伤后应激障碍：** 与创伤后应激障碍相似，延长哀伤障碍可发生于个体经历爱人因创伤性事件所致死亡的丧亲。与创伤后应激障碍不同，延长哀伤障碍患者可忧心于与死亡相关的情境记忆，但没有将其再体验为此时此地再次发生。

• **抑郁发作：** 延长哀伤障碍的一些常见症状与抑郁发作症状相似（如悲伤、丧失活动兴趣、社会退缩、感到内疚和自杀意念）。然而，与抑郁发作不同的是，延长哀伤障碍的症状明确聚焦于丧失爱人，而抑郁的思维和情感反应通常围绕生活的多个方面。而且，延长哀伤障碍的其他常见症状（如难以接受丧失、对丧失感到愤怒、感觉自身的一部分好像已经死去）并不是抑郁发作的典型症状。症状开始时间与丧亲之间的关系以及之前是否存在抑郁或双相障碍病史对于鉴别也很重要。但是，延长哀伤障碍和心境障碍可以共病，如果分别符合各自的诊断要求，则需同时诊断这两种疾病。

6B43 适应障碍

核心（必要）特征：

- 个体对一种可识别的心理社会应激源或多重应激源（如单个应激事件、持续的心理社会困境或同时存在的多个应激性生活情境）表现出适应不良的反应，通常出现于应激事件发生后的 1 个月之内。包括：离异或一段关系的丧失、失业、患病、近期发生的残疾、家庭或工作中的冲突。
- 对应激源的反应表现为对应激源或应激后果的先占观念，包括过度担忧、反复出现有关应激源的痛苦念头或持续的思维反刍。
- 症状不能由另一种精神障碍（例如心境障碍、另一种应激相关障碍）更好地解释。
- 一旦应激源及其后果终止，这些症状将在 6 个月内消除。
- 不能适应应激源导致个体的人际、家庭、社会、教育、工作或其他重要方面的功能明显受损。如果功能得以维持，则只能通过付出大量的额外努力。

其他临床特征：

- 应激源的提示物倾向于使先占观念症状加重，导致回避刺激物或避免与应激源相关的想法、感受和讨论，以避免先占观念或痛苦。
- 适应障碍的附加心理症状可能包括抑郁、焦虑症状，以及冲动性的"外化"症状，尤其表现为对烟草、酒精或其他物质的滥用增多。
- 当应激源消除、个体获得充分的支持或发展出额外的应对机制或策略时，适应障碍个体通常会恢复至正常。

与正常状态的区别（阈界）：

- 适应障碍表现为适应不良性反应及未能适应应激源，有显著的先占观念且导致个体的人际、家庭、社会、教育、工作或其他重要方面的功能明显受损。对负性生活事件的情绪反应如不符合这些要求则不应诊断为适应障碍。
- 这些症状可能为一过性的反应，几天内即消退。在这种情况下，不应诊断为适应障碍。

- 如果根据应激源的严重程度，个体对创伤事件的反应被认为是正常的，则可以诊断为急性应激反应。

病程特征：
- 适应障碍的发作通常发生在遭受应激性生活事件（如疾病、婚姻困扰）后的 1 个月内，也可有较长的延迟（如暴露后 3 个月）。
- 急性和剧烈的应激性生活事件（如突然失业）通常会导致相应症状的陡然发作，持续时间通常较短，而持续性较强的应激性生活事件（如持续的婚姻困扰）通常会导致延迟的症状发作或持续时间更长。
- 适应障碍的强度和持续时间差异较大。

不同年龄阶段的表现：
- 儿童适应障碍通常不会直接表现为对应激源或应激后果的先占观念或对应激源的思维反刍等特征性症状，而是表现为躯体化症状（如胃痛或头痛）、破坏性或对立性行为、多动、暴怒、注意问题、易激惹和过分黏人。对应激源的其他反应（包括退行、尿床、睡眠紊乱等）如果持续存在（如已经持续约 1 个月），也可能是适应障碍的表现。
- 青少年适应障碍的行为表现可包括物质滥用和多种形式的见诸行动或冒险行为。
- 由于儿童和青少年可能不会明确讲述应激性事件与其症状及行为之间的关系，要作出适应障碍的诊断，明确应激源和症状出现之间的时间关系及其对功能变化的影响程度对于诊断儿童和青少年适应障碍非常重要。
- 在年长的成年人中，对躯体不适的先占观念是与应激源相关痛苦的常见征兆。患适应障碍的年长者往往会表达对健康的过度担心，报告显著的消沉，且经常表现为心理症状的持续躯体化。

文化相关特征：
- 在家庭或社区支持有限的情况下，尤其是在集体主义或以社会为中心的文化中，适应障碍可能会加剧。在这些社会中，先占观念的焦点可扩展至影响亲友的应激源。
- 适应障碍的症状可受到以下内容的影响：与恐惧相关的当地习语［如：中美洲的"susto"或"espanto"（惊吓）］，具有强烈文化内涵的应激源所伴随的先占观念（例如晚上独自穿越人烟稀少的地区时感到强烈的恐惧）。

与其他障碍和情况的区别（鉴别诊断）：
- **创伤后应激障碍：** 在适应障碍中，应激源可以为任何严重程度或任何类型，不一定极具威胁性或恐怖性。对一个相对不严重的事件或情境的反应如果不符合创伤后应激障碍的症状要

7

求，则应诊断为适应障碍。另外，许多人经历了极具威胁性或恐怖性的事件后发展为适应障碍而非创伤后应激障碍。作出鉴别诊断应该基于症状是否完全符合各障碍的诊断要求，而非仅仅基于应激源的类型。

- **其他精神障碍：** 应激性生活经历诱发或加剧精神障碍较为常见。此外，许多精神障碍可包含如下症状：对应激源的适应不良反应、对应激源的先占观念、过度担心或思维反刍，以及无法适应。如果已有可解释这些症状的障碍（如原发性精神病性障碍、心境障碍、其他应激相关障碍、人格障碍、强迫及相关障碍、广泛性焦虑障碍、分离焦虑障碍、孤独症谱系障碍），即使应激性生活事件或生活环境的改变使症状加剧，也不应另外诊断适应障碍。但是，如果当前诊断的其他精神障碍（如特定恐惧症、惊恐障碍、躯体痛苦障碍）与适应障碍的症状基本上无重叠，且不能完全解释适应障碍的症状，两种障碍的发病过程可彼此区分，并且症状分别符合各自的诊断要求时，可作出适应障碍的诊断。如果在应激源消失后症状仍持续长于 6 个月，宜诊断为其他相关的精神障碍。

6B44 反应性依恋障碍

核心（必要）特征：

- 有被严重照顾不足既往史，可包括：
- ○ 始终漠视孩子对舒适、刺激和感情的基本情感需求。
- ○ 始终漠视孩子的基本生理需求。
- ○ 反复更换主要照顾者（例：频繁更改寄养服务提供者）。
- ○ 在异常环境（如机构）中养育而无法形成稳定的选择性依恋。
- ○ 虐待。
- 儿童对成年照顾者的依恋行为明显异常，其特征是持续且泛化的、受抑制的情绪退缩行为，包括以下两种情况：
- ○ 痛苦时几乎不寻求安慰。
- ○ 对提供的安慰做出很少或最少的反应。
- 照顾严重不足是造成持续且泛化的被抑制的情绪退缩行为模式的原因。
- 5 岁之前症状已明显。
- 儿童已达一定的发育水平，具有可以与照顾者正常发展并形成选择性依恋的能力，通常发生在 1 岁的生理年龄或至少 9 个月的发育年龄。
- 孤独症谱系障碍不能更好地解释异常的依恋行为。
- 异常的依恋行为并不局限于特定的二元关系。

其他临床特征：

· 长期漠视儿童的基本需求可符合忽视的定义：照顾者的过失行为或疏忽剥夺了儿童适于年龄需求的照顾，并导致或有潜在可能造成儿童的生理或心理伤害。反应性依恋障碍与持续的忽视有关，而非孤立的事件。

· 虐待具有以下 1 种或多种特征：①非偶然的肢体动作导致或有潜在可能导致生理伤害或引起严重恐惧；②旨在向成年人提供性满足的涉及儿童的性行为；③导致明显心理伤害的非偶然性言语或象征性行为。反应性依恋障碍与持续的虐待有关，而非孤立的事件。

· 与反复虐待（如长期的身体或性虐待）有关的反应性依恋障碍患儿有共病创伤后应激障碍或复合性创伤后应激障碍的风险。

· 反应性依恋障碍的患儿通常表现出更为普遍的持续性社交和情绪紊乱，包括缺乏对他人的社交和情绪反应以及有限的积极情感。与成年照顾者进行无威胁性的互动时，也可出现无法解释的易激惹、悲伤或恐惧。

· 曾有照顾严重不足史但仍形成了选择性依恋的儿童，虽未发展为反应性依恋障碍，但仍有发展出脱抑制社会参与障碍的风险。

与正常状态的区别（阈界）：

· 作为正常发育的一部分，许多未诊断反应性依恋障碍的儿童也会暂时减少对父母或照顾者的依恋行为。相比之下，患有反应性依恋障碍的儿童对照顾者表现出明显的非典型社会反应，这种反应随着时间流逝依然持续，并扩展到所有社交场合，并且不限于与特定照顾者的二元关系。

病程特征：

· 如果提供足够的照顾，反应性依恋障碍患儿的症状通常可接近或完全缓解。如果不能提供足够的照顾，该障碍会持续数年。

· 反应性依恋障碍的患儿在青春期和成年期罹患抑郁障碍和其他内向性障碍的风险较高。他们还可能在发展和维持健康的人际关系方面遇到困难。

· 有关儿童时期以外的反应性依恋障碍的病程特征信息有限。

· 一些有过反应性依恋障碍的成年人可能在发展人际关系方面遇到困难。

不同年龄阶段的表现：

· 在生命的最初 9 个月中被照顾者忽视通常是该障碍发作的前兆。

· 该障碍的特征在 5 岁以前就已显现。

· 目前尚不清楚该障碍的临床特征在 5 岁以上的儿童中是否有所不同。

7

与其他障碍和情况的区别（鉴别诊断）：

- **孤独症谱系障碍：** 与患有孤独症谱系障碍的个体相反，患有反应性依恋障碍的儿童具有发起和维持社会交往以及交互的社会互动能力。尽管某些患有反应性依恋障碍的儿童可能由于曾经的社会忽视而出现语言发育延迟，但他们并未表现出孤独症谱系障碍的特征：社交沟通缺陷，或持续受限的、重复的或刻板的行为、兴趣和活动模式。在机构环境中被严重剥夺的条件下养育的一些个体表现出类似孤独症的特征，包括社交互惠困难以及封闭的、重复的或不灵活的行为、兴趣与活动模式。也被称为"准自闭症"，受影响的个体与孤独症谱系障碍的区别在于，当孩子被转移到更关爱的环境中时，其类似孤独症的特征会有显著改善。

- **智力发育障碍：** 智力发育障碍的儿童能够与照顾者形成选择性依恋。依恋通常会与孩子的总体发育水平相符，并且通常会在孩子达到发育年龄至少 9 个月时形成。仅在选择性依恋形成的特征性问题明显不是智能受限的结果时，方可诊断反应性依恋障碍。

- **社交焦虑障碍：** 儿童的社交焦虑障碍可表现出由于明显和过度的恐惧或焦虑而在社交场合或预期的社交接触中的情绪退缩行为。与反应性依恋障碍不同，患有社交焦虑障碍的儿童表现出与父母或照顾者的适当依恋行为，在苦恼时会向他们寻求安慰，但通常会害怕不熟悉的人。患有反应性依恋障碍的儿童在所有社交场合都表现出情绪退缩行为。

- **抑郁障碍：** 与反应性依恋障碍类似，抑郁障碍患儿可表现为情绪退缩行为、缺乏对他人的社交和情绪反应、有限的积极感情和 / 或无法解释的易激惹、悲伤或恐惧。但是，与反应性依恋障碍不同，抑郁障碍患儿表现出与父母或照顾者适当的依恋行为，并在痛苦时向他们寻求安慰。

6B45　脱抑制性社会参与障碍

核心（必要）特征：

- 有被严重照顾不足既往史，可包括：
- 始终漠视孩子对舒适、刺激和感情的基本情感需求。
- 始终漠视孩子的基本生理需求。
- 反复更换主要照顾者（例频繁更改寄养服务提供者）。
- 在异常环境（如机构）中养育而无法形成稳定的选择性依恋。
- 虐待。
- 明显异常的、持续且泛化的社会行为模式，在这种模式下，儿童在与陌生成年人接触和互动时表现出较少或缺乏必要的含蓄，包括以下 1 项或多项：
- 与陌生成年人过度熟悉的行为，包括言语或肢体行为违反社交界限（例如向陌生成年人寻求安慰，向陌生成年人询问与年龄不相符的问题）。
- 即使在陌生的环境中冒险走开后，也很少或不去回头确认成年照顾者。

○ 很少犹豫或毫不犹豫地愿意与一个陌生成年人一起走。

• 5 岁之前症状已显现。

• 儿童已达一定的发育水平，具有可以与照顾者正常发展并形成选择性依恋的能力，通常发生在 1 岁的生理年龄或至少 9 个月的发育年龄。

• 脱抑制的社交参与行为不能被另一种精神障碍（如注意缺陷多动障碍）更好地解释。

其他临床特征：

• 长期漠视儿童的基本需求可符合忽视的定义：照顾者的过失行为或疏忽剥夺了儿童适于年龄需求的照顾，并导致或有潜在可能造成儿童的生理或心理伤害。脱抑制性社会参与障碍与持续的忽视有关，而非孤立的事件。

• 虐待具有以下 1 种或多种特征：非偶然的肢体动作导致或有潜在可能导致生理伤害或引起严重恐惧；旨在向成年人提供性满足的涉及儿童的性行为；导致明显心理伤害的非偶然性言语或象征性行为。脱抑制性社会参与障碍与持续的虐待有关，而非孤立的事件。

• 曾有严重照顾不足史的儿童罹患脱抑制性社会参与障碍的风险增加，尤其当其发生于早年时（如 2 岁之前）。但是，脱抑制性社会参与障碍罕见，大多数有严重照顾不足史的儿童并未发展为该障碍。

• 与反应性依恋障碍相反，在提供足够的照顾后，脱抑制性社会参与障碍的症状往往会更加持久，即使也发展了选择性依恋。

• 与反复虐待（如：长期的身体或性虐待）有关的脱抑制性社会参与障碍患儿有共病创伤后应激障碍或复合性创伤后应激障碍的风险。

• 普通冲动常与脱抑制性社会参与障碍有关，尤其是在较大的儿童中，且与注意缺陷多动障碍有较高的共病率。

与正常状态的区别（阈界）：

• 儿童的气质特征差异很大，应区分脱抑制性社会参与障碍和外向气质相关的奔放。区分点在于，脱抑制性社会参与障碍的本质为行为失调，及与该行动失调相关的严重照顾不足史。

病程特征：

• 脱抑制性社会参与障碍是中度稳定的，症状可持续整个儿童期和青春期。过分友好的行为似乎相对难以改变。

• 长期生活在机构中的脱抑制性社会参与障碍个体似乎最有可能出现持续性症状，即使在被收养之后。尽早从不良环境中撤离可以减少随意社会行为持续的可能性。

• 在青春期，患有脱抑制性社会参与障碍的个体表现出肤浅的同伴关系（如：将熟人认为密友）和其他社交功能缺陷（如：与同伴的冲突增加）。

- 建议对被诊断为脱抑制性社会参与障碍的儿童和青少年进行循证治疗，以利于确认被虐待的儿童和青少年，并加强安全依恋。但是，仅有部分脱抑制性社会参与障碍患者对加强照顾的干预措施有反应。

- 在儿童期，脱抑制性社会参与障碍常表现为违反肢体界限（如向不熟悉的成年人寻求安慰）和言语界限（如向不熟悉的成年人问不适当的问题）。

不同年龄阶段的表现：

- 如果儿童和青少年经历了严重忽视性照顾和不良环境（例如机构），尤其是发生于 2 岁之前，则罹患脱抑制性社会参与障碍的风险大。但是，脱抑制性社会参与障碍相对罕见，并非所有具有此类经历的儿童或青少年都发展为脱抑制性社会参与障碍。

- 脱抑制性社会参与障碍的个体可能已与照顾者形成选择性依恋，也可能没有。

与其他障碍和情况的区别（鉴别诊断）：

- **注意缺陷多动障碍：** 与脱抑制性社会参与障碍类似，患有注意缺陷多动障碍的儿童可表现出社交脱抑制行为。脱抑制性社会参与障碍的特征是与陌生成年人的特定行为，及与之相关的严重照顾不足史。但是，患有脱抑制性社会参与障碍的儿童经常表现出注意力不集中、冲动和多动。脱抑制性社会参与障碍儿童患上注意缺陷多动障碍的比例升高，如果分别符合各障碍的所有诊断要求，则可诊断这两种障碍。

- **智力发育障碍：** 智力发育障碍的儿童可能表现出非典型的社会行为。但是，这些通常与孩子的总体发育水平相符。智力发育障碍的儿童能够在其达到至少 9 个月的发育年龄时形成对照顾者的选择性依恋。仅在社交行为特征性问题明显不是智力功能受限的结果时，才应诊断为脱抑制性社会参与障碍。

- **神经系统疾病、发育异常和围产期起源的其他疾病：** 随意的社会参与可能是脑损伤或诸如威廉姆斯综合征或胎儿酒精综合征等神经系统综合征的特征。与脱抑制性社会参与障碍的鉴别可通过临床特征、实验室检查，以及典型的严重照顾不足史来判断。

6B4Y　其他特定应激相关障碍

核心（必要）特征：
- 临床表现以应激相关症状为特征，与其他应激相关障碍有共同的主要临床特征（如：其发生与可识别的应激源明确相关）。
- 症状不符合任何其他应激相关障碍的诊断要求或急性应激反应的要求。
- 症状不能更好地被其他精神障碍解释（如：心境障碍或焦虑及恐惧相关障碍）。
- 这些症状并非其他健康问题的表现，也不是物质或药物作用于中枢神经系统的直接效应或其戒断反应。

• 症状导致个体的个人、家庭、社会、教育、职业或其他重要方面的功能严重损害。如果功能得以维持，则只能通过付出大量的额外努力。

6B4Z 未特定的应激相关障碍

QE84 急性应激反应

注意：在 ICD-11 中，急性应激反应不再被认为是一种精神障碍，而是被列入非疾病或精神障碍但可能在临床上遇见的情况。此处列出以有助于鉴别。

核心（必要）特征：
• 暴露于极具威胁或恐怖性的事件或处境（短期或长期）。这样的事件包括但不限于：直接经历自然灾害或人为灾难、战争、严重意外事故、酷刑、性暴力、恐怖活动、被袭击或急性危及生命的疾病（如心脏病发作）；目睹他人在突然、意外或暴力方式下被威胁或实际受到伤害或死亡；得知亲人突然意外或暴力死亡。

• 根据应激源的严重程度，对应激源的反应被认为是正常的。对应激源的反应可以包括短暂的情绪、躯体、认知或行为症状，例如：茫然发呆、混乱、悲伤、焦虑、愤怒、绝望、活动过多/过少、社会退缩、健忘、人格解体、现实感丧失或麻木。焦虑的自主神经系统症状（如心动过速、出汗、面部潮红）也较常见，也可为表现特征。

• 症状通常在应激事件后几小时到几天内出现，一般在事件发生几天后或从危险情境脱离（如果可能）后便开始减轻。如果应激源持续存在或不可能脱离，症状可持续存在，但当个体适应环境变化后，其症状通常会在大约 1 个月内明显减轻。

其他临床特征：
• 寻求帮助的急性应激反应个体通常（但非必需）伴有显著的主观痛苦和/或个人功能受损。

不同年龄阶段的表现：
• 儿童对应激事件的反应可表现为：躯体症状（如胃痛或头痛），破坏性或对立性行为，多动，暴怒，注意问题，易激惹，退缩，白日梦过多，过分黏人，尿床及睡眠紊乱。青少年的反应可包括物质滥用和多种形式的见诸行动或冒险行为。

与其他障碍和情况的区别（鉴别诊断）：

- **适应障碍和创伤后应激障碍：** 如果应激源中止大约 1 周后（或在持续应激源的情况下大约 1 个月后）症状并未开始减轻，那么根据症状的性质就应考虑诊断为适应障碍或创伤后应激障碍。

- **急性短暂性精神病性障碍：** 急性短暂性精神病性障碍与急性应激反应类似，起病急，可出现于对创伤经历的反应。急性应激反应通常不包括精神病性症状（如幻觉或妄想），这些症状是急性短暂性精神病性障碍的特征。

- **其他精神障碍：** 症状不符合其他精神障碍的诊断要求，如：急性短暂性精神病性障碍、抑郁障碍、焦虑及恐惧相关障碍或分离性障碍。

7

分离性障碍

分离性障碍（dissociative disorders）表现为以下一种或多种精神过程在正常整合过程中出现的、非自主的扰乱或中断，包括：身份、感觉、知觉、情感、思维、记忆、躯体活动控制或行为。这种扰乱或中断可能是完全的，但更多情况下是不完全的，可以每天甚至每小时发生变化。被普遍认可的文化、宗教或灵性的体验不应被归类入分离性障碍。

分离性障碍包括以下诊断单元：

6B60	分离性神经症状障碍
6B61	分离性遗忘症
6B62	出神障碍
6B63	附体出神障碍
6B64	分离性身份障碍
6B65	部分分离性身份障碍
6B66	人格解体 – 现实解体障碍
6B6Y	其他特定分离性障碍
6B6Z	未特定的分离性障碍

6B60　分离性神经症状障碍

核心（必要）特征：

• 患者正常的整合运动、感觉或认知功能出现非自主的扰乱或中断，持续至少数小时。

• 临床诊察的结果与已知的神经系统疾病（如卒中）或其他医疗状况（如头部外伤）不相符。

• 症状不是仅在出神障碍、附体出神障碍、分离性身份障碍或部分分离性身份障碍的发作中出现。

- 症状不是物质或中枢神经系统用药的效应，包括戒断反应；亦不是催眠或睡眠前后的梦样状态下出现的或某种睡眠 – 觉醒障碍所致的（例如睡眠相关节律性运动障碍、复发性孤立性睡眠瘫痪）。
- 症状无法更好地被另一种精神障碍所解释（例如精神分裂症或其他原发性精神病性障碍，创伤后应激障碍）。
- 症状导致个人、家庭、社交、学业、职业或其他重要领域功能的显著损害。

症状标注：

分离性神经症状障碍的具体症状表现可以通过以下症状标注来识别。如有必要，可以使用多个标注以描述临床表现的重要内容。

6B60.0 伴视觉异常

- 表现为各种视觉症状，例如视盲、视野狭隘、视觉扭曲或视幻觉。这些症状与目前已知的神经系统疾病、其他精神障碍或医疗状况不相符，也不是在另一种分离性障碍中发生的。

6B60.1 伴听觉异常

- 表现为各种听觉症状，例如听力减退、听幻觉。这些症状与目前已知的神经系统疾病、其他精神障碍或医疗状况不相符，也不是在另一种分离性障碍中发生的。

6B60.2 伴头晕或眩晕

- 表现为在静止时仍有旋转感或目眩的感觉。该症状与目前已知的神经系统疾病、其他精神障碍或医疗状况不相符，也不是在另一种分离性障碍中发生的。

6B60.3 伴其他感觉的异常

- 存在感觉症状，且症状不属于其他特定类别。例如，麻木感、紧绷感，刺痛感，烧灼感，疼痛或其他与触觉、嗅觉、味觉、平衡本体感觉、动觉或热觉有关的症状。这些症状与目前已知的神经系统疾病、其他精神障碍或医疗状况不相符，也不是在另一种分离性障碍中发生的。

6B60.4 伴非癫痫性发作

- 表现为癫痫或抽搐发作的症状。这些症状与目前已知的神经系统疾病、其他精神障碍或医疗状况不相符，也不是在另一种分离性障碍中发生的。

6B60.5 伴言语异常

- 可表现为类如言语困难、丧失发音能力或语音嘶哑不清晰。这些症状与目前已知的神经系统疾病、神经发育障碍、神经认知障碍、其他精神障碍或医疗状况不相符，也不是在另一种分离性障碍中发生的。

6B60.6 伴瘫痪或无力

- 表现为在意向性移动躯体部位或运动协调上的困难或失能。这些症状与目前已知的神经系统疾病、其他精神障碍或医疗状况不相符，也不是在另一种分离性障碍中发生的。

6B60.7 伴步态异常

• 表现为影响行走能力或行走方式的症状，包括共济失调步态（ataxia）以及不借助帮助无法站立。这些症状与目前已知的神经系统疾病、其他精神障碍或医疗状况不相符，也不是在另一种分离性障碍中发生的。

6B60.8 伴运动异常

• 可表现为类似舞蹈症、肌阵挛、震颤、肌张力障碍、面部痉挛、帕金森样运动、运动障碍。这些症状与目前已知的神经系统疾病、其他精神障碍或医疗状况不相符，也不是在另一种分离性障碍中发生的。

6B60.9 伴认知症状

• 表现为记忆、语言或其他认知领域的损害。这些认知损害与内在的（其他精神过程）不一致，同时亦与目前已知的神经系统疾病、神经发育障碍、神经认知障碍、其他精神障碍或医疗状况不相符，也不是在另一种分离性障碍中发生的。

6B60.Y 伴其他特定症状

与正常状态的界限（阈限）：

• 在过于投入工作、运动或处于强烈情绪状态时（如处于强烈的焦虑情境下），可出现短暂的感觉功能改变或短暂的运动协调困难。这是相对比较常见的，不会对个人、家庭、社交、学业、职业或其他重要功能领域产生显著影响。这些短暂的体验不被视为分离性神经症状障碍的症状。

• 一些被文化认可的仪式中也可以出现类似分离性神经症状障碍的体验，且被视为仪式的一部分。一些情况下，这些体验可以持续数个月（例如，在某些文化的葬礼仪式后）。如果这些表现不伴有功能领域的损害，则不应诊断为分离性神经症状障碍。根据这些症状出现的环境的性质及症状的持续时间，或可考虑急性应激反应的诊断。

病程特征：

• 分离性神经症状障碍通常起病于青春期与成年早期之间。尽管有案例在童年早期起病（例如，3 岁的儿童），但这是极端罕见的。35 岁之后起病亦不常见。

• 分离性神经发育障碍通常急性起病，病程可呈短暂性（一过性）抑或持续性。症状通常仅持续较短的时间（例如在 2 周内缓解），但通常会复发。

• 分离性神经症状障碍通常在创伤性或不良生活事件后起病。危险因素包括：曾经历躯体伤害，或儿童期经历被虐待、忽视。此外，曾患神经系统疾病亦可为本障碍的危险因素，例如，曾患过癫痫（epilepsy）的患者更可能出现非癫痫性的发作（non-epileptic seizures）。患者也可出现与其亲人、友人曾患有的躯体疾病极为相似的症状。

• 相较于运动症状，非癫痫性发作通常在生命周期中更早的时期起病。

- 积极的预后因素包括：较小的年龄、急性起病、发作伴随着明显可识别的应激源、早期诊断、表现为单一的症状、症状持续时间短以及症状发作与开始治疗之间的间隔较短。病前适应良好、智力高于平均水平的患者以及接受该障碍心理性质的患者也有较好的预后。消极的预后因素包括：症状是非一过性的、表现为多个症状、存在躯体共病的医疗状况以及同时共病其他精神障碍（例如心境障碍、或焦虑及恐惧相关障碍）。在诊断前有不良人格特征、性虐待史或躯体功能不良的患者，预后亦较差。
- 表现为瘫痪、失音症、盲、耳聋的个体比表现为震颤或非癫痫性发作的个体预后相对更好。

不同年龄阶段的表现：
- 儿童期起病的分离性神经症状障碍通常与轻微的疾病或躯体损伤相关。
- 在儿童与青少年的分离性神经症状障碍的症状中，步态异常和非癫痫性发作是最为突出和常见的。随着年龄和障碍持续时间的增长，被观察到的症状的种类和数量往往逐渐增多。
- 儿童最常见的与分离性神经症状障碍有关的心理应激源是：被霸凌、成为受害者、学校相关压力、家庭冲突、与父母分离以及亲人或朋友的死亡。
- 分离性神经发育障碍的个体通常生长在对疾病病痛过度（先占性地）关注的家庭中。
- 青少年的分离性神经症状障碍通常合并心境障碍、焦虑或恐惧相关障碍，以及其他医疗状况。他们的心境/焦虑或恐惧相关障碍常常是持续的，即使在分离性神经症状障碍缓解后也持续存在。青少年的分离性神经症状障碍则更可能是短暂的。

文化相关特征：
- 分离性神经症状障碍的症状可能在某些文化中是典型的，在另一些文化中却是不常见的，如：局限性的热感、皮肤的"辛辣感"、被触摸或推挤的感觉。这些症状可能与当地文化的痛苦表达方式有关，涉及文化中的病因学解释（如"症状是源自灵体、鬼神的"）或病理生理学解释（如"看不见的'微能量'导致了症状"）。同样地，在某些文化中，分离性症状可能被归因于某种未被诊断的躯体疾病，如发生在疑病症（健康焦虑障碍）中的症状。如果这些症状对消除疑虑有反应，更可能提示是疑病症而非分离性障碍。
- 分离性的癫痫发作（非癫痫性发作）和抽搐的患病率在低~中收入的国家和地区有更高的倾向。这种患病率的偏差可能反映出有更高的创伤性暴露、更多地对边缘地位人群的言语表达不同意见进行制裁、或更常见的以躯体化的方式表达痛苦的文化。分离性症状的较低患病率，可能与文化对这种类似"发疯失控"行为的负面评价相关。

性别相关特征：
- 分离性神经症状障碍在女性更为常见，是男性的 2~3 倍，起病年龄也更年轻。

- 男性的分离性神经症状障碍通常与工业、军事或其他职业事故有关。在女性中，症状更常与因家庭或其他人际交往产生的应激相关。

与其他障碍和情况的区别（鉴别诊断）：

- **分离性遗忘症**：分离性遗忘症涉及记忆的缺损，表现为不能回忆起重要的自传体记忆，通常是关于最近的创伤或应激事件的记忆。这种记忆缺陷与平常的遗忘不相符，且不是物质或神经系统疾病造成的。如果患者的认知症状仅局限于自传体记忆的缺损，则诊断分离性遗忘症更为适合。分离性神经症状障碍则涉及其他认知症状。

- **其他分离性障碍**：在出神障碍、附体出神障碍、分离性身份障碍和部分分离性身份障碍中，分离性的运动、感觉或认知症状都是常见的。如果分离性症状仅出现在其他分离性障碍的发作期间，无需作出分离性神经症状障碍的额外诊断。

- **做作障碍和诈病**：在分离性神经症状障碍中，虽然存在症状（如癫痫性发作、瘫痪），且与神经科或其他学科病理生理学的诊察结果不相符，但与做作性障碍和诈病的区别是：这些症状不是假装的、伪造的或故意诱发的。

- **其他精神障碍**：在躯体痛苦障碍中也可以出现躯体化症状，这些症状也与相应的疾病或临床情况是不相符的。此外，在精神分裂症及其他原发性精神病性障碍、心境障碍、焦虑及恐惧相关障碍、强迫及相关障碍、应激伴发障碍中，也可以出现不同程度的躯体化症状。如果这些症状可以归为另一种精神障碍，则不应诊断分离性神经症状障碍。

- **神经系统疾病和其他归于他处的躯体问题**：在诊断分离性神经症状障碍前，需经临床评估排除神经系统疾病及其他医疗状况引起运动、感觉或认知症状的可能。在分离性神经症状障碍中，临床与实验室的检查结果与已知神经系统疾病及其他医疗状况是不相符的，比如用另外的实验方式检查到了不相符的结果（例如，在癫痫或抽搐发作时测脑电图，测试结果却是正常的）。

6B61 分离性遗忘症

核心（必要）特征：

- 患者无法回忆起重要的自传体记忆，通常是关于最近的创伤或应激事件的记忆。这种记忆缺陷与平常的遗忘不相符。

- 这种记忆缺陷不是仅仅出现在出神障碍、附体出神障碍、分离性身份障碍或部分分离性身份障碍的发作期间，也不能被其他精神障碍更好地解释［如创伤后应激障碍、复杂性创伤后应激障碍、神经认知障碍（如痴呆）］。

- 这些症状不是由于某种物质（如酒精）或药物作用于中枢神经系统的效应，包括戒断效应；也不是某种中枢神经系统疾病（如颞叶癫痫）或其他医疗状况（如脑肿瘤）或脑外伤导致的。

• 这种记忆缺陷导致个人、家庭、社交、学业、职业或其他重要领域功能的显著损害。

是否伴有分离性漫游：

6B61.0 分离性遗忘症，伴分离性漫游

• 分离性遗忘症伴分离性漫游，是在符合分离性遗忘症全部特征的同时伴有分离性的漫游，即：个体丢失了对身份的感觉，突然离开家、工作或重要他人，开始一段较长时期的出走（数日或数周）。

6B61.1 分离性遗忘症，不伴分离性漫游

• 分离性遗忘症不伴分离性漫游，是在符合分离性遗忘症全部特征的同时，没有分离性漫游的症状。

其他临床特征：

• 在少数案例中，遗忘症会泛化，影响个体的身份和生活史。通常情况下，遗忘症是局限的（即无法回忆起某一段时间的事件）或具有选择性的（如无法回忆起某一段时间的部分事件而非全部事件）。遗忘症的程度可随着时间发生变化。

• 分离性遗忘症个体可能对自身的记忆问题仅有部分察觉。那些察觉到自身记忆问题的个体可能会轻视问题的重要性，且在被提醒去关注这些问题时感到不适。

• 分离性遗忘症通常与负性生活事件、个人或人际的冲突或与应激事件有关。但对于个体而言，该病与这些事件、冲突和应激事件的关联可能并不明显。以下情况与更为持续和难治的遗忘症具有相关性：个体反复经历创伤、长期处于创伤事件、创伤是多个加害者导致的或个体与加害者有亲近的关系。

• 分离性遗忘症的个体通常在建立和维持正常的人际关系上有长期的困难。此障碍亦与以下情况有关：自伤行为、自杀尝试和其他高风险行为、抑郁症状、人格解体以及性功能障碍。

与正常状态的界限（阈限）：

• 人们难以回忆起某些事件是很常见的，尤其是在正常衰老的影响下。人们会忘记童年时期的事件，这在生长发育上也属于正常情况。然而，与分离性遗忘症不同的是，正常的遗忘有以下特征：

  ◦ 通常不会持续地、长时间地忘记一段实质性的生活经历，也不会忘记关于自己的重要事情。

  ◦ 如果忘记了一段生活经历或与自己有关的事情，在看到相关的提示物时，通常会想起来。

  ◦ 正常的遗忘没有明确的起病时间，如不是在应激或创伤事件后出现的。

  ◦ 不会导致功能的显著损害。

病程特征：

- 分离性遗忘症通常急性起病，在创伤或应激事件（例如战争、自然灾害或虐待）后出现。既可能在暴露于这些事件后即刻起病，也可在延迟了一段时间后才出现症状。
- 虽然分离性遗忘症在整个生命周期都可能出现，但常见的被诊断的年龄是 20～40 岁。
- 在分离性遗忘症中，丢失记忆的长短以及遗忘的持续时间有很大的差异。在急性起病的案例中，遗忘症往往会突然自发地好转（例如在应激源消失后立即好转），但在慢性病程的案例中，患者重新获得回忆的能力往往较为缓慢，甚至无法完全回忆起来。伴有分离性漫游的患者，往往病程更为持久。
- 尽管有些案例报告了仅有单次分离性遗忘症发作的情况，但往往经历了 1 次分离性遗忘症发作的个体，之后会再次出现遗忘症发作。大多数分离性遗忘症的患者都有 2 次以上的发作经历。
- 患分离性遗忘症的个体在重获记忆后，可能会出现创伤后应激障碍。在这些案例中，重获的记忆可能会以闪回的形式出现。

不同年龄阶段的表现：

- 儿童的分离性遗忘症可能难以被发现，他们的症状可能会被误解为懒惰、违拗、注意力不集中、过度沉迷或是在生长发育中正常的遗忘现象。因此，评估诊断儿童的分离性遗忘症，应基于不同观察者（例如父母、老师、其他照料者）的多方面观察或报告。
- 相较于青少年，患有分离性遗忘症的成年人更容易出现分离性漫游。

文化相关特征：

- 在高度限制性的社会文化中，分离性遗忘症更可能与严重的心理应激或冲突有关（如母子冲突、其他家庭紊乱、依恋问题、限制和压迫导致的冲突），较少涉及创伤性事件（如躯体或性虐待）。
- 如果遗忘症（包括分离性出神或附体）发生于某种被文化接受的宗教活动后，除非症状超出了这种文化的规范或导致了功能的损害，否则不应被诊断为分离性遗忘症。

性别相关特征：

- 分离性遗忘症在男性和女性的患病率大致相同。

与其他障碍和情况的界限（鉴别诊断）：

- **急性应激反应：** 急性应激反应是一种对极具威胁或恐怖性质的事件或情境的反应。急性应激反应可能涉及对应激事件和该段时刻的短暂性遗忘症。急性应激反应往往在应激事件的数天后或从威胁性情境脱离后逐渐缓解。仅在对事件信息的遗忘症不直接与应激相关、或遗忘症的持续时间长于对应激源后的急性反应时（即数小时到数天），方可考虑分离性遗忘症的诊断。

- **分离性神经症状障碍中的记忆缺陷**：分离性神经症状障碍可以出现认知症状，且这些症状不是物质的直接效应或神经系统疾病所造成的。如果这些认知症状仅限于自传体记忆，则分离性遗忘症的诊断更为适合。

- **附体出神障碍**：附体出神障碍中可以出现遗忘症。但是附体出神障碍的遗忘症与一种新身份侵入体验的发作有关，例如归因为某个灵魂、某种力量、神明或其他灵性实体的身份的侵入。附体出神障碍中的行为、动作体验像是被"占据物"所控制，而分离性遗忘症通常没有这些症状。

- **分离性身份障碍、部分分离性身份障碍**：遗忘症发作在分离性身份障碍和部分分离性身份障碍中也较常见。然而，部分分离性身份障碍的遗忘症通常是短暂的，局限于极端的情绪状态或自伤行为的发作中。分离性遗忘症不会表现为两个或以上的独立的、交替出现的身份状态，而分离性身份障碍及部分分离性身份障碍会有此种表现。在分离性遗忘症伴分离性漫游中，个体对自己的身份通常是感到混乱或困惑的。如果在遗忘症的发作中有两个或以上的独立人格状态反复掌控个体的意识和功能，分离性身份障碍是更为合适的诊断。

- **创伤后应激障碍、复合性创伤后应激障碍**：在创伤后应激障碍和复杂性创伤后应激障碍中，对创伤事件的记忆可能是支离破碎的、杂乱无章的或不完整的。如果这种遗忘症变得更为广泛，涉及与创伤事件无关的自传体记忆，并且符合两者的诊断要求时，可以作出分离性遗忘症的附加诊断。

- **物质使用所致障碍**：遗忘症在物质使用所致障碍中很常见，尤其是在酒精相关障碍中，如"喝断片"。如果遗忘症仅在酒精或物质使用情境下出现，则不应诊断为分离性遗忘症。但是，在有分离性遗忘症既往史又使用酒精或其他物质的案例中，鉴别可能是复杂而困难的。

- **神经认知障碍、头部外伤及归于他处的医疗状况中的记忆缺陷**：神经认知障碍包括谵妄、遗忘症性障碍和痴呆，表现为获得性的临床认知功能缺损，通常包括显著而广泛的记忆受损。在神经认知障碍中，可以找到特定的病因或背后的病理过程。记忆丧失也常由颅脑损伤或某些神经系统疾病或分类于他处的各种医疗状况（如脑肿瘤）引起。分离性遗忘症的记忆丧失主要是自传体记忆，且无法找到作为记忆损害的潜在病因的病理过程或外伤。

6B62 出神障碍与 6B63 附体出神障碍

出神障碍与附体出神障碍表现为反复或单次的意识状态的明显改变，这种改变是持续时间长的、非自愿的，且涉及出神状态（不伴附体）或附体出神状态。附体出神障碍与出神障碍不同的是：个体对正常的个人身份的感觉被外来的"附体"身份而取代，可归因于"某种灵魂、超自然力量、神明或其他灵性实体"的影响，而在出神障碍中不会有这些表现。此外，附体出神障碍的个体在被附体身份所控制的体验下，可展现出各种各样更复杂的行为，而出神障碍中的个体通常仅涉及一小部分的重复行为。

大多数的出神状态或附体出神状态是短暂而一过性的，通常与文化和宗教体验相关。这些体验不被看作是病理性的，也不应根据它们的发生作出诊断。出神状态和附体出神状态不应仅被视为某种精神障碍的特征，除非它们的发生是不自愿的、不想要而不必要的，且不能作为集体文化或宗教活动的一部分被接受，并造成了显著的痛苦，或使个人、家庭、社交、学业、职业或其他重要领域的功能受到显著损害。

此两类障碍之间有实质性的相似性，故仅分别描述核心（必要）特征，其他指南内容将被合并。

出神障碍核心（必要）特征：

- 个体出现一种出神状态，其意识状态明显改变或丧失正常的个人身份感，且同时符合以下两项：
  ○ 对当下所处环境的意识变窄或异常狭窄地和选择性地关注特定的环境刺激。
  ○ 有不受自我控制的体验。在这种体验下，个体的动作、姿势、言语的范围缩减至对一小套内容的重复。
- 这种出神状态的表现不包括被另一种替换性身份取而代之的体验。
- 这种出神状态的发作是反复的。如果仅根据单次发作作出诊断，那么该次发作应至少持续数天。
- 这种出神状态是非自愿，不想要的，也不能作为集体文化或宗教活动的一部分被接受。
- 这些症状不是物质或药物作用于中枢神经系统的效应，包括戒断效应所致的；不能归因于躯体极度疲惫的耗竭状态；不是催眠状态或睡眠前后的梦样状态所致；亦不是由于某种神经系统疾病（如精神运动性癫痫）、头部外伤或某种睡眠 – 觉醒障碍所致。
- 症状导致了个人、家庭、社交、学业、职业或其他重要领域功能的显著损害。如果功能得以维持，则只能通过付出大量的额外努力。

附体出神障碍核心（必要）特征：

- 个体出现的一种出神状态，其意识状态明显改变。同时，个体正常的个人身份感被某个外在的"附体者"身份所替代。在这种出神状态中，个体对其行为和动作的体验是"被附体者所控制的"。
- 这种出神发作被归因为某种外来"附体者"的影响：灵魂、超自然力量、神明或其他灵性实体。
- 这种出神状态的发作是反复的。如果仅根据单次发作作出诊断，那么该次发作应至少持续数天。
- 这种出神状态不是个体自愿的，是不必要及不想要的，也不能作为集体文化或宗教活动

203

的一部分被接受。

- 这些症状不是某种物质或药物作用于中枢神经系统的效应，包括戒断反应；不能归因于躯体极度疲惫的耗竭状态；不是催眠状态或睡眠前后的梦样状态所致；亦不是由于某种神经系统疾病（如精神运动性癫痫）、头部外伤或某种睡眠 – 觉醒障碍所致。

- 症状导致了个人、家庭、社交、学业、职业或其他重要领域功能的显著损害。如果功能得以维持，则只能通过付出大量的额外努力。

出神障碍和附体出神障碍的其他特征：

- 出神障碍和附体出神障碍更倾向于反复发作，持续性出神或附体出神状态相对较少。如果仅依据单次发作诊断本类障碍，则出神或附体出神的状态应至少持续了数天。

- 附体出神障碍的出神发作中通常伴有完全或部分的遗忘症。出神障碍也可以有完全或部分的遗忘症。

- 出神状态个体的动作通常不具复杂性（例如跌倒、盯着某物发呆）。而附体出神状态个体的活动更为复杂（例如做出文化上通常被认为的特定附体者会做的事情：连贯的对话、做某些特征性的手势、面部表情、特定的语言表达）。这些行为和动作通常是刻板的，并可能反映出文化的影响。

- 在附体出神障碍中，推定的附体者通常具有"灵体"的性质（例如亡灵、神明、魔鬼、或其他灵性实体），并且常常会提出要求或表达憎恶的情绪。

出神障碍和附体出神障碍与正常状态的区别（阈界）：

- 如果根据个体的文化背景，出神发作的体验是作为集体文化现象或宗教实践而被接受的，则不适用出神障碍或附体出神障碍的诊断。此外，如果出神发作没有导致显著的痛苦或功能损害，亦不适用这些诊断。

- 一些出神 / 附体出神的体验可以是单次而一过性的（从几分钟到数小时），且仅造成轻微的痛苦或功能损害。这可能在应激的环境下出现，尤其在心境障碍、焦虑及恐惧相关障碍的背景下。这种单次、一过性的状态不足以诊断出神障碍或附体出神障碍。

出神障碍和附体出神障碍的病程特征：

- 出神障碍和附体出神障碍的患病率在年轻人中较高，平均起病年龄在 20 ~ 25 岁。

- 出神障碍和附体出神障碍的长期病程有较大的差异，一些人仅经历 1 次较长时间的发作，另一些人在多年间多次、反复发作。

- 出神发作的持续时间和强度也有较大的差异。大多数的反复发作都是短暂的，而且在一次发作中，个体可以多次陷入和脱离这种出神状态。

- 急性而反复的出神发作通常持续几分钟到几小时，之后会有一段让个体感到精疲力竭的耗竭期。而附体出神的发作通常持续得更久，个体在几天到几周的事件中反复陷入和脱离出神状态。

- 显著的情感应激、愤怒或强烈的挫败感可激发出神状态。目前已知，家庭不和、战争相关的创伤及与宗教、文化因素相关的人际冲突，在诱发出神状态和附体出神状态中有显著的作用。

- 出神状态可以集体发生（即在空间和时间相近的环境下发生多个案例），这可能与群体暗示有关。

- 曾经暴露于出神状态的个体或宗教／灵性的从业者，在文化认可的仪式之外有较高风险出现非自愿的出神状态。

- 出神障碍和附体出神障碍的患者常报告前驱期症状。常见的有躯体化的不适主诉，以及一种"存在感"（sense of presence）：一种"我不是孑然一身"的感觉。然而，是否存在前驱期症状并不能预测出神发作的次数。

- 附体出神障碍中通常有非自主的肢体动作、不明意义的言语、听幻觉或遗忘症。附体出神状态个体在身份感被取代前，通常先有一段不同的、被动的分离性体验（例如感受到来自外在的量或灵体的影响、听到声音、无法说话）。

出神障碍和附体出神障碍在不同年龄阶段的表现：
- 在很多情况下，儿童可以表现类似出神的状态，包括茫然地盯着某物，或用各种不同的声调大声地自言自语。
- 有紧张性、兴奋性和情感不稳定特点的青少年更容易发生出神状态。

出神障碍和附体出神障碍的文化特征：
- 出神障碍和附体出神障碍的发作在很多不同的文化中都有记录。在出现影响整个地区的创伤性事件时，如麻疹的流行性暴发时，其患病率可能增加，这可视为对此类事件的集体性反应的一部分。在一些受到社会或文化迅速变化影响的地区，其患病率亦会增加，这可能是对变化的价值和境况感到痛苦、反抗的表达。

- 出神障碍和附体出神障碍在不同特定地区中有着相当大的跨文化差异。无论是出神状态下的行为、出现的分离性感觉、肢体运动的改变、还是在附体出神状态下所推定的身份方面，都可以看到这种差异。附体者的身份通常与所处社会中宗教及传统的角色相对应。

- 一些宗教或文化团体将出神体验视为正常合理的。出神障碍和附体出神障碍个体通过参与这些团体，可逐渐控制和接受出神的体验。一段时间后，该群体各种精神障碍的患病率不再高于一般人群。

出神障碍和附体出神障碍的性别相关特征：

- 出神障碍和附体出神障碍的患病率几乎无性别差异。

出神障碍和附体出神障碍与其他障碍和情况的区别（鉴别诊断）：

- **分离性身份障碍、部分分离性身份障碍：** 在附体出神障碍中，个体的正常个人身份感有明显的转换，并归因于某个外在的"附体者"。这点与分离性身份障碍、部分分离性身份障碍不同。后两者表现为体验到两个以上或更多的、独立的、交替的人格状态，且并非归因于外在的"附体者"。若个体描述同时存在归因内在和外在的交替出现的身份，则应诊断为分离性身份障碍或部分分离性身份障碍，而不应再附加诊断为附体出神障碍。

- **其他分离性障碍：** 出神障碍与附体出神障碍可能出现各种分离性症状，如分离性遗忘、感觉或运动症状、人格解体和现实解体的症状。然而，如果这些症状仅出现在出神或附体出神的状态期间，则不应将它们视为某种另外的、独立的分离性障碍的诊断依据。若症状在出神或附体出神状态之后仍持续存在，可以作为相应障碍的共病诊断依据。

- **精神分裂症和其他原发性精神病性障碍：** 附体出神障碍中可有侵入性的症状，如听到声音、感觉和想法的插入或表现出归因于"附体者"的行为，它们有别于精神分裂症及其他原发性精神病性障碍的症状：这些症状仅在附体出神的状态时才出现，持续时间通常也很短暂。与精神分裂症、分裂情感性障碍的另一个不同是，附体出神障碍不会表现出其他类型的精神病性的阳性或阴性症状。

- **创伤后应激障碍和复合性创伤后应激障碍：** 创伤后应激障碍和复合性创伤后应激障碍可能有闪回或其他分离性的、类似出神状态的表现，对所处环境的意识变得狭窄；也有创伤事件再体验，即既往的创伤事件似乎在当下重新发生的体验。对于这些症状的发作，个体一般主观体验为不受其意愿控制的。如果这些类似出神的状态仅在创伤后应激障碍／复合创伤后应激障碍的创伤事件再体验发作的背景下产生，则无需作出出神障碍的附加诊断。

- **谵妄：** 谵妄与出神障碍均可表现为个人意识的短暂而显著的改变，但谵妄通常表现为严重的意识模糊或全面的认知缺损。相反，出神障碍表现为丧失正常的个人身份意识、意识狭窄和行为受限。与出神障碍不同，谵妄通常是医疗情况、物质或药物（包括戒断）所致的直接生理效应。

- **癫痫：** 出神障碍患者常有类似局灶性无意识（部分复杂）癫痫发作的特征，但其出神发作时脑电图的结果也是正常的。

6B64 分离性身份障碍

核心（必要）特征：

- 患者出现身份的中断，表现为出现两个或更多独立的人格状态（分离性身份），这也包括其自我感及代理感有明显的不连续。对于自我、身体和环境，每种人格状态均有自己的体验、感知、计划以及讲述的模式。

- 至少有两种独立的人格状态反复地操控个体的意识和与他人及环境互动的功能，如掌控日常生活的一些具体方面（例如育儿、工作）或对特定情境的反应（例如令个体感受到威胁的情境）。

- 人格状态的改变常伴有感觉、知觉、情感、认知、记忆、运动控制和行为的转换。通常会出现遗忘症的发作，这种遗忘症不同于正常的忘记，有时可以很严重。

- 这些症状不能更好地用其他精神障碍（例如精神分裂症或其他原发性精神病性障碍）来解释。

- 症状不是物质或中枢神经系统用药的效应，包括戒断反应（例如物质过量中毒时出现的"断片"或混乱的行为）；亦不是某种神经系统疾病（例如复杂性部分性癫痫发作）或睡眠－觉醒障碍所致（例如催眠或睡眠前后的梦样状态下出现的症状）。

- 症状导致了个人、家庭、社交、学业、职业或其他重要领域功能的显著损害。如果功能得以维持，则只能通过付出大量的额外努力。

其他临床特征：

- 不同人格状态之间的交替不总是伴有遗忘症。也就是说，当某个人格状态在活动时，另一个人格状态可能在某段时间是有意识和回忆的。然而，在此障碍病程中某个时点，通常伴有大量的遗忘症发作。

- 对于患有分离性身份障碍的个体，常发生一种人格状态被另一种非主导型、替代的人格状态侵入，但后者并不取得掌控权，此种情形与部分分离性身份障碍类似。侵入可涉及各方面，包括认知的（侵入性思维）、情感的（侵入性情感，如恐惧、愤怒或羞愧）、知觉的（侵入性的言语或一瞬间的视觉体验）、感觉的（侵入性感觉，如感觉被触摸、疼痛或感到身体或部分身体部位的大小发生了改变）、运动的（如一只手臂的不自主运动）和行为的（如在缺乏自我掌控下的行为）。被这种方式侵入的人格状态常对侵入感到反感，有可能意识到这种侵入与存在其他人格状态的症状有关。

- 分离性身份障碍通常与严重和长期的创伤性生活事件相关，包括躯体虐待、性虐待或情感虐待。

与正常状态的区别（阈界）：

- 存在 2 个或以上的人格状态并非总是提示存在精神障碍。在一些情况下（例如通过"媒介"或某些文化所接受的灵媒），多重人格状态的存在既不带来厌恶的体验，也没有功能的损害。这些情况不应作出分离性身份障碍的诊断。

病程特征：

- 分离性身份障碍的起病通常与创伤性的经历有关，特别是躯体虐待、性虐待、情感虐待或童年期的忽视。一些情况也可能诱发身份的改变，例如：在某些正在发生的创伤性环境被突然消除后、加害者罹患严重的疾病或死亡或在之后的生活中遭遇与之前的创伤不相关的其他创伤性事件。

- 分离性身份障碍的临床病程通常是反复而易波动的。

- 一些个体即使经过治疗，大多数功能领域仍遭到显著损害。分离性身份障碍个体有高风险的自伤行为和自杀尝试。

- 尽管一些症状可以随着年龄增长自行缓解，但是在应激增加时，这些症状可能依旧会复发。

- 反复的或长期的正在发生的创伤性经历，与较差的预后相关。

- 分离性身份障碍通常与其他精神障碍共病。在这些情况下，人格的交替可能对共病的障碍的症状表现造成影响。

不同年龄阶段的表现：

- 分离性身份障碍可以在整个生命周期中起病。首次身份的变化通常在较早的年龄阶段出现，但此时分离性身份障碍一般尚未完全起病。相反地，正常儿童的各种精神状态也可以表现出体验的不连续和明显的扰动，这是正常的。

- 分离性身份障碍的儿童可能难以确诊，这是由于不同儿童的症状表现有较大的差异，且症状与其他精神障碍有重叠，例如涉及品行问题、情感和焦虑症状、学习困难、听幻觉等。较小的儿童常常把分离性身份投射到玩具或其他的物体中，因此只有当他们的年龄逐渐增长、行为在生长发育的阶段上变得不太正常时，才会发现身份的异常。经过适当的治疗，儿童分离性身份障碍患者比成年患者倾向有更好的预后。

- 分离性身份障碍的青少年患病个体在早年时期的身份改变，可能被误判为在生长发育中常见的情绪和行为调节困难。

- 较年长的分离性身份障碍患者可能在其之后的人生阶段出现偏执，或认知损害，或不典型的心境、精神病性或强迫性的症状。

文化相关特征：

- 个体的文化背景可能对分离性身份障碍的特征造成影响。在一些社会文化的背景下某些症状是常见的，患者可能会出现对应的分离性运动、行为或认知症状。例如，在癫痫的抽搐、瘫痪或感觉丧失很常见的文化中，出现伴类似症状的非癫痫性发作。这些症状通常持续存在且影响患者，直到潜在的分离性身份障碍被确诊和治疗。

- 个体处于文化适应或长期的跨文化接触，可能会塑造出一些分离性身份的特点。例如，一个印度患者可能有一个只穿西服、说英语的身份，以显示与其通常的人格状态有别。

- 在某些社会中，分离性身份障碍的表现可能发生在暴露于应激后（例如父母反复出现的情感的失调），这可能涉及或不涉及躯体虐待或性虐待。在较不认可自我的个人主义（"依附性的"）概念的文化中，或在社会经济落后的环境中，个体或有更高的倾向对应激源作出分离性的反应。

性别相关特征：

- 在青春期前，分离性身份障碍的患病率没有性别差异。青春期后，女性的患病率更高。
- 在整个生命周期中，分离性身份障碍的症状有明显的性别差异。相较于男性，分离性身份障碍的女性患者常表现出更多的分离性身份，而且倾向于经历更为急性的分离性状态（例如遗忘、转换性症状、自伤）。分离性身份障碍的男性患者更倾向于否定他们的症状，或表现出暴力或犯罪行为。

与其他障碍和情况的界限（鉴别诊断）：

- **出神障碍和附体出神障碍：** 出神障碍不表现为 2 个或更多的独立人格状态。附体出神障碍中，个体原来的个人人格身份感被外在的"附体"身份所取代，而这种附体身份常归因于灵魂、超自然力量、神明或其他灵性实体的影响。个体的行为或动作的经历像是受到"附体者"的控制。如果个体描述其受到内在的人格状态的掌控，同时也有被外部"附体者"控制的发作性体验，应诊断为分离性身份障碍，而不是附体出神障碍。
- **部分分离性身份障碍：** 在分离性身份障碍中，不连续的自我感和代理感是明显的（发作性地被其他人格状态获取掌控权，常伴有遗忘，替代的人格状态更为复杂精细），而部分分离性身份障碍的不连续性则不那么明显。部分分离性身份障碍中，有一种人格状态是主导的，行使正常的日常生活功能（如育儿、工作），但会被另一种非主导性人格侵入（分离性侵入）。非主导性的人格状态不会对个体的意识和功能反复掌控，不会具体到可以完成日常生活的各个特定方面（如育儿、工作）的程度，这点与分离性身份障碍不同。然而，部分分离性身份障碍个体中可偶然出现局限而短暂的发作，其中某个非主导的人格状态获取掌控权是为了投入某些局限的活动（如作为对强烈的情绪状态、自伤行为的发作或创伤记忆再体验的反应）。部分分离性身份障碍的非主导性人格远不如分离性人格障碍中的复杂精细。例如，这些人格可能并不面向当下的现实，可能是一个儿童的身份，或大多数仅在创伤记忆再体验时才出现。此外，分离性身份障碍通常（虽然不总是）会伴有许多的遗忘症性发作，有时可以很严重。相比之下，如果部分分离性身份障碍出现遗忘，通常是短暂的，且局限于强烈的情绪状态下或自伤行为的发作中。
- **其他分离性障碍：** 与其他分离性障碍的差异是，分离性身份障碍表现为存在两种独立的人格状态反复掌控个体的意识和功能。而在任何其他分离性障碍中则不会有类似表现（部分分离性身份障碍中的某些偶然情形可能除外）。在分离性身份障碍中，即使随着人格状态的改变，发

8

生了与其他分离性障碍相关的改变（例如记忆丧失、运动或感觉功能改变、人格解体或现实解体的体验），也不应据此额外作出相应类别分离性障碍的诊断。

- **精神分裂症和其他原发性精神病性障碍**：分离性身份障碍的个体可能报告存在耳闻人语或侵入性思维的症状，这些症状也可在精神分裂症和其他原发性精神病性障碍出现。然而，分离性身份障碍的个体通常不表现出妄想、思维形式障碍或（如精神分裂症或分裂情感性障碍的）阴性症状、急骤起病的病程或急性波动的症状（如急性短暂性精神病性障碍）。在没有其他症状可以支持精神分裂症或其他原发性精神病性障碍的诊断时，仅有侵入性的精神现象如耳闻人语，可能提示分离性人格状态的存在。

- **创伤后应激障碍和复合性创伤后应激障碍**：创伤后应激障碍和复合性创伤后应激障碍个体在创伤性事件再体验发作时（如经历闪回时），可出现身份的变化和代理感的变化。例如，在创伤事件再体验的发作中，他们可能感到无法控制自己的体验或反应，或认为他们正处于自己生命中的另外一段时期。但是，这些发作不表现为一种其他的人格状态取得个体的意识和功能的掌控权。由于分离性身份障碍通常与严重或长期的创伤性生活事件有关，故可与创伤后应激障碍或复合性创伤后应激障碍共病出现。如果同时符合两种障碍的全部诊断要求，可同时诊断。

- **强迫症**：强迫症有反复存在的强迫思维，可表现为反复而持续的思维（如碰到肮脏的东西）、意象（如暴力画面）或冲动／渴望（如用利器刺向他人）。这些常常是侵入性的、对个体而言是不必要且不想要的；以及重复行为，包括重复的心理行为，是个体感到需要迫切进行的。但是，强迫症没有自我感和代理感的不连续，也不存在 2 个或更多的人格状态。

- **人格障碍**：人格障碍，尤其是边缘型模式的人格障碍，表现为持续的身份感紊乱、自我引导感紊乱及情绪调节问题。人格障碍并不涉及 2 个或更多的独立人格状态，但在应激或强烈的情绪中，一些严重的人格障碍个体可出现短暂的分离性体验。

6B65　部分分离性身份障碍

核心（必要）特征：

- 患者出现身份的中断，表现为出现 2 个或更多独立的人格状态（分离性身份），这也包括其自我感及自我代理的感觉有明显的不连续。关于自我、身体和环境，每种人格状态均有自己的体验、感知、计划以及讲述的模式。

- 有一种人格状态是主导的，行使正常的日常生活功能（如育儿、工作），但会被另一种非主导性的人格侵入（分离性侵入）。这种侵入的特征可以是认知的（侵入性思维）、情感的（侵入性情感，如恐惧、愤怒或羞愧）、知觉的（侵入性的言语或一瞬间的视觉体验）、感觉的（侵入性感觉，如感觉被触摸、疼痛、或感到身体或部分身体部位的大小发生了改变）、运动的（如一只手臂的不自主运动）和行为的（如在缺乏对自我的掌控下的行为）。被这种方式侵入的主导人格状态常对侵入感到反感。

- 非主导性的人格状态不会对个体的意识和功能反复掌控，不会具体到可以完成日常生活的各个特定方面（如育儿、工作）的程度。然而，可以偶然出现局限而短暂的发作，为了投入某些局限的活动（如作为对强烈的情绪状态、自伤行为的发作、或创伤记忆再体验的反应），而让某个非主导的人格状态获取掌控权。

- 这些症状无法用其他精神障碍（例如精神分裂症或其他精神病性障碍）更好地解释。

- 症状不是物质或药物作用于中枢神经系统的效应，包括戒断反应（例如物质过量中毒时出现的"断片"或混乱的行为），亦不是由某种神经系统疾病（例如精神运动性癫痫）或睡眠 — 觉醒障碍所致（例如催眠或睡眠前后的梦样状态下出现的症状）。

- 症状导致了个人、家庭、社交、学业、职业或其他重要领域功能的显著损害。如果功能得以维持，则只能通过付出大量的额外努力。

其他临床特征：

- 部分分离性身份障碍个体中，非主导人格状态导致的分离性侵入性症状是一种内在的体验，可能不被他人明显地观察到。若出现可被观察的到的身份改变，这通常提示分离性身份障碍。

- 部分分离性身份障碍患者在分离性侵入的发作期间通常不会出现遗忘症。如果发生了遗忘症，它通常是短暂的，仅限于极端的情绪状态或自伤行为的发作中。

- 部分分离性身份障碍通常与严重和长期的创伤性生活事件相关，包括躯体虐待、性虐待或情感虐待。

与正常状态的区别（阈界）：

- 存在 2 个或以上的人格状态并非总是提示存在精神障碍。在一些情况下（例如通过"媒介"或某些文化所接受的灵媒），多重人格状态的存在既不带来厌恶的体验，也没有功能的损害。这些情况不应作出部分分离性身份障碍的诊断。

病程特征：

- 部分分离性身份障碍的起病通常与创伤性的经历有关，特别是躯体虐待、性虐待、情感虐待或儿童忽视。一些情况也可能诱发身份的改变，例如：在某些正在发生的创伤性环境被突然消除后、加害者罹患严重的疾病或死亡或在之后的生活中遭遇与之前的创伤不相关的其他创伤性事件。

- 部分分离性身份障碍的临床病程通常是反复而波动的。尽管一些症状可以随着年龄增长自行减轻，但是在应激增加时，这些症状可能依旧会复发。反复或长期的正在发生的创伤性经历，与较差的预后相关。

- 部分分离性身份障碍通常与其他精神障碍共病。在这些情况下，人格的交替可能对共病的障碍的症状表现造成影响。

不同年龄阶段的表现：
- 童年时期依恋关系的紊乱可能会使个体在之后的时期中发展出部分分离性身份障碍。
- 部分分离性身份障碍可以在整个生命周期中的任何阶段起病，从童年早期至成年后期。
- 部分分离性身份障碍的儿童可能难以确诊，这是由于不同儿童的症状表现有较大的差异，且症状与其他精神障碍有重叠，例如涉及品行问题、情感和焦虑症状、学习困难、听幻觉等。较小的儿童常常把分离性身份投射到玩具或其他的物体中，因此只有当他们的年龄逐渐增长、行为在生长发育的阶段上变得不正常时，才会发现身份的异常。经过适当的治疗，部分分离性身份障碍的儿童患者比成年患者倾向有更好的预后。
- 部分分离性身份障碍的青少年在早年时期的身份改变，可能被误判为在生长发育中常见的情绪和行为调节困难。
- 较年长的部分分离性身份障碍患者可能在之后的人生阶段出现偏执，或认知损害，或不典型的心境、精神病性或强迫性的症状。

文化相关特征：
- 个体的文化背景可能对部分分离性身份障碍的特征造成影响。在一些社会文化的背景下某些症状是常见的，患者可能会出现对应的分离性的运动、行为或认知症状，例如，在一个认可癫痫的抽搐、瘫痪或感觉丧失的文化中，出现伴类似症状的非癫痫性发作。
- 在某些社会中，部分分离性身份障碍的表现可能发生在暴露于应激后（例如父母反复出现的情感的失调），这可能涉及或可能不涉及躯体虐待或性虐待。在较不认可自我的个人主义（"依附性的"）概念的文化中，或在社会经济落后的环境中，可能有更高的倾向对应激源作出分离性反应。

性别相关特征：
- 女性似乎比男性更易体验到身份的侵入。

与其他障碍和情况的区别（鉴别诊断）：
- **出神障碍和附体出神障碍**：部分分离性身份障碍的侵入可能看上去与出神状态类似，但出神障碍不表现为 2 个或更多的独立人格状态。附体出神障碍中，个体原来的个人人格身份感被外在的"附体者"身份所取代，而这种附体身份常归因于灵魂、超自然力量、神明或其他灵性实体的影响。个体的行为或动作经历像是受到"附体者"的控制。如果个体描述其同时受到内在和外在实体的分离性侵入，应诊断为部分分离性身份障碍，而不是附体出神障碍。
- **分离性身份障碍**：在分离性身份障碍中，不连续的自我感和代理感是明显的（发作性地被其他人格状态获取掌控权，常伴有遗忘，替代的人格状态更为复杂精细），而部分分离性身份障碍的不连续性则不那么明显。在部分分离性身份障碍个体中，有一种人格状态是主导的，行使正常的日常生活功能（如育儿、工作），但会被另一种非主导性的人格侵入（分离性侵入）。非主导性的人格状态不会反复掌控个体的意识和功能到可以完成日常生活的具体方面（如育儿、工作）的程度，这点与分离性身份障碍不同。但是，部分分离性身份障碍中可偶然出现局限而短暂的发作，某个其他的独立人格状态为了投入某些局限的活动（如，作为对强烈的情绪状态、自伤行为的发作或创伤记忆再体验的反应）而获取掌控权。部分分离性身份障碍的非主导性人格远不如分离性人格障碍中的复杂精细。例如，这些人格可能并不面向当下的现实，可能是一个儿童的身份，或大多数仅在创伤记忆再体验时才出现。此外，分离性身份障碍通常（虽然不总是）会伴有频繁的遗忘症性发作，有时可以很严重。相比之下，如果部分分离性身份障碍出现遗忘，通常是短暂的，且局限于强烈的情绪状态下或自伤行为的发作中。

- **其他分离性障碍**：与其他分离性障碍的差异是，部分分离性身份障碍表现为存在两种或多种人格状态。而其他分离性障碍个体中则不会有类似表现（分离性身份障碍除外，见前文）。在分离性身份障碍中，若出现了被非主导性人格状态侵入性的精神现象的改变（例如记忆丧失、运动或感觉功能的改变、人格解体或现实解体的体验），不应据此作出其他分离性障碍的附加诊断。

- **精神分裂症和其他原发性精神病性障碍**：部分分离性身份障碍的个体可能报告存在耳闻人语或侵入性思维的症状，这些症状也可在精神分裂症和其他原发性精神病性障碍中出现。然而，部分分离性身份障碍的个体通常不表现出妄想、思维形式障碍（精神分裂症或分裂情感性障碍的）阴性症状、急骤起病的病程或急性波动的症状（如急性而短暂的精神病性障碍的症状）。若患者仅有侵入性的现象如耳闻人语，但缺乏其他症状可以支持精神分裂症和其他原发性精神病性障碍的诊断，此时，或提示分离性人格状态的存在。

- **强迫症**：强迫症有强迫思维，表现为反复而持续的思维（如碰到肮脏的东西）、意象（如暴力画面）或冲动/渴望（如用利器刺向他人），这些常常是侵入性的，是个体不必要且不想要的；亦有重复行为，包括重复的心理行为，是个体感到需要迫切进行的。但是，强迫症没有不连续的自我感和代理感，也不存在2个或更多的人格状态。

- **创伤后应激障碍和复合性创伤后应激障碍**：部分分离性身份障碍涉及广泛的自我感和代理感的变化。在创伤后应激障碍和复合性创伤后应激障碍中，个体在创伤事件再体验的发作时（如闪回的期间），亦可出现类似的变化。如果这些症状与分离性侵入仅在创伤后应激障碍和复合性创伤后应激障碍的症状发作的背景下出现，则无需作出部分分离性身份障碍的额外诊断。

- **人格障碍**：人格障碍，尤其是边缘型模式的人格障碍，表现为持续的身份感紊乱、自我引导感紊乱及情绪调节问题。人格障碍并不涉及2个或更多的独立人格状态，但在应激（压力）或强烈的情绪中，一些严重人格障碍个体可出现短暂的分离性体验。

6B66 人格解体 – 现实解体障碍

核心（必要）特征：

- 患者经历人格解体或现实解体，或两者兼具。这种体验是持续或反复的：
- 人格解体表现为一种认为自我（自己）是"陌生的、不真实的"的体验，或感到"脱离身体"，或"从体外观察自己的思维、情感、感觉、身体或行动"。人格解体的一些形式可能表现为情感麻木和／或躯体麻木，像是"在一定距离外观察自己"，或"在一场戏中"的体验；或有一些知觉的变化（如时间扭曲感）。
- 现实解体表现为感到他人、物体或世界是"陌生的"或"不真实的"（例如，感到"如梦一般、有距离感、模糊朦胧、了无生机、黯淡无色、扭曲的"），或感到"脱离或疏离了周遭的环境"。
- 在人格解体或现实解体的体验中，个体的现实检验能力仍保持完整。这种体验与"被外在的某人或力量控制"妄想或信念无关。
- 人格解体或现实解体的体验不是由另一种精神障碍导致的（例如，创伤后应激障碍，某种焦虑及恐惧相关障碍，另一类分离性障碍或人格障碍）。
- 这些症状不是物质或药物在中枢神经系统的效应，包括撤药效应所致的，也不是某个神经系统疾病（如颞叶癫痫）、头部外伤或某个其他临床问题所致的。
- 症状导致了个体显著的痛苦，或个人、家庭、社交、学业、职业或其他重要领域功能的显著损害。如果功能得以维持，则只能通过付出大量的额外努力。

其他临床特征：

- 人格解体 – 现实解体的一个相关症状是对时间感知的改变。个体的主观体验可能是时间"走得更快"或"变慢了"。
- 可能发生灾难性认知（例如，对"我要发疯了"的恐惧），伴自传体记忆缺乏生动性。对一些记忆，也可能丧失"拥有"的感觉，或对情绪刺激仅有低水平的生理反应。
- 在人格解体 – 现实解体障碍中，发作性的人格解体和解体可能与不良生活事件或人际冲突相关。

与正常状态的区别（阈界）：

- 在应激（压力）、强烈情绪状态期间，或精疲力竭、身体不适、物质的影响等情况下，一些个体可能会有短暂的人格解体或现实解体的体验。这不同于人格解体 – 现实解体障碍。当情绪或身体状态改善后，这些体验通常会消失。

病程特征：

• 人格解体－现实解体障碍可以童年起病，但最常见的是在青少年中期起病，平均起病年龄的约为 16 岁。25 岁后起病者较为罕见。

• 人格解体－现实解体障碍的起病有较大差异，可急性起病、缓慢加重或呈隐匿性病程。最初，发作的严重程度和频率是有限的，随着病程进展，发作可越发极端且持久。

• 人格解体－现实解体的个别发作的持续时间可能不同，可以是短暂的（如数小时到数天）或较久的（如数周、数月或数年）。本障碍的病程通常是慢性而持续的。

• 多数患者的病程是连续性的，他们可能从最初发作时症状就会持续一段时间，或最初呈发作性的病程但逐渐进展为持续一段时间的症状。一直呈发作性病程者则相对少见，约占 1/3 的案例。症状的强度有很大差异，部分案例每次发作都有差异，另一些则在数年甚至数十年内保持稳定。

• 内部和外在因素，如情绪应激、焦虑或负性情绪、感觉过敏、睡眠剥夺或物质的使用，都可能加剧症状的强度。一些人格解体－现实解体障碍的个体报告表明，躯体性刺激（如运动锻炼、轻度的自伤行为）或安慰性的人际互动可以降低症状强度。

• 人格解体－现实解体障碍常与心境障碍、焦虑及恐惧相关障碍或人格障碍同时出现。尽管如此，这些共病诊断似乎不会改变人格解体或现实解体症状的严重程度。

• 尽管言语或情感虐待、忽视和其他形式的儿童人际创伤史与人格解体－现实解体障碍的发展有关，但这种相关性的强度不如在其他分离性障碍（例如，分离性遗忘症、分离性身份障碍）中那么强。在一些病例中，人格解体－现实解体障碍的起病似乎是突然的，与任何可识别的诱发因素都没有联系。

• 精神活性物质的使用（特别是大麻类或致幻剂），常导致人格解体－现实解体的症状。然而，只有当症状的持续超过了这种物质的过量中毒和／或戒断期时，方能作出人格解体－现实解体障碍的诊断。

不同年龄阶段的表现：

• 儿童通常很难表达他们对于人格解体－现实解体障碍的主观体验。相较于成年人，儿童也较少因体验到这些症状而引起不安或痛苦。

• 青少年患有人格解体可能导致学习成绩不佳。

文化相关特征：

• 人格解体－现实解体障碍的诊断应充分考虑宗教和文化背景。

性别相关特征：

• 人格解体－现实解体障碍在男性和女性中有相似的患病率。

• 此障碍的临床特征与共病模式没有显著的性别差异。

与其他障碍和情况的区别（鉴别诊断）：

• **其他分离性障碍：** 人格解体和现实解体的体验在其他分离性障碍中也是常见的，尤其是分离性身份障碍、部分分离性身份障碍、出神障碍以及附体出神障碍。若个体已符合其他的某个分离性障碍的诊断要求，则不应给予人格解体－现实解体障碍的额外诊断。

• **精神分裂症和其他原发性精神病性障碍：** 对于精神分裂症和其他原发性精神病性障碍，精神病性发作期间出现的非短暂的人格解体或现实解体的体验是常见的，通常伴有妄想性解释。如果个体的人格解体和／或现实解体症状仅局限在精神分裂症和其他原发性精神病性障碍的精神病性症状的发作期间，则不应给予人格解体－现实解体障碍的附加诊断。

• **抑郁障碍：** 人格解体和现实解体的症状在抑郁障碍中很常见，并且可以持续存在。若人格解体、现实解体症状可以被抑郁障碍更好地解释，则不应给予人格解体－现实解体障碍的附加诊断。

• **惊恐发作：** 惊恐障碍或其他精神障碍的惊恐发作中，可包括明显的人格解体－现实解体症状，并且可以在惊恐发作结束后持续存在一段时间。若人格解体、现实解体症状仅在惊恐发作中出现，且在惊恐发作结束后仅持续短暂的时间，则无需另外作出人格解体－现实解体障碍的诊断。

• **焦虑及恐惧相关障碍：** 短暂的人格解体或现实解体的体验也可出现在各类焦虑与恐惧相关障碍中，包括惊恐障碍、社交焦虑障碍及广泛性焦虑障碍。若人格解体和／或现实解体可以被某种焦虑或恐惧相关障碍更好地解释（如，这些体验仅在聚焦于某个忧虑时出现），则不应给予人格解体－现实解体障碍的附加诊断。

• **创伤后应激障碍和复合性创伤后应激障碍：** 人格解体和现实解体的体验在创伤后应激障碍的个体中是常见的，尤其是当他们在处于创伤事件再体验的发作中时（如闪回时）。若人格解体或现实解体仅局限在创伤后应激障碍或复合性创伤后应激障碍的创伤经历再体验的发作中，则不应给予人格解体－现实解体障碍的附加诊断。但是，若存在在创伤经历再体验的发作外的或创伤经历再体验的发作后仍持续的，具有临床显著性的人格解体和现实解体，且同时符合两种障碍的诊断要求，可给予人格解体－现实解体障碍的附加诊断。

• **人格障碍：** 在人格障碍中也可出现人格解体或现实解体的体验，尤其当个体处于应激（压力）中时。如果这些症状能被人格障碍更好地解释，则不应给予人格解体－现实解体障碍的附加诊断。

6B6Y　其他特定分离性障碍

核心（必要）特征：

• 患者存在的一些症状与其他分离性障碍有共同的主要临床特征（即，以下一种或多种精神过程在正常整合过程中出现的、非自主的扰乱或中断，包括：身份、感觉、知觉、情感、思维、记忆、躯体活动控制或行为）。

- 这些症状不符合归类于分离性障碍中任何一种其他障碍的诊断要求。

- 这些症状不能用另一种精神障碍更好地解释（如创伤后应激障碍、复合性创伤后应激障碍、精神分裂症、双相障碍）。

- 症状是不自主的、是个体不必要及不想要的，亦不是被认可的集体文化或宗教活动的一部分。

- 这些症状并非某种物质或药物作用于中枢神经系统的效应，包括戒断效应（如物质过量中毒的"断片"或紊乱行为），也不是由某种神经系统疾病（如精神运动性癫痫）、睡眠-觉醒障碍（如催眠状态或睡眠前后的梦样状态）、头部外伤、或其他医疗状况所致。

- 症状导致了个人、家庭、社交、学业、职业或其他重要领域功能的显著损害。如果功能得以维持，则只能通过付出大量的额外努力。

6B6Z 未特定的分离性障碍

8

喂养及进食障碍

喂养及进食障碍（feeding or eating disorders）包括异常的进食或喂养行为，这些行为不能更好地由其他医疗状况来解释，也不符合生长发育进程或被文化认可。喂养障碍涉及的行为紊乱与对体重或体型的担忧无关，例如进食不能食用的物质或自发反刍食物。进食障碍包括异常的进食行为和 / 或对食物的先占观念，以及在大多数情况下伴随的对体重或体型的显著担忧。

喂养及进食障碍包括以下类别：

6B80　神经性厌食症

6B81　神经性贪食症

6B82　暴食障碍

6B83　回避 – 限制性摄食障碍

6B84　异食癖

6B85　反刍 – 反流障碍

6B8Y　其他特定喂养及进食障碍

6B8Z　未特定的喂养及进食障碍

喂养及进食障碍的诊断不应该用于那些常见的或被文化认可的程度较轻的进食相关的担忧或行为类别。

喂养及进食障碍的一般文化考虑：

对体重和体型的担忧普遍存在于许多社会中，通过节食来减重也很常见。对体重和体型的文化关注，例如，由于通过大众媒体在全球传播理想体型（通常是女性体重较轻，男性拥有肌肉），导致世界各地进食障碍患病率的增加。全球肥胖的流行也引发了社会对饮食和体重的关注。

喂养及进食障碍的患病程度因区域而异，包括性别差异。例如，体重担忧和进食障碍在一些亚洲和东地中海社会的男性中比在美洲更为普遍。

6B80　神经性厌食症

核心（必要）特征：

• 相对于个人的身高、年龄和发育阶段，显著的低体重［成人体质指数（BMI）低于 18.5 kg/m²，儿童和青少年的体重低于相应年龄 BMI 的 5 个百分位数］，只要符合其他诊断要求，快速减重（如在 6 个月内减重超过总体重的 20%）可以取代低体重的基本特征。儿童和青少年可能表现为体重不增加，这是基于个人的生长发育，而不是体重减轻。

• 低体重不能更好地由其他医疗状况和无法获得食物来解释。

• 持续的限制进食或其他旨在建立或维持异常低体重的行为模式，通常与极度害怕体重增加有关。行为上可能以减少能量摄入为目的，如禁食、选择低热量的食物、过慢进食少量食物及藏匿或吐出食物，以及一些清除行为，如自我诱发呕吐，滥用泻药、利尿剂、灌肠剂或糖尿病患者遗漏胰岛素剂量。行为上也可能以增加能量消耗为目的，如过度运动、过度活动、故意暴露在寒冷的环境中，以及使用增加能量消耗的药物（如兴奋剂、减肥药、减轻体重的草药产品、甲状腺激素）。

• 对体重和体型有过度的先占观念。低体重被过度评价并成为其自我评价的核心，或者其体重或体型被不正确地感知为正常体重，甚至过重。当对体重或体型的先占观念没有被明确陈述时，也可以通过其行为来体现，如频繁地称体重、量三围或照镜子、持续监测食物的卡路里和获取减轻体重的信息，或通过极端的回避行为，如不允许家中有镜子、回避穿紧身衣或拒绝知道自己的体重、购买特殊尺寸的衣服等。

低体重状况的标注：

在神经性厌食症中，严重低体重状况是增加躯体并发症和死亡风险的一个重要的预后因子。尽管 BMI 不是医疗风险的唯一决定因素，但是 BMI 很低的成人患者，远期预后更差。

6B80.0　明显低体重神经性厌食症

• 明显低体重神经性厌食症者符合神经性厌食症的所有诊断要求，成人 BMI 为 14.0 ~ 18.5 kg/m²，儿童和青少年的体重在相应年龄 BMI 的 5 个百分位数和 0.3 个百分位数之间。

6B80.1　危险性低体重神经性厌食症

• 危险性低体重神经性厌食症符合神经性厌食症的所有诊断要求，成人 BMI 低于 14.0 kg/m²，儿童和青少年的体重低于相应年龄 BMI 的 0.3 个百分位数（低于千分之三）。在神经性厌食症中，危险性低体重是一个重要的预后因子，它增加躯体并发症的风险，并大大增加死亡率。

6B80.2　体重正常的恢复期神经性厌食症

- 在神经性厌食症恢复期，已经达到了健康的体重，应保持该诊断直到实现全面而持久的恢复，该恢复是指维持健康的体重，且在不提供治疗的情况下（如至少一年）停止以减轻体重为目的的行为。

体重相关行为模式的标注：

神经性厌食症患者的体重相关行为模式与治疗的选择、临床处理和疾病的病程和转归相关。

6B80.x0　限制型

- 限制型符合者是指神经性厌食症的个体单独通过限制食物摄入或禁食，或合并增加能量的消耗（如通过过度运动），来减轻体重和保持低体重，但没有暴食或清除行为。

6B80.x1　暴食－清除型

- 暴食－清除型符合者是指神经性厌食症的个体符合神经性厌食症的诊断要求，出现暴食或清除行为。这类患者通过限制食物摄入、通常伴有明显的清除行为以去除摄入的食物（如自我诱导呕吐、滥用泻药或灌肠剂）来减轻体重和保持低体重。这一类型的患者也包括只有暴食行为而没有清除行为的个体。

其他临床特征：

- 低体重体征可以包括明显的饥饿体征，如消瘦（缺乏脂肪和肌肉组织）、肢端冰凉或呈青紫色、脱发、长出细小的"胎毛"、水肿、闭经、骨质疏松症、心率减慢以及低血压。
- 明确表达对于体重增加的恐惧并不是神经性厌食症绝对的诊断要求，只要其保持低体重状态的行为似乎是有意的，而且存在对体重或体型先占观念的其他行为表现（如反复称体重、监控或极端的回避行为）。
- 神经性厌食症患者常常持续地否认他们体重过低或太瘦，而且无视他们实际体重或体型的客观证据和自身情况的严重性。
- 神经性厌食症的严重程度或医学风险并非仅由体重的状况决定。作为全面体检的一部分，严重程度的临床评估必须纳入其他重要的医学风险因素。这些风险因素包括但不局限于快速的体重减轻（特别是儿童）、直立性低血压、心动过缓或体位性心动过速、体温过低、心律失常和生化紊乱。

与正常状态的区别（阈界）：

- 神经性厌食症必须根据个体的身高、年龄、生长发育水平、体重史和极端的态度及行为来确定明显的低体重，以此来区分正常的节食和对自己体型和体重的"正常不满"。

病程特征：

• 神经性厌食症通常发作在青春期或成年早期（即10~24岁），通常在一件应激性生活事件之后。早发性神经性厌食症（青春期前）和晚发性神经性厌食症（40岁以后）相对罕见。

• 许多人在达到神经性厌食症的全部诊断要求之前，会表现出一段时间的饮食行为改变。

• 尽管有些人在一次神经性厌食症发作后完全康复，但大多数经历了多年的慢性病程。

• 神经性厌食症的严重症状可能需要通过住院恢复体重和处理医疗并发症。这些人的症状可能无法得到缓解。

• 大多数被诊断为神经性厌食症的患者在发病5年内得到缓解。然而，即使一个人不再符合神经性厌食症的诊断要求，与一般人群相比，他们更有可能拥有较轻的体重和与神经性厌食症相关的心理特征（例如完美主义）。

• 神经性厌食症与过早死亡有关，通常是由于饥饿或自杀等医学并发症。

不同年龄阶段的表现：

• 患有神经性厌食症的儿童可能无法清晰地表达与限制饮食有关的体象担忧和情绪。在儿童中表现出来的特征可能包括避免食物摄入，否认营养不良的严重程度，而不是出于体型的考虑（例如报告他们"不饿"或"有腹痛"），以及拒绝食物的非语言形式。

• 患有神经性厌食症的儿童不太可能进行暴饮暴食和清除，或从事其他代偿行为。

• 青少年神经性厌食症患者的预后优于成人神经性厌食症患者。

• 年龄较大患病时间较长的神经性厌食症患者，通常会出现慢性医学并发症。

文化相关特征：

• 神经性厌食症的症状在不同的文化群体中表现有所不同。例如，在亚洲，一小部分神经性厌食症患者可能不会将对体重增加的恐惧（有时也被称为"肥胖恐惧症"）作为减少能量摄入的理由。相反，饮食限制可能是由于肠胃不适或文化或宗教动机（禁食或饮食规则）。如果临床观察或附带病史支持其动机是减肥或防止体重增加的结论，则仍应视为符合对体重或体型基本特征的过度先占观念。

• 神经性厌食症发生在所有文化中，但在流行率和表现上存在跨文化差异。例如，神经性厌食症在高收入国家和全球化程度较高、社会文化价值观、性别角色、工作、食品供应和生活方式转变程度较高的人群中发病率较高。与欧洲和一些亚洲国家（如中国和日本）相比，非洲和拉丁美洲以及美国的拉丁裔和非裔美国人患神经性厌食症的患病率非常低。

• 在全球范围内，男性神经性厌食症的患病率正在上升，越来越多的男性前来接受这种疾病的治疗。

9

性别相关特征：

- 神经性厌食症在女性中更为常见（比例为 10∶1），患病率为 0.4%。
- 神经性厌食症在男性中的真实患病率尚不清楚。然而，有证据表明神经性厌食症在男性中的发病率和检出率正在上升。
- 与男性相比，女性神经性厌食症的发病年龄更早。
- 滥用泻药在女性中更常见，而过度运动在男性中更常见。
- 神经性厌食症的男性患者更专注于肌肉量不足或不够瘦，相应地，可能出现不寻常的饮食行为（例如过多的蛋白质消费以及热量限制）或通过参与过度锻炼来实现和保持低体重或低体脂的目的。如果低体重和低体重的理想不是临床表现的一部分，可以考虑躯体变形障碍的诊断（见鉴别部分）。

与其他障碍或情况的区别（鉴别诊断）：

- **神经性贪食症**：神经性厌食症患者也可能存在暴食和清除行为，但他们非常低的体重可区别于神经性贪食症。一部分神经性厌食症患者体重恢复正常之后，仍存在暴食和 / 或清除行为。在这种情况下，他们的低体重症状时间不再符合神经性厌食症诊断所要求的 1 年以上，才可以改变诊断为神经性贪食症。

- **回避 – 限制性摄食障碍**：神经性厌食症减少或维持低体重的行为通常明显地受到渴求瘦或对体重增加的强烈恐惧感所驱使。然而，有些患者最初也可能存在其他原因导致进食行为紊乱或体重减轻，例如担心身体不适（胃胀等）、自我惩罚以及宗教或道德的原因。对于符合神经性厌食症诊断标准但对体重或体型的关注并不明显的患者，只有当临床观察或其他病史信息支持他们的行为受有意的减轻体重或阻止体重增加驱动的结论，才可诊断神经性厌食症。通常在治疗后，他们改变了饮食行为且体重增加，这时常常会出现对体重或体型的关注。如果患者仍然缺乏对体重和体型的担忧，那么更改诊断为回避性 – 限制性摄食障碍是更合理的。

- **精神分裂症及其他原发性精神病性障碍**：神经性厌食症患者可能存在不寻常的信念，这些信念不真实或者在强度或固定性方面带妄想性质，但这些想法通常局限于食品、体重和体型问题，并与进食障碍的病理心理学（害怕体重增加）一致。例如，患者明明体重不足但确信自己胖，或者认为自己热量摄入过多，而实际上这些热量还不足以维持正常的体重。这些信念与神经性厌食症的诊断一致，而不需要额外诊断妄想性障碍或其他精神病性障碍。如果出现其他不寻常或妄想性信念（如与体重、体型或食物摄入无关的被害妄想），或出现其他精神病性症状（如思维障碍、幻觉），才有可能需要给予一个独立的原发性精神病性障碍的诊断。

- **强迫性障碍**：神经性厌食症患者经常会反复地、持续地想到自己的体重、体型或食物，这类似于强迫性障碍。他们也可能会重复行为来回应这些想法（例如锻炼、清除）。如果重复的想法和行为仅限于对体重、体型或食物的担忧，则不应额外诊断强迫性障碍。

- **躯体变形障碍**：躯体变形障碍与神经性厌食症的区别在于，躯体变形障碍的先占观念和体象障碍关注的是容貌（如，对鼻子或皮肤的先占观念），而不同于神经性厌食症关注整个体重、体型和尺码，躯体变形障碍也不伴有进食行为紊乱或显著的体重下降。一些躯体变形障碍患者出现肌肉变形症状，他们认为自身的肌肉不多或者体型瘦，因此出现特殊的进食行为（如过度摄入蛋白质）或过度运动（如举重）。这种情况下，患者的节食和运动行为因想要更多肌肉的欲望而驱动，但不是想获得或保持低体重。如果低体重的理想化信念是临床表现的核心，而且体重足够低，此时应诊断神经性厌食症，而不是躯体变形障碍。

6B81　神经性贪食症

核心（必要）特征：

• 频繁、反复出现暴食发作（例如，每周 1 次或更多，持续至少 1 个月以上）。暴食的定义是，在一个特定的时间段内（如 2 h）个体体验到对他或她的进食行为失去控制，进食明显多于或不同于平时。对饮食失去控制可以被描述为个体感觉无法停止或限制食物的数量或种类；一旦开始进食就很难停止；或者甚至放弃控制自己的饮食，因为他们知道自己最终会暴饮暴食。

• 反复出现不恰当的代偿行为以防止体重增加（例如，每周 1 次或更多，持续至少 1 个月以上）。最常见的代偿行为是自我诱导呕吐，通常出现在暴食后 1 h 之内。其他不恰当的代偿行为包括禁食或使用利尿剂来诱导体重减轻，服用通便药物或灌肠剂以减少食物的吸收，糖尿病患者遗漏胰岛素剂量和剧烈运动以大大增加能量消耗。

• 存在对体重或体型的先占观念。当这些先占观念没有明确陈述时，也可以通过行为来显示，如频繁地称体重，量三围或照镜子，持续监测食物的卡路里和搜索减轻体重的信息，或通过极端的回避行为，如不允许家中有镜子，避免穿紧身衣，或拒绝知道自己的体重、购买特殊尺寸的衣服等。

• 存在由暴饮暴食模式和不适当的补偿行为带来的痛苦，或在个人、家庭、社会、教育、职业或其他重要功能领域造成明显损害。

• 症状不符合神经性厌食症的诊断要求。

其他临床特征：

• 暴食发作可以是"客观的"，即个体的进食量比大部分人在相同情况下更多；也可以是"主观的"，即个体的进食量可能在客观上并不被他人认为是异常的，但被该个体认为是过量的，并伴有对进食失去控制的体验。无论何种情况，暴食发作的核心特点均为对进食的失控体验。

• 暴食障碍的其他特征可能包括进食速度比平时快得多，持续进食直到出现饱胀感或身体感到不适为止，在没有饥饿感的时候也会大量进食，或者为了避免尴尬而独自进食。

• 暴食的典型体验是异常痛苦的，常常伴随着负性情绪（如内疚或厌恶）。与暴食相关的负性情绪（如羞耻）也常常影响个人的自我评价。

- 神经性贪食症患者可能随病程出现体重增加，也可能体重正常甚至偏低（但仍不足以符合神经性厌食症的诊断要求）。神经性贪食的诊断不依赖于个体的体重是否增加，而是基于是否存在经常的暴食行为，以及不恰当的代偿行为。

与正常状态的区别（阈界）：

- 在文化节日或临时庆典上偶尔的饮食过量并不应该被作为暴食特点而用于神经性贪食症的诊断。同样地，只有当运动异常强烈或持久、为了运动排斥其他活动或不顾疲劳、疼痛或受伤时才被认定为是一种不恰当的代偿行为。

病程特征：

- 神经性贪食症的特点可以表现为持续性症状或间歇性缓解和恶化的多种病程。结果似乎与病程有关，患者的症状缓解期超过一年往往不会复发。
- 神经性贪食症患者使用药物、自杀和患有可能导致过早死亡的健康并发症（如胃肠道问题）的风险显著增加。
- 有些人可能会停止清除或补偿性行为，但继续暴饮暴食。在这种情况下，如果符合所有的诊断要求，诊断可改作暴食障碍。
- 应激性生活事件或神经性厌食症病史会增加神经性贪食症发作的可能性。神经性厌食症的限制模式可能随着时间的推移演变成神经性贪食症的暴食和清除模式。在这种情况下，诊断可能会在 1 年后改变为神经性贪食症，在此期间体重还没有低到满足神经性厌食症的诊断要求。

不同年龄阶段的表现：

- 神经性贪食症通常发生在青春期或青春期后不久。由于缺乏获得和控制食物供应的途径，年幼的儿童通常不会暴饮暴食。

文化相关特征：

- 神经性贪食症在以瘦为理想身材特征的文化群体中发病率较高。此外，神经性贪食症在工业化和向全球化和城市化社会过渡的国家中越来越普遍。
- 神经性贪食症在社会中跨文化群体的分布会随着时间的推移而改变。例如，在美国，这种疾病的发病率在欧美女性中似乎正在减少，而在少数民族群体中，特别是拉丁裔和非裔美国人中却在增加。
- 清除方法可能会有地区差异，如在亚洲和太平洋地区使用草药泻药（如在日本使用海藻和草药茶；斐济的土著茶），并以医学或其他可能掩盖其病理学意义的理由进行辩护。

性别相关特征：

- 神经性贪食症在女性中比男性更常见。
- 与女性相比，男性进行清除行为的可能性更小，而更倾向于使用过度运动或类固醇作为对暴食的代偿行为。男性寻求治疗的可能性更小。

与其他障碍和正常情况的区别（鉴别诊断）：

- **神经性厌食症：** 神经性厌食症可以存在暴食和清除行为，但其极低的体重可与神经性贪食症区分开来。如果暴食、清除行为与极低体重（如成人 BMI 低于 18.5 kg/m²，儿童和青少年的体重低于相应年龄 BMI 的 5 个百分位点）有关联，那么应该诊断为神经性厌食症，暴食 – 清除型，而不是神经性贪食症。此外，有一部分神经性厌食症患者在体重恢复正常后，仍继续存在暴食和 / 或清除行为。在这种情况下，其体重不符合神经性厌食症足够低的要求达 1 年以上时，诊断可以改为神经性贪食症。
- **暴食障碍：** 只有暴食而无经常的代偿行为应诊断为暴食障碍而不是神经性贪食症。

6B82 暴食障碍

9

核心（必要）特征：

- 频繁、反复出现暴食发作（如 3 个月的时间内每周 1 次或更多次），定义为个体在特定时间内（如 2 h）体验到对进食行为失去控制并且进食较平常明显增多或不同。对进食行为失去控制是指个体感觉无法停止进食或无法限制食物的类型或数量；一旦开始进食就很难停止进食；或者甚至放弃控制饮食最终导致暴饮暴食。
- 暴食发作并不会定期伴随不适当的防止体重增加的代偿行为。
- 症状和行为不能更好地被其他医疗状况（如普瑞德 – 威利综合征）或精神障碍（如抑郁障碍）来解释，也不是由于某种物质或药物对中枢神经系统的影响，包括戒断反应。
- 存在与暴食模式相关的显著的痛苦，或在个人、家庭、社会、教育、职业或其他重要功能领域有明显损害。

其他临床特征：

- 暴食发作可以是"客观的"，即个体的进食量比大部分人在相同情况下更多；也可以是"主观的"，即进食量可能在客观上并不被他人认为是异常的，但被该个体认为是过量的，并伴有对进食失去控制的体验。无论何种情况，暴食发作的核心特点均为对进食的失控体验。
- 暴食发作的其他特征可能包括进食速度比平时快得多，持续进食直到出现饱胀感或身体感到不适为止，在没有饥饿感的时候也会大量进食，或者为了避免尴尬而独自进食。
- 暴食的典型体验是异常痛苦的，常常伴随着负性情绪，如内疚、厌恶或羞耻，常常影响个人的自我评价。

• 当每周有多次暴食发作且有相关的显著的痛苦，经过较短的时间（如 1 个月）作出诊断可能是合理的。

• 暴食障碍通常与体重增加和肥胖有关。暴食障碍患者可能体重正常，甚至体重较轻（不足以达到神经性厌食症的诊断要求）。暴食障碍的诊断是基于是否存在定期暴食，而不伴有定期不适当的代偿行为，无论是否超重。

• 对自身体重和体型的先占观念，频繁检查或避免检查体重或体型，以及体重和体型对自我评价的强烈影响，这些都是常见的，但是并非诊断暴食障碍所必须。

与正常状态的区别（阈界）：

• 在文化节日或临时庆典上偶尔的饮食过量和暴饮暴食不应该被作为暴食特点而用于暴食障碍的诊断。

• 症状不符合暴食定义的暴食模式的个体不应被诊断为暴食障碍。例如，可以抵制或停止无意识进食（例如，如果有分心或干扰），或者在没有失控感的情况下进食较原来增多，即使这种进食方式令个体感到痛苦。

9

病程特征：

• 暴食障碍通常在青春期或青年期发病，但也可以在成年后期发病。

• 在暴食障碍发作之前，可能会经历饮食失控或间歇性暴食。

• 暴食障碍在寻求减肥治疗的人群中更常见。通常，这些患者在疾病发作后寻求减肥治疗；暴食通常不是治疗的结果。

• 暴食障碍在超重和肥胖人群中比那些体重指数正常的人更常见。

• 寻求暴食障碍治疗的患者通常比寻求其他喂养及进食障碍治疗的患者的年龄更大。

• 暴食障碍虽然经常持续存在，但比其他喂养及饮食障碍的缓解率更高，缓解可以是自发的或是治疗的结果。

• 暴食障碍的特征可能会随着时间而演变，因此另一种喂养及进食障碍可能可以更好地描述当前的症状。

不同年龄阶段的表现：

• 与暴食障碍成人个体相同，儿童暴食障碍的表现与体重增加、体脂增加、隐瞒饮食以及利用暴食来调节情绪有关。

• 暴食障碍在儿童时期更难诊断，因为普遍难以明确暴食行为的内隐原因。儿童可能报告在进食时感觉失控，而不是指出摄入的食物量过多。

• 与成年人相比，患有暴食障碍的儿童暴食次数更少、时间更短，因为他们通常无法在没有成年人帮助的情况下获得食物。

- 暴食障碍在青少年和青年人中常见。

文化相关特征：

- 与其他喂养及进食障碍相比，暴食障碍在国家、种族和性别上的分布似乎更为平均。暴食障碍在低收入和中等收入国家的患病率至少与高收入国家一样高，而且往往与一般人口体质指数的上升有关。
- 理想体型、身体满意度和暴食障碍之间的关系是复杂的。例如，那些对非裔美国人或加勒比黑人文化有强烈认同的女性，会倾向于高大身材，往往暴饮暴食率更高。

性别相关特征：

- 暴食障碍在女性中更常见。
- 在暴食障碍的症状或病程方面没有显著的性别差异。

与其他障碍和情况的区别（鉴别诊断）：

- **神经性贪食症：** 如果个体在暴食发作后，定期地出现不恰当的代偿行为（例如，自我诱导呕吐，使用通便药物、灌肠剂、利尿剂，禁食，剧烈运动或遗漏胰岛素剂量或次数），那么神经性贪食症的诊断更加合理，而不是诊断暴食障碍。
- **肥胖症：** 肥胖症是暴食障碍常见的结果，必须分开记录。然而，报告有过量进食的肥胖症，如果其过量进食的模式不符合暴食的定义，则不应被诊断为暴食障碍。

6B83 回避－限制性摄食障碍

核心（必要）特征：

- 避免或限制食物摄入，导致以下任一或两种情况：
- 摄入的食物数量或种类无法满足充分的能量或营养需求，导致显著的体重减轻、临床显著营养不足、依赖口服营养补充剂或管饲，或对个人的生理健康产生负面影响。
- 导致个人、家庭、社会、教育、职业或其他重要领域功能的明显损害（例如，由于对参与和饮食有关的社交活动的回避或痛苦）。
- 进食行为模式并非由对体重或体型的关注所驱动。
- 限制食物摄入导致体重下降（或体重不增加），或对身体健康的其他影响或相关的功能障碍，并非由于无法获得食物；非其他疾病（如食物过敏、甲状腺功能亢进）或精神障碍的表现；不是由于某种物质或药物的影响，包括戒断效应。

其他临床特征：

• 因各种原因限制食物摄入，如缺乏对食物的兴趣，避免具有某些感官特征（例如气味，味觉、外观、质地、色彩、温度）的食物或担忧进食的不利后果（如窒息、呕吐、健康问题），在某些病例中与负面的食物有关的体验史相关，如吃一种特定食物后发生窒息或呕吐。然而，在许多病例中，在疾病发作之前并没有可识别的事件。

• 某些回避－限制性摄食障碍患者长时间对食物或进食缺乏兴趣、慢性食欲低下或饥饿辨识能力差。对于另一些患者，限制食物的摄入可能更多变并且受情绪或心理因素的影响。后一种模式可能出现注意力高度分散，或高度情绪唤起以及极端抵抗进食情境。此类患者进食通常需要明显的推动和鼓励，尤其是儿童。

• 回避－限制性摄食障碍患者通常对于自己喜欢的食物没有进食困难，因此一般不会出现体重过低的现象。

• 回避－限制性摄食障碍会对家庭功能产生负面影响，例如，进餐时间可能与加剧的痛苦有关（例如，婴儿在进食时可能更容易烦躁，儿童可能会试图协商食物种类或摄食量）。

与正常状态的区别（阈界）：

• 具有不寻常的进食行为模式者或异常"挑食者"，在没有出现明显的体重减轻或其他健康影响（如临床上明显的营养缺乏、由于选择性进食脂肪过多的食物导致血脂升高等）或心理社会功能受损的情况下（如很少参加没有偏爱食物的社交活动），则不应被诊断为回避－限制性摄食障碍。以父母或其他照料者提供的与个体择食有关的痛苦信息为基础，若个体没有其他可识别的健康后果或功能损害，则不该作出诊断。

• 因宗教或其他文化许可的活动而回避某种食物，这种情况并不符合回避－限制性摄食障碍的诊断要求，除非限制食物摄入的模式影响了个体的生理健康，或导致个人、家庭、社会、教育、职业或其他重要功能领域的明显损害。

病程特征：

• 回避－限制性摄食障碍可能与典型发育迟缓（如生长、学习）有关，尤其若存在显著的营养不良。

• 存在有限的证据支持回避－限制性摄食障碍的诊断与后来进食障碍的诊断之间的联系。

不同年龄阶段的表现：

• 回避性进食或喂养通常从儿童早期开始，但在年龄较大的儿童、青少年和成人中也会出现早期表现。

文化相关特征：

• 由被广泛接受的食物选择实践而避免特定的食物，如素食或纯素食主义，或由于宗教仪式（如禁食、净化、或仪式化禁止的食物），不应被诊断为回避–限制性摄食障碍，除非超过限制饮食行为的个人文化或宗教团体的一般规范，并且与引起临床关注健康或功能的后果相关。

性别相关特征：

• 回避–限制性摄食障碍的患病率未见性别差异。当回避–限制性摄食障碍与自闭症谱系障碍共病时，男性的患病率更高。

与其他障碍和情况的区别（鉴别诊断）：

• **神经性厌食症：** 神经性厌食症的患者与回避–限制性摄食障碍患者相同，都有限制进食的模式和显著的低体重，以及相同的与健康相关的后果。区别之处在于，神经性厌食症行为受体型变瘦的愿望或对体重增加的强烈恐惧所驱使，而形成或保持不正常的低体重，但是神经性厌食症进食行为紊乱或体重减轻的其他原因包括：害怕躯体不适（如胃胀）、自我惩罚、宗教或道德原因等。对于符合神经性厌食症诊断标准但对体重或体型的关注并不明显的患者，只有当临床观察或其他病史信息支持其有意减轻体重或防止体重增加时，才考虑神经性厌食症的诊断。最初诊断为回避–限制性摄食障碍的患者在治疗开始后，随着进食行为的变化和体重的增加，出现对体重或体型明显的关注。这种情况下若符合神经性厌食症的所有诊断要求，那么更改诊断是合理的。

• **孤独症谱系障碍：** 一些回避–限制性摄食障碍的患者，其回避行为是出于对与食物的气味、味觉、温度、质地或外观有关的感觉过度敏感。例如，个体可能仅仅食用特殊颜色的食物、或拒绝固体食物或只接受某种包装或特定品牌的极小范围的食物。一些自闭谱系障碍的患者由于其感觉特质（如对食物质地的高度敏感）或顽固的日常习惯（如在同一时间、以同样的顺序食用相同的食物，或只食用特殊包装的特定品牌的食物）而限制摄入某些食物。然而，自闭谱系障碍同时存在与食物无关的持久性缺陷，包括回避社会性交流和互动，持续、反复和刻板的行为模式、兴趣或活动。如果自闭谱系障碍的限制进食模式导致患者明显的体重减轻或其他健康问题，或产生明显的功能损害，那么可以附加回避–限制性摄食障碍的诊断。

• **特定恐惧症和焦虑及恐惧相关障碍：** 一些回避–限制性摄食障碍患者回避食物可能是与担忧进食后的不良后果有关（如担心进食而导致窒息、呛噎或呕吐，或担心与摄入食物有关的健康问题，如心脏病或癌症）。回避–限制性摄食障碍通常伴有与进食或食物相关的焦虑症状，这些症状随着疾病的进展可能加重。如果回避–限制性摄食障碍患者的焦虑症状模式和强度符合特定恐怖症或焦虑和恐惧相关障碍的诊断要求，可以给予两个诊断。

• **其他精神障碍：** 抑郁发作的个体表现为纳差或食欲低下以及体重减轻，这些情况与抑郁症的抑郁情绪和其他认知–行为和/或神经认知症状相关。同样，躁狂、混合或轻躁狂发作的患者也会出现食欲降低，并有双相障碍的其他症状。精神分裂症或其他原发性精神病性障碍也会出现回避或限制食物的摄入，这些行为与胃纳差或偏执的想法（如担心被下毒）有关，导致体重减轻和营养缺乏。作为全面精神检查的一部分，需要仔细评估个体限制进食的动机，以和上述的情况区分。如果限制食物摄入完全是由其他精神障碍导致，那么通常不应该作出回避－限制性摄食障碍的附加诊断。

· **其他医疗状况**：如果进食障碍完全是由胃肠疾病或其他导致饥饿感减少、限制进食或体重减轻（如食物过敏、传染病、癌症、甲状腺功能亢进）的疾病所致，则不应诊断回避－限制性摄食障碍。

6B84 异食癖

核心（必要）特征：
· 经常食用非营养物质，如非食品物体和材料（黏土、泥土、粉笔、塑料、金属和纸等）或未加工的食物添加剂（如大量的盐或玉米粉）。
· 持续摄入非营养物质或严重到需要临床关注。即摄入物质或物体的频率、数量或性质导致健康危害或功能损害。
· 基于年龄和智能水平判断个体是否具备区分可食用和不可食用物质的能力。在正常发育中，此情况发生在 2 岁左右。
· 症状或行为不是其他医疗状况（如营养缺乏）的表现。

与正常状态的区别（阈界）：
· 婴幼儿将非食品物体放进嘴里进行感觉的探索是正常的。异食癖的诊断不适用于这一现象。
· 许多孕妇渴望或食用一些非营养物质（如冰）以及在某些人群中食用非营养物质是被文化许可的行为。只有当该行为持续存在或有潜在的危险而需要特殊的临床关注时，才应作出异食癖的诊断。

病程特征：
· 异食癖可以是发作性且可变的，或是慢性且持续的。在偶发情况下，异食癖可能与加剧的应激或焦虑水平相关。

不同年龄阶段的表现：
· 异食癖的发病可能贯穿整个生命周期，但最常见于儿童时期。

文化相关特征：

• 在某些情况下，食用非营养物质可能是一种被文化认可的行为。在这些情况下，人们通常认为食用这种无营养物质对健康、精神或社会有一定的益处。例如，在非洲的部分地区以及美国和印度的某些偏远地区，吃黏土或泥土（食土癖）在文化上可以被接受。在这种情况下不应诊断为异食癖，除非摄入的量大到需要临床注意。

性别相关特征：

• 异食癖的患病率在男性和女性中未见差异。

• 尽管女性在怀孕和产后期间可以被诊断为异食癖，但只有在持续摄入非营养性物质或具有显著的潜在危险需要特别临床关注时才应作出诊断。

与其他障碍和状况的区别（鉴别诊断）：

• **营养缺乏**：如果个体摄取非营养性物质是医学上可以解释的特定营养缺乏症状，那么不应被诊断为异食癖，除非在营养缺乏康复后该行为仍然存在。例如，由维生素 B_{12}、叶酸或铁缺乏引起的贫血患者会渴求吃尘土。

• **智力发育障碍**：在智力发育障碍的儿童或成人中，进食非营养物质是常见的行为。在个体能够区分可食用和不可食用物质的基础上，如果这种行为持续存在或有潜在的危险而需要特殊的临床关注时，可以作出异食癖的附加诊断。

• **做作障碍和诈病**：做作障碍或诈病的患病个体为了装病可能会吞食有害物质或物品。例如，囚犯为了要转移到医院或不太严酷或限制较少的地方可能会吞食有害物质或物品，这种情况不应诊断为异食癖。

• **其他精神、行为或神经发育障碍**：神经性厌食症患者为了抑制饥饿感可能会进食非营养性物质（如纸巾、报纸）。拔毛癖患者有时会进食从自己身上拔下的头发或皮肤。进食非食用物质也可能出现在其他精神、行为或神经发育障碍患者中，如孤独谱系障碍和精神分裂症等。在所有这些情况下，只有当这种行为持续且严重到需要临床关注时，才需要附加异食癖的诊断，也就是说，摄入物质或物体的频率、数量或性质导致健康危害、功能损害或明显风险。

6B85 反刍－反流障碍

核心（必要）特征：

• 有意且反复把之前咽下的食物返回到口腔（即反流），这些食物可以被再咀嚼和再吞咽（即反刍），或者可以被故意吐出来（但不像呕吐）。

• 反流行为经常发生（至少每周数次），且持续至少数周以上。

• 该诊断应只适用于发育年龄至少为 2 岁的个体。

• 该反流行为不能由其他直接引起反流（例如食管狭窄或影响食管功能的神经肌肉障碍）或者由引起恶心或呕吐的躯体状况（如幽门狭窄）更好地解释。

其他临床特征：

• 在反刍－反流障碍中，反流行为是故意的；例如，患者通过收缩舌头或腹部肌肉或咳嗽来诱发反流。反刍－反流障碍的患者能相对轻松地反流食物，这种行为可能会减轻焦虑或带来快感。

• 反刍－反流障碍的患者常常为他们的行为感到羞愧和尴尬，并试图为其行为保密，因为他们认为其行为是不被社会所接受的。

• 反刍－反流障碍的患者往往不愿意寻求治疗，若不治疗，该障碍的病程可能持续很长时间。

病程特征：

• 反刍－反流障碍在智力发育障碍和自闭症谱系障碍患者中稍微更加普遍，可能因其具有自我舒缓或自我刺激的功能。

• 反刍－反流障碍可以是慢性或持续性的，也可以是发作性的。在发作性病例中，这种行为可能与应激或焦虑有关。

• 青少年和成年人可能不会重新咀嚼反刍食物，老年人可能会选择吞咽或吐出，这取决于个体所处的社会状况。

不同年龄阶段的表现：

• 反刍－反流障碍可能起病于童年早期和晚期、青春期和成年期。

• 反刍－反流障碍可造成幼儿因无法控制吞咽而窒息的重大风险。

文化相关特征：

• 一些病例诊断为"心因性呕吐"，或呕吐作为痛苦的躯体形式表达，特别是在南亚，诊断为反刍－反流障碍的文化变异可能更好。

• 诱发呕吐可能是某些瑜伽练习的一部分，除非呕吐超过了文化规范，并与痛苦或损伤有关，否则不应被视为障碍。

性别相关特征：

• 在临床特征上没有已知的性别差异。

与其他障碍和情况的区别（鉴别诊断）：

• **婴儿反刍综合征：** 反刍 – 反流障碍不适用于婴幼儿。婴幼儿出现相同症状应诊断为归类于 ICD–11 "消化系统疾病" 章节中婴儿、幼儿或儿童的功能性消化障碍类目下的婴幼儿反刍综合征。

• **自我诱发呕吐：** 需将反刍 – 反流障碍与自我诱发的呕吐行为相区别。自我诱发的呕吐可以是神经性厌食症暴食 – 清除型或神经性贪食症的症状。自我诱发的呕吐也可以是与精神或行为障碍无关而被文化认可的行为（如瑜伽练习者）。

• **心因性呕吐：** 与 "心因性呕吐" 或将呕吐作为精神痛苦的躯体表达不同，特别是在南亚，反刍 – 反流障碍的反流行为是典型的受意志控制的有意行为。

6B8Y   其他特定喂养及进食障碍

核心（必要）特征：

• 以异常的喂养或进食行为为表现特征。

• 症状不符合任何其他喂养或进食障碍的诊断要求。

• 症状无法更好地由其他精神、行为或神经发育障碍（如，原发性精神病性障碍、心境障碍以及强迫或相关障碍）来解释。

• 这些症状和行为与发育阶段不相适应或不被文化所认可。

• 这些症状和行为不是影响喂养及进食的其他医疗状况的表现，不能更好地被其他精神障碍所解释，且与物质或药物对中枢神经系统的影响无关，包括戒断反应。

• 症状导致显著的健康风险或损害，导致明显的痛苦，或者导致人际、家庭、社交、教育、职业或其他重要领域功能的明显损害。

6B8Z   未特定的喂养及进食障碍

10. 排泄障碍

排泄障碍（elimination disorders）包括在床上或衣服上反复排尿（遗尿症）以及在不适当的地方反复排泄大便（遗粪症）。这些情况发生在处于发育年龄段的儿童中，通常在这个年龄段已经能够自主控制尿便。

排泄障碍包括以下诊断单元：

6C00　遗尿症

6C01　遗粪症

6C00　遗尿症

核心（必要）特征：

- 反复、持续在床上或衣服上排尿（如，连续几个月每周数次），可能发生在白天或晚上。
- 个体已达到通常认为能够自主控制排尿的年龄（大约相当于智龄 5 岁）。
- 这些症状不能更好地用某种物质 / 药物的生理影响或其他医疗状况（如神经系统疾病、肌肉骨骼系统疾病或结缔组织疾病、先天性或后天性尿路异常）解释。

日间或夜间发生的标注：

6C00.0　夜间型遗尿症

- 仅在夜间发生的遗尿。它是最常见的遗尿症，通常在个体入睡后的前半夜发生。

6C00.1　日间型遗尿症

- 仅在睡醒时发生的遗尿。这种形式的遗尿也被称为尿失禁。

6C00.2　混合型遗尿症

- 睡醒时和夜间均会发生的遗尿。

其他临床特征:

- 通常排尿是不随意的,但在某些情况下可能是随意的,两种情况均可进行诊断。
- 排尿可能发生在快速眼动期间(REM),导致某些个体会报告梦见正在排尿。
- 由于社交焦虑而避免使用公共卫生间或拒绝停止愉快活动(如玩游戏)的儿童可能会出现日间遗尿。
- 因遗尿症产生的痛苦或耻辱感,可能会发展成为心理问题。遗尿症可能是其他精神、行为或神经发育障碍的一个症状表现,或者由于相关病因,遗尿症可能会与某种情绪/行为障碍同时出现。若遗尿是临床关注的重点,则可与其他精神、行为或神经发育障碍作出附加诊断。
- 遗尿症常见于智力发育障碍的患者。只有符合所有遗尿症诊断标准且个体发育年龄符合尿失禁诊断发育年龄(大约相当于智龄5岁)时,才应予以诊断。
- 患认知神经障碍(如痴呆症)的个体可能会患遗尿症。如果患者符合遗尿症的所有诊断标准且需要进行额外的临床治疗,则可以附加遗尿症的诊断。
- 遗尿症更常见于父母有遗尿症史的儿童。

与正常状态的区别(阈界):

- 儿童中期(译者注:多指6~12岁)之前偶尔出现尿失禁是正常的。

10

病程特征:

- 多数儿童到青春期前能够自主控制尿路,少数人在成年后仍有遗尿现象。
- 持续到青春期的遗尿症通常与排尿频率的增加相关。

不同年龄阶段的表现:

- 遗尿症可能从出生就有(即正常婴儿失禁的非典型延伸),也可能在后天性膀胱控制期后发作。
- 先前已有小便失禁后发展成为遗尿症的儿童,其发病年龄一般为5~8岁。
- 9岁以上的儿童患日间型遗尿症的情况少见。

文化相关特征:

- 在如厕训练方面存在着文化差异。对于发生尿失禁的年龄和遗尿是否被视为病理的预期因文化群体的不同而不同。文化规范可能会影响对患者行为的容忍度,对他们的病程期望,以及与之相关的痛苦或耻辱感程度。

性别相关特征:

- 夜间型遗尿症多见于男性,日间型遗尿症多见于女性。

与其他障碍和情况的区别（鉴别诊断）：

• **物质（包含药品在内）的影响：** 某些抗精神病药、利尿剂或其他刺激尿失禁的物质或药物可能导致遗尿症。在这些情况下发生的尿失禁应被视为副作用，不应诊断为遗尿症。如果在给药前已出现遗尿，则可能需要进行诊断。

• **其他医疗状况：** 如果患儿有尿路感染、神经源性膀胱或其他导致多尿或尿急的疾病（如未经治疗的糖尿病），则不应被诊断为遗尿症。如果尿失禁是在其他医疗状况发展之前出现的，或是在患儿接受治疗后持续存在，则该诊断可能是必要的。

6C01 遗粪症

核心（必要）特征：

• 反复、持续地在不适当的地方排泄大便（如在数月内每月至少一次）。

• 个体已达到通常认为能够自主控制排便的年龄（大约相当于智龄 4 岁）。

• 症状不能更好地通过某种物质的生理效应（如过度使用泻药）或其他医疗状况（如神经节性巨结肠、脊柱裂、肛门狭窄、慢性腹泻、肠道先天性或获得性异常，或胃肠道感染）进行解释。

便秘及失禁的标注：

6C01.0 伴发便秘和溢出性失禁

• 便秘及溢出性失禁是遗粪症的最常见形式，其特征是粪便滞留和蓄积。大便通常但并非总是不成形的（松散或液体），并且可能会偶发或持续地渗漏流出。

• 常有不排便而导致的便秘史。

6C01.1 无便秘和溢出性失禁

• 无便秘和溢出性失禁与粪便滞留和蓄积无关，而是在正常生理控制排便的情况下，不情愿、抗拒或不遵守社会规范、在不适当的地方排便。

• 大便通常是成形的，排便不当可能是间歇性的。

其他临床特征：

• 通常遗粪症是不随意的，但在某些情况下可能是随意的，这两种情况都可以进行诊断。不随意排便通常伴随便秘和溢出性失禁。

• 故意的遗粪症可能与对立违抗性障碍或去社会品行障碍有关。

• 大便滞留或滞留行为可能是不排便的结果，特别是那些有排便困难或疼痛史的个体。患有慢性便秘和大便滞留的个体可能会引发后天性巨结肠。

• 特定的恐怖症或社交焦虑症（如害怕使用公共卫生间）也可能导致粪便滞留行为。

- 遗粪症在智力发育障碍的个体中常见。只有在符合所有遗粪症诊断标准且符合通常认为能够自主控制排便的发育年龄（大约相当于智龄4岁）时，才应作出诊断。

- 神经认知障碍（如痴呆症）患者可能会出现遗粪症。如果符合遗粪症的所有诊断标准且该症状引起单独的临床关注，则可作出遗粪症的附加诊断。

- 被诊断为遗粪症的个体可能会感到尴尬及羞耻感。年龄较大的原发性遗粪症患儿，可能会因同龄人的嘲笑和孤立导致社会功能受损。此外，遗粪症患者可能因害怕在别人面前排泄粪便而避免出现在社交场合。

- 遗粪症和慢性便秘的患者均有可能出现遗尿症状。如果患者的症状同时符合两种障碍的所有诊断标准，则二者都可以诊断。

与正常状态的区别（阈界）：

- 儿童早期偶尔发生的排便事故是正常的。只有频繁并持续的大便失禁才符合诊断标准。

病程特征：

- 遗粪症可持续数年，症状可反复发作。

不同年龄阶段的表现：

- 大便失禁可能从出生后就开始出现（即正常婴儿失禁的非典型扩展），或可能发作在获得性肠道控制期后的一段时间。

- 遗粪症在6～12岁的学龄儿童中高发（1.5%～7.5%）。

性别相关特征：

- 遗粪症在男性中更为常见。
- 由于尿道被粪便细菌污染，女性可能更容易共病尿路感染。

10

躯体痛苦和躯体体验障碍

躯体痛苦和躯体体验障碍（disorders of bodily distress or bodily experience）的特征是个体的躯体体验发生紊乱。躯体痛苦障碍包括令个体感到痛苦的躯体症状，以及对之过度关注。身体完整性烦恼是个体对躯体外表的体验障碍，表现为持续渴望存在某种伴有持续不适感的躯体残疾，或对当前并无残疾的躯体构型抱有强烈的异样感。

躯体痛苦和躯体体验障碍包括以下内容：

6C20　躯体痛苦障碍

　　　6C20.0　轻度躯体痛苦障碍

　　　6C20.1　中度躯体痛苦障碍

　　　6C20.2　严重躯体痛苦障碍

6C21　身体完整性烦恼

6C2Y　其他特定躯体痛苦和躯体体验障碍

6C2Z　未特定的躯体痛苦和躯体体验障碍

6C20　躯体痛苦障碍

核心（必要）特征：
- 存在使个体痛苦的躯体症状。通常涉及多种躯体症状，这些症状可能随时间而变化。偶尔会局限于单一症状，通常是疼痛或疲劳。
- 过度关注症状，可能表现在：
- 持续关注症状的严重程度或其不良后果。已经确定存在可能导致或引发症状的躯体疾病者，对症状的关注程度明显超出所患躯体疾病的性质和严重程度。
- 因躯体症状反复不必要地就医。

- 对躯体症状的过度关注不因正常的医学检查、调查或医生给予的解释和反复保证而减轻。
- 躯体症状持续存在，即：症状（尽管不一定是相同的症状）已至少存在几个月（例如 3 个月或更长时间）。
- 躯体症状以及相关的痛苦和专注导致个人、家庭、社会、教育、职业或其他重要领域的功能严重损害。
- 症状或相关的痛苦和关注不能为另一种精神障碍（例如精神分裂症或其他原发性精神障碍、心境障碍或与焦虑或恐惧相关的障碍）更好地解释。

躯体痛苦障碍的严重程度：

躯体痛苦障碍的严重程度应根据躯体症状的困扰或先占程度，疾病的持久程度以及受损程度进行分类。考虑到这些不同的维度，临床医生应根据全部的临床表现恰当评定严重程度，给出整体判断。

6C20.0　轻度躯体痛苦障碍

- 存在所有躯体痛苦障碍的必要特征。
- 个体过度关注令其烦恼的症状及后果，导致频繁的医疗就诊，但其并没有专注于症状（例如每天花在这个问题上的时间不到 1 ~ 2 h）。
- 个体表示对症状感到苦恼，对其生活产生影响（例如人际关系紧张、学习或职业功能表现欠佳、放弃特定的休闲活动），但其个人、家庭、社会、教育、职业或其他重要功能领域仅有轻度损害。

6C20.1　中度躯体痛苦障碍

- 存在所有躯体痛苦障碍的必要特征。
- 个体对痛苦症状及其后果的持续关注通常与频繁就医有关。患者投入大量的时间和精力关注症状及其后果（例如每天几个小时）。
- 症状及相关痛苦和专注造成个人、家庭、社会、教育、职业或其他重要领域的功能（例如关系冲突、工作中的表现问题、放弃一系列社交和休闲活动）中度损害。

6C20.2　严重躯体痛苦障碍

- 存在所有躯体痛苦障碍的必要特征。
- 普遍和持续地专注于症状及其后果，个人兴趣变得异常狭窄，几乎完全集中于他或她的躯体症状及其不良后果上。以至于它们成为其生活的唯一焦点，通常会导致频繁的医疗就诊。
- 症状、相关的痛苦和专注导致个人、家庭、社会、教育、职业或其他重要领域功能（例如无法工作、疏远朋友和家人、放弃几乎所有的社交和休闲活动）严重损害。

其他临床特征：

- 虽然患者可能会专注于任何躯体症状，但是与躯体痛苦障碍有关的最常见的躯体症状包括疼痛（例如肌肉骨骼痛、背痛、头痛）、疲劳、胃肠道和呼吸道症状。个体通常可以明确地描述症状，但临床医生可能很难从解剖学或生理学的角度来解释它们。

• 患有躯体痛苦障碍的个体经常对他们的躯体症状进行过度解读或灾难化，并且纠结于最极端的消极后果。例如，在较为严重的病例中，个体感受到的疼痛或疲劳如此剧烈以至于妨碍了其正常活动，尽管这种感受并没有医学依据。个体常常伴随着引发疼痛或引起其他症状恶化的恐惧，这可能导致其过度避免活动，反而引发因不活动导致的其他症状（例如僵硬和肌肉无力、稍做运动后的肌肉疼痛）。

• 患有躯体痛苦障碍的个体可能会对其症状进行一系列归因，包括心理和生理上的解释。随着严重程度的增加，他们更有可能拒绝心理上的解释。一些患有躯体痛苦障碍的个体认为尽管尚未被发现，但他们的躯体症状提示潜在的躯体疾病或损伤（即疾病信念），坚持症状是由未确诊的疾病或损伤引起的，可能会导致多次的医学检查和检验。这种模式在严重躯体痛苦障碍患者中最为常见，他们可能有长期而复杂的基层和专科医疗机构就诊史，在此期间可能会进行针对各躯体症状的许多阴性检查或徒劳的手术。

• 躯体痛苦障碍患者常就诊于综合性医疗机构，而非精神卫生服务机构。他们拒绝认同心理因素的可能，并可能对向精神卫生专业人员的转诊建议产生负面反应。

• 躯体痛苦障碍患者经常表达对以前接受的医疗服务不满，并可能频繁更换就诊医生。

• 在获得医疗保健服务有限的社区，患有躯体痛苦障碍的个体可能无法与正规医疗保健系统进行广泛的互动，但可以从其他来源寻求护理。

• 躯体痛苦障碍往往发生于共病临床疾病和其他精神障碍的情况下，特别是抑郁和焦虑或与恐惧有关的障碍。

与正常状态的区别（阈界）：

• 体验到躯体症状和偶尔的担忧是正常的。然而，患有躯体痛苦障碍的个体报告的躯体症状痛苦程度超出通常认为与症状相适应的程度，并且他们对症状的过度关注并不能通过适当的临床检查和调查以及就诊医生的保证而得到缓解。

• 躯体痛苦障碍同时共病可能导致或加重症状的医疗状况的患者，比那些性质和严重程度类似但没有共病躯体痛苦障碍的患者表现出更多对症状的关注和更严重的功能损害。此外，报告的躯体症状数量常超过该医疗状况一般具有的症状数。

病程特征：

• 在初级保健机构中被诊断为躯体痛苦障碍的个体中，约有一半的躯体症状在 6～12 个月内消失。有严重障碍的个体和那些有多种躯体症状的个体往往经历一个更慢性和持久的过程。多重躯体症状的出现通常与更严重的功能损害以及对任何同时存在的精神或医疗状况的治疗反应差有关。

不同年龄阶段的表现：

- 躯体痛苦障碍可以在整个生命周期中发生。儿童和青少年最常见的躯体症状包括反复出现的胃肠道症状（如腹痛、恶心）、疲劳、头痛和肌肉骨骼疼痛。儿童更有可能经历单一的复发性症状，而不是多种躯体症状。因症状而缺课的情况是常见的。在严重的情况下，儿童可能表现出行为退化和极端损伤，例如影响自理能力和行动能力。

- 在儿童和青少年中，父母或照料者对症状的反应可能影响躯体痛苦障碍的病程和严重程度以及是否寻求医疗照顾。例如，父母或照顾者的过度关注可能会加重儿童疾病的严重性或延长其病程。

- 患有躯体痛苦障碍的老年人比年轻患者更容易出现多种躯体症状，而且症状更有可能持续。老年躯体痛苦障碍患者的诊断具有挑战性，因为出现可解释症状或与躯体痛苦障碍共病的临床疾病的可能性较大。

文化相关特征：

- 躯体症状在所有文化群体中都很常见，尤其是在寻求保健的人中。躯体症状发生率的差异可能与文化报道方式有关。这种差异也可能反映出卫生保健系统的组织文化，在临床接触时间短、提供服务不太以患者为中心的情况下，更可能出现躯体方面的抱怨。

- 在一个文化群体中常见的症状在其他群体中可能不那么常见。例如，虽然疼痛症状在不同的文化中都很常见，但躯体或头部发热、蚁爬感、沉重、抱怨"胀气"或腹胀等症状在某些文化群体中很常见，但在其他文化群体中则不常见。

- 文化可能会影响解释模型，其症状被不同地归因于躯体能量、幽默或其他民族生理概念以及宗教、精神、个人、家庭或环境压力。某些特定的归因，如精液丢失或肾虚引起的症状，在某些文化群体中很常见，但在其他文化群体中却不常见。

- 在不同文化群体中，有多种令人痛苦的躯体症状的个体可能会寻求保健服务，包括传统或信仰治疗师。然而，寻求帮助也在很大程度上受到保健服务可及性的影响。由于获得卫生保健的机会有限，个人可能无法与正规的卫生保健系统进行广泛的互动，这方面因文化群体的不同而有很大差异。

性别相关特征：

- 青春期前的患病率似乎没有性别差异，青春期后女性患病率更高。
- 症状表现可能因性别而异，女性更可能报告多种躯体问题。

与其他障碍和情况的区别（鉴别诊断）：

- **心境障碍：**心境障碍患者的躯体症状可能是临床表现的主要方面，特别是在初级保健机构。此外，一些心境障碍患者可能因出现植物神经症状（例如体重减轻，疲劳）或其他相关的躯

11

体症状（例如疼痛），转而关注这些症状。只有当专注于心境发作情况之外的躯体症状时，例如，先于抑郁发作或在抑郁发作缓解后持续存在，才诊断躯体痛苦障碍。

- **广泛性焦虑障碍**：患有广泛性焦虑障碍的个体可能会报告他们所关注的躯体症状（例如心悸或胃痛），但他们也报告对日常事务（例如工作、人际关系、财务）的担忧。与患有躯体痛苦障碍的个体不同，尽管接受医学评估和安慰，但广泛性焦虑障碍的患者通常不会固执地专注于躯体症状的持续存在。然而，躯体痛苦障碍和焦虑障碍共病是常见的，尽管患有躯体痛苦障碍的个体可能不认同焦虑的心理成分，只为恼人的症状而苦恼。

- **惊恐障碍**：惊恐障碍的特点是反复的、不期而至的、自限性的强烈恐惧或忧虑发作，伴有明显的躯体症状和迫在眉睫的大难临头的感觉（例如昏厥、卒中、心脏病发作或死去）。惊恐障碍患者常专注于他们在惊恐发作期间经历的一过性的躯体症状，并可能担心这些不适症状的危险性，提示即将发生伤害。对惊恐发作期间所体验症状的关注不应附加躯体痛苦障碍的诊断。然而，如果惊恐障碍患者过度关注或先占于不同于典型惊恐发作相关症状的其他持续性躯体症状，且都符合两者的全部诊断标准，则可以同时诊断两种疾病。

- **疑病症（健康焦虑障碍）**：与疑病症患者一心认为自己可能患有一种或多种严重的、进行性或危及生命的疾病不同，患有躯体痛苦障碍者的典型表现是专注症状本身及症状对他们生活的影响。疑病症患者也会寻求医疗关注，但其主要目的是为了得到保证，即他们没有患所怀疑的重病。躯体痛苦障碍患者典型的求医目的是缓解症状，而不是求证他们患有严重疾病的信念是错误的。

- **针对自身的做作障碍**：针对自身的做作障碍患者也可能出现躯体症状。如果所呈现的症状是捏造的、伪造的或故意诱导或加重的，作出针对自身的做作障碍的诊断是合理的，而不是躯体痛苦障碍。

6C21　身体完整性烦恼

核心（必要）特征：
- 强烈和持续地渴望明显的身体残废（例如手足截断、截瘫、失明），伴随对当前身体构型或功能的持续不适或强烈消极情绪。
- 对残疾的渴望导致危害性后果，表现为以下 1 种或 2 种情况：
  ○ 试图通过自我伤害导致其健康或生命处于重大危险之中。
  ○ 专注残疾的愿望造成个人、家庭、社会、教育、职业或其他重要功能领域的重大损害（例如，避免亲密关系，妨碍工作效率）。
- 成为残疾的持续渴望产生于青春期早期。
- 这种紊乱不能更好地被另一种精神障碍（例如，精神分裂症或其他原发性精神病性障碍，比如肢体属于另一个人的妄想信念，做作障碍）或诈病所解释。

- 这种症状不能用性别不一致、神经系统疾病，或另一种医疗状况更好地解释。

其他临床特征：
- 个体通常会描述他们的不适，感觉他们应该生来就有想要的残疾（例如缺一条腿）。
- 大多数患有这种疾病的个体表现出相关的"假装"或模仿行为，这往往是该病在儿童期的首发症状（例如绑住腿以模拟截肢者或使用轮椅或拐杖）。这些行为通常是秘密完成的。出于保密需要可能导致回避或终止将会干涉其假装机会的亲密关系。
- 一些试图自伤使自己残疾的个体会尝试掩盖自伤的企图，使之看起来像是一场意外。
- 许多患有身体完整性烦恼的个体对他们的愿望有性的成分，要么被有某些残疾的人在性方面被吸引，要么会对成为残疾的意念产生强烈性唤起。
- 对残疾愿望的羞耻感在身体完整性烦恼的个体中常见，大多数个体对这种愿望保守秘密，因为害怕被拒绝或被他人认为"疯狂"。身体完整性烦恼患者的家人、朋友、同事往往无法意识到他们的欲望。有些个体可能会因为相关的抑郁或其他症状而寻求治疗，但却不愿与医生分享他们在身体完整性方面存在的烦恼。
- 据研究，大多数身体完整性烦恼患者从不寻求临床关注。当个体被引起关注时，通常已成年，往往是当他们寻求卫生保健专业人士的协助来实现他们的致残愿望，或在他们企图通过自伤致残后。

与正常状态的区别（阈界）：
- 有些个体，特别是儿童和青少年，出于对残疾人如何生活的好奇，可能会在一段时间内假装出现残疾如失明。这些个体没有长期渴望成为残疾人的经历或与身体完整性烦恼有关的有害后果。

病程特征：
- 典型病程是对残疾及其功能受损后果的强烈渴望的起伏。可能在一段时间内，强烈的欲望和伴随的烦躁导致个体无法考虑其他事情，并且可能制定计划或采取行动来实现残疾。在其他时候，对残疾和烦躁的渴望逐渐消退，尽管在任何时候它都不会完全消失。

不同年龄阶段的表现：
- 身体完整性烦恼最常起病于儿童早期到中期（译者注："儿童早期到中期"多指 3 ~ 12 岁），尽管有些病例在青春期发病。典型的首发表现通常是患病儿童假装自己有想要的残疾，通常是秘密的。

文化相关特征：

- 虽然很罕见，但在许多不同的国家和文化中都有报道。

性别相关特征：

- 在受到临床关注的患者中，男性似乎比女性更常见。

与其他障碍和情况的区别（鉴别诊断）：

- **精神分裂症、其他原发性精神病性障碍，以及其他伴精神病性症状的精神障碍：** 躯体妄想可能包括认为一部分躯体不属于自身的信念。在这种情况下，应该考虑诊断精神分裂症或其他原发性精神病性障碍或伴有精神病性症状的心境障碍。身体完整性烦恼患者不会容纳与他们想要残疾的渴望有关的外部现实的错误信念，因此不被认为是妄想。相反，他们体验到一种内在的感觉，他们认为只有残疾才是"正确"的。

- **强迫症：** 强迫症的特点是反复而固执的想法、想象或冲动，这些经历是侵入性和不想要的（自我矛盾的）。相反，身体完整性烦恼患者（例如幻想为残疾人）与想要变残疾的欲望有关的重复的想法、想象或冲动是自我协调的，并且不会体验到侵入性、不想要或令人痛苦。身体完整性烦恼者的痛苦通常与不能实现残疾或担心他人的负性评判有关。

- **躯体变形障碍：** 躯体变形障碍个体对自己身体的某个部分有持续的先占观念，他们认为自己身体的某个部分有缺陷，或者他们的外表总体上是丑陋的。相反，身体完整性烦恼患者的慢性烦躁来源于他们感到躯体构型的方式（如对希望截肢的患者而言）或功能（例如对想要截瘫或失明的患者而言）是不对的、不自然的，不是它应该有的样子。

- **涉及单独行为或同意个体的性欲倒错障碍：** 一些性欲倒错者对患有严重残疾的幻想会产生强烈性兴奋，这可能与一过性想要实际获得残疾有关，残疾是性唤起的来源。如果获得残疾的欲望仅出现在性唤起上，则不应诊断为身体完整性烦恼。如果个体明显对这种性唤起模式感到痛苦，或是作为实施性幻想的一部分而自伤，则适合涉及单独行为或同意个体的性欲倒错障碍的诊断。

- **做作障碍和诈病：** 身体完整性烦恼患者经常模仿他们所期望的残疾作为减轻烦躁的一种方式（例如想要瘫痪的个体可能会在轮椅上度过他或她的部分或全部时间）。此外，他们通常避免医疗关注。相比之下，做作障碍患者假装医学或心理体征或症状以寻求关注，尤其是来自健康提供者的关注，并承担患者的角色。诈病的特征是为了明显的外部激励（例如残疾金）而捏造医学或心理体征或症状。

- **神经系统疾病：** 一些神经系统疾病可能会导致患者对自己躯体的态度和体验发生深刻变化（例如躯体妄想症，瘫痪的躯体部位被认为是外星人或是属于其他人的）。如果这种对于外形持续的不适能够用神经系统疾病更好地解释，则不诊断为身体完整性烦恼。

6C2Y　其他特定躯体痛苦和躯体体验障碍

核心（必要）特征：

- 临床表现特征是个体的躯体体验紊乱，与其他躯体痛苦或躯体体验障碍具有共同的基本临床特征（例如引起过度关注的痛苦的躯体症状或与躯体构形或功能不相称的强烈担忧）。
- 症状不符合这组躯体痛苦和躯体体验障碍中任何其他障碍的诊断标准。
- 症状不能更好地用另一种精神、行为或神经发育障碍（例如心境障碍、精神分裂症或其他原发性精神病性障碍、进食障碍）来解释。
- 症状持续至少数月。
- 症状和行为不符合生长发育（例如青春期关注躯体变化）或文化认可。
- 症状和行为不能用性别不一致或其他医疗状况来解释。
- 这些症状对个人、家庭、社会、教育、职业或其他重要领域功能造成重大痛苦或明显损害。

6C2Z　未特定的躯体痛苦和躯体体验障碍

12. 物质使用和成瘾行为所致障碍

物质使用所致障碍

物质使用所致障碍（disorders due to substance use）包括由精神活性物质（包括某些药品）的单次或反复性使用所造成的精神障碍。本章列举了临床和公共卫生影响最显著的 14 类精神活性物质所造成的障碍，并为其他特定物质提供了可供使用的诊断条目。

一般来说，反复使用能够产生愉悦感或吸引体验的物质能够导致奖赏和强化效应。持续使用这种物质能够导致依赖，并引起多种形式的精神或躯体健康损害。非精神活性物质（如泻药、生长激素、红细胞生成素和非甾体抗炎药）的非医疗性有害使用也被列入本章的分类中。

物质使用所致障碍的一般文化考虑：

- 文化内涵和传统对精神活性物质的使用行为有极大影响，故能够影响物质使用障碍发生的风险。在对物质使用行为的风险评估和病理分析时，该行为的文化背景应该纳入考虑。例如，物质使用可能是宗教仪式、节日庆典（如新年）、可被社会文化接受的神秘体验、特殊场合（如葬礼前的守夜活动）或疗愈活动的一部分，而不会引起物质使用所致障碍。

- 在不同社会中，与精神活性物质使用相关的文化价值观和文化阐释以及针对物质及其效果的称谓可能存在极大的区别。了解这些特定称谓和阐释将有助于医师同患者的沟通和临床诊断的确定。例如，美洲印第安人在其崇拜仪式上使用的佩奥特仙人掌（peyote）可被认定为一种圣餐，而不是一种药物。

- 物质在某地区的可及性会影响与该物质相关的障碍的患病率。例如，在伊斯兰国家中，由于针对酒精使用的宗教禁令，其酒精依赖的发生率较其他国家低。

- 由于文化环境（包括性别角色）的改变，移民可能会影响个体的物质使用模式。移民输出国和接受国的文化特征、移民的情境和个体在两个国家中的相对社会地位的改变可能会导致罹患物质使用所致障碍的风险升高或者降低。例如，从一个酒精使用盛行的社会移民至酒精使用较少的社会可能会降低个体罹患酒精使用障碍的风险。

物质分类

物质使用所致障碍的分类基于个体所使用的物质。适宜的分类方式应包括对可用的物质简要性质描述、常见物质的制备和使用方式以及相关的危害和障碍，介绍如下：

6C40　酒精使用所致障碍

酒精使用所致障碍以酒精的使用模式和后果为特征。酒精（或乙醇）是一种能引起中毒的物质，通常由水果、谷物和蔬菜发酵，经过或不经过蒸馏而成。酒精饮料品种繁多，酒精浓度范围通常介于1.5%~60%。酒精在体内主要作为中枢神经系统抑制剂发挥药理作用，它除了能导致酒精中毒，同时还具有依赖性，能导致部分人出现酒依赖，在减少酒精使用或停用后可出现戒断症状。

酒精可对机体大部分器官和系统造成广泛的损害，引起包括肝硬化、胃肠道恶性肿瘤、胰腺炎等疾病。酒精中毒所致的行为改变可对他人造成伤害，这已被列入酒精有害性使用（如酒精单次有害性使用和酒精有害使用模式）的定义中。本分类列有部分酒精所致精神障碍（如酒精所致精神病性障碍）及与酒精相关的神经认知受损（如酒精所致痴呆）。

酒精滥用是导致男性疾病和死亡的最常见病因之一。在女性中虽相对少见，但也是导致女性死亡和相关疾病的重要原因之一。全球范围内，每年与酒精相关的（如中毒期间的行为改变所致的损伤）死亡人数高达数百万。

尽管酒精使用遍布全球，大部分国家成人可合法使用酒精，但是不同国家对酒精使用的文化和宗教接受度差别很大。因此，酒精使用障碍的患病率显示出极大的区域性差异：东欧国家患病率最高，而非洲最低。酒精使用水平较低的国家，其酒精所致障碍的发生率也更低。

东亚人群酒精代谢酶（乙醇脱氢酶和乙醛脱氢酶）的基因多态性多于其他种族人群，这种差异会影响个体对酒精的反应。在摄入酒精后，某种特定多态性表型的个体可能会出现脸红、心悸等症状，此类严重的症状可能限制个体继续摄入酒精，继而降低酒精使用障碍的发病风险。

6C41　大麻使用所致障碍

大麻使用所致障碍以大麻的使用模式和后果为特征。大麻是一类对大麻植物、工业大麻、大麻相关种类及大麻杂交植物等具有精神活性物种的统称。大麻含有的大麻素是一类作用于大麻素受体的化学物质，可调节脑内神经递质的释放。大麻素中的主要精神活性成分是 δ-9- 四氢大麻酚（THC）。吸食大麻通常使用的是大麻植物的花顶或叶，大麻同烟草混合吸食也很常见。大麻植物的花或叶还可提取大麻油。不同大麻制品具有不同的精神活性，大麻主要具有中枢神经系统抑制的药理作用，可产生一种特征性的欣快感，在大麻中毒时常见。大麻使用还可损害认知和精神运动功能。大麻具有依赖性，一些人在使用大麻后可出现依赖，在减少或停用大麻使用后出现戒断。大麻可导致精神障碍，也可引起其他疾病，如某些呼吸道和心血管疾病。

大麻是全球使用最广泛的非法药物，然而不同国家对大麻的法律管控差异较大；某些国家医疗或娱乐使用大麻已合法化。然而不同文化对大麻在娱乐或医疗使用范围的接受度也大不相同。不同的法律地位和文化接受度导致了大麻使用被抓获后的不同后果（如拘留、停学或停职），也会影响使用个体寻求治疗的可能性。

6C42　合成大麻素类使用所致障碍

合成大麻素类使用所致障碍以合成大麻素类物质的使用模式和后果为特征。合成大麻素是一类对内源性大麻素受体具有激动作用的合成化学物质。此类物质有几百种，通常喷洒至大麻或茶叶等介质中，然后吸食使用。吸食这类物质与使用天然大麻具有显著不同的效应，这类物质在产生欣快感的同时常伴有精神病性症状（如偏执、幻觉、行为紊乱）或主要表现为此类症状。因此，与天然大麻的典型效应相比，合成大麻素类急性中毒时发生精神病性症状的频率可能更高，合成大麻素也可导致依赖。本分类中列有合成大麻素类依赖和合成大麻素类戒断诊断。本分类还列有合成大麻素类所致精神障碍，并特别列有合成大麻素类所致精神病性障碍这一诊断分类。相对于天然种植的大麻素类物质，有关合成大麻素对其他器官和系统的影响，目前尚知之甚少。

6C43　阿片类使用所致障碍

阿片类物质使用所致障碍以阿片类物质的使用模式和后果为特征。阿片类物质是对罂粟及其衍生物和多种合成或半合成阿片类的统称。其中一些物质与吗啡化学结构相关，另外一些物质虽然在化学结构上相异，但都主要作用于 μ 阿片受体。阿片类物质包括吗啡、二乙酰吗啡（海洛因）、芬太尼、哌替啶、羟考酮、氢吗啡酮、美沙酮、丁丙诺啡、可待因和右丙氧芬等。这些阿片类物质具有不同的精神活性作用，主要起中枢神经系统抑制作用。这类物质对呼吸抑制和其他生命功能的影响，是导致药物过量和相关死亡的常见原因。某些阿片类物质是通过非胃肠道方式使用，如海洛因（非医学使用的主要物质，为一种常见的强效阿片类）。医用性阿片类药物在全球应用普遍，其适应证广泛，在癌痛和临终关怀的疼痛管理中起至关重要的作用。在某些国家，医用性阿片类药物所致障碍的患病率和死亡率高于海洛因。所有阿片类物质均可导致阿片类中毒、阿片类依赖和阿片类戒断。本分类中包含了多种阿片类物质所致精神障碍，其中某些障碍在阿片类物质戒断后出现。某些阿片类物质的非法注射是导致血源性传播疾病发生的重要原因，如乙型肝炎、丙型肝炎、HIV（人免疫缺陷病毒）感染、AIDS 病（获得性免疫缺陷综合征）和细菌感染等，在全球精神活性物质所致死亡中，因阿片类物质所致死亡最常见。

6C44 镇静、催眠或抗焦虑药物使用所致障碍

镇静、催眠或抗焦虑药物使用所致障碍以这些药物的使用模式和后果为特征。镇静、催眠和抗焦虑药物在临床中通常用于焦虑或失眠的短期治疗或镇静。这类药物包括苯二氮䓬类和非苯二氮䓬类GABA受体调节剂（即"Z类药"）、巴比妥类和非巴比妥类镇静剂和其他物质。目前，包括巴比妥类在内的镇静、催眠或抗焦虑药物的使用相较于过去几十年已大大减少。镇静、催眠和抗焦虑药物可导致依赖，其依赖性与使用剂量及时间相关。这类药物也可导致中毒、依赖和戒断。本分类还列出了镇静剂、催眠药或抗焦虑药所致其他精神障碍。

6C45 可卡因使用所致障碍

可卡因使用所致障碍以可卡因的使用模式和后果为特征。可卡因最早发现于古柯的叶子中，古柯原产于在南美洲的北部地区。在医疗实践中，有时将可卡因用于麻醉剂和血管收缩剂。可卡因在全球普遍存在，使用广泛，特别是非法使用。可卡因主要包括两种形式：盐酸可卡因和游离碱可卡因（俗称快克，crack）。可卡因属于中枢神经系统兴奋剂，中毒症状常表现为欣快和活动增多。可卡因有很强的依赖性，可卡因依赖是常见临床表现及所致相关障碍的原因。可卡因戒断症状的特征性表现包括嗜睡和抑郁。本分类中列有一系列的可卡因所致精神障碍，它们可能与可卡因中毒或可卡因戒断有关。可卡因还与某些健康问题相关，如冠脉痉挛所致的心肌梗死和大脑动脉痉挛所致的卒中。

6C46 兴奋剂（包括苯丙胺类、甲基苯丙胺或甲卡西酮）使用所致障碍

兴奋剂（包括苯丙胺类、甲基苯丙胺或甲卡西酮）使用所致障碍以相应物质的使用模式和后果为特征。除了可卡因，还有一系列天然的或合成的中枢神经系统兴奋剂可引起精神障碍，其中最主要的是苯丙胺类和甲基苯丙胺。医学上使用兴奋剂治疗某些疾病如使用右苯丙胺治疗注意缺陷多动障碍（ADHD）。甲卡西酮，在许多国家称之为麻黄素，是一种强效的合成兴奋剂，因其结构与甲基苯丙胺类似而归于此分类中，而不是列入合成卡西酮类所致障碍的分类。该类物质主要以中枢系统兴奋剂的形式产生作用，也在不同程度上发挥血管收缩剂的作用。这类物质可令使用者产生欣快和活动增多。也有明显的依赖性，可导致依赖和戒断。本分类列出的某些兴奋剂使用所致精神障碍，可能和中毒、长期大量使用或戒断有关。兴奋剂是导致就医和住院的常见原因，也是导致疾病和死亡的常见原因，这通常是由兴奋剂所致精神病性障碍所表现出的相关暴力行为所致。

6C47 合成卡西酮类所致障碍

合成卡西酮类使用所致障碍以合成卡西酮类物质的使用模式和后果为特征。合成卡西酮类（俗称"浴盐"）是一种于阿拉伯茶树（khat plant，Catha eduli）中发现的与卡西酮相似的兴奋性

合成物质。合成卡西酮类在许多国家的青年人中流行。这类物质可导致一系列的临床问题，包括合成卡西酮类导致的中毒、依赖和戒断。本分类还列出了合成卡西酮类所致其他精神障碍。

6C48　咖啡因使用所致障碍

咖啡因使用所致障碍以咖啡因的使用模式和后果为特征。咖啡因是一种发现于咖啡豆中的中枢性兴奋剂和利尿剂，作用温和，是咖啡、可乐、巧克力、商业"能量饮料"和减肥药中的主要或常用成分。咖啡因是全球使用最为广泛的精神活性物质。尽管咖啡因在全球使用普遍，但其引起的严重障碍相对较少。本分类列有一些与咖啡因相关的临床问题。咖啡因中毒与较高剂量的使用有关（＞1 g/d）。咖啡因戒断常见于长期或大量咖啡因使用后停用。本分类还列有咖啡因所致焦虑障碍，常见于咖啡因中毒或大量使用之后。

6C49　致幻剂所致障碍

致幻剂使用所致障碍以致幻剂的使用模式和后果为特征。具有致幻作用的物质有几千种。其中，许多此类物质存在于植物或真菌中，或由化学合成，前者如麦司卡林（仙人球毒碱），后者如麦角酸二乙酰胺（LSD）。这些物质主要发挥致幻作用，有些物质还具有兴奋性作用。与这些物质相关的死亡案例主要与中毒有关。致幻剂依赖比较罕见，亦未见致幻剂戒断相关报道。在致幻剂所致精神障碍中，最常见的是致幻剂所致精神病，但该障碍在全球范围仍属罕见。

6C4A　尼古丁使用所致障碍

12

尼古丁使用所致障碍以尼古丁的使用模式和后果为特征。尼古丁是导致烟草依赖的主要活性成分，吸食香烟是其主要的使用方式。近年来，以电子烟使用尼古丁的形式逐渐增多，电子烟通过将溶解在溶剂中的尼古丁（即电子烟油）气化进行吸食。另外，还有吸水烟、咀嚼烟草和吸鼻烟等更为小众的使用方式。尼古丁具有高度成瘾性，是位列咖啡因和酒精之后的第三类广泛使用的精神活性物质。本章节对于尼古丁依赖、尼古丁戒断的诊断描述非常详尽，列入了数种尼古丁所致精神障碍。烟草是全球所有精神活性物质中最主要的致病和致死原因，部分原因与其成瘾成分尼古丁相关，但更主要的因素是烟草中含有致癌物质和有害物质。吸烟是影响男性健康和寿命的首要原因，在女性中也位居前十。

6C4B　挥发性吸入剂使用所致障碍

挥发性吸入剂使用所致障碍以挥发性吸入剂的使用模式和后果为特征。挥发性吸入剂为一类在常温中呈气相的物质，包括各种有机溶剂、胶、石油、亚硝酸盐和气体（如一氧化氮、三氯乙烷、丁烷、甲苯、碳氟化合物、醚和氟烷）。这类物质的药理学性质不同，但几乎都是中枢神经系统抑制剂，部分具有血管活性作用。这类物质的使用者通常为年轻人，他们可能在难以获取其他精神活性物质时使用。本分类列有挥发性吸入剂中毒、挥发性吸入剂依赖和挥发性吸入剂戒断，其中，后两者在全球范围内相对少见。还列有挥发性吸入剂所致精神障碍，这类物质可导致包括痴呆等在内的神经认知损害。

6C4C MDMA 或相关物质（包括 MDA）使用所致障碍

MDMA 或相关物质（包括 MDA）使用所致障碍以 MDMA 或相关物质的使用模式和后果为特征。MDMA（亚甲基二氧甲基苯丙胺，摇头丸）是一种常见的流行于多个国家的滥用药，尤其在年轻人群中流行。MDMA 具有兴奋和共情作用，年轻人常在社交和其他场合使用。虽然 MDMA 在许多国家和许多年轻人群体中被广泛使用，但是 MDMA 和相关药物依赖及 MDMA 和相关药物戒断相对少见。MDMA 及相关药物可导致物质使用所致精神障碍，还可导致肝病和低钠血症等致命性后果，除了 MDMA，该分类还包括一些类似物如 MDA（亚甲基二氧基苯丙胺）。

6C4D 分离性药物［包括氯胺酮和苯环利定（PCP）］使用所致障碍

分离性药物［包括氯胺酮和苯环利定（PCP）］使用所致障碍以分离性药物的使用模式和后果为特征。分离性药物包括氯胺酮、苯环己哌啶（PCP）及其化学类似物（相对罕见）。氯胺酮是一种在低、中等收入国家（尤其在非洲）常见的静脉麻醉药，有时也被用于紧急情况。目前，氯胺酮也被探索性地用于某些精神疾病的治疗，比如难治性抑郁障碍。同时作为一个流行于多国的非医学性使用药物，氯胺酮可通过口服、鼻吸或注射使用。氯胺酮可产生剂量依赖性欣快感，也可令使用者产生不适的幻觉和分离样效果。苯环己哌啶也同样具有欣快和分离效应，但在全球范围内的使用较为有限。使用苯环己哌啶可导致非特征性的怪异行为，包括自伤。本分类列有分离性药物依赖，但通常认为不存在相应的戒断综合征。本章节还列入了数种分离性药物使用所致精神障碍。

12

6C4E 其他特定精神活性物质（包括药品）使用所致障碍

其他特定精神活性物质（包括药品）使用所致障碍以其他未被纳入上述物质分类的精神活性物质的使用模式和后果为特征。这些物质包括阿拉伯茶树、促蛋白合成类固醇、皮质激素、抗抑郁药、抗胆碱药（如苯托品）和一些抗组胺药。

6C4F 多种特定的精神活性物质（包括药品）使用所致障碍

本分类的设立适用于同时存在多种精神活性物质使用的情形。然而，对于大多数情况，我们仍建议单独列出特定的物质使用所致障碍的编码而非使用本编码。因为这样能给临床和编码提供更有价值的信息。

6C4G 不明或未特定精神活性物质使用所致障碍

本分类适用于那些明确由物质使用所致，但所使用物质的特定分类尚不明确的情况。在收集到更多的信息（如实验室检查结果或他人提供）后，应该明确引起障碍的相应物质或分类，并调整诊断。

6C4H 非精神活性物质使用所致障碍

非精神活性物质使用所致障碍以非精神活性物质的非医疗性使用模式和后果为特征。非精神活性物质包括泻药、生长激素、促红细胞生成素和非甾体抗炎药（NSAIDs），还包括处方药、非处方药（OTC）和民间医学药物。这些物质可能对器官和系统产生直接或间接的损害，或通过不规范的途径使用而产生损害（如自行静脉注射所致感染）。这类药物与中毒、依赖或戒断综合征无关，也不能导致精神障碍。

针对不同精神活性物质分类的诊断

下面列出针对上述不同精神活性物质分类的具体诊断：
- 精神活性物质单次有害性使用
- 精神活性物质有害使用模式
- 物质依赖
- 物质中毒
- 物质戒断
- 物质所致谵妄
- 物质所致精神病性障碍
- 物质所致心境障碍
- 物质所致焦虑障碍
- 物质所致强迫或相关障碍
- 物质所致冲动控制障碍
- 物质所致其他特定障碍
- 物质所致障碍，未特定

除了本节分类下的诊断条目，在 ICD-11 精神、行为和神经发育障碍章节的其他部分也包含了一些物质所致障碍，包括物质所致紧张症、物质所致记忆障碍和物质所致痴呆。这些诊断也被交叉列入本诊断单元，以供参考。

然而，本分类并没有涵盖所有的物质分类和障碍组合，比如，分类中并没有分离性药物（包括氯胺酮和苯环己哌啶）戒断，也无尼古丁所致精神病性障碍。表 13 列举了不同物质使用导致单次有害性使用、有害使用模式、依赖、中毒、戒断的诊断。表 14 列举了不同物质使用导致谵妄、精神病性障碍、心境障碍、焦虑障碍、强迫及相关障碍和冲动控制障碍等的诊断。

下文提供了通用的诊断指南、适用的物质类别以及针对某种特殊物质类别的信息。

精神活性物质单次有害性使用、精神活性物质有害性使用模式、物质依赖描述了物质的使用模式，若在评估时已知其使用模式，应当将三者之一列为主要诊断；若在评估时其使用模式尚不明确，应当使用"物质使用障碍，非特定"这一诊断。也就是说，在作出物质使用所致障碍的诊断时，必须作出这四种诊断之一。

其他的诊断反映了物质使用模式所造成的影响，与主要使用模式诊断相关，应在相关主要诊断的基础上进行诊断。如 6C49.1/6C49.5 表示致幻剂的有害使用模式和致幻剂所致精神病性障碍，6C43.2/6C43.70 表示阿片类依赖和阿片类所致情感障碍，6C4Z/6C40.3 表示与酒精中毒（酒精的使用模式未知）相关的物质使用障碍，非特定。

精神活性物质的风险性使用并不属于精神障碍，而归类于《影响健康或需要医疗机构服务的情况》章节中的"与健康行为有关的问题"。虽然还未发生明显的危害，但是当物质使用模式给个人或是他人的躯体或精神健康状况带来了有害风险并且需要卫生专业人员的关注和建议时，应当考虑精神活性物质风险性使用这个类别。

表 13　不同物质类别所致障碍分类

	精神活性物质单次有害性使用	精神活性物质有害使用模式[1]	物质依赖[2]	物质中毒	物质戒断[3]
酒精	6C40.0	6C40.10 E 6C40.11 C	6C40.20 C 6C40.21 E 6C40.22 eF 6C40.23 sP 6C40.24 SF	6C40.3	6C40.40 U 6C40.41 PD 6C40.42 S 6C40.43 PD&S
大麻	6C41.0	6C41.10 E 6C41.11 C	6C41.20 C 6C41.21 eF 6C41.22 SP 6C41.23 SF	6C41.3	6C41.4
合成大麻素类	6C42.0	6C42.10 E 6C42.11 C	6C42.20 C 6C42.21 eF 6C42.22 SP 6C42.23 SF	6C42.3	6C41.4
阿片类	6C43.0	6C43.10 E 6C43.11 C	6C43.20 C 6C43.21 eF 6C43.22 SP 6C43.23 SF	6C43.3	6C43.4
镇静、催眠或抗焦虑药物	6C44.0	6C44.10 E 6C44.11 C	6C44.20 C 6C44.21 eF 6C44.22 SP 6C44.23 SF	6C44.3	6C44.40 U 6C44.41 PD 6C44.42 S 6C44.43 PD&S

12

	精神活性物质单次有害性使用	精神活性物质有害使用模式[1]	物质依赖[2]	物质中毒	物质戒断[3]
可卡因	6C45.0	6C45.10 E 6C45.11 C	6C45.20 C 6C45.21 eF 6C45.22 SP 6C45.23 SF	6C45.3	6C45.4
兴奋剂（包括苯丙胺类、甲基苯丙胺或甲卡西酮）	6C46.0	6C46.10 E 6C46.11 C	6C46.20 C 6C46.21 eF 6C46.22 SP 6C46.23 SF	6C46.3	6C46.4
合成卡西酮类	6C47.0	6C47.10 E 6C47.11 C	6C47.20 C 6C47.21 eF 6C47.22 SP 6C47.23 SF	6C47.3	6C47.4
咖啡因	6C48.0	6C48.10 E 6C48.11 C	N/A	6C48.2	6C48.3
致幻剂	6C49.0	6C49.10 E 6C49.11 C	6C49.20 C 6C49.21 eF 6C49.22 SP 6C49.23 SF	6C49.2	N/A
尼古丁	6C4A.0	6C4A.10 E 6C4A.11 C	6C4A.20 C 6C4A.21 eF 6C4A.22 SP 6C4A.23 SF	6C4A.3	6C4A.4
挥发性吸入剂	6C4B.0	6C4B.10 E 6C4B.11 C	6C4B.20 C 6C4B.21 eF 6C4B.22 SP 6C4B.23 SF	6C4B.3	6C4B.4
MDMA 或相关物质（包括 MDA）	6C4C.0	6C4C.10 E 6C4C.11 C	6C4C.20 C 6C4C.21 eF 6C4C.22 SP 6C4C.23 SF	6C4C.3	6C4C.4
分离性药物〔包括氯胺酮和苯环利定（PCP）〕	6C4D.0	6C4D.10 E 6C4D.11 C	6C4D.20 C 6C4D.21 eF 6C4D.22 SP 6C4D.23 SF	6C4D.3	N/A
其他特定精神活性物质（包括药品）	6C4E.0	6C4E.10 E 6C4E.11 C	6C4E.20 C 6C4E.21 eF 6C4E.22 SP 6C4E.23 SF	6C4E.3	6C4E.40 U 6C4E.41 PD 6C4E.42 S 6C4E.43 PD&S

续表

	精神活性物质单次有害性使用	精神活性物质有害使用模式[1]	物质依赖[2]	物质中毒	物质戒断[3]
多种精神活性物质（包括药品）	6C4F.0	6C4F.10 E 6C4F.11 C	6C4F.20 C 6C4F.21 eF 6C4F.22 SP 6C4F.23 SF	6C4F.3	6C4F.40 U 6C4F.41 PD 6C4F.42 S 6C4F.43 PD&S
不明或未特定精神活性物质	6C4G.0	6C4G.10 E 6C4G.11 C	6C4G.20 C 6C4G.21 eF 6C4G.22 SP 6C4G.23 SF	6C4G.3	6C4G.40 U 6C4G.41 PD 6C4G.42 S 6C4G.43 PD&S
非精神活性物质	6C4H.0	6C4H.10 E 6C4H.11 C	N/A	N/A	N/A

注：1. E＝周期性；C＝持续性；

2. E＝周期性；C＝持续性；eF＝早期完全缓解；SP＝持续部分缓解；SF＝持续完全缓解；

3. U＝单纯性；PD＝伴知觉紊乱；S＝伴抽搐；PD&S＝伴知觉异常及抽搐。

表 14　不同物质类别所致精神障碍分类

	谵妄	精神病性障碍[1]	心境障碍	焦虑障碍	强迫及相关障碍	冲动控制障碍	遗忘症	痴呆
酒精	6C40.5	6C40.60 H 6C40.61 D 6C40.62 M	6C40.70	6C40.71	N/A	N/A	6D72.10	6D84.0
大麻	6C41.5	6C41.6	6C41.70	6C41.71	N/A	N/A	N/A	N/A
合成大麻素类	6C42.5	6C42.6	6C42.70	6C42.71	N/A	N/A	N/A	N/A
阿片类	6C43.5	6C43.6	6C43.70	6C43.71	N/A	N/A	N/A	N/A
镇静、催眠或抗焦虑药物	6C44.5	6C44.6	6C44.70	6C44.71	N/A	N/A	6D72.11	6D84.1
可卡因	6C45.5	6C45.6	6C45.70	6C45.71	6C45.72	6C45.73	N/A	N/A
兴奋剂（包括苯丙胺类、甲基苯丙胺或甲卡西酮）	6C46.5	6C46.6	6C46.70	6C46.71	6C46.72	6C46.73	N/A	N/A
合成卡西酮类	6C47.5	6C47.6	6C47.70	6C47.71	6C47.72	6C47.73	N/A	N/A
咖啡因	N/A	N/A	N/A	6C48.40	N/A	N/A	N/A	N/A
致幻剂	6C49.4	6C49.5	6C49.60	6C49.61	N/A	N/A	N/A	N/A
尼古丁	N/A	N/A	N/A	N/A	N/A	N/A	N/A	N/A
挥发性吸入剂	6C4B.5	6C4B.6	6C4B.70	6C4B.71	N/A	N/A	6D72.13	6D84.2

	谵妄	精神病性 障碍[1]	心境障碍	焦虑障碍	强迫及相关 障碍	冲动控制 障碍	遗忘症	痴呆
MDMA 或相关物质 （包括 MDA）	6C4C.5	6C4C.6	6C4C.70	6C4C.71	N/A	N/A	N/A	N/A
分离性药物［包括 氯胺酮和苯环利定 （PCP）］	6C4D.4	6C4D.5	6C4D.60	6C4D.61	N/A	N/A	N/A	N/A
其他特定精神活性 物质（包括药品）	6C4E.5	6C4E.6	6C4E.70	6C4E.71	6C4E.72	6C4E.73	N/A	6D84.Y
多种精神活性物质 （包括药品）	6C4F.5	6C4F.6	6C4F.70	6C4F.71	6C4F.72	6C4F.73	N/A	N/A
不明或未特定精神 活性物质	6C4G.5	6C4G.6	6C4G.70	6C4G.71	6C4G.72	6C4G.73	N/A	N/A
非精神活性物质	N/A	N/A	N/A	N/A	N/A	N/A	N/A	N/A

注：1. H = 伴幻觉，D = 伴妄想，M = 伴混合性精神病性症状。

精神活性物质单次有害性使用

根据物质类型分类：

- 6C40.0　酒精单次有害性使用
- 6C41.0　大麻单次有害性使用
- 6C42.0　合成大麻素类单次有害性使用
- 6C43.0　阿片类单次有害性使用
- 6C44.0　镇静、催眠或抗焦虑药物单次有害性使用
- 6C45.0　可卡因单次有害性使用
- 6C46.0　兴奋剂（包括苯丙胺类、甲基苯丙胺或甲卡西酮）单次有害性使用
- 6C47.0　合成卡西酮类单次有害性使用
- 6C48.0　咖啡因单次有害性使用
- 6C49.0　致幻剂单次有害性使用
- 6C4A.0　尼古丁单次有害性使用
- 6C4B.0　挥发性吸入剂单次有害性使用
- 6C4C.0　MDMA 或相关物质（包括 MDA）单次有害性使用
- 6C4D.0　分离性物质（包括氯胺酮或 PCP）单次有害性使用
- 6C4E.0　其他特定精神活性物质单次有害性使用
- 6C4F.0　多种特定的精神活性物质单次有害性使用

- 6C4G.0　不明或未特定精神活性物质单次有害性使用

核心（必要）特征：

- 物质的某次使用经历已造成使用者自身的躯体损害（如通过自行注射导致了血液传播感染）和精神健康损害（如物质所致情感障碍），或对他人的健康造成了损害。

- 对使用者健康的损害由于下列某个或多个因素所致：①中毒相关行为（表16）；②对器官和系统造成直接或间接的毒性损害；③通过危险的途径使用。

- 对他人健康的损害指诊断为物质单次有害性使用的个体因物质中毒所致的行为直接导致了他人任何形式的躯体损害，包括身体损伤或精神障碍。

- 对健康的损害不能被其他躯体情况或其他精神障碍（包括另一种物质使用所致障碍如物质戒断）更好地解释。

注意：对使用者健康的损害包括：中毒相关行为（如冲动攻击性行为、精神运动损害所致损伤），见表16；由物质使用所致的急性健康问题（如药物过量、急性胃炎、缺氧、长时间的多动或镇静）及导致原有慢性健康问题（如高血压、肝病或消化性溃疡）的恶化或失代偿。这些危害可能是由危险的使用途径（如注射药物导致脓肿或败血症、吸入可卡因导致鼻间隔穿孔）引起。应当使用 ICD-11 中其他章节（如《损伤、中毒和外因的某些其他后果》这一章节）的相关诊断编码来描述有害性物质使用所造成的特定有害后果。

对他人健康的损害指诊断为物质单次有害性使用的个体因物质中毒所致的行为直接导致了他人任何形式的躯体伤害，包括身体损伤（如驾驶能力受损所致的交通事故、攻击性行为导致对他人的肢体伤害）或精神障碍（如被物质中毒者侵害后出现的创伤后应激障碍）。

12

其他临床特征：

- 必须有证据表明物质使用存在对个体躯体或精神健康的损害，或物质中毒所致的相关行为导致了他人躯体或精神健康的损害。该损害与物质使用必须有明确的因果关系。

- 中毒相关行为对自身或他人的损害的可能性因使用物质（表16）不同而存在差异，如咖啡因中毒或尼古丁中毒就不太可能产生此类后果。

- 精神活性物质的使用常伴随其他精神障碍。如果所指的某次物质使用导致了对使用者躯体健康的损害或导致其原有精神障碍（如躁狂、抑郁或精神病性表现）的复发或加重，应当在已有精神障碍的基础上附加"物质单次有害性使用"这一诊断。

- 精神活性物质单次有害性使用的诊断通常意味着存在干预的机会。低强度的干预就有可能避免下一次有害使用的出现，或防止单次有害性使用进展到精神活性物质有害性使用模式或精神活性物质依赖。

- 如果服用的药物尚不明确，可使用不明或未特定精神活性物质单次有害性使用这一诊断。当获取了更多的信息后，如实验室检查结果、其他人提供病史等，应调整为相应物质所致障碍的诊断。

- 当更多的信息提示单次使用属于连续、反复或偶尔使用的使用模式的单次表现时，精神活性物质单次有害性使用的诊断应调整为更适合的精神活性物质有害使用模式。

与正常状态的区别（阈界）：

- 精神活性物质单次有害性使用这一诊断要求物质使用行为对使用者自身或他人的躯体或精神健康产生显著的临床损害。对躯体或精神健康的损害不足以达到临床显著的例子包括宿醉、短暂的几次呕吐、一过性的抑郁情绪。

- 精神活性物质单次有害性使用可导致一系列社交问题（如错过约会、与亲友争吵），但这些问题未必严重到对躯体或精神健康造成显著的临床损害，这些问题不足以诊断精神活性物质单次有害性使用。

与其他障碍的区别（鉴别诊断）：

- **物质风险性使用**：物质风险性使用这一诊断在 ICD-11 中被归于《影响健康或需要医疗机构服务的情况》的章节中，而未列入"精神、行为或神经发育障碍"这一章节。物质风险性使用增加了对使用者或对他人产生躯体或精神健康损害的风险，需要引起健康工作者的重视或需要健康工作者提供建议，但这样的行为还尚未导致可识别的损害，因此不符合精神活性物质单次有害性使用的诊断要求。

- **精神活性物质有害使用模式**：只有连续、反复或间断的物质使用模式造成了健康损害，才可诊断为精神活性物质有害使用模式。通常情况下，至少在 12 个月的时间里反复或间断使用或在至少 1 个月内连续使用才达到有害使用模式的诊断要求。如果可以明确损害由某种特定的物质引起，但对物质使用模式或既往使用情况尚不明确，可暂时诊断为精神活性物质单次有害使用，并等待进一步的信息补充。

- **物质依赖**：在物质依赖中，个体无法控制其物质使用行为，虽然物质使用导致了相关损害和不良后果，包括已对个体躯体或精神健康造成损害，仍继续持续物质使用行为。如果符合物质依赖的诊断要求，则不应该再诊断精神活性物质单次有害使用。注意：物质依赖仅适用于部分物质或物质分类（表 13 ）。

- **物质中毒**：物质中毒是物质使用导致了临床显著的与物质相关的特征性症状。患者一般能从物质中毒中完全恢复而不遗留躯体或精神损害。中毒不一定会导致自身或他人的躯体或精神健康损害。如果因某次物质使用导致了持续的损害（如低氧、持续的活动增多或减少、组织损害），应诊断为精神活性物质单次有害性使用。如果在进行临床评价时（如在急诊室内），物质中毒仍持续，应当同时诊断精神活性物质单次有害性使用和相关的物质中毒。

- **物质所致精神障碍**：物质所致精神障碍可以与单次物质使用有关。如果物质所致精神障碍作为一种单次物质使用所致的损害出现，应当同时编码精神活性物质单次有害性使用和相关的物质所致精神障碍诊断，如可卡因单次有害使用和可卡因所致精神病性障碍。注意：物质所致精神障碍的特定类型（如物质所致情感障碍）仅适用于某些物质或物质类别（表 14）。

• **药物过量：** 如果精神活性物质的摄入导致了药物的过量症状（如昏迷、危及生命的心脏或呼吸抑制），应该同时作出药物过量的诊断（位于《损伤、中毒和外因的某些其他后果》章节中）。

精神活性物质有害使用模式

根据物质类型分类：

- 6C40.1　酒精有害使用模式
- 6C41.1　大麻有害使用模式
- 6C42.1　合成大麻素类有害使用模式
- 6C43.1　阿片类有害使用模式
- 6C44.1　镇静、催眠或抗焦虑药物有害使用模式
- 6C45.1　可卡因有害使用模式
- 6C46.1　兴奋剂（包括苯丙胺类、甲基苯丙胺或甲卡西酮）有害使用模式
- 6C47.1　合成卡西酮类物质使用模式
- 6C48.1　咖啡因有害使用模式
- 6C49.1　致幻剂有害使用模式
- 6C4A.1　尼古丁有害使用模式
- 6C4B.1　挥发性吸入剂有害使用模式
- 6C4C.1　MDMA 或相关物质（包括 MDA）有害使用模式
- 6C4D.1　分离性物质（包括氯胺酮和苯环己哌啶）有害使用模式
- 6C4E.1　其他特定精神活性物质的有害性使用模式
- 6C4F.1　多种特定精神活性物质有害性使用模式
- 6C4G.1　不明或未特定精神活性物质有害使用模式

核心（必要）特征：

• 连续、反复或间断的物质使用模式已造成了自身的躯体损害（如自行注射导致的血液传播感染）与精神健康损害（如物质所致心境障碍）或对他人的健康造成了损害。

• 对健康的损害由下列某个或多个因素所致：①中毒相关行为（如冲动攻击性行为、精神运动损害所致损伤（表 16）；②对器官和系统造成直接或间接的毒性损害；③通过危险的途径使用。

• 对他人健康的损害指诊断为物质有害使用模式的个体因物质中毒出现的行为直接导致了

259

他人任何形式的躯体损害，包括躯体损伤或精神障碍。

- 有证据支持反复或间断使用物质至少 12 个月，或在至少 1 个月内连续（每日或几乎每日）使用。

- 对健康的损害不能被其他躯体情况或其他精神障碍（包括另一种物质使用所致障碍如物质戒断）更好地解释。

注意：对使用者健康的损害包括：中毒相关行为（如冲动攻击性行为、精神运动损害所致损伤，见表 16）；由物质使用所致的急性健康问题（如药物过量、急性胃炎、缺氧、长时间的多动或镇静）和导致原有慢性健康问题（如高血压、肝病或消化性溃疡）的恶化或失代偿。这些危害可能是由危险的使用途径（如注射药物导致脓肿或败血症、吸入可卡因导致鼻间隔穿孔）引起。应当使用 ICD-11 中其他章节（如《损伤、中毒和外因的某些其他后果》这一章节）的相关诊断编码来描述有害性物质使用所造成的特定有害后果。

对他人健康的损害指诊断为物质单次有害性使用的个体因物质中毒所致的行为直接导致了他人任何形式的躯体损害，包括身体损伤（如驾驶能力受损所致的交通事故、攻击性行为导致的对他人的肢体伤害），或精神障碍（如被物质中毒者侵害后出现的创伤后应激障碍）。

病程描述：

使用诊断编码第六位描述物质的有害使用模式。下面出现的 x 对应用于描述物质分类的诊断编码第 4 位（如 0 代表酒精、1 代表大麻）。

6C4x.10　精神活性物质有害性使用模式，间断性

作出诊断需符合精神活性物质有害使用模式的全部诊断要求，且有明确证据显示该使用模式对使用者自身或他人的躯体或精神健康造成损害并持续至少 12 个月以上。

6C4x.11　精神活性物质有害性使用模式，持续性

此诊断的作出必须符合精神活性物质有害性使用模式的全部诊断要求，并且有证据表明：物质使用模式给自身或他人的躯体健康或精神健康造成显著的临床损害；且至少 1 个月内连续使用（每日或几乎每日）该物质。

6C4x.1Z　未特定精神活性物质有害使用模式

其他临床特征：

- 必须有证据表明物质使用存在对个体躯体或精神健康的损害，或物质中毒相关行为导致了他人躯体或精神健康的损害。该损害与物质使用必须有明确的因果关系。

- 中毒相关行为对自身或他人的损害的可能性因使用物质（表 16）不同而存在差异，如咖啡因中毒或尼古丁中毒就不太可能产生此类后果。

- 如果服用的药物尚不明确，可使用不明或未特定精神活性物质有害使用模式这一诊断。当获取了更多的信息后，如实验室检查结果、其他人提供病史等，应调整为相应物质的有害使用

模式的诊断。

- 当了解到更多关于物质使用症状、行为的信息以及对物质神经适应的生理表现时，应进行评估。如果符合物质依赖的诊断标准，精神活性物质有害性使用模式的诊断应调整为物质依赖。

与正常状态的区别（阈界）：

- 诊断精神活性物质有害性使用模式，要求物质使用行为对使用者自身或他人的躯体或精神健康导致了显著的临床损害。对躯体或精神健康的损害不能被认定为临床显著的例子包括宿醉、短暂的几次呕吐和一过性的抑郁情绪。
- 精神活性物质使用模式可导致一系列问题（如错过约会、与亲友争吵），但这些问题未必严重到对躯体或精神健康造成显著的临床损害，这些问题不足以诊断精神活性物质有害性使用模式。

不同年龄阶段的表现：

- 精神活性物质的有害性使用模式多发于青少年期晚期和成年早期。作为物质使用的后果，损伤和攻击性行为在这个年龄段中尤其常见。
- 老年人的精神活性物质有害性使用模式可因同时合并耐受性降低、物质所致精神运动性损害和衰老相关疾病，如骨质疏松、痴呆等导致继发性损伤和骨折。

性别相关特征：

- 男性精神活性物质有害性使用模式的患病率较女性更高，但在女性劳动力比例更高的国家，该性别差异较小。物质使用所致损害和其他形式损害也存在性别差异。

与其他障碍的鉴别诊断：

- **物质风险性使用：**该诊断条目被归类在 ICD-11《影响健康或需要医疗机构服务的情况》章节，而非《精神、行为或神经发育障碍》章节中。物质风险性使用增加了对个体自身或他人产生躯体或精神健康损害的风险，需要引起健康工作者的重视和建议，但还尚未导致任何可识别的损害，因此不符合精神活性物质有害性使用模式的诊断要求。
- **精神活性物质单次有害性使用：**如果对健康的损害是连续、反复或间断性使用模式的后果，应考虑诊断为精神活性物质的有害性使用模式，而非精神活性物质的单次有害性使用。通常在至少 12 个月的时间里反复或间断使用、或在至少 1 个月内连续使用，才可认定为精神活性物质的有害性使用模式。如果已明确使用某种物质，但该物质的使用模式和既往使用情况的相关信息暂时不明，可先诊断为单次精神活性物质的有害性使用，在获得使用模式的补充信息后再修改。

- **物质依赖**：物质依赖表现为对相关物质使用行为的失控，不顾损害和不利后果包括躯体或精神健康损害的后果，仍持续反复使用该物质。如果符合物质依赖的诊断要求，则不应该诊断精神活性物质有害性使用模式。注意：物质依赖的诊断仅适用于部分种类的物质（表13）。

- **物质中毒**：物质中毒是由于物质使用导致显著的临床症状，该症状与使用物质的种类相关。个体一般能从物质中毒中完全恢复而不遗留躯体或精神健康后遗症。反复或多次中毒可对患者自身或他人的躯体或精神健康导致损害。如果间断或连续使用物质导致了持续的损害（如缺氧、持续的活动增多或减少、组织损害），应诊断精神活性物质有害性使用模式。如果在临床情境（如急诊室）发现符合该两种诊断，可同时诊断精神活性物质单次有害性使用与物质中毒。

- **物质戒断**：在躯体依赖、长期或大量使用物质（即使不符合物质依赖的全部诊断要求）的基础上，停止使用物质或减少物质用量后可出现物质戒断。物质戒断可表现为显著的躯体或精神症状，如抽搐发作、妄想、幻觉、焦虑等。如症状可完全由相关物质（表17）的戒断综合征所解释，就不应再诊断精神活性物质有害性使用模式。但如果症状明显超出了戒断综合征预期的持续时间、症状特征或严重程度，且不满足物质依赖的诊断要求，可首先诊断精神活性物质的有害性使用模式，并根据该物质种类给予物质戒断的诊断，如阿片类有害性使用模式与阿片类戒断。注意：物质戒断仅适用于某些种类物质（表13）。

- **物质所致精神障碍**：如果物质所致精神障碍是作为物质使用模式所致损害出现的，应当同时诊断精神活性物质有害性使用模式和相应的物质所致精神障碍（如可卡因有害性使用模式与可卡因所致焦虑障碍）。注意：某些物质所致精神障碍类型（如物质所致心境障碍）仅适用于某些物质或种类（表14）。

- **其他精神障碍、其他躯体情况或疾病**：许多精神障碍和阈下症状可合并间断或连续的物质使用模式，另一方面间断或连续的物质使用模式也可增加其他精神与躯体健康的风险。如符合诊断要求，应在诊断精神活性物质有害性使用模式的同时给予相应的诊断。

物质依赖

根据物质种类，可用的诊断类别：

- 6C40.2　酒精依赖
- 6C41.2　大麻依赖
- 6C42.2　合成大麻素类依赖
- 6C43.2　阿片类依赖
- 6C44.2　镇静、催眠或抗焦虑药物依赖
- 6C45.2　可卡因依赖
- 6C46.2　兴奋剂（包括苯丙胺类、甲基苯丙胺或甲卡西酮）依赖
- 6C47.2　合成卡西酮类依赖

- 6C49.2　致幻剂依赖
- 6C4A.2　尼古丁依赖
- 6C4B.2　挥发性吸入剂依赖
- 6C4C.2　MDMA 或相关物质依赖（包括 MDA）
- 6C4D.2　分离性药物（包括氯胺酮和 PCP）依赖
- 6C4E.2　其他特定精神活性物质依赖
- 6C4F.2　多种特定精神活性物质依赖
- 6C4G.2　不明或未特定精神活性物质依赖

核心（必要）特征：

- 间断或连续地使用某种精神活性物质，并且有证据表明使用者对其物质使用的控制力受损，并具备下列 2 种或更多特征：
  - 对物质使用行为的控制能力受损（如何时开始使用物质、使用频率、使用强度、持续时间、何时结束使用、在何种情境下使用）。
  - 物质使用逐渐优先于生活中的其他方面，包括维持健康、日常活动和责任等方面，即使出现了损害或不良后果，如反复的人际关系恶化、工作或学业的不良后果、对健康的负面影响等，仍然继续或加剧使用。
  - 存在个体对该物质产生了神经适应性的生理学特征，包括：①对物质效应的耐受，或需要增加物质使用量才能达到之前同等的效应；②停止或减少物质使用后出现戒断症状；③重复使用此物质或类似药理作用的物质可避免或减轻戒断症状。仅某些种类物质存在这些生理学特征。（注意：物质种类的相关戒断症状见表 17）
- 物质依赖表现一般需要持续至少 12 个月，但连续使用超过 1 个月（每日或几乎每日）也可作出该诊断。

酒精依赖的病程标注：

对于酒精依赖，也需描述或标注其物质使用或缓解方式。与其他物质不同，对酒精依赖连续性和间断性使用的标准进行更明确区分，如下：

6C40.20　酒精依赖，目前使用，持续性

酒精依赖者至少在过去 1 个月内连续饮酒（每日或几乎每天）。

6C40.21　酒精依赖，目前使用，间断性

酒精依赖者在过去 1 个月内有酒精使用行为，既往 12 个月内存在间断性饮酒和戒断的经历。如果目前使用是连续的（过去 1 个月每天或几乎每天至少使用），则应诊断为酒精依赖，目前使用，持续性。

6C40.22　酒精依赖，早期完全缓解

在诊断酒精依赖后，通常在经过一段时间的治疗或其他干预（包括自助干预）后，患者戒断酒精使用至少 1 个月，但不超过 12 个月。

6C40.23　酒精依赖，持续部分缓解

在诊断酒精依赖后，通常在经过一段时间治疗或其他干预（包括自助干预）后，患者显著减少了其酒精使用行为超过 12 个月，尽管该阶段内出现酒精间断性或连续性使用行为，但不符合酒精依赖的诊断要求。

6C40.24　物质依赖，持续完全缓解

在确诊酒精依赖后，通常经过一段时间治疗或其他干预（包括自助干预）后，患者在 12 个月内或更长时间保持完全不使用酒精。

6C40.2Z　酒精依赖，未特定

酒精以外的物质种类的病程标注：

对于酒精以外的各种精神活性物质（见前文表单及表 13），使用诊断编码第 6 位描述物质的使用模式或缓解情况。第 4 位编码"x"用于描述物质的种类（如 1 代表大麻、2 代表合成大麻素类、3 代表阿片类等）。

6C4x.20　物质依赖，目前使用

目前物质依赖，近 1 个月内使用该物质。

6C4x.21　物质依赖，早期完全缓解

曾诊断为物质依赖，通常在经过一段时间的治疗或其他干预（包括自助干预）后，个体已经完全不使用该物质至少 1 个月，但未超过 12 个月。

6C4x.22　物质依赖，持续部分缓解

曾诊断为物质依赖，通常在经过一段时间治疗或其他干预（包括自助干预）后，患者的物质使用行为明显减少持续 12 个月以上，尽管此阶段间可出现间断性或连续性的物质使用，但不符合物质依赖的诊断要求。

6C4x.23　物质依赖，持续完全缓解

曾诊断为物质依赖，通常在经过一段时间治疗或其他干预（包括自助干预）后，患者已经完全不使用该物质超过 12 个月。

6C4x.2Z　物质依赖，未特定

物质依赖的其他临床特征：

• 为一种主观感受，对使用物质具有强烈的欲望或渴求，经常（但不总是）伴有物质依赖。

• 当戒断症状作为物质依赖症状表现的一部分时，这些症状必须与该物质已知的戒断症状表现一致。戒断症状的出现和持续时间具有时限性，与使用物质的种类及停止或减少使用该物质前的用量相关。戒断状态必须与中毒后的短暂的生理后遗效应相鉴别。

- 耐受性因个体因素（如既往物质使用史、遗传素质）而存在差异，应当与中毒的初始状态相鉴别（同样表现出显著的个体差异）。当实验室检查结果显示体液中的物质含量很高，但临床上却没有明显的中毒症状时，可能提示耐受。个体对不同物质的心理生理反应产生耐受效应的速度不同，如阿片类中毒引起的呼吸抑制的耐受性可能比镇静作用更早。青少年和年轻人对精神活性物质的耐受性更高，但在停止物质使用停止或减少用量/频率后，其耐受性下降也更快。虽然在物质依赖中观察到的耐受性往往更加严重和持久，但随着一段时间的戒断，耐受性也会降低。

- 物质依赖共病其他某种疾病（如慢性肝病）的个体会对物质的耐受性降低。

- 物质依赖通常与多种躯体、精神健康问题相关，这些健康问题也可在精神活性物质的物质有害性使用模式中出现。考虑到这些躯体、精神健康问题是物质依赖的一部分，因此无需附加精神活性物质使用有害模式的诊断。物质依赖个体常存在某方面或多方面的功能损害（例如工作、家庭责任和育儿），但这并非诊断的必要条件。

- 物质依赖个体共病其他精神行为障碍的比例更高，包括去社会品行障碍、注意缺陷多动障碍、冲动控制障碍、创伤后应激障碍、社交焦虑障碍、广泛性焦虑障碍、心境障碍、精神病性障碍、具有突出脱社会特征的人格障碍及一些阈下症状。共病的模式取决于涉及物质的种类与共同的危险因素和病因。这些精神障碍共病与物质所致精神障碍不同，后者是该物质对中枢神经系统的直接生理作用的结果。

- 频繁或大剂量的物质使用模式在某些亚人群（如青少年）中更为常见。在这些情况下，同辈群体的互动可能是维持物质使用的原因。无论社会因素是否与物质使用行为有关，不应将某亚人群的典型物质使用模式作为物质依赖的证据，必须完全符合物质依赖的必要条件方可诊断。

与正常行为的区别（阈界）：

- 频繁的物质使用（甚至每日使用）并不意味着物质依赖的诊断。必须符合物质依赖的全部必要特征方可作出诊断，如对物质使用的控制能力受损、物质使用优先于其他生活事项，或出现相关生理学特征。

- 存在耐受、戒断等生理反应时有时也被称为"生理依赖"。某些药品的长期应用也有可能发生这些生理反应，例如规范使用阿片类镇痛药、处方药治疗癌痛的患者。但仅存在这些生理反应不足以诊断物质依赖，需要符合对物质使用的控制受损或物质使用优先于其他日常活动等必要特征方可诊断。

病程特征：

- 物质依赖的病程因物质、频率、强度和使用时间而存在差异。依赖综合征的特征可能会被患者的躯体或精神健康损害所掩盖（患者常因这些问题的主诉而频繁寻求治疗）。在物质依赖的病程中，物质使用还可同时引起许多健康状况或疾病。尽管不同物质造成的依赖可伴发一些相同的躯体问题，但大部分伴发的躯体问题都因使用的物质不同而各异。物质的药理作用、对组织和器官的毒性作用或有害的给药途径（如自我静脉注射）可导致躯体健康的不良后果，例如酒精性肝硬化、感染性心内膜炎、HIV/AIDS。

不同年龄阶段的表现：
- 与成年人相比，青少年和年轻人物质依赖可能发展更快，特别是存在物质依赖家族史或其他危险因素者。
- 青少年和年轻人对精神活性物质的耐受性更高，但在停止物质使用停止或减少用量 / 频率后，其耐受性下降也更快。
- 如物质依赖女性在怀孕期间使用精神活性物质，其产下的新生儿也可能出现戒断症状。但是新生儿出现的戒断症状并不是诊断其生母物质依赖的直接依据。
- 一般来说，年长者对物质的耐受力较低。

性别相关特征：
- 男性和女性药物依赖者具有相似的特征，尽管物质使用的强度和产生依赖所需的时间可能存在性别差异。例如，由于性别相关的体重、体质差异，女性在较低的酒精累计摄入量便可出现酒精依赖。
- 在物质使用方面，女性较不容易出现法律问题，因而获得的临床关注较男性少。由于社会态度和禁忌，在临床情境中，女性可能不愿承认其某些物质使用行为。
- 在某些社会中，女性承认某些物质使用在文化上是不被接受的，因而需要特别的探询以获得既往物质使用和依赖的情况。

与其他疾病和正常行为的区别：
- **物质中毒**：间断性或持续性的中毒是物质依赖的典型特征，但不是必需特征。相反，即使频繁发生严重的中毒也不足以诊断物质依赖。如果在某个时间段发现患者同时符合两种诊断，在特殊临床情境（如急诊）情况下，应将物质依赖作为首要诊断，同时给予物质中毒的诊断，例如阿片类依赖与阿片类中毒。
- **物质有害性使用**：物质依赖通常与躯体和精神健康后果相关，这在精神活性物质的有害性使用模式中也可以见到。缺乏物质依赖的必要特征，物质使用对个体 / 其他人的躯体、精神健康造成明显损害时可诊断为精神活性物质有害性使用，不应同时诊断精神活性物质的有害性使用模式和物质依赖。
- **物质戒断**：由于存在物质依赖，多数物质依赖个体在停止或减少物质使用时会出现物质戒断。此种情况应同时诊断物质依赖和物质戒断。然而，在物质依赖诊断不成立的情况下也可以诊断物质戒断，如在停止规范使用阿片类镇痛药处方治疗后出现戒断反应，患者并不伴有物质依赖的其他必要特征。

注意：物质戒断仅适用于某些种类物质（表13）。

• **物质所致精神障碍**：间断性或持续性的物质使用影响可包括物质所致精神障碍。此种情况应同时诊断物质依赖和相关的物质所致精神障碍，例如酒精依赖与酒精所致谵妄。

注意：特定类型的物质所致精神障碍（例如物质所致情感障碍）仅适用于某些物质种类（表14）。

物质中毒

根据物质种类，有以下诊断类别：

- 6C40.3 酒精中毒
- 6C41.3 大麻中毒
- 6C42.3 合成大麻素类中毒
- 6C43.3 阿片类中毒
- 6C44.3 镇静、催眠或抗焦虑药物中毒
- 6C45.3 可卡因中毒
- 6C46.3 兴奋剂中毒（包括苯丙胺类，甲基苯丙胺或甲卡西酮）
- 6C47.3 合成卡西酮类中毒
- 6C48.2 咖啡因中毒
- 6C49.3 致幻剂中毒
- 6C4A.3 尼古丁中毒
- 6C4B.3 挥发性吸入剂中毒
- 6C4C.3 MDMA 或相关物质中毒（包括 MDA）
- 6C4D.3 分离性药物中毒（包括氯胺酮或 PCP）
- 6C4E.3 其他特定精神活性物质中毒
- 6C4F.3 多种特定精神活性物质所致中毒
- 6C4G.3 不明或未特定精神活性物质所致中毒

核心（必要）特征：

• 在使用某种物质期间或不久后，发生短暂的、具有临床意义的意识、认知、感知、情感、行为或运动协调异常。

• 症状需要符合已知的药理作用，而症状的严重程度一般和物质使用的量相关。

• 中毒症状具有时限性，随着物质从体内清除而减弱。

12

- 上述症状无法用其他躯体疾病（表 15）或精神行为障碍（包括其他物质使用所致障碍）更好地解释。

注意：表 16 罗列了不同药理学作用引起的物质中毒的重要表现。

表 15　可能导致物质中毒类似症状的躯体疾病示例

- 头部外伤（伴或不伴脑挫伤、颅内出血或血肿）
- 脑膜炎和脑炎
- 糖尿病酮症酸中毒或低血糖
- 肝性或代谢性脑病
- 威尔尼克脑病
- 电解质紊乱
- 缺氧或高碳酸血症
- 系统性感染

中毒严重程度的标注：

根据具体的临床情况及相关信息，物质中毒的严重程度可分为轻度、中度与重度。中毒的严重程度通常与物质的使用剂量、使用途径、半衰期和物质作用的持续时间相关，也受个体差异（如体重或物质代谢差异）的影响。对该物质或同类物质已有耐受的个体，其严重程度相应降低，合并某些影响药代动力学因素的躯体疾病的个体（如肾或肝功能不全患者），对物质中毒的敏感性更高、症状持续时间更长。

某些物质可通过特定方法检测其在体液（如血液、尿液）中的浓度，检测结果可作为临床管理的重要依据。然而中毒的严重程度应根据临床评估来确定，而不仅仅依靠体内是否存在物质及其水平。

物质中毒的医学干预水平因中毒的严重程度和物质种类而不同，包括严密观察、紧急干预以预防死亡或永久性伤害等（如拮抗剂治疗、插管等）。

在作出合理的物质中毒诊断后，可使用下列扩展编码"X"对中毒的严重程度进行标注。

XS5W　轻度

轻度物质中毒表现为存在临床可识别的心理生理功能和反应（如运动协调、注意力、判断力）的紊乱状态，具体表现因物质种类而异，但对意识水平无影响或影响较轻。

XS0T　中度

中度物质中毒表现为存在明显的心理生理功能和反应（如运动协调、注意力、判断力）的紊乱状态，具体表现因物质种类而异，对与之相关的功能有实质性的损害，存在一定程度的意识水平紊乱。

XS25　重度

重度物质中毒表现为存在显著的心理生理功能和反应（如运动协调、注意力、判断力）的紊乱状态，具体表现因物质种类而异。存在明显的意识水平紊乱。重度物质中毒患者的功能损害严重，可能无法自我照顾或自我保护，无法交流及配合评估和干预。

注意：作出诊断后，可在其类别编码后使用扩展编码，中间用安普生符号（&）衔接，例如，6C40.3&XS0T 表示酒精中毒，中度；6C41.3&XS5W 表示大麻中毒，轻度。

针对物质中毒的其他临床特征：

• 多种精神活性物质同时使用，无论药理作用是否相同，可能会因相互作用而加剧或改变中毒的症状表现。在使用多种精神活性物质时，要确定引起中毒的具体物质并不容易。在无法确定病因学物质的情况下，可以诊断多种精神活性物质（包括药品）所致精神障碍。如果患者使用多种精神活性物质，但可以确定某个特定物质是中毒的主要原因，则应诊断为特定物质所致精神障碍。

• 物质中毒可能合并其他躯体情况或疾病导致的意识、认知、感知、情感、行为或运动协调水平的损害，可能需要纵向评估以确定心理生理功能或反应紊乱的病因。

• 当最初不明使用的是何种物质时，可诊断不明或未特定精神活性物质的物质中毒。在收集到更多信息后（例如实验室检查结果、来自知情人报告）应更改诊断为特定物质所致的中毒。

与正常状态的区别（阈界）：

• 确定物质在血液、唾液、尿液和其他体液中的含量对于物质中毒的临床处理至关重要。然而，体液中精神活性物质的阳性检测结果并不代表物质中毒。

病程特征：

• 物质中毒的表现因用药途径、物质吸收及其他药代动力学因素而异。虽然口服中毒也可在数分钟发生，但一般来说，鼻吸和静脉注射中毒发生的速度更快。中毒的速度与使用物质的具体种类相关。

• 物质中毒是一种短暂的状态，其持续时间取决于多种因素，包括：①使用物质的剂量；②特定物质的半衰期和作用时间；③服用物质的剂型，如是否为缓释剂对中毒的持续时间有较大影响；④中毒可持续数分钟至数天，在吸收峰值后，其强度随时间而逐步减轻，无进一步物质使用的情况下症状会逐渐消失。

文化相关特征：

• 在不同环境中，即使使用相同剂量的物质，中毒的程度和表现也可存在差异。这些差异与使用者对物质效应的期待和看法，以及文化环境对物质相关效应的接纳程度有关。这些因素共同导致中毒表现的文化差异。

• 中毒与种族相关的遗传学易感性差异相关，相对于其他物质，关于文化、民族相关遗传因素对酒精的影响的证据更多。

12

不同年龄阶段的表现：

• 未使用过某种物质的个体（包括青少年）在使用较低水平的该物质时就可出现中毒的特征，这表示该人群具有较低的躯体耐受性和获得耐受性。

• 老年人群对酒精和某些物质的耐受性也较年轻人低。

性别相关特征：

• 引起中毒所需的物质使用量和时间在不同性别间可存在差异，这与男女性体重和体质差异相关。

• 不同性别的中毒行为表现可不同，这不仅与男女性的生理差异有关，也与文化和角色期望不同相关。

与其他疾病和状况的区别（鉴别诊断）：

• **单次有害性精神活性物质使用和精神活性物质有害性使用模式：**这两种疾病均表现为物质使用导致了对个体躯体或精神健康（包括物质所致精神障碍）的损害，或导致了对他人健康造成损害的行为。中毒通常可以完全恢复，如果中毒引起了并发症，如损伤、缺氧、长期多动或缺乏活动或其他的组织损伤，应诊断为有害性使用（单次或使用模式）。如果在临床情境（如急诊室）中发现与此两种情况均密切相关，可在诊断精神活性物质单次有害性使用的基础上同时予以物质中毒的诊断。

• **物质依赖：**间断性或持续性物质中毒是物质依赖的典型特征。如果发现患者同时符合两种诊断的诊断要求，应诊断物质依赖，同时诊断物质中毒，例如阿片类依赖、阿片类中毒。

• **物质戒断：**物质戒断是在生理性依赖或长期、大量使用某种物质的情况下，停止或减少该物质的用量时发生，而物质中毒是在使用物质的过程中或使用不久后发生。此外，特定种类的物质中毒和戒断症状也显著不同。有关物质中毒的特定症状请参见表16；有关物质戒断的特定症状请参见表17。

• **物质所致谵妄：**谵妄的特征是急性出现的注意力和意识紊乱，症状在一天中具有波动性，可伴随其他认知障碍，也可存在睡眠 – 觉醒周期异常。谵妄可由物质中毒或戒断引起，当谵妄的症状是由物质中毒引起时，除诊断物质中毒外，还应同时诊断物质所致谵妄。

注意：物质所致谵妄仅适用于某些物质或种类（表14）。

• **其他物质所致精神障碍：**当精神行为障碍的症状出现在物质中毒时，只有当症状超过某种物质（表16）中毒症状的强度、持续时间，且症状严重到需要额外临床关注时，才应诊断物质所致精神障碍。

• **其他躯体情况或疾病：**各种躯体状况或疾病可产生与物质中毒相似的症状（表15），某些情况会危及生命，需立刻进行干预。物质使用的证据（例如实验室阳性结果）并不意味着不存在共病其他躯体状况或疾病的可能。在评估物质中毒时必须考虑到这些情况。某些躯体状况或疾病也可增加或延长中毒的持续时间，如中毒症状持续存在，超出了该物质药理作用的解释范围，则提示存在其他健康情况或疾病。如能确定物质中毒与其他躯体状况或疾病共同存在，则应作出两种诊断。

- **药物过量：** 当使用精神活性物质导致药物过量的症状，例如昏迷、威胁生命的心脏或呼吸抑制时，应同时作出物质有害性效应相关诊断（位于《损伤、中毒和外因的某些其他后果》章节中）。

表16列出了各种物质中毒导致的意识、认知、感知觉、情感、行为或运动协调等方面异常。这些症状是由该物质的药理作用引起，其强度与物质的用量、途径、该物质与其他物质（包括药品）的相互作用以及物质作用的持续时间密切相关。中毒症状具有时限性，随着物质从体内清除而逐渐消失。

表 16 各类物质中毒的常见特征

物质种类	中毒相关常见特征
酒精	酒精中毒的临床特征可包括：注意力受损、行为不当或攻击行为、心境及情感不稳、判断力受损、运动协调受损、步态不稳、细微眼球震颤和言语含糊不清。中毒严重者可出现昏睡或昏迷。酒精中毒可增加自杀观念或自杀行为的风险。 **其他特征：** · 酒精中毒可伴随社交功能受损 · 低剂量饮酒所致的酒精中毒对运动协调、判断力的损害也能严重影响机动车辆的安全驾驶，是交通事故的重要危险因素 · 酒精的脱抑制作用与自杀企图或自杀成功的风险增加有关 · 较高的酒精血液水平（如 > 150 mg/dL）与昏睡及昏迷相关，酒精血液水平超过 250 mg/dL 可导致呼吸抑制、心律不齐及死亡 · 耐受性低及伴有躯体疾病的个体更容易发生昏睡与昏迷 · 中毒症状越严重，发生遗忘事件的可能性越高 · 酒精中毒的某些症状与其他物质（如镇静、催眠、抗焦虑药及阿片类）中毒类似，即使存在酒精使用的证据（如患者呼吸时有酒气）也不能排除其他物质中毒的可能
大麻或合成大麻素类	大麻或合成大麻素类中毒的临床特征包括：过度的欣快感、注意力与判断力受损、感知觉改变（例如"轻飘飘"的感觉，或时间感知觉异常）、社交行为改变、食欲增加、焦虑、体验增强、短期记忆障碍和迟缓。体征包括结膜充血（红色或充血的眼睛）和心动过速。 **其他特征：** · 该类物质中的主要精神活性物质是 δ–9 四氢大麻酚（THC），大麻中毒的典型表现是意识、认知、感知觉、情感、行为或运动协调功能紊乱。尽管大麻制品中（如大麻叶、大麻芽、"哈希什"和大麻油）也存在其他各种大麻样物质，大麻中毒的症状表现主要与 THC 水平相关 · 合成大麻素类中毒可引起谵妄或急性精神病性障碍 · 经常发生的高效价大麻或合成大麻素类中毒，可能导致精神病性障碍增加的长期风险 注意：医用性大麻素，如大麻酚和大麻二酚，可用于解痉药、抗焦虑药或镇痛药，一般不会或很少发生中毒。但一般实验室检查无法区分这些不同类型的大麻

12

物质种类	中毒相关常见特征
阿片类	阿片类中毒的临床特征包括：嗜睡、昏睡、情绪变化（如欣快感、随后出现情感淡漠和烦躁不安）、精神运动性迟缓、判断力受损、呼吸抑制、言语含糊不清及记忆和注意力受损。严重的中毒可导致昏迷。阿片类中毒的特征是瞳孔收缩（针尖样瞳孔），但合成阿片类引起的中毒，该体征也可不明显。 **其他特征：** · 阿片类严重中毒可因严重的呼吸抑制导致死亡。高效价阿片类（如芬太尼）更容易导致过量，耐受性下降（如脱毒治疗后）的个体，或已产生耐受性的个体在新环境下使用该物质更容易发生中毒 · 阿片类中毒的临床特征与酒精和镇静、催眠或抗焦虑药中毒有某些相似性。即使存在酒精使用的证据（如患者呼吸时有酒气）也不能排除存在其他物质中毒的可能 · 有条件时，需要对可能导致中毒的物质或其代谢物进行相关的实验室检测，以明确中毒的具体物质种类 · 在某些诊疗环境中（如急诊室），可凭经验使用阿片类药物拮抗剂（如纳洛酮）来鉴别阿片类与其他物质中毒
镇静、催眠或抗焦虑药物	镇静、催眠或抗焦虑药物中毒的特征可包括：嗜睡、判断力受损、不当的行为（包括性行为或冲动行为）、言语含糊、运动协调受损、步态不稳、心境变化以及记忆、注意力和专注力的受损。可出现一些体征，常见的如眼球震颤（反复而无法控制的眼动）。在严重中毒时，可出现木僵甚至昏迷。 **其他特征：** · 镇静、催眠或抗焦虑药物中毒可损害记忆，表现为对中毒期间的顺行性遗忘 · 镇静、催眠或抗焦虑药物通常是处方药，即使治疗剂量也可引起老年人及合并其他躯体疾病者中毒 · 镇静、催眠或抗焦虑药物的中毒特征与酒精、阿片类中毒相似，即有使用酒精的证据（如患者呼吸时有酒气），也不能排除合并镇静、催眠或抗焦虑药物中毒 · 有条件时，需要对可能导致中毒的物质或其代谢物进行相关的实验室检测，以明确中毒的具体物质
可卡因	可卡因中毒的临床特征包括：过分的情感高涨、焦虑、愤怒、注意力受损、过度警觉、精神运动性激越、偏执观念（有时可达到妄想程度）、听幻觉、意识模糊以及社交行为改变，亦可出现出汗、寒战、恶心或呕吐、心悸胸痛等。体征可包括心动过速、血压升高和瞳孔扩大。 **其他特征：** · 在少数情况下，通常在严重中毒时，可导致抽搐发作、肌无力、运动障碍或肌张力障碍
兴奋剂（包括苯丙胺类、甲基苯丙胺和甲卡西酮）	兴奋剂中毒的临床特征包括：焦虑、愤怒、注意力受损、过度警觉、精神运动性激越、偏执观念（可达到妄想程度）、短暂的听幻觉、一过性的意识模糊及社交行为改变。亦可出现出汗、寒战、恶心或呕吐与心悸。体征包括：心动过速、血压升高、瞳孔扩大、运动与肌张力障碍及皮肤溃疡。 **其他特征：** · 在少数情况下，通常是严重中毒时，苯丙胺类、甲基苯丙胺和甲卡西酮等兴奋剂可导致抽搐发作

续表

物质种类	中毒相关常见特征
合成卡西酮类	合成卡西酮类中毒的临床特征包括：焦虑、愤怒、注意力受损、过度警觉、精神运动性激越，偏执观念（可达到妄想的程度）、短暂的听幻觉、一过性的意识模糊、社交行为改变，亦可出现出汗、寒战、恶心或呕吐、心悸。体征包括：心动过速、血压升高、瞳孔扩大、运动和肌张力障碍及皮肤溃疡。 **其他特征：** · 在少数情况下，通常在严重中毒时合成卡西酮类可导致抽搐发作
咖啡因	咖啡因中毒可表现为以下特征：坐立不安、焦虑、兴奋、失眠、面色潮红、心动过速、多尿、胃肠道症状、肌震颤、精神运动性激越，出汗、寒战、恶心及呕吐。可发生心律失常。通常，在较高的咖啡因摄入量（例如每天＞1g）时更容易发生咖啡因中毒。 **其他特征：** · 咖啡因及其相关生物碱（例如茶中的可可碱）存在于各种经常和普遍消费的食物（例如巧克力、可乐果）、饮品（例如碳酸饮料和瓜拉那）和营养补充剂（例如某些药片、维生素营养品）中 · 极高剂量的咖啡因摄入（例如＞5g）可导致呼吸窘迫或抽搐发作，甚至致命
致幻剂	致幻剂中毒可表现为以下特征：幻觉、妄想、感知觉的变化，如人格解体、现实解体或"联觉"（synesthesias，感觉的混淆，例如视觉刺激带来嗅觉体验）、焦虑、抑郁或焦虑情绪、牵连观念、偏执观念、判断力受损，以及心悸、出汗、视物模糊、震颤和共济失调。亦可出现一些体征，包括：心动过速、血压升高和瞳孔扩大。 **其他特征：** · 在少数情况下，致幻剂中毒可能会增加自杀行为
尼古丁	尼古丁中毒可表现为以下特征：烦躁不安、精神运动性激越、焦虑、冷汗、头痛、失眠、心悸、皮肤感觉麻木、恶心、呕吐、腹部痉挛、意识模糊、怪异的梦境、口腔灼烧感和流涎。 **其他特征：** · 尼古丁中毒更常见于吸烟的新手，或使用其他形式获取尼古丁（例如电子烟或"vaping"）的个体，这些个体通常尚未获得耐受性，接受高于推荐剂量尼古丁治疗的个体也可发生中毒 · 在少数情况下，可能会出现偏执观念、感知觉紊乱、抽搐或昏迷
挥发性吸入剂	挥发性吸入剂中毒可表现为以下特征：欣快感、判断力受损、冲动、嗜睡、木僵或昏迷、头晕目眩、震颤、运动不协调、言语含糊、步态不稳，以及情感淡漠、精神运动性迟缓和视力障碍。亦可发生肌无力和复视。 **其他特征：** · 有意或无意接触各种挥发性吸入剂（如胶水、汽油、丁烷和油漆）会引发挥发性吸入剂中毒的症状 · 有意的挥发性吸入剂中毒通常涉及从封闭容器中"嗅吸"或"抽吸"物质，这种做法可能导致缺氧、缺氧性脑损伤以及遗留其他的神经系统后遗症 · 使用挥发性吸入剂可能导致心律失调、心搏骤停和死亡

12

物质种类	中毒相关常见特征
挥发性吸入剂	· 含铅的吸入剂（例如某些形式的汽油／机油）可能引起意识模糊、易激惹、昏迷和抽搐发作 · 使用挥发性吸入剂在青少年和年轻人中更常见，这是由于挥发性吸入剂比其他精神活性物质更易获得
MDMA 或相关物质，包括 MDA	MDMA 或相关物质中毒可表现为以下特征：性兴趣和性活动的增加或不适当，焦虑、坐立不安、激越和多汗。 **其他特征：** · 在少数情况下（通常在严重中毒时，使用 MDMA 或相关物质），可导致肌张力障碍和抽搐发作。已知 MDMA 及相关物质使用可并发猝死（尽管罕见）
分离性药物，包括氯胺酮和 PCP	分离性药物中毒可表现为以下特征：行为的攻击性、冲动性、不可预测性，焦虑、精神运动性激越、判断力受损、感觉迟钝或对疼痛的反应性减弱、言语含糊和肌张力障碍。亦可出现一些体征，包括：眼球震颤（重复、不受控制的眼球运动）、心动过速、血压升高、麻木、共济失调、构音障碍和肌强直。 **其他特征：** · 在极少数情况下，使用包括氯胺酮和 PCP 在内的分离性药物可导致抽搐发作 · 尽管 PCP 水平可通过实验室检查测定，但其与意识、认知、感知、情感、行为或运动协调紊乱的严重程度相关性较低

物质戒断

12

根据物质种类，可用的诊断类别：

- 6C40.4　酒精戒断
- 6C41.4　大麻戒断
- 6C42.4　合成大麻素类戒断
- 6C43.4　阿片类戒断
- 6C44.4　镇静、催眠或抗焦虑药物戒断
- 6C45.4　可卡因戒断
- 6C46.4　兴奋剂戒断（包括苯丙胺类、甲基苯丙胺或甲卡西酮）
- 6C47.4　合成卡西酮类戒断
- 6C48.3　咖啡因戒断
- 6C4A.4　尼古丁戒断
- 6C4B.4　挥发性吸入剂戒断
- 6C4C.4　MDMA 或相关物质戒断，包括 MDA
- 6C4E.4　其他特定精神活性物质戒断

- 6C4F.4 多种特定精神活性物质戒断
- 6C4G.4 不明或未特定精神活性物质的戒断

核心（必要）特征：

- 对某物质产生依赖或长期、大量使用该物质的个体，在停止或减少使用该物质后，出现的一组显著的临床症状、行为和/或生理学特征。注意：即使在标准治疗剂量下使用处方类精神活性药品（例如处方阿片类药品、抗焦虑药和兴奋剂），也可发生物质戒断。

- 物质戒断的具体表现取决于特定物质种类的药理性质，且已知的与减少或停止特定物质或同组药理学机制的其他物质的使用后会产生的症状相一致。症状的严重程度和持续时间也因物质的种类及先前的用量和使用模式而异。

- 上述症状无法用其他疾病或其他精神行为障碍更好地解释。

注意：物质戒断的诊断仅适用于某些物质或物质种类（表13）。表17列出了每种物质出现物质戒断时最常见的症状、行为和/或生理学特征。

物质戒断临床表现的标注：

由于戒断症状的临床多样性，下列标注适用于酒精戒断（6C40.4），镇静、催眠或抗焦虑药物戒断（6C44.4）和其他（6C4E.4）、多种（6C4F.4）和非特定（6C4G.4）精神活性物质所导致的戒断反应。下文编码第4位中的x指代不同的物质类别（例如0指代酒精）。

6C4x.40 单纯物质戒断

符合物质戒断的所有诊断要求，且戒断状态不伴有感知觉紊乱或抽搐发作。

6C4x.41 物质戒断，伴知觉紊乱

符合物质戒断的所有诊断要求，且戒断状态伴有知觉紊乱（例如视幻觉、触幻觉、或错觉），现实检验能力完整。没有神志模糊的证据，且不符合谵妄的诊断要求。戒断状态不伴有抽搐发作。

6C4x.42 物质戒断，伴抽搐

符合物质戒断的所有诊断要求，戒断状态伴抽搐（即全面强直－阵挛发作），但不伴有感知觉紊乱。

6C4x.43 物质戒断，伴知觉异常及抽搐

符合物质戒断的所有诊断要求，戒断状态伴有抽搐发作（即全面强直－阵挛发作），且伴有感知觉紊乱（例如视幻觉、触幻觉、或错觉），现实检验能力完整，不符合谵妄的诊断要求。

6C4x.4Z 物质戒断，非特定

物质戒断的其他临床特征：

- 某些物质戒断的特异性特征与该物质中毒时的表现相反（表17）。

12

- 物质的戒断症状可因戒断反复出现（俗称"点燃"）、或因年龄增长或共病其他疾病而变得严重。

- 当无法明确所使用的物质时，可诊断为不明或未特定精神活性物质戒断。在收集到更多信息后（例如实验室检查结果、来自知情人报告）应更改诊断为特定物质所致的戒断症状。

与正常状态的区别（阈界）：

- 只有当症状与停止或减少使用特定物质或具有类似药理作用的物质发生的症状一致时，才能诊断物质戒断（表17）。近期停止或减少使用，以及存在各种非特异性的短暂症状，并不足以作出物质戒断的诊断。

- 戒断症状应与中毒的短暂生理性滞后效应（"后遗效应"）区分。例如，如果在使用酒精，镇静、催眠或抗焦虑药物，MDMA 或其他相关药物之后，仅有心境低落和精力减退且不存在其他物质戒断的症状，则不应作出物质戒断的诊断。区分物质戒断与"后遗效应"时，应考虑是否存在一系列特定的不同种类的精神活性物质的相关症状（表17）、物质使用的频率、使用量和使用时间以及是否存在物质依赖。

- 部分曾有物质依赖史的个体可能在停止使用该物质的数月之后产生与物质戒断相似的症状，特别是当个体遇到既往与物质使用相关的刺激（例如吸毒用具）和场景（例如频繁使用的场所）时。这些症状比在戒断状态期间观察到的症状更短暂，并且仅在与相关刺激和场景接触时表现，此时不应诊断为物质戒断。

病程特征：

- 物质戒断的病程具有时限性。影响物质戒断的特征和病程的因素包括：①如果存在物质依赖，其严重程度；②在物质停止或减少使用前的剂量、使用频率、持续时间；③该物质的半衰期和作用持续时间；④是否存在共病和代谢异常。

文化相关特征：

- 戒断症状很大程度上取决于物质的精神药理学作用。然而，特定的文化背景可能会更加强调某些特别的戒断症状，而这可能会导致鉴别诊断困难。此外，不同文化对戒断的定义也有所不同。

与其他障碍和情况的区别（鉴别诊断）：

- **物质依赖：**根据物质的不同，许多具有物质依赖的个体在停止使用或减少使用量时出现物质戒断，此时应该同时诊断物质依赖和物质戒断。但是物质戒断的诊断可独立于物质依赖，例如停止使用合理医疗用途的阿片类镇痛药时出现的戒断症状，没有物质依赖的必要特征。

- **物质中毒：**物质中毒在物质使用后立即或一段时间后发生。相反，物质戒断是在已经形成依赖、长期或大量使用该物质后，在停止、减少使用时发生。此外，特定物质的中毒和戒断综合征通常表现各异。有关各种特定物质中毒症状的描述，请参阅表 16。有关各种特定物质戒断症状的描述，请参阅表 17。

- **物质所致谵妄：**谵妄的特点是在短时间内出现的注意力和意识的紊乱，且症状在一天内波动，可伴有其他认知障碍。也可存在睡眠 – 觉醒周期的紊乱。谵妄可能由物质中毒或物质戒断引起。当谵妄的症状可归因于物质戒断时，应在物质戒断的诊断之外作出物质所致谵妄的伴随诊断。

注意：物质所致谵妄仅适用于某些物质或物质种类（表 14）。

- **物质所致精神障碍：**若在物质戒断症状的基础上出现某种精神行为障碍的症状，作出物质所致精神障碍的诊断需满足以下条件：症状的强度和持续时间超过某种物质（表 17）通常的戒断时间，且症状表现明显超过通常的戒断症状并严重到足以引起临床关注。在这种情况下，如果戒断症状持续，可同时作出物质戒断和物质所致精神障碍的诊断。

- **其他精神行为障碍：**许多物质戒断的伴随症状与各种精神行为障碍的特异性症状相似（例如抑郁症状、焦虑症状）。如果症状出现与停止或减少物质使用之间存在密切的时间关联，则这些症状可被视为物质戒断的部分症状特征。但更为重要的是甄别症状是否能被另一种原发性精神行为障碍更好地解释。支持原发性精神障碍诊断的证据包括：物质使用开始之前就出现症状、症状持续时间明显超过预期的戒断综合征时间或在物质使用前已经存在的其他原发性精神障碍的证据（如与物质使用无关的发作史）。

- **其他躯体疾病：**与物质戒断相关的各种症状（例如恶心、干呕或呕吐、抽搐发作、腹部痉挛、腹泻、多汗、直立性低血压、心率降低或增加、咳嗽、睡眠中断）在与其他疾病的特征性症状的鉴别上可能存在困难。物质戒断的症状与特定物质的停用有时间上的先后关系，且随着时间的推移而减轻。

- **孕期烟草、酒精或其他成瘾药物使用对胎儿或新生儿影响：**《ICD–11 围产期出现的特定情况》章节包含孕期使用烟草、酒精或其他药物对胎儿或新生儿影响的诊断类别。如果新生儿表现出某个物质种类相关的物质戒断特征，可在《ICD–11 围产期出现的特定情况》的诊断之外，同时作出相应的物质戒断的诊断，这有助于为成瘾的治疗提供指导。

物质戒断是指长期或大量物质使用、或已产生依赖的个体在停止或减少使用该物质后出现的一组行为和生理学特征表现的症状群，表现因严重程度和持续时间而异。物质戒断的诊断仅适用于某些物质和物质种类（表 13）。物质使用所致障碍中可能发生物质戒断状态的特异表现，表 17 列出这些特征。

表 17　各类物质戒断的常见特征

物质名称	物质戒断的特异性表现
酒精	酒精戒断可表现为以下特征：自主神经过度兴奋（例如心动过速、血压升高、多汗），手震颤增多，恶心，干呕或呕吐，失眠，焦虑，精神运动性激越，抑郁或烦躁心境，短暂的错觉或幻觉（视、触、听觉）以及注意力不集中。少数情况下，戒断状态可并发全身性强直性抽搐发作。 **其他特征：** · 酒精戒断通常发生于末次饮酒后，酒精血清浓度下降的 6 ~ 12 h 内。症状的类型、严重程度、出现时间及持续时间与停止或减少酒精使用前的持续时间及使用量有关。 · 轻度或中度的戒断特征通常在停止使用酒精后持续 3 ~ 7 d，包括：自主神经过度兴奋、手震颤、焦虑、失眠、恶心、呕吐以及头痛。中度戒断的特征也可能包括：短暂的视、触或听的错觉或幻觉，注意力不集中和精神运动性激越。 · 1% ~ 3% 的酒精戒断患者可并发强直 – 阵挛型的抽搐发作，通常在末次使用酒精后的 6 ~ 48 h 内以单次发作的形式出现。即使存在病前癫痫症、其他颅内病变或同时使用其他物质的证据，也不能排除酒精戒断的推定诊断。 · 大约 2% 的酒精戒断患者可进展出现一种严重的综合征，称为震颤性谵妄（delirium tremens, DTI）。其特征包括：意识模糊和定向障碍、妄想、长时间的幻觉（视、触、听觉）。当谵妄存在时，应同时作出酒精所致（induced）谵妄的诊断。酒精戒断期间出现抽搐发作是谵妄的危险因素。与不伴有谵妄的酒精戒断相比，未经识别或治疗的酒精戒断期间伴发谵妄的个体病死率显著增加。 · 一些与酒精戒断相关的症状（如自主神经过度兴奋、焦虑、失眠）可在完全停用酒精的数月内反复出现或持续存在，特别是当患者接触与酒精相关的刺激时（被称为"条件性戒断状态"）。仅有这些持续性症状不足以符合酒精戒断的诊断要求。
大麻	大麻戒断可表现为以下特征：易激惹、愤怒或攻击性行为、抖动、失眠、烦躁不安、焦虑、抑郁或烦躁情绪、食欲减退和体重减轻、头痛、出汗或发冷、腹部绞痛和肌肉酸痛。 **其他特征：** · 大麻戒断的病程和严重程度与减少或停止使用前的大麻的类型、作用强度、使用剂量、使用频率及使用时间有关。 · 大麻戒断通常在停止或减少大麻使用后的 12 h ~ 3 d 内发生。症状的强度通常在 4 ~ 7 d 达到峰值，并持续至完全停止使用后的 1 ~ 3 周。但大麻戒断症状的持续时间也可能更短，如在某些情况下可能只持续几天。 · 当大麻戒断与其他精神障碍同时发生时，其他精神障碍的表现（例如心境不稳）可能更为严重。
合成大麻素类	合成大麻素类戒断可表现为以下特征：易激惹、愤怒、攻击性、抖动、失眠、噩梦、烦躁不安、焦虑、情绪低落以及食欲的紊乱。在戒断的早期，可能伴随着药物中毒的残留特征，如偏执观念、听幻觉和视幻觉。 **其他特征：** · 合成大麻素类戒断的病程和严重程度与减少 / 停止使用前的合成大麻素的类型、作用强度、用量、使用频率和使用时间有关。 · 合成大麻素类的戒断症状通常持续至完全停止使用后的 1 ~ 3 周。

12

物质名称	物质戒断的特异性表现
阿片类	阿片类戒断可表现为以下特征：烦躁心境、对阿片类的渴求、焦虑、恶心、呕吐、腹部绞痛、肌肉酸痛、哈欠、出汗、潮冷潮热、流泪、流涕、嗜睡（通常在初始阶段）或失眠、腹泻、鸡皮疙瘩和瞳孔扩大。 **其他特征：** · 阿片类戒断的严重程度和病程受许多因素的影响，包括服用所使用的阿片类类型、半衰期及作用时间，以及停用或减少阿片类使用前其剂量、频率和持续时间，既往阿片类戒断的体验以及对戒断综合征严重程度的预期。 · 短效阿片类（如注射使用海洛因或吗啡）的戒断状态通常在停止使用后的 4～12 h 内出现，并可持续 4～10 d。 · 较长效阿片类（如可待因、羟考酮以及具有类似药理学作用的物质）的戒断状态可能在停止使用后的 2～4 d 内都不明显，但可持续 1～2 周。 · 长效药物（如美沙酮等）的戒断状态可能会在停止使用后持续长达 2 个月。 · 阿片类的戒断症状分为 3 个不同的阶段。在早期，通常表现为流泪、流涕和打哈欠。之后出现潮冷潮热、肌肉酸痛和腹部绞痛，也可出现鸡皮疙瘩和瞳孔扩大。后期主要表现为对阿片类的渴求。 · 如果使用阿片类治疗慢性疼痛，其戒断可出现疼痛的反复甚至加重。 · 阿片类的戒断较少出现严重并发症。体液流失偶尔可导致肾功能损害。阿片类戒断期间的死亡非常罕见。
镇静、催眠和抗焦虑药物	镇静、催眠或抗焦虑药物的戒断可表现为以下特征：焦虑、精神运动性激越、失眠、手震颤增加、恶心、呕吐以及短暂的错觉或幻觉（视、触、听觉）。可出现自主神经过度兴奋的体征（例如心动过速、高血压、出汗）或直立性低血压。其戒断状态可并发抽搐发作。 **其他特征：** · 镇静、催眠或抗焦虑药物戒断的严重程度和病程与停止或减量前使用的药物品种、作用时间和半衰期、用量、频率、使用时间有关。 · 短效药物的戒断状态通常在停止使用后的 12～24 h 内出现，并可持续长达 14 d。而长效药物的戒断状态可延迟至 3～5 d 出现，并可能持续数周。 · 镇静、催眠或抗焦虑药物的戒断可并发单次或多次的强直－阵挛型抽搐发作。 · 镇静、催眠或抗焦虑药物的戒断可能会发展为非常严重的谵妄（特别是未经治疗时），其特征是意识模糊、定向障碍、妄想以及长时间的视、触或听幻觉。此时应同时诊断镇静、催眠或抗焦虑药物所致谵妄。 · 戒断并发的后遗症包括癫痫持续状态、呼吸功能不全和肾功能衰竭。 · 一些戒断样症状可在完全停止使用物质后仍持续数月，例如焦虑、短暂的幻觉或错觉、现实解体。
可卡因	可卡因戒断可表现为以下特征：烦躁心境、易激惹、乏力、精神运动性迟滞、逼真的噩梦、失眠或多睡、食欲增加、焦虑、精神运动激越或迟滞以及对可卡因的渴求。 **其他特征：** · 可卡因戒断的早期症状是一种烦躁不安和精力缺乏的状态，表现为情绪低落、易激惹、乏力、慵懒和嗜睡，通常在停用后的 6～24 h 内发生。 · 戒断状态可持续长达 7 d。戒断后期表现为对可卡因强烈的渴求。 · 可能会出现自杀意念，尤其在出现明显的烦躁心境时。 · 部分特征可能从可卡因的中毒效应一直持续至可卡因戒断刚发生时，如多动、偏执观念和听幻觉。

12

物质名称	物质戒断的特异性表现
兴奋剂（包括苯丙胺类、甲基苯丙胺和甲卡西酮）	兴奋剂戒断的表现特征可包括烦躁心境、易激惹、乏力、失眠或嗜睡（更为常见）、逼真的噩梦、食欲增加、精神运动性激越或迟滞以及对苯丙胺或相关兴奋剂的渴求。 **其他特征：** · 兴奋剂戒断通常在停用后的 24 h ~ 4 d 内出现，表现为典型的烦躁心境和精力减退的一种状态，主要为情绪低落、易激惹、疲劳、慵懒和嗜睡。 · 兴奋剂戒断的病程和严重程度与停用前兴奋剂的类型、用量、频率和使用时间有关。 · 兴奋剂戒断的第一阶段通常持续 7 ~ 14 d，主要表现为情绪低落、精神萎靡和嗜睡。此阶段后，主要表现为易激惹、对兴奋剂的渴求，并可持续 6 ~ 8 周。 · 部分特征可能从兴奋剂的中毒效应一直持续至兴奋剂戒断发生时，如多动、偏执观念、听幻觉。
合成卡西酮类	合成卡西酮类的戒断可表现为以下特征：烦躁心境、易激惹、乏力、失眠或嗜睡（更为常见）、逼真的噩梦、食欲增加、精神运动性激越或迟滞以及对包括合成卡西酮类在内的兴奋剂的渴求。
咖啡因	咖啡因戒断的特征可表现为：头痛、明显的乏力或困倦、易激惹、抑郁或烦躁心境、恶心、呕吐以及注意力不集中。 **其他特征：** · 咖啡因戒断的严重程度和持续时间与停止使用前的咖啡因的使用量、频率、持续时间相关。 · 咖啡因戒断的发生通常在完全停止使用咖啡因后的 12 ~ 48 h 内，可持续长达 7 d。
尼古丁	尼古丁戒断的特征可表现为：烦躁或抑郁情绪、失眠、易激惹、愤怒、焦虑、专注困难、坐立不安、心动过缓、食欲增加以及对烟草或其他含尼古丁产品的渴求。其他躯体症状可能包括咳嗽的加重和口腔溃疡。 **其他特征：** · 尼古丁戒断的严重程度和持续时间有较大的差异，这与在停用前的烟草（或其他含尼古丁产品）用量、频率和持续时间相关。 · 尼古丁戒断通常出现在停止或减少使用后的 6 ~ 24 h 内。心理和生理特征通常持续长达 10 d，而咳嗽、口腔溃疡等躯体特征可持续 2 ~ 3 周。 · 尼古丁戒断期间，对烟草（或其他含尼古丁产品）可有强烈的渴求。
挥发性吸入剂	挥发性吸入剂戒断的特征可表现为：失眠、焦虑、易激惹、烦躁心境、颤抖、多汗、恶心和短暂的幻觉。 **其他特征：** · 挥发性吸入剂戒断的严重程度和持续时间与使用的吸入剂类型、用量、使用频率和持续时间相关。 · 挥发性吸入剂的戒断可能伴发于吸入剂中毒的持续表现，也可能伴发于吸入剂中毒的躯体并发症，如脑病（尤其是当使用的吸入剂是含铅的汽油 / 机油时）。

12

物质名称	物质戒断的特异性表现
MDMA（3, 4- 亚甲基二氧甲基苯丙胺）相关药物，MDA（4, 5- 亚甲基二氧基苯丙胺）	MDMA 或相关物质戒断的可表现特征包括：乏力、精力减退、嗜睡或失眠、情绪低落、焦虑、烦躁、渴求、注意力不集中和食欲紊乱。 **其他特征：** · 以上所述主要涉及 MDMA 的戒断表现。而其他 MDMA 相关物质（包括 MDA）的戒断症状的特征、病程证据尚不充足，无法完全概括其戒断状态。 · MDMA 戒断并不常见，也反映了 MDMA 依赖相对较少见。 · MDMA 的戒断症状通常在末次使用后 12 ~ 24 h 内随着其血清浓度的下降而出现。根据 MDMA 停用前的用量、频率、持续时间，MDMA 戒断的表现类型、严重程度、发生和持续时间存在差异。 · MDMA 戒断的持续时间可达 10 d。戒断后期可表现为对 MDMA 强烈的渴求。

物质所致精神障碍

物质所致精神障碍（substance-induced mental disorders）表现为在精神活性药品使用时、中毒、戒断期间或不久后出现心理、认知或行为症状。症状的持续时间或严重程度远超特定物质引起的中毒或戒断的典型症状。

物质所致精神障碍包括：

- 物质所致谵妄
- 物质所致精神病性障碍
  - 伴幻觉
  - 伴妄想
  - 伴混合性精神病性症状
- 物质所致心境障碍
  - 伴抑郁症状
  - 伴躁狂症状
  - 伴抑郁和躁狂症状
- 物质所致焦虑障碍
- 物质所致强迫或相关障碍
- 物质所致冲动控制障碍

特定物质所致精神障碍仅适用于某些种类的物质（表 14）。对于每种特定可导致精神障碍的物质种类，列在"特定物质所致精神障碍"的内容中，这部分内容还指出了该特定物质所致精神障碍是否伴随中毒或物质戒断发生，或是在其之后发生。

12

在诊断物质所致精神障碍的同时，必须编码其他的诊断以指明物质的使用模式，这组诊断包括：精神活性物质单次有害性使用、精神活性物质有害性使用模式以及物质依赖。如适用，还应该编码物质中毒或戒断。

在《ICD-11 精神、行为与神经发育障碍》章节的其他类别也包括其他类型的物质所致障碍的诊断。这些诊断在本节也有交叉列出、描述，以供参考。这些诊断包括：物质所致紧张症、物质所致遗忘障碍以及物质所致痴呆。

6A41　物质或药品所致紧张症

6D70.1　精神活性物质（包括药品）所致谵妄

6D72.1　精神活性物质（包括药品）所致遗忘障碍

6D84　精神活性物质（包括药品）所致痴呆

不同的障碍具有不同的标注，本节首先描述了不同物质所致精神障碍的核心特征。其他的通用指南内容，即其他临床特征、与正常状态的区别（阈界）以及与其他障碍和情况的区别（鉴别诊断），列于本节末尾处。

物质所致谵妄

根据物质种类，可用的诊断类别：

- 6C40.5　酒精所致谵妄
- 6C41.5　大麻所致谵妄
- 6C42.5　合成大麻素类所致谵妄
- 6C43.5　阿片类所致谵妄
- 6C44.5　镇静、催眠和抗焦虑药物所致谵妄
- 6C45.5　可卡因所致谵妄
- 6C46.5　兴奋剂（包括苯丙胺类、甲基苯丙胺、甲卡西酮）所致谵妄
- 6C47.5　合成卡西酮类所致谵妄
- 6C49.4　致幻剂所致谵妄
- 6C4B.5　挥发性吸入剂所致谵妄
- 6C4C.5　MDMA 或相关物质（包括 MDA）所致谵妄
- 6C4D.4　分离性药物所致谵妄（包括氯胺酮及 PCP）
- 6C4E.5　其他特定精神活性物质（包括药品）所致谵妄
- 6C4F.5　多种精神活性物质（包括药品）所致谵妄
- 6C4G.5　不明或未特定精神活性物质所致谵妄

12

物质所致谵妄的诊断指南列于神经认知障碍（精神活性物质，包括药品）的相关章节之中。

物质所致精神病性障碍

根据物质种类，可用的诊断类别：
- 6C40.6　酒精所致精神病性障碍
- 6C41.6　大麻所致精神病性障碍
- 6C42.6　合成大麻素类所致精神病性障碍
- 6C43.6　阿片类所致精神病性障碍
- 6C44.6　镇静、催眠和抗焦虑药物所致精神病性障碍
- 6C45.6　可卡因所致精神病性障碍
- 6C46.6　兴奋剂（包括苯丙胺类、甲基苯丙胺、甲卡西酮）所致精神病性障碍
- 6C47.6　合成卡西酮类所致精神病性障碍
- 6C49.5　致幻剂所致精神病性障碍
- 6C4B.6　挥发性吸入剂所致精神病性障碍
- 6C4C.5　MDMA 或相关药物（包括 MDA）所致精神病性障碍
- 6C4D.5　分离性药物（包括氯胺酮或 PCP）所致精神病性障碍
- 6C4E.6　其他特定精神活性物质所致精神病性障碍
- 6C4F.6　多种特定精神活性物质所致精神病性障碍

核心（必要）特征：
- 表现为在特定物质的中毒、戒断期间或不久后，或在使用精神活性药品期间或不久后出现精神病性症状（例如妄想、幻觉、紊乱无组织性的思维或行为）。
- 精神病性症状的严重程度或持续时间远超该物质或精神活性药品在中毒、戒断期间出现的特征性知觉、认知或行为异常的范围。
- 该特定物质的种类、使用剂量和使用时间能够导致这些症状的产生（见可导致物质所致精神病性障碍的物质类型和表 14）。
- 症状无法更好地用其他精神障碍（如精神分裂症或伴精神病性症状的心境障碍）解释。如果存在以下证据，则支持其他精神障碍的诊断：在物质使用开始前已经出现症状；症状在完全停止使用或戒断后仍持续很长一段时间（例如 1 个月或更长的时间，取决于特定物质的种类），或在物质使用前已出现由其他精神障碍引起的精神病性症状（如与物质使用不相关的精神障碍史）。
- 症状不是其他躯体疾病的表现。
- 这些症状导致显著的痛苦，或导致个人、家庭、社交、教育、职业或其他重要功能领域的显著损害。

物质所致精神病性症状的标注：

可以在以下物质，即酒精、可卡因、兴奋剂（包括苯丙胺类、甲基苯丙胺或甲卡西酮）和合成卡西酮类所致精神病性障碍后添加标注，以表示存在幻觉、妄想或混合性精神病性症状。下列编码中，x 代表物质种类（如 0 代表酒精，详见可导致物质所致精神病性障碍的物质类型和表 14）。

6C4x.60　物质所致精神病性障碍，伴幻觉

- 符合物质所致精神障碍的所有一般诊断要求。

- 表现为由特定物质和药品使用或戒断直接导致的幻觉症状。

- 目前不存在妄想等其他精神病性症状。

- 症状不只在催眠或梦游状态下发生。

6C4x.61　物质所致精神病性障碍，伴妄想

- 符合物质所致精神障碍的所有一般诊断要求。

- 表现为由特定物质和药品使用或戒断直接导致的妄想症状。

- 目前不存在妄想等其他精神病性症状。

6C4x.62　物质所致精神病性障碍，伴混合性精神病性症状

- 符合物质所致精神障碍的所有一般诊断要求。

- 表现为由特定物质和药品使用或戒断直接导致的同时存在的以幻觉和妄想为主的精神病性症状。

6C4x.6Z　物质所致精神病性障碍，未特定

12　物质所致心境障碍

根据物质种类，可用的诊断类别：

6C40.7　酒精所致心境障碍

6C41.9　大麻所致心境障碍

6C42.9　合成大麻素类所致心境障碍

6C43.6　阿片类所致心境障碍

6C44.7　镇静、催眠和抗焦虑药物所致心境障碍

6C45.7　可卡因所致心境障碍

6C46.7　兴奋剂（包括苯丙胺类、甲基苯丙胺、甲卡西酮）所致心境障碍

6C47.7　合成卡西酮类所致心境障碍

6C49.6　致幻剂所致心境障碍

6C4B.6　挥发性吸入剂所致心境障碍

6C4C.6　MDMA 或相关物质（包括 MDA）所致心境障碍

6C4D.6　分离性药物（包括氯胺酮或 PCP）所致心境障碍

6C4E.7　其他特定精神活性物质所致心境障碍

6C4F.8　多种精神活性物质所致心境障碍

核心（必要）特征：

• 表现为在某种特定物质或精神活性药品中毒或戒断期间或不久后出现的情感症状（例如情绪低落或情绪高涨、愉悦感缺乏、精力增加或减退）。

• 情感症状的严重程度或持续时间远超该物质或精神活性药品在中毒、戒断期间出现的特征性知觉、认知或行为异常的范围。

• 该特定物质种类、使用剂量和使用时间能够导致这些情感症状的产生（见可导致物质所致心境障碍的物质类型和表 14）。

• 症状无法更好地用其他精神障碍（如抑郁障碍、双相障碍或其他原发性精神性障碍）解释。如果存在以下证据，则支持其他精神障碍的诊断：在物质使用开始前已经出现症状；症状在完全停止使用或戒断后仍持续很长一段时间（例如 1 个月或更长的时间，取决于特定物质的种类），或在物质使用前已出现由其他精神障碍引起的心境症状（如与物质使用不相关的精神障碍史）。

• 症状不是其他躯体疾病的表现。

• 这些症状导致显著的痛苦，或导致个人、家庭、社交、教育、职业或其他重要功能领域的显著损害。

物质所致情感症状的标注：

可以在诊断后添加额外的标注，用以表示可能存在的躁狂症状、抑郁症状或混合性抑郁和躁狂症状。以下编码 x 代表物质种类的相应代号（如 0 代表酒精，1 代表大麻），y 代表精神障碍（表 14）。

6C4x.y0　物质所致心境障碍，伴抑郁症状

• 符合物质所致心境障碍的所有一般诊断要求。

• 表现为由特定物质和药品使用或戒断直接导致的抑郁症状。

• 目前不存在躁狂症状。

6C4x.y1　物质所致心境障碍，伴躁狂症状

• 符合物质所致心境障碍的所有一般诊断要求。

• 表现为由特定物质和药品使用或戒断直接导致的躁狂症状。

• 目前不存在抑郁症状。

6C4x.y2　物质所致心境障碍，伴抑郁躁狂混合症状

• 符合物质所致心境障碍的所有一般诊断要求。

• 表现为由特定物质和药品使用或戒断直接导致的心境障碍，同时存在抑郁和躁狂症状。

6C4x.yZ　物质所致心境障碍，非特定

12

物质所致焦虑障碍

根据物质种类，可用的诊断类别：

6C40.71　酒精所致焦虑障碍

6C41.71　大麻所致焦虑障碍

6C42.71　合成大麻素类所致焦虑障碍

6C43.71　阿片类所致焦虑障碍

6C44.71　镇静、催眠和抗焦虑药物所致焦虑障碍

6C45.71　可卡因所致焦虑障碍

6C46.71　兴奋剂（包括苯丙胺类、甲基苯丙胺、甲卡西酮）所致焦虑障碍

6C47.71　合成卡西酮类所致焦虑障碍

6C48.40　咖啡因所致焦虑障碍

6C49.61　致幻剂所致焦虑障碍

6C4B.71　挥发性吸入剂所致焦虑障碍

6C4C.71　MDMA 或相关物质（包括 MDA）所致焦虑障碍

6C4D.61　分离性药物（包括氯胺酮或 PCP）所致焦虑障碍

6C4E.71　其他特定精神活性物质所致焦虑障碍

6C4F.71　多种特定精神活性物质所致焦虑障碍

12

核心（必要）特征：

· 表现为在特定物质或精神活性药品使用、中毒或戒断期间，或不久后出现焦虑症状，例如忧虑或担心、恐惧、自主神经系统过度激活的生理症状及回避行为。

· 焦虑症状的严重程度或持续时间远超该物质或精神活性药品在中毒、戒断期间出现的特征性知觉、认知或行为异常的范围。

· 该特定物质的种类、使用剂量和使用时间能够导致这些焦虑症状的产生（见可导致物质所致焦虑障碍的物质类型和表 14）。

· 症状无法更好地用其他精神障碍（如焦虑或惊恐相关障碍、伴有显著焦虑症状的抑郁障碍或创伤后应激障碍）解释。如果存在以下证据，则支持其他精神障碍的诊断：在物质使用开始前已经出现焦虑症状；症状在完全停止使用或戒断后仍持续很长一段时间（例如 1 个月或更长的时间，取决于特定物质的种类），或物质使用前已出现由其他精神障碍引起的焦虑症状（如与物质使用不相关的精神障碍史）。

· 症状不是其他躯体疾病的表现。

· 这些症状导致显著的痛苦，或导致个人、家庭、社交、教育、职业或其他重要功能领域的显著损害。

物质所致强迫及相关障碍

根据物质种类，可用的诊断类别：

6C45.72   可卡因所致强迫或相关焦虑障碍

6C46.72   兴奋剂（包括苯丙胺类、甲基苯丙胺、甲卡西酮）所致强迫或相关障碍

6C47.72   合成卡西酮类所致强迫或相关障碍

6C4E.72   其他特定精神活性物质所致强迫或相关障碍

6C4F.72   多种特定精神活性物质所致强迫或相关障碍

核心（必要）特征：

• 表现为强迫或相关障碍的典型临床特征，如侵入性思维和先占观念或针对体表的反复的习惯性动作。

• 强迫或相关症状在某种物质中毒、戒断期间或不久之后出现，或在精神活性药品的使用或停用后出现。

• 强迫症状的严重程度或持续时间远超该物质或精神活性药品在中毒、戒断期间出现的类似异常的范围。

• 该特定物质的种类、使用剂量和使用时间能够导致这些强迫或相关症状的产生（见可导致物质所致强迫及相关障碍的物质类型和表14）。

• 症状无法更好地用其他精神障碍，特别是强迫或相关障碍解释。如果存在以下证据，则支持其他精神障碍的诊断：在物质使用开始前已经出现焦虑症状；症状在完全停止使用或戒断后仍持续很长一段时间（例如1个月或更长的时间，取决于特定物质的种类），或物质使用前已出现由其他精神障碍引起的强迫或相关症状（如与物质使用不相关的精神障碍史）。

• 症状不是其他躯体疾病的表现。

• 这些症状导致显著的痛苦，或导致个人、家庭、社交、教育、职业或其他重要功能领域的显著损害。

物质所致冲动控制障碍

根据物质种类，可用的诊断类别：

6C45.73   可卡因所致冲动控制障碍

6C46.73   兴奋剂（包括苯丙胺类、甲基苯丙胺、甲卡西酮）所致冲动控制障碍

6C47.73   合成卡西酮类所致冲动控制障碍

6C4E.73   其他特定精神活性物质所致冲动控制障碍

6C4F.73   未明或未特定精神活性物质所致冲动控制障碍

核心（必要）特征：

- 表现为个体反复发作的、无法控制的冲动、驱动力或渴望去持续重复某些行为。虽然该行为至少在短期内对个体具有奖赏作用，但长期来看该行为可对个体自身或他人造成伤害（如无动机的纵火或偷盗、重复的性行为、暴怒冲动），或导致类似于成瘾行为所致障碍（例如过度的赌博或游戏）。

- 这种冲动控制的困难是在特定物质或精神活性药品的使用、中毒或戒断的期间或不久后出现。

- 冲动控制困难的严重程度或持续时间远超该物质或精神活性药品在中毒、戒断期间出现的类似异常的范围。

- 该特定物质种类、使用剂量和使用时间能够导致冲动控制方面的困难（见可导致物质所致强迫及相关障碍的物质类型和表 14）。

- 症状无法更好地用其他精神障碍，如冲动控制障碍或成瘾行为所致障碍，来解释。如果存在以下证据，则支持其他精神障碍的诊断：在物质使用开始前已经出现焦虑症状；症状在完全停止使用或戒断后仍持续很长一段时间（例如 1 个月或更长的时间，取决于特定物质的种类），或物质使用前已出现由其他精神障碍引起的冲动控制困难（如与物质使用不相关的精神障碍史）。

- 症状不是其他躯体疾病的表现。

- 这些症状导致显著的痛苦，或导致个人、家庭、社交、教育、职业或其他重要功能领域的显著损害。

物质所致精神障碍的其他临床特征：

- 物质所致精神障碍可能表现为不同的症状模式，取决于所使用的物质种类以及使用者的特征（如遗传、代谢、人格因素）。更高剂量或更长时间的物质使用更可能与物质所致精神障碍的发生相关。

- 物质所致精神障碍的症状通常可在停用物质后缓解或改善，但某些障碍，包括精神活性物质（包括药品）所致遗忘障碍和精神活性物质（包括药品）所致痴呆。致幻剂（主要是 LSD）的使用可能会导致感知觉异常（如移动物品的影像和几何图形错觉），并持续数周、数月或数年。这种感知觉异常也被称作致幻剂所致精神病性障碍或致幻剂所致持续性知觉障碍。

- 某些物质的戒断持续时间可能会稽延存在。在这些物质的稽延戒断期间，其物质所致的精神障碍症状可在停止使用物质后的数周后出现，相应地，症状持续时间也可能更长。

- 在使用多种精神活性物质的情况下，很难区分导致物质所致精神障碍的具体物质。在无法确定具体病因学物质的情况下，可以诊断多种具体精神活性物质（包括药品）所致精神障碍。同时使用多种精神活性物质且可确定不止一种具体物质是物质所致精神障碍的原因，应该给予相应所有具体物质所致精神障碍的诊断。

与正常状态的区别（阈界）：

• 物质所致精神障碍的症状，应与不伴显著的功能损害或痛苦感的精神活性药品的已知副反应，及物质中毒的短暂的生理后遗效应（宿醉效应）相鉴别。物质所致精神障碍症状的持续时间或严重程度超出了特定物质的相关副反应（例如哌甲酯的短暂性紧张焦虑的副作用）或特定物质的后遗效应（例如使用酒精后的情绪低落），且导致显著的痛苦感或功能损害。

与其他障碍和情况的区别（鉴别诊断）：

• **物质中毒和依赖：** 如果物质中毒或戒断所出现的精神或行为症状的持续时间或严重程度远超该物质（表17）引起的中毒或戒断的典型症状，且上述症状严重到需要临床特别关注的程度，那么物质中毒或戒断只能作为作出物质所致精神障碍诊断的基础。

• **单次有害性精神活性物质使用、精神活性物质有害性使用模式或物质依赖：** 间断性或持续性物质使用可能会导致物质所致精神障碍。物质所致障碍也可能和物质的单次使用相关。在这些情况下，应同时给与有害性精神活性物质使用、精神活性物质有害性使用模式或物质依赖的诊断。

• **非物质所致精神障碍：** 物质所致精神障碍与一些具有相似特征的非物质所致精神障碍的鉴别要点在于发病、病程或临床特征是否由物质使用所致。物质所致精神障碍的诊断需要既往史、体格及精神检查或实验室检查以提示存在物质使用、中毒或戒断。大多数物质所致精神障碍在停用后数周内缓解或改善，而非物质所致精神障碍可能在物质使用开始之前就已存在，并且在完全停用该物质后仍继续存在症状。然而，即使同时存在物质使用和戒断症状，也不能作为诊断物质所致精神障碍的依据。一些个体使用物质来减轻精神行为障碍的症状，例如精神分裂症和其他原发性精神病性障碍、心境障碍、焦虑－恐惧相关障碍、人格障碍，只有在停止或减少物质使用后才会出现这些精神障碍的全部症状表现。此外，物质使用还会加剧原有精神障碍的症状，甚至诱导其发作。物质使用可能与某种精神障碍的新增症状有关，但非因果关系。尽管物质所致精神障碍不应在上述这些情况下诊断，但可在原发性精神障碍的基础上，根据情况额外作出单次有害性精神活性物质使用、有害性使用模式或物质依赖的诊断。

在其他分类单元中的物质所致精神障碍

下列诊断及其诊断指南列于其他精神障碍分类中，在此交叉列出，供参考。

下列诊断在 ICD-11 的紧张症的诊断单元中：

物质所致紧张症

6A41 精神活性物质（包括药品）所致紧张症

下列诊断在 ICD-11 的神经认知障碍的诊断单元中：

物质所致遗忘障碍

6D72.1　精神活性物质（包括药品）所致遗忘障碍

6D72.10　酒精使用所致遗忘障碍

6D72.11　镇静、催眠或抗焦虑药物使用所致遗忘障碍

6D72.13　挥发性吸入剂使用所致遗忘障碍

6D72.12　其他特定精神活性物质（包括药品）所致遗忘障碍

物质所致痴呆

6D84　精神活性物质（包括药品）所致痴呆

6D84.0　酒精使用所致痴呆

6D84.1　镇静、催眠或抗焦虑药物使用所致痴呆

6D84.2　挥发性吸入剂使用所致痴呆

6D84.Y　其他特定精神活性物质所致痴呆

6C4H　非精神活性物质使用所致障碍

非精神活性物质使用所致障碍（disorders due to use of non-psychoactive substances）以非精神活性物质的使用模式和后果为特征。非精神活性物质包括缓泻剂、生长激素、促红素以及非类固醇抗炎药，也包括特许专卖药、非处方药和民间处方。非精神活性物质会对身体器官和系统造成直接或者间接的毒性作用，而有害的使用途径（如自行静脉注射造成的感染）也可给个体带来伤害。但非精神活性物质的使用并不涉及中毒、依赖或者戒断综合征，也不会引起物质所致精神障碍。

非精神活性物质所致障碍不包括合成类固醇、皮质醇、抗抑郁药物、抗胆碱药物（如苯托品）和一些抗组胺类的药品，这些情况被归类到 6C4E 其他特定精神活性物质（包括药品）使用所致障碍中。

6C4H.0　非精神活性物质单次有害性使用

核心（必要）特征：

• 单次使用非精神活性物质对个体的躯体和精神健康造成了显著的临床损害。

• 非精神活性物质会对身体器官和系统造成直接或者间接的毒性作用，不当的给药途径也会给个体的健康造成伤害。

• 对健康造成的伤害不能为其他的躯体状况或疾病或者其他的精神障碍（包括物质使用所致障碍，比如物质戒断）更好地解释。

注意：躯体危害包括由非精神活性物质使用导致的急性生理问题，如脱水、血脂异常、既有慢性疾病（如高血压、肝疾病、消化性溃疡）的恶化或者失代偿。危害也有可能由于不当的给药途径引起，如未经灭菌的自行静脉注射导致的感染。精神危害指非精神活性物质导致的心理或行为症状，如由于泻药的不合理使用所引起的脱水和电解质丢失，继而引起严重的抑郁症状。

其他临床特征：

• 必须要有明确的证据表明非精神活性物质单次有害性使用对躯体健康造成了伤害。健康损害和非精神活性物质使用必须有因果关系。

• 精神障碍和非精神活性物质使用可同时发生，比如，神经性厌食症患者为了减轻体重而使用缓泻剂。如果非精神活性物质使用对个体造成了显著的临床生理或精神损害，可以另作非精神活性物质单次有害性使用的诊断。

• 非精神活性物质单次有害性使用的诊断通常意味着对使用者进行干预的机会，包括适用于各类场合的低强度干预。低强度干预可减少危害使用再次发生的概率，或降低物质使用行为进一步发展为有害性使用模式的可能性。

• 如果有更多的信息表明此次的单次使用只是一种连续性、复发性或是间断性物质使用模式的一部分，那么应当作非精神活性物质有害性使用的诊断。

与正常状态的区别（阈界）：

• 必须在具有显著的临床躯体或精神健康损害的情况下，才可作出非精神活性物质单次有害性使用的诊断。下列情况不考虑为显著的临床损害，比如偶发的呕吐、短暂的头疼，或是一过性的抑郁情绪。

• 非精神活性物质的单次使用可能导致一些未被包含在躯体和精神健康损害的社会性问题，如同伴侣的争吵。在这种情况下，不应考虑非精神活性物质单次有害性使用的诊断。

与其他障碍和情况的区别（鉴别诊断）：

• **其他特定风险性物质使用：** 如果非精神活性物质的使用明显增加了躯体或精神损害出现的风险，以至于需要健康专家的关注和建议，但尚未出现明确的损害，那么可以考虑使用归类于《影响健康或需要医疗机构服务的情况》的其他特定风险性物质使用这一诊断。

• **非精神活性物质有害性使用模式：** 如果对健康的伤害是源自明确的持续、复发，或者间断性的物质使用模式，应诊断为非精神活性物质有害性使用模式，而不是非精神活性物质单次有害性使用。物质使用模式的形成意味着个体的发作性或间断性使用行为存在至少 12 个月以上，或者持续超过 1 个月。如果伤害是由于使用非精神活性物质造成的，但没有足够的信息表明该物质使用的行为模式或该行为模式的既往史，可暂时诊断为非精神活性物质单次有害性使用。

• **损伤、中毒和外因的某些其他后果：** 当非精神活性物质的使用模式造成了受伤或者昏迷，

12

甚至是威胁生命的心脏或呼吸抑制的情况时，应另作物质引起的有害后果的诊断（列于《损伤、中毒和外因的某些其他后果》一章中）。

6C4H.1　非精神活性物质有害性使用模式

核心（必要）特征：
- 对个体的躯体或精神健康造成了显著的临床损害的一种持续的、反复或间断的非精神活性物质的使用模式。
- 非精神活性物质的使用会对身体器官和系统造成直接或间接的毒性作用，不当的用药途径也会给个体的健康造成伤害。
- 相关物质的间断性使用须明确存在 12 个月以上，如果是持续使用，则须存在 1 个月以上。
- 对健康的损害不能更好地由其他的躯体情况、疾病或者其他的精神障碍（包括物质使用所致障碍，比如物质戒断）解释。

注意：躯体危害包括由非精神活性物质使用导致的急性生理问题，如脱水、血脂异常、既有慢性疾病（如高血压、肝疾病、消化性溃疡）的恶化或者失代偿。危害也有可能由于不当的给药途径引起，如未经灭菌的自行静脉注射导致的感染。精神危害指非精神活性物质导致的心理或行为症状，如由于泻药的不合理使用所引起的脱水和电解质丢失，继而引起严重的抑郁症状。

12

对病程的标注：

6C4H.10　非精神活性物质有害性使用模式，间断性

符合所有的诊断要求，明确存在相关非精神活性物质复发性或者间断性使用至少 12 个月以上，并对个体的躯体和精神健康造成了显著的临床损害。

6C4H.11　非精神活性物质有害性使用模式，持续性

符合所有的诊断要求，明确存在相关非精神活性物质的持续性（每天或几乎每天）使用至少 1 个月，并对个体的躯体和精神健康造成了显著的临床损害。

6C4H.1z　非精神活性物质有害性使用模式，非特定

其他临床特征：
- 必须有明确的证据表明非精神活性物质的使用模式对个体的躯体或者精神健康造成了损害。该损害与间断性或持续性的非精神活性物质使用模式之间必须有因果关系。
- 非精神活性物质使用和其他精神障碍可同时发生，比如，神经性厌食症患者为了减轻体重而使用泻药。如果非精神活性物质的使用对个体造成了显著的临床伤害，可另作非精神活性物质有害性使用模式的诊断。

与正常状态的区别（阈界）：

• 显著的临床躯体和精神健康伤害是诊断非精神活性物质有害性使用模式的必要条件。下列情况不被认为是显著的临床损害，比如偶尔的呕吐、短暂的头疼，或是一过性的抑郁情绪。

• 非精神活性物质的单次使用可能导致一些未被包含在躯体和精神健康损害的社会性问题，如同伴侣的争吵。在这种情况下，不应考虑非精神活性物质有害性使用模式的诊断。

与其他障碍和情况的区别（鉴别诊断）：

• 非精神活性物质单次有害性使用：如果对健康的伤害是由于单次的物质使用，而不是由间断性或者持续性的物质使用模式所导致，那么应该诊断为非精神活性物质单次有害性使用。物质使用模式的形成意味着间断性使用行为存在至少 12 个月以上，或者持续使用行为超过 1 个月。如果伤害是由于使用非精神活性物质造成的，但没有足够的信息表明物质使用行为模式或该行为模式的既往史，可暂时诊断为非精神活性物质单次有害性使用。

• 当非精神活性物质的使用模式造成了受伤或者昏迷，甚至是威胁生命的心脏或呼吸抑制的情况时，应另作物质引起的有害后果的诊断（列于《损伤、中毒和外因的某些其他后果》一章中）。

6C4Z　非特定的物质使用所致障碍

物质风险性使用

ICD–11 也列入了物质风险性使用的条目。这组条目不属于精神障碍，而被归类于《影响健康或需要医疗机构服务的情况》这一章节，具体包括：

QE10　酒精风险性使用

QE11　物质风险性使用

　　QE11.0　阿片类风险性使用

　　QE11.1　大麻风险性使用

　　QE11.2　镇静、催眠或抗焦虑药物风险性使用

　　QE11.3　可卡因风险性使用

　　QE11.4　兴奋剂（包括苯丙胺类或甲基苯丙胺）风险性使用

　　QE11.5　咖啡因风险性使用

　　QE11.6　MDMA 或相关物质风险性使用

　　QE11.7　分离性药物（包括氯胺酮或 PCP）风险性使用

　　QE11.8　其他物质风险性使用

　　QE11.9　未明或未特定物质风险性使用

　　QE11.Y　其他特定物质风险性使用

12

　　　　　QE11.Z　物质风险性使用，未特定
　　QE12　尼古丁风险性使用

　　物质风险性使用并不属于精神障碍，而归类于《影响健康或需要医疗机构服务的情况》章节中的"与健康行为有关的问题"。指虽然尚未导致明显的危害，但是当物质使用模式给个人或是他人的躯体或精神健康状况带来了有害风险，并且需要卫生专业人员的关注和建议，此时应当考虑精神活性物质风险性使用这个类别。

　　在精神活性物质风险性使用中，有害风险的增加可能与物质的使用频率及用量，物质使用及使用情境相关的风险行为，或不当的用药途径相关，也可能同时与上述多个因素相关。有害风险可来自物质使用的短期效应，也可来自物质使用对精神或躯体健康的长期累积效应。尽管物质使用者能够意识到有害风险增加，但是通常仍然持续该使用模式，但精神活性物质风险性使用尚未对个体或他人的精神或躯体健康造成有害后果。

成瘾行为所致障碍

　　成瘾行为所致障碍是一组临床显著、可被识别的综合征，是由重复性奖励行为，而不是依赖性物质或性行为所致，并导致患者痛苦或功能受损。

　　成瘾行为所致障碍包含下列分类：
　　6C50　赌博障碍
　　　　　6C50.0　赌博障碍，线上为主
　　　　　6C50.1　赌博障碍，线下为主
　　　　　6C50.Z　未特定的赌博障碍
　　6C51　游戏障碍
　　　　　6C51.0　游戏障碍，线上为主
　　　　　6C51.1　游戏障碍，线下为主
　　　　　6C51.Z　未特定的游戏障碍
　　6C5Y　其他特定成瘾行为所致障碍
　　6C5Z　未特定的成瘾行为所致障碍

6C50　赌博障碍

核心（必要）特征：
- 表现为持续性的赌博行为模式，以线上（例如互联网或其他类似网络）或线下为主，具体表现为以下所有特征：

- 对赌博行为的控制能力受损（如起始、频率、强度、持续时间、终止和行为情境）。
- 逐渐将赌博置于首位，并优先于其他兴趣爱好和日常行为。
- 尽管出现诸多负性后果（如因赌博行为所致的夫妻冲突、反复和重大的财产损失、对健康的负性影响），赌博行为仍持续恶化。
- 赌博的行为模式可呈连续性或周期性，可反复出现，但是总体上持续较长时间（如 12 个月以上）。
- 上述赌博行为不能由其他精神障碍（如躁狂发作）更好地解释，且不是由精神活性物质或药品使用引起。
- 赌博行为模式导致了显著的痛苦或个人、家庭、社会、教育、职业等方面的功能损害。

线上或线下行为的标注：
注意：此处标注的顺序和游戏障碍不同。
6C50.0 赌博障碍，线上为主
- 指主要在互联网或其他类似网络上（线上）进行赌博的赌博障碍。
6C50.1 赌博障碍，线下为主
- 主要涉及不在互联网或其他类似网络上（线下）进行赌博的赌博障碍。
6C50.Z 未特定的赌博障碍

其他临床特征：
- 赌博行为引起了显著症状和严重后果（如赌博行为不间断持续数天或对个体的社会功能或健康造成显著不良影响），且符合赌博障碍的所有诊断要求，即使病程不足 12 个月（如 6 个月），也可作出赌博障碍的诊断。
- 无论是自愿或者被他人强迫，赌博障碍患者可能曾经反复试图减少赌博行为，但未成功。
- 赌博障碍患者可能逐渐增加赌资，从而保持或增加刺激感以及避免无聊感。患者可表现出赌博行为的不断升级，如加大赌注或为了弥补财务损失（如"翻本"）改变赌博策略。
- 赌博障碍患者常常在从事其他活动时感受到对赌博的冲动或渴望。
- 赌博障碍患者可能在饮食、睡眠、锻炼和其他健康相关行为等方面出现紊乱。而这些紊乱可引起个体身体和精神方面的负性后果。
- 一些赌博障碍患者可能会表现出欺骗行为，比如向家庭成员谎报赌博损失或骗取财物以偿还赌债。
- 一些赌博障碍患者的赌博行为可是对抑郁、焦虑、无聊、孤独或其他负性情绪状态的反应。尽管可能无法直接帮助诊断，但针对情感和行为诱因与赌博行为的关系的临床考虑将有助于治疗方案的制定。

• 赌博障碍通常同物质使用所致障碍、心境障碍、焦虑或惊恐相关障碍和人格障碍相关。主动要求治疗的赌博障碍患者常见自杀意念和行为。

• 在成年人群中，赌博行为常与多种慢性健康问题相关，如肥胖和自我感觉健康状态较差。

与正常状态的区别（阈界）：

• 赌博障碍的诊断不应只基于反复或持续的赌博行为（线上或线下）。例如，在社交或专业情境下的赌博行为，并不适合诊断赌博障碍。一般来说，这类赌博形式只是间断性发生，由其带来的金钱损失在个体接受范围内，并且没有出现赌博障碍的其他典型特征。

• 作为日常生活习惯或以调节情绪、应付无聊或促进社会交往为目的的日常性赌博行为（如购买彩票），如果并不符合赌博障碍的诊断要求，不应诊断为赌博障碍。

病程特征：

• 赌博障碍的病程差异较大，常为自限性。某些患者，特别是青少年患者，在没有干预的情况下，通常也可康复。但很多患者的赌博障碍可持续终生。

• 赌博行为可呈现出连续性或周期性。赌博行为的严重程度可能会伴随压力、抑郁症状和物质使用行为的变化而波动。

• 赌博障碍常随着病程逐渐发展，表现为赌博行为的频率逐渐增加和赌注的不断加大。

不同年龄阶段的表现：

• 赌博障碍通常起病于青春期或青少年时期。起病较早同更高水平的冲动人格特质相关。赌博障碍在未成年人中的患病率通常较成年人更高。

• 赌博障碍在成年期起病少见。

文化相关特征：

• 在不同的社会文化背景下，赌博障碍的患病率各异。例如，基于美国的社区样本，移民的赌博障碍患病率低于本土出生的美国人。在一些国家（如加拿大、新西兰和美国），原住民的赌博障碍患病率高于其他种族人群。这可能与原住民的经济较为困难，政府希望通过赌博实现社会经济目标并在部落土地上建设赌场有关。

• 不同的文化背景也可能影响对赌博障碍症状的评估。比如，在美国，在具有赌博相关问题的个体中，亚裔美国人更不容易被认定为具有赌博问题，而拉丁裔和非裔美国人更可能被认为需要减少赌博行为。

性别相关特征：

• 赌博障碍的终生患病率在男性中较高。在成年人中，诊断为赌博障碍的男性与女性的比例约为

2：1。而这个比例在青少年人群中更高（4：1）。这可能反映出男性开始赌博行为的时间较女性更早。

- 由于男性患者起病更早，其病程通常更长。在没有干预的情况下，男性较容易从赌博障碍中康复。尽管女性患者起病较晚，但其症状发展更快。两种性别的患者都较少寻求治疗（小于10%），但相较于男性，女性患者通常更早寻求治疗。

- 女性赌博障碍患者更可能共病心境障碍或焦虑或恐惧相关障碍，而男性患者更可能出现物质滥用和外化行为等问题。

与其他障碍和情况的区别（鉴别诊断）：

- **风险性赌博或打赌**：在ICD-11《影响健康或需要医疗机构服务的情况》章节中列有风险性赌博或打赌这一分类。该诊断条目可用于那些表现出问题性赌博模式，但是尚不符合赌博障碍的其他诊断要求的赌博模式。风险性赌博或打赌指一种可明显增加其自身或周围他人的生理、精神健康损害风险的赌博模式。这种模式需要干预或监控，但尚未构成障碍。

- **游戏障碍**：与赌博障碍不同，游戏障碍并不涉及财物的打赌（带有赢得收益的期望）。如果游戏行为同赌注（如网络扑克）密切相关，赌博障碍通常是更合理的诊断。

- **双相及相关障碍**：在躁狂、混合或轻躁狂状态下，个体可能出现包括赌博行为控制能力受损在内的目标指向性行为。只有符合赌博障碍全部诊断要求的持续性赌博模式，且不伴有异常的心境状态，才能够作出赌博障碍的诊断。一些赌博障碍患者在赌博时可能会出现躁狂症状（例如欣快体验、精力异常旺盛）。但是，赌博障碍患者的类似心境只会在赌博情境下出现。

- **强迫障碍**：赌博行为有时被非专业人士和一些医学专家描述为"强迫性"。和赌博障碍中的赌博行为不同，强迫障碍中的强迫行为本身不会带来任何愉悦感，而且通常是由侵入性的、非自愿的、引起焦虑的强迫观念所引起。

- **人格障碍**：一些具有明显脱社会或脱抑制特征的人格障碍患者可能会出现赌博行为。如果同时符合赌博障碍和人格障碍的诊断要求，可同时作出两个诊断。

- **物质使用所致障碍**：赌博和物质使用障碍（特别是酒精使用）常同时出现。由一些物质（包括酒精）导致的中毒可能引起脱抑制和判断力受损，这可能会恶化问题性赌博行为。如果同时符合赌博障碍和物质使用所致障碍的诊断要求，可同时作出两个诊断。

- **精神活性物质（包括药品）所引起症状**：某些处方药（如用于治疗帕金森病或不宁腿综合征的多巴胺激动剂普拉克索）或非法药物（如甲基苯丙胺）可直接影响中枢神经系统，从而引起对赌博行为的控制力损害。这种病态赌博行为与药物使用直接相关，不应作为赌博障碍的诊断依据。

6C51　游戏障碍

核心（必要）特征：

- 表现为持续性的游戏（电子游戏）行为模式，以线上（例如互联网或其他类似网络）或线下为主，具体表现以下所有特征：

- ○ 对游戏行为的控制力受损（如起始、频率、强度、持续时间、终止、行为情境）。
- ○ 逐渐将游戏置于首位，以至于游戏优先于其他兴趣爱好和日常行为。
- ○ 尽管出现诸多负性结果（例如由游戏行为所致的家庭冲突、学业表现较差和对健康的不良影响），游戏行为仍持续甚至加重。
- 游戏行为模式可呈连续性或周期性，可反复出现，但是总体上持续较长时间（如12个月以上）。
- 上述游戏行为不能由其他精神障碍（如躁狂发作）更好地解释，且不是由精神活性物质或药物的使用所引起。
- 游戏行为模式导致了显著的痛苦或个人、家庭、社会、教育、职业等方面的功能损害。

线上或线下行为的标注：

注意：此处标注的顺序和赌博障碍不同。

6C51.0　游戏障碍，线上为主

- 指主要在互联网或其他类似网络中（线上）进行游戏的游戏障碍。

6C51.1　游戏障碍，线下为主

- 指主要不在互联网或其他类似网络中（线下）进行游戏的游戏障碍。

6C51.Z　未特定的游戏障碍

12

其他临床特征：

- 如游戏行为引起了显著症状和严重后果（如持续数天不间断的游戏行为或导致功能或健康的显著不良影响），且符合游戏障碍的所有诊断要求，即使病程不足12个月（如6个月），也可作出游戏障碍的诊断。
- 无论是自愿或者被他人强迫，游戏障碍患者可能曾反复试图减少游戏行为，但未成功。
- 游戏障碍患者可能会逐渐增加游戏时间或频率，或选择更高难度（技术或战略）的游戏以获得同水平的刺激感或缓解无聊体验。
- 游戏障碍患者常常在从事其他活动时感受到对游戏的冲动或渴望。
- 试图减少或停止游戏行为时（通常为被迫），游戏障碍患者可能会出现快感缺失、敌对行为或身体攻击行为。
- 游戏障碍患者可能出现饮食、睡眠、运动和其他健康相关行为等方面的问题。而上述问题可造成身体和精神方面的负性后果（特别是在游戏时间较长的情况下）。
- 高强度的游戏行为往往出现在需要多人协作的在线电脑游戏中。在这种情况下，同伴的团队动力效应可能会促使高强度游戏行为的维持。无论该行为是否受到社会因素的影响，如果符合游戏障碍的诊断要求，可作出游戏障碍的诊断。

- 游戏障碍通常和物质使用所致障碍、心境障碍、焦虑或惊恐相关障碍、注意缺陷多动障碍、强迫障碍和睡眠觉醒障碍共病。

与正常状态的区别（阈界）：

- 游戏障碍的诊断不应只基于反复或持续的游戏行为（线上或线下），而需要全面考虑游戏障碍的其他必要特征。

- 如游戏者的游戏行为仅作为日常习惯或者其他目的，如游戏技能和熟练度训练、调节情绪、解除烦闷或增进社会交往等，并不符合游戏障碍的其他必要特征，不能仅依据其持续的游戏行为模式作出游戏障碍的诊断。

- 游戏行为（线上或线下）的高频率和长时间出现与特定的年龄和人群（如男性青少年）、特殊情境（如节假日或有组织的游戏娱乐活动）相关。如果游戏者并不满足其他必要特征，不能作出游戏障碍的诊断。诊断时应考虑文化、亚文化和同伴群体等因素。

病程特征：

- 由于游戏障碍患者会逐渐将游戏行为优先于其他活动，游戏障碍的典型病程通常表现为渐进加重。

不同年龄阶段的表现：

- 游戏障碍多发于 12 ~ 20 岁的青少年。现有数据提示成年人的患病率较上述群体低。

- 在青少年中，游戏障碍同外化行为（如脱社会、愤怒控制）和内化行为（情绪困扰、低自尊）等问题相关。在成年人中，游戏障碍和更严重的抑郁和焦虑症状相关。

- 游戏障碍的青少年患病个体可能会增加学业不佳、辍学肄业、社会心理问题和睡眠问题的风险。

性别相关特征：

- 在未成年及成年群体中，男性罹患游戏障碍的概率都更高。

- 尽管与男性未成年患者相比，女性未成年患者的游戏障碍较少诊断，但女性未成年游戏障碍患者出现情绪和行为问题概率更高。

与其他障碍和情况的区别（鉴别诊断）：

- **风险性游戏**：ICD–11《影响健康或需要医疗机构服务的情况》的章节中列有风险性游戏的分类。该诊断条目可用于那些表现出问题性的游戏模式，但是尚不符合游戏障碍的诊断要求。风险性游戏指一种可明显增加自身或其周围他人生理、精神损害风险的游戏模式。这种模式需要干预或监控，但尚未构成障碍。

12

- **赌博障碍：**与游戏障碍不同，赌博障碍与涉及财物的打赌（带有赢得收益的期望）密切相关。如果游戏行为同赌注（如网络扑克）密切相关，赌博障碍通常是更合理的诊断。

- **双相及相关障碍：**在躁狂、混合或轻躁狂状态下，个体可能出现包括游戏行为控制能力受损在内的目标指向性行为。只有符合游戏障碍全部诊断要求的持续性游戏行为模式，且不伴有异常的心境状态，才能作出游戏障碍的诊断。

- **强迫障碍：**游戏行为有时被非专业人士和一些医学专家描述为"强迫性"。和游戏障碍中的游戏行为不同，强迫障碍中的强迫行为本身不会带来任何愉悦感，且通常是由闯入性的、非自愿的、引起焦虑的强迫观念所引起。

- **物质使用所致障碍：**游戏和物质使用障碍（特别是酒精使用）常同时出现。由一些物质（包括酒精）导致的中毒可能会恶化问题性游戏行为。如果同时符合游戏障碍和物质使用所致障碍的诊断要求，可同时作出两个诊断。

- **精神活性物质（包括药品）所引起症状：**某些处方药（如用于治疗帕金森病或不宁腿综合征的多巴胺激动剂普拉克索）或非法药物（如甲基苯丙胺）可直接影响中枢神经系统，从而引起对游戏行为的控制力损害。这种病态的游戏行为与物质或药物使用直接相关，不应作为游戏障碍的诊断依据。

6C5Y　其他特定成瘾行为所致障碍

核心（必要）特征：

- 本诊断条目的临床症状特征同其他成瘾行为所致障碍的必要特征基本一致，包括：伴随控制力（如起始、频率、强度、持续时间、停止、背景）受损的持续性重复行为；行为逐渐处于优先地位，以至于超越其他生活兴趣爱好和日常活动；尽管出现负性后果（家庭矛盾、学业成绩下降、负性健康影响），上述行为持续甚至升级。

　　注意：本诊断条目不包括针对物质使用或性行为的控制力受损。

- 重复的行为模式可呈现为连续性或周期性，可反复出现，但总病程需持续较长时间（如12个月）。

- 症状不能由其他精神、行为与神经发育障碍（如孤独症谱系障碍、强迫及相关障碍、喂养及进食障碍、冲动控制障碍）所解释，不是其他躯体疾病的表现，也不是由作用于中枢神经系统的物质或药物所引起（包括戒断反应）。

- 上述症状导致了显著的痛苦或个人、家庭、社会、教育、职业等方面的功能损害。

6C5Z　未特定的成瘾行为所致障碍

冲动控制障碍

冲动控制障碍（impulse control disorders）以反复屈从采取某些行为的强烈冲动、驱动或渴望为特征，这些行为使个体在短期内获益，但会对自身或他人造成长期危害，该行为模式带来了显著的痛苦，或造成个人、家庭、社交、学业、职业或其他重要领域功能的损害。冲动控制障碍涉及各种不同的具体行为，包括纵火、偷窃、性行为和间歇性暴怒。

冲动控制障碍所涉行为的发作过程为：在前驱期或尝试抵抗该行为时常伴有紧张感或情绪唤起，在行为发生后有愉悦、满足或紧张感缓解。然而，随着病程的进展，个体可能越来越少感受到该行为之前的紧张感增强或情绪唤起，也可能在行为发生后其愉悦或满足感下降，甚至感到内疚或羞耻。冲动控制障碍所涉及的行为不能完全归因于其他精神障碍，也不能归因为某种作用于中枢神经系统药物或物质的直接影响，包括过量中毒和戒断，或其他不属于精神、行为和神经发育障碍的医疗状况。

冲动控制障碍包含以下诊断单元：

6C70　纵火狂

6C71　偷窃狂

6C72　强迫性性行为障碍

6C73　间歇性暴怒障碍

6C7Y　其他特定冲动控制障碍

6C7Z　未特定的冲动控制障碍

6C70　纵火狂

核心（必要）特征：

- 反复努力控制纵火的冲动但不断失败，导致出现各种放火烧毁财物或其他物品的行为或尝试。

- 纵火行为或尝试的背后缺乏明显的动机（例如赚钱、报复、蓄意破坏、表明政治立场、吸引注意或获得重视）。

- 对火焰及与之相关的事物存在持续的迷恋和过度的先占性关注（例如观看燃烧、生火、对灭火装置着迷）。

- 在纵火或试图纵火前有不断增加的紧张感或情绪唤起。

- 个体在纵火过程中与纵火后的即刻感到愉悦、兴奋、放松或满足；或在目睹火势及其效果、参与救火／事后救助的过程中，感到愉悦、兴奋、放松或满足。

- 该行为或尝试无法更好地由智力发育缺陷、其他精神障碍（例如躁狂发作）或物质中毒来解释。

其他临床特征：

- 纵火狂的纵火冲动中可能会有精心规划的阶段，包括如何实施犯罪行为、同时逐步积累紧张感或情绪唤起，纵火行为也可毫无规划伺机发生（机会性）。在这两种情况下，个体都缺乏对纵火冲动的控制。

- 纵火狂患者的纵火行为可能继发于抑郁、焦虑、无聊、孤独或其他负性情感状态。尽管这并非诊断的必要因素，但理解情绪和行为线索与纵火行为之间的关系可能是治疗的一个重点。

- 许多纵火狂患者表现出社交技能缺陷及学习困难的个人史。此外，纵火狂患者，特别是女性，常报告有暴露于创伤、自伤和性虐待的个人史。

- 去社会品行障碍、注意缺陷多动障碍及适应障碍患者常可见放火行为。此外，纵火狂常共病物质使用所致障碍、赌博障碍、心境障碍、冲动控制障碍及破坏性行为和脱社会障碍。

与正常状态的区别（阈界）：

- 故意纵火的原因有多种。个体可能为了牟利或掩盖犯罪线索而纵火，或是作为报复行为、进行破坏、表达政治诉求，或为了引起注意或获得重视（例如故意纵火后成为第一个发现者并将火扑灭）。此外，在儿童早期，由于对火焰感兴趣是十分常见的，幼儿可能会有意或无意地将放火行为当作成长过程中的一种尝试（例如玩火柴、玩打火机或玩火）。在这种情况下，诊断为纵火狂是不合适的。

病程特征：

- 纵火狂的长期病程不明，在未经治疗的情况下倾向于慢性病程。

- 纵火狂个体的放火事件为发作性，随着时间的进展，时强时弱，但是纵火冲动往往逐渐发展，随时间变得更加频繁和强烈。

不同年龄阶段的表现：

• 发病年龄尚未确定，目前的证据表明，大多数纵火行为始于青少年期或成年早期。

• 与单纯的放火行为（fire-setting）或纵火行为（arson）不同，纵火狂作为一种障碍，其患病率很低，尤其是在儿童中。而对火焰的兴趣在幼儿中十分普遍，儿童可能会意外放火（如玩火柴）或故意放火，但并不具备其他纵火狂的必要诊断特征。在这些情况下，诊断为纵火狂是不合理的。虽然如此，儿童和青少年的放火行为仍是一个重大问题，近一半的纵火案中被逮捕的对象是18岁以下的青少年。而成人中放火行为的终生患病率估计为1.13%，在老年人中最低。

• 青少年纵火狂个体表现的信息有限，因此难以确定青少年是否与成年人有类似的表现。成年纵火狂个体在纵火中感到的紧张感和缓解的特征，在青少年中并没有明确的记录。

性别相关特征：

• 纵火狂和放火行为均在男性中较为常见。

与其他障碍和情况的区别（鉴别诊断）：

• **注意缺陷多动障碍：** 注意缺陷多动障碍患者，特别是儿童和青少年，可能会冲动性放火。然而，注意缺陷多动障碍个体通常能在不同的情境和场合下观察到冲动和忽视后果等特征。此外，注意缺陷多动障碍个体不表现出对火的过度（先占性的）关注、纵火前紧张感或情绪唤起，以及实施行为后的满足或放松等特征，而这些都是纵火狂的特征性表现。

• **双相障碍 I 型、精神分裂症和其他原发性精神病性障碍：** 在极少数情况下，放火行为可能与双相障碍 I 型的躁狂发作或混合发作有关。然而，在这种情况下，一旦心境发作结束，纵火行为便不会继续，而纵火狂患者的放火行为则同躁狂发作或混合发作没有必然联系。一些有妄想或幻觉症状的个体可能出于对命令性幻听作出回应或是在妄想体系的背景下实施放火行为。在这些情况下，不应给出纵火狂的诊断。

• **强迫症：** 放火行为有时被大众和一些专业人士认为是一种"强迫行为"。然而，在强迫症中观察到的强迫行为几乎从没有内在的愉悦体验，并且通常是在对强迫思维作出反应时发生。强迫思维是侵入性的、不想要及不必要的、常诱发个体的焦虑。相比之下，纵火狂的个体在放火之前有逐渐增强的紧张感或情感唤起，放火后会有愉悦、兴奋或满足的体验。

• **去社会品行障碍及人格障碍伴突出脱社会特征：** 放火行为可作为去社会品行障碍和具有突出的脱社会特征的人格障碍患者更宽泛的脱社会行为模式的一部分，这些行为通常具有明显的动机，如个人私利或报复，而不是缓解紧张感或情绪的唤起。纵火狂除放火外一般不会表现出其他的脱社会行为。

• **精神活性物质及药物影响：** 在物质过量中毒期间可能发生放火行为。如果纵火可以用酒精、物质、药物的过量中毒或脱抑制反应更好地解释，则不应作出纵火狂的诊断。然而，在纵火狂个体中，酒精和物质的使用也可能与纵火行为有关。在过量中毒发作期外存在的纵火表现有助于作出鉴别。

- **归类于他处的疾病或状况所致痴呆和人格改变的脱抑制特征**：一些患有归类于它处的疾病或状况所致痴呆和人格改变的个体，可能因为脑损伤而出现放火行为，以及其他冲动脱抑制的行为模式。在这些情况下，不应作出纵火狂的独立诊断。

- **认知或智力功能受损的相关障碍**：一些罹患痴呆、智力发育障碍，以及因其他状况导致认知、智力损害的个体，可由于判断功能受损而出现放火行为，但他们不具有纵火狂的其他诊断特征。

6C71 偷窃狂

核心（必要）特征：

- 反复努力控制偷窃物品的冲动但不断失败。
- 缺乏明显的偷窃动机（例如：获得该物品不是为了个人使用或金钱利益）。
- 在行窃或企图行窃之前有不断增加的紧张感或情绪唤起。
- 在偷窃行为的过程中及行为后即刻感到愉悦、兴奋、放松或满足。
- 偷窃的行为或尝试不能更好地用智力发育缺陷、其他精神障碍（如躁狂发作）或物质过量中毒来解释。

其他临床特征：

- 据部分偷窃狂个体报告，在偷窃行为发生时有遗忘或是经历了其他分离性症状，可能难以回忆起其在行为前后的情感状态，包括他们在行为发生前是否有不断增加的紧张感及情绪唤起，或是否在行窃后有愉悦或轻松感。更有甚者，在整个病程中都可能较少察觉到自己偷窃前的紧张感增加或情绪唤起。

- 偷窃狂患者的偷窃行为可能继发于抑郁、焦虑、无聊、孤独，或其他负性情感状态。尽管这并非诊断的必要因素，但理解情绪和行为线索与偷窃行为之间的关系可能是治疗的一个重点。

- 偷窃行为发生后，许多偷窃狂患者会因偷窃行为感到内疚或羞愧，但这并不能防止行为的复发。尽管偷窃狂患者可能想要得到所偷窃的物品，并且实际地使用它们，但他们可能并非真正需要这些物品（例如他们可能已经拥有了许多同样的物品或是他们的经济能力足以购买被盗的物品）。

- 偷窃狂与心境障碍、焦虑及恐惧相关障碍、其他冲动控制障碍、物质使用所致障碍和强迫症的共病率高于一般人群。

与正常状态的区别（阈界）：

• 偷窃是种常见行为，大多数人之所以偷窃，是因为他们需要或想要得到一些经济能力不足以购买到的物品或是为了捉弄他人、表达愤怒或报复。偷窃狂个体并非真正需要或经济能力足以购买被盗物品，却无法抵抗偷窃的冲动。此外，偷窃狂的偷窃行为还伴随着实施行为前的紧张感，及实施行为过程中和结束时即刻出现的满足、愉悦或放松感。为获利以及为获得有经济内涵的物质使用或赌博而偷窃的个体，不应被诊断为偷窃狂。

病程特征：

• 偷窃狂的病程具有较大变异性，有不同的表现形式：散发性病程，即在短暂的偷盗发作期之间有较长的缓解期；发作性病程，即在稍长的偷盗发作期之间有一段时间的缓解期；慢性病程，始终存在偷窃行为，但强度会有所波动。

• 寻求治疗的偷盗狂个体通常会报告其在就诊前已有较长的商店偷窃病史（例如超过 10 年）。

不同年龄阶段的表现：

• 偷窃狂个体可以在生命周期的任何阶段起病，但最常起病于青少年后期。在成年期后起病者少见。

性别相关特征：

• 偷窃狂女性更多。

• 未观察到不同性别之间在临床表现及症状严重程度上存在差异。

与其他障碍和情况的区别（鉴别诊断）：

• **注意缺陷多动障碍：**患有注意缺陷多动障碍的个体，特别是儿童和青少年，可能会冲动性偷窃。然而，通常能在不同的情境和场合下观察到注意缺陷多动障碍的冲动和忽视后果等特征。此外，注意缺陷多动障碍个体不表现出偷窃前的紧张感或情绪唤起以及实施偷窃后的满足或放松。

• **双相障碍Ⅰ型、精神分裂症和其他原发性精神病性障碍：**偷窃可出现于双相障碍Ⅰ型个体的躁狂发作或混合发作期。然而，在这种情况下，一旦心境发作结束，偷窃行为便不会继续。偷窃狂患者的偷窃则同躁狂发作或混合发作没有必然联系。一些有妄想或幻觉症状的个体可能出于对命令性幻听作出回应或是在妄想体系的背景下实施偷窃，在此类情况下，不应作出偷窃狂的诊断。

• **强迫症：**偷窃狂的偷窃行为有时可被大众和一些专业人士认为是一种"强迫行为"。然而，在强迫症中观察到的强迫行为几乎没有内在的愉悦体验，并且通常是在对强迫思维作出反应时发生。强迫思维是侵入性的、不想要及不必要的，常诱发个体的焦虑。相比之下，偷盗狂个体

13

在偷盗之前有逐渐增强的紧张感或情感唤起，偷盗后有愉悦、兴奋或满足的体验。

- **囤积障碍：** 某些囤积障碍的个体会出现偷盗行为，作为他们过度积聚物品模式的一部分，偷盗狂的个体亦可能会囤积所盗物品。囤积障碍的个体因过度积聚物品，使得生活空间极其拥挤，物品的使用和安全亦受到影响。

- **去社会品行障碍、人格障碍中脱社会特质：** 偷窃可作为去社会品行障碍及脱社会特征的人格障碍个体的脱社会行为模式的一部分，该行为通常具有明显的动机，如个人私利或报复，而不是缓解紧张感和情绪唤起的症状。偷窃狂个体除偷窃行为外不会表现出其他脱社会行为。

- **精神活性物质，包括药物效应：** 在物质过量中毒期间可能发生偷窃行为。服用多巴胺激动剂（如，治疗帕金森病或不宁腿综合征）的个体在用药后可出现反复的偷窃行为，此时不应作出偷窃狂的诊断。如果偷窃行为可以用酒精、毒品、药物的过量中毒或脱抑制效用更好地解释，则不应作出偷窃狂的诊断。然而，偷窃狂个体的偷窃或偷窃尝试也可能与酒精和物质的使用有关。在过量中毒发作期外存在的偷窃狂表现有助于作出鉴别。

- **归类于他处的疾病或状况所致痴呆和人格改变的脱抑制特征：** 一些罹患与归类于它处的疾病或状况所致痴呆和人格改变的个体，可能因为脑损伤而出现较多的冲动脱抑制行为模式，包括偷窃。在这些情况下，不应作出偷盗狂的独立诊断。

- **认知或智力功能受损的各种障碍：** 一些罹患痴呆、智力发育障碍的个体，以及因其他疾病或临床情况导致认知、智力受损的个体，可能因为判断功能受损而出现偷盗行为，但他们不具有偷盗狂的其他特征。

6C72　强迫性性行为障碍

核心（必要）特征：

- 存在一种持续失败的模式：个体无法控制强烈而反复的性冲动或渴望，导致性行为的反复发生，具体表现在以下 1 个或多个方面：
  - 反复从事性行为已成为个体生活的中心焦点，以至于忽视了健康、自我照料或其他兴趣、活动和责任。
  - 个体为控制或显著减少反复的性行为做了大量徒劳的努力。
  - 尽管有不良后果（如因性行为导致的婚姻冲突、经济或法律后果、对健康的不良影响），个体仍继续反复从事性行为。
  - 即使很少或没有从性行为中获得满意感，个体仍继续反复从事性行为。

- 这种在控制强烈而反复的性冲动或渴望上失败而导致反复的性行为的模式，持续存在了一段较长的时间（例如 6 个月或以上）。

- 这种在控制强烈而反复的性冲动或渴望上失败而导致反复性行为的模式，不能更好地用其他精神障碍（例如躁狂发作）或其他医疗状况来解释，也不是某种药物或物质影响所致。

• 反复的性行为模式导致了显著的痛苦，或在个人、家庭、社交、学业、职业或其他重要领域功能造成明显的损害。若个体的痛苦完全来自于道德评判或者对性冲动、渴望或行为的反对态度，则不符合这条要求。

其他临床特征：

• 强迫性性行为障碍可以表现为不同的行为方式，例如与他人发生性行为、手淫（自慰）、使用色情制品、网络性爱（视频性爱）、电话性爱或其他形式的反复的性行为。

• 强迫性性行为障碍的个体从事性行为，通常是对抑郁、焦虑、无聊、孤独或其他负性情绪状态的反应。尽管这对诊断不起决定性作用，但理解情绪、行为线索与性行为之间的关系，是考虑治疗方案的一个重要方面。

• 一些人会对自己的性行为进行宗教或道德评判，或是持反对态度，或是在意他人的评价和反对，或担心性行为的其他潜在后果。这些人可能会将自己的性行为描述为"性瘾"或"强迫行为"等类似的术语。在这种情况下，重要的是仔细审查这些感受是否仅仅源于内部或外部评判或对潜在后果的担忧，或是否存在对性冲动、渴望或行为控制受损的依据，以及是否确实存在强迫性性行为障碍的其他诊断所要求的特征。

与正常状态的区别（阈界）：

• 与性相关的想法、幻想、冲动和行为的性质和频率具有较大的个体差异。该诊断只适用于个体有强烈的、重复性的性冲动或渴望的体验，且这种体验是不可抗拒或不可控制的，导致了反复的性行为，并且这种反复的行为模式造成了显著的痛苦，或个人、家庭、社交、学业、职业或其他重要方面的功能明显损害。性兴趣和行为水平较高（例如性驱力较高）但不表现出性行为的控制受损以及显著的痛苦或功能损害的个体，不应被诊断为强迫性性行为障碍。该诊断也不适用于描述青少年期常见的高度性兴趣和行为（如手淫），即使这些行为与痛苦相关。

• 强迫性性行为障碍的诊断若建立在痛苦的标准之上，这种痛苦不应与道德评判相关。同样，对不被认为是精神病理性的性冲动、渴望或行为持反对态度导致的痛苦，亦不应作为诊断的依据（例如认为自己完全不应该有性冲动的女子；信仰某种宗教、认为自己永远不应该手淫的男子；为自己被同性的吸引或对同性的行为感到痛苦的男人）。同样，亦不能仅仅根据真实或惧怕社会中对性冲动和行为的不赞同而产生的痛苦，作出强迫性性行为障碍的诊断。

• 个体从没有性获得渠道的环境转换到可获得性渠道的环境（例如，搬到一个新城市，亲密关系状态的变化）期间，可在一段较短的时间内（例如不超过数个月）出现性冲动、渴望或行为的增加。不能仅据此作出强迫性性行为障碍的诊断。

病程特征：

• 很多强迫性性行为障碍的个体报告了青少年期前或青少年期的性行为史（即不安全的性

13

行为、调节负性情绪的手淫或广泛使用色情制品）。

不同年龄阶段的表现：

- 成年期的强迫性性行为障碍与较高比例的童年创伤（包括性虐待）有关。女性个体则报告了更高比例和更严重的虐待史。
- 青少年和成年人的强迫性性行为障碍通常与其他精神、行为或神经发育障碍有更高的共病率，包括物质使用所致障碍。
- 对强迫性性行为障碍青少年个体的评估可能较为困难，这是由于对这一生命阶段恰当性行为的看法各异。该阶段性行为频率的增加或不受控制的性冲动与性激素水平的迅速变化有关，可能被认为是正常的青春期经历。相反，青少年频繁或不安全的性行为可能被认为是不正常的，因为这种行为可能干扰社交和情感的发展。

文化相关特征：

- 强迫性性行为障碍中可能存在文化与亚文化的差异。被认为是适当的性行为的规范、被判定为不可接受的活动以及对性别角色的看法会对性活动产生影响。这些因素可能会对性行为的方式诸如手淫、使用色情制品、同时拥有多个性伴侣以及终生性伴侣数量的规范产生影响。
- 文化塑造了从事性行为造成的痛苦以及性活动是否被视为障碍。例如，在男性观念与性征服相关的文化中，男性较高的性行为发生率可能被认为是规范的，不应成为确定诊断的主要依据。

性别相关特征：

- 被诊断为强迫性性行为障碍的男性更常见。
- 强迫性性行为障碍的女性个体较男性更多地报告了童年性虐待的经历。

与其他障碍和情况的区别（鉴别诊断）：

- **双相及相关障碍：** 躁狂、轻躁狂或混合发作中也可能存在性冲动、渴望或行为的增加及控制能力受损。只有当证据表明在心境发作期之外存在持续性的无法控制的强烈、重复性的性冲动、渴望或行为，才可诊断为强迫性性冲动障碍。
- **强迫症：** 虽然本障碍被称为"强迫性"性行为障碍，但其并非真正的强迫行为。强迫症的强迫行为几乎无法体验到内在的愉悦感，通常是对侵入性的、不想要及不必要的、常诱发焦虑的强迫思维的反应，强迫性性行为障碍没有这些表现。
- **人格障碍：** 一些人格障碍个体可能会将反复的性行为作为一种适应不良的调节策略（例如，为了避免或减少情绪痛苦或稳定自我感）。尽管可以同时给出这 2 个诊断，但如果性行为完全能用情绪失调或其他人格障碍的核心特征加以解释，就无需作出强迫性性行为障碍这一附加诊断。

- **性欲倒错障碍**：强迫性性行为障碍是一种屈从于强烈而反复的性冲动、渴望的持续模式，导致出现反复的性行为，行为带来明显的痛苦或功能的损害。性欲倒错障碍则存在反复而持续的非典型性唤起模式，表现为关于性的想法、幻想、渴望或行为，对象可以是非自愿同意的他人或年龄/状态下无同意能力的他人，个体因此感到明显的痛苦或存在导致损伤或死亡的显著风险。如果性欲倒错障碍的个体对其性唤起模式的行为表现有一定的控制能力，则无需诊断强迫性性行为障碍。如果个体同时符合强迫性性行为障碍和性欲倒错障碍的诊断，则可同时予以诊断。

- **精神活性物质（包括药物）影响**：使用特定处方药（如，使用多巴胺激动剂治疗帕金森病或不宁腿综合征）或非法物质（如甲基苯丙胺）的个体可能会由于药物或物质对中枢神经系统的直接影响，在使用药物和物质后表现出控制性冲动、性渴望或行为的失败，此时不应作出强迫性性行为障碍的诊断。

- **物质使用所致障碍**：物质过量中毒可能导致冲动和脱抑制的性行为发作。同时，强迫性性行为障碍常合并使用物质障碍。一些强迫性性行为障碍个体为了更好地从事性行为或增强愉悦感而使用物质。在鉴别强迫性性行为障碍和与之相关的反复的物质使用模式时，需要作出复杂的临床判断，包括对相关行为的顺序、背景和动机的评估。如果强迫性性行为障碍和物质使用所致障碍的诊断要求均符合，可同时诊断两者。

- **痴呆或未归为精神、行为或神经发育障碍的医疗状况**：一些罹患痴呆、神经系统疾病或其他对中枢神经系统有影响的医疗状况的个体，可能会因神经认知损害导致出现更为广泛的冲动脱抑制的行为模式，包括控制性冲动、渴望或行为的失败。这些情况下不应另外作出强迫性性行为障碍的诊断。

6C73　间歇性暴怒障碍

核心（必要）特征：

- 存在一种反复而短暂的暴怒发作模式，表现为言语攻击行为（例如，言语攻击他人、脾气暴发、大喊大叫）或躯体攻击行为。个体年龄至少6岁（已达到可以抑制脾气的预期年龄）或已有同等的生长发育水平。躯体攻击行为的发作可能导致显著的财物损毁、破坏，或者攻击他人，涉及人身损害。但这些后果并非作出诊断所必需。

- 暴怒的强度或攻击性行为的程度，与激发或诱发的事件和情境总体上不相称。

- 暴怒经常出现，并持续较长时间（如至少3个月），且能表现出一种持久的攻击行为模式。如果暴怒频率较低（例如1年中只发生了几次），那么应有较高的强度且伴有严重的负性后果（例如暴力攻击他人）；如果暴怒发作的特点仅为言语上的攻击行为或有躯体攻击行为但是非伤害性、非破坏性的，则需要较高的发作频率（例如一周中发生2~3次）才能诊断。

- 这种行为明显具有冲动性或者反应性，表现出个体对攻击行为的控制失败。即这种攻击行为并非预谋性或者为了实现某种确切的目标。

13

- 暴怒发作的频率和程度超出了个体年龄及生长发育水平相符的正常变异范围。
- 暴怒的发作不能更好地用某种精神、行为或神经发育障碍（例如孤独症谱系障碍、注意缺陷多动障碍、对立违抗障碍伴慢性易激惹－愤怒、去社会品行障碍、谵妄）来解释。
- 暴怒的发作不是某种药物或物质（例如甲基苯丙胺）对中枢神经系统的影响，包括过量中毒或戒断反应，也不是某种神经系统疾病所致。
- 这种行为模式导致了个体显著的痛苦，或导致个人、家庭、社交、学业、职业或者其他重要领域功能的显著损害。

其他临床特征：
- 暴怒的发作可能与攻击行为暴发期间的情感症状（愤怒、易激惹、狂怒）相关。攻击行为发作前常有一些先兆症状，如震颤或胸闷，或较为常见的紧张感或情绪唤起的感觉。
- 间歇性暴怒障碍中的暴怒发作往往是被所处社交环境中个体感受到的威胁所触发（即使可能并非真正的威胁，例如，误解他人对自己有敌意）或者是由日常生活中受到阻碍时的挫折所激发。
- 符合间歇性暴怒障碍诊断要求的攻击行为范围较为广泛，包括言语攻击、躯体攻击他人和破坏财物等。
- 在暴怒发作之后，个体常常（但并非总是）会感到情绪低落或者疲乏，或者出现其他负性情绪如后悔、遗憾、内疚及羞愧等。
- 某些间歇性暴怒障碍患者在神经系统检查和脑电图检查时表现出非特异性异常（如"软体征"），但是这些检查结果并不构成某个神经系统疾病的诊断。在这种情况下，如果个体的表现符合诊断要求，仍应作出间歇性暴怒障碍的诊断。
- 许多间歇性暴怒障碍的个体有暴露于创伤性事件、目击暴力行为或童年遭受躯体虐待的既往史。
- 相较于普通人群，间歇性暴怒障碍个体合并抑郁障碍、焦虑及恐惧相关障碍、物质使用所致障碍以及进食障碍（尤其是暴食）的比例更高。

与正常状态的区别（阈界）：
- 出现攻击行为较为常见，尤其是言语攻击。当个体处于应激状态时很容易出现攻击行为，这类表现本身不是精神病理性的。无论暴怒行为的严重性及后果如何，仅凭出现一两次孤立的暴怒发作不足以作出诊断。只有在一段较长的时间内频繁发作，且强度和行为冲动性的程度严重超出激发或诱发的事件或情境时，即表现出一种持续的冲动行为模式时，才能考虑该诊断。

病程特征：
- 间歇性暴怒障碍患者平均起病年龄为 10 ~ 16 岁。起病年龄通常比共病障碍更早，如共病抑郁障碍、焦虑及恐惧障碍、进食障碍及物质使用所致障碍。

- 间歇性暴怒障碍的长期病程表现为持续性。攻击行为总体表现为随着时间的推移而减少，间歇性暴怒障碍的患病率也随着生命周期的发展而相应减少。

不同年龄阶段的表现：

- 在间歇性暴怒障碍病程早期，儿童一般表现为爱发脾气，伴言语暴发和对物品的攻击行为，不过往往不会造成严重的物品损害或人身伤害。
- 在青少年期，暴怒的发作往往不断升级，包括对财物的损坏或对他人躯体的攻击。

文化相关特征：

- 间歇性暴怒障碍患病率的变异可能与文化规范中对情绪调节的看法有关。一些文化强调情绪的克制、平和、人际的和谐以及对社交规范的遵守，个体因此压制或不公开表达敌意或愤怒。在另一些文化中，自由地表达消极情绪是被允许的。个体的言语表达是否应被视为攻击行为，应该在个体所处文化规范的背景中进行评估。
- 对于愤怒是否是一种"与个人和社交的实质性风险相关的有害情绪"，不同社会的看法及分类程度各不相同。在一些文化中，痛苦被认为是对愤怒的压抑，如拉丁美洲的 ataque de nervios（神经性发作），以及韩国文化中的 hwa-byung（怒病）。对于某些涉及突发性暴力和破坏财产的 ataque de nervios 行为模式，可以作出间歇性暴怒障碍的诊断。
- 正常的情感表达水平在不同的文化、性别和年龄中存在差异。由于这种差异的存在，少数文化群体、移民或冲突后环境中的个人可能会被错误地贴上过度愤怒的标签。此外，当愤怒是对多种应激环境（例如歧视、丧失、流离失所、有限的社会支持、无力感和不公正）蓄积的反应时，临床医生可能会错误地将愤怒归因于某个单独的触发事件。临床医生在确立诊断前，应更多地考虑社会背景以及它与愤怒表达之间的关系。

性别相关特征：

- 虽然起初认为间歇性暴怒障碍在男性中更为普遍，但最近的社区调查显示其在不同性别之间的患病率类似。然而，严重的躯体攻击行为在男性个体中更为常见，而女性个体更多地表现为较不严重的躯体攻击和言语攻击行为。

与其他障碍和情况的区别（鉴别诊断）：

- **孤独症谱系障碍：** 一些孤独症谱系障碍患者可能会表现出伴有攻击行为的暴怒暴发。这些暴发通常与激发孤独症谱系障碍患者核心症状的某些特定诱因相关（例如常规的改变、厌恶性的感官刺激、焦虑、思维/行为被打断时的僵住感）。间歇性暴怒障碍患者不会表现出孤独症谱系障碍的其他特征，如社交困难、行为刻板或重复等。

13

- **注意缺陷多动障碍**：间歇性暴怒障碍和注意缺陷多动障碍这 2 种疾病都表现为行为的冲动性。但是，间歇性暴怒障碍以间歇出现的严重攻击行为暴发为特点，而注意缺陷多动障碍则表现为一直存在的、广泛的行为冲动性。然而，当全部符合两种障碍的诊断要求时，可同时予以诊断。

- **对立违抗障碍**：伴慢性易激惹－愤怒的对立违抗障碍个体，也可表现为反复地盛怒暴发，尤其在需要服从权威角色时。这种暴发在强度和持续时间上可与激动情绪不呈比例。这种情况下，不需要作出间歇性暴怒障碍的诊断。对立违抗障碍伴慢性易激惹的个体表现出违抗、固执或报复行为，这些并非间歇性暴怒障碍的临床表现。此外，与对立违抗障碍者相比，间歇性暴怒障碍的患者更有可能表现出显著的躯体攻击行为。

- **去社会品行障碍**：间歇性暴怒障碍的个体可能会因为他们的暴怒暴发引起和他人的冲突或者触犯法律，去社会品行障碍者还有更为广泛的脱社会表现（例如违反规则、说谎、偷窃等）。此外，间歇性暴怒障碍个体表现为冲动性攻击行为，而去社会品行障碍患者的攻击行为往往有预谋性和目的性。

- **人格障碍**：由于反复不断的言语和躯体冲动行为带来的人际、职业和其他不良后果，一些间歇性暴怒障碍个体可能符合人格障碍伴去抑制型特质的诊断。如果两者的诊断要求都完全符合，可同时予以诊断，然而最终是否作出人格障碍的附加诊断，应视具体的临床情况而定。

- **其他精神、行为或神经发育障碍**：冲动行为的暴发可能出现于多种精神障碍中（特定应激相关障碍、心境障碍、精神分裂症和其他原发性精神病性障碍）。然而，当暴发可以用其他障碍更好地解释时，不应作出间歇性暴怒障碍的附加诊断。

- **精神活性物质（包括药物）的影响**：在物质过量中毒期间可能发生暴怒性冲动行为。如果暴发可以仅用酒精、物质、药物的过量中毒或脱抑制的影响来解释，则不应作出间歇性暴怒障碍的诊断。然而，在间歇性暴怒障碍个体中，酒精和物质的使用也可能与冲动行为的发作有关。应根据在过量中毒发作期外存在的间歇性暴怒障碍的症状表现鉴别两者。

- **诈病**：一些表现为反复发作的言语或躯体攻击行为者可能会谎称其有与间歇性暴怒障碍诊断相符的其他症状，以期被诊断为精神障碍来避免承担刑事责任或是其他不良后果。此种情况不应诊断为间歇性暴怒障碍。

- **痴呆或其他医疗状况**：如果个体的冲动性与攻击行为完全可以用痴呆、某种神经系统疾病（包括卒中），或未归为精神、行为或神经发育障碍的医疗状况（例如脑肿瘤）来解释，则不应诊断为间歇性暴怒障碍。

6C7Y 其他特定冲动控制障碍

核心（必要）特征：

- 存在与其他各种冲动控制障碍相同的主要临床特征，即：个体反复抵抗某种冲动、驱动力或渴望的失败，使个体去做一种对其（至少在短期内）有奖赏的、但会对其自身或他人造成长期伤害的消极后果的行为。

• 症状不符合冲动控制障碍分组中任何其他障碍的诊断要求。

• 症状不包括反复发作的和习惯性的、针对表皮的行为（即抠皮肤、拔毛发），此类表现应归入"以身体为中心的重复行为障碍"。

• 症状没有赌博、游戏或其他成瘾行为的表现。

• 症状不能更好地用其他精神障碍（例如痴呆、成瘾行为所致障碍、强迫及相关障碍）来解释。

• 症状和行为与生长发育不相称，或是不被其文化认可。

• 症状和行为不能用其他医疗状况来解释，不是由于某种物质或药物（例如甲基苯丙胺、多巴胺激动剂如治疗帕金森病的药物）对中枢神经系统的影响，包括物质过量中毒和戒断反应。

• 症状造成显著的个人痛苦，对个人、家庭、社交、学业、职业或其他重要领域功能的显著损害。

6C7Z　未特定的冲动控制障碍

破坏性行为或去社会障碍

破坏性行为或去社会障碍（disruptive behaviour or dissocial disorders）表现为在多个场合存在持续性行为问题，多起病于（但并非仅起病于）儿童期。一旦起病，通常可持续至成年期。这类障碍具有破坏性的临床特征，即从显著而持续的对立、违抗、挑衅或恶意行为，到持续地侵犯他人的基本权益或违反与年龄相对应的主要社会规范、规则或者法律的行为。

大多数个体在生命中的某些时段会有一些个别的攻击或违反规则的行为，不能因此而诊断破坏性行为或去社会障碍。此组障碍个体所表现出的行为特征必须明显地偏离同样社会文化背景下相同年龄和性别的正常范围。

破坏性行为或去社会障碍可能共病其他精神、行为或神经发育障碍。但是，如果破坏性行为仅出现在其他精神障碍的症状发作期（例如在抑郁发作期间的对立及不顺从的行为），或者行为是由某种药物的影响或其他医疗状况所致，则无需作出破坏性行为或去社会障碍的诊断。

破坏性行为或去社会障碍常和心理社会环境相关，包括家庭功能失调，同龄人、同事及伴侣的人际问题，以及学业或事业的失败。其他心理社会危险因素也很常见，例如被同龄人排斥、同龄叛逆群体的影响以及父母罹患精神障碍。如果个体的一些破坏性行为是为了适应所处的环境（例如逃离虐待性家庭、为了生存而偷窃），仅通过这些行为不能作为诊断依据。

破坏性行为或去社会障碍包括以下诊断单元：

6C90　对立违抗障碍

　　6C90.0　对立违抗障碍，伴慢性易激惹 – 愤怒

　　6C90.1　对立违抗障碍，不伴慢性易激惹 – 愤怒

6C91　去社会品行障碍

　　6C91.0　去社会品行障碍，儿童期起病

　　6C91.1　去社会品行障碍，青少年期起病

6C9Y　其他特定破坏性行为或去社会障碍

6C9Z　未特定的破坏性行为或去社会障碍

此外，以下标注可用于破坏性行为或去社会障碍中的所有障碍。

6C9x.x0　伴亲社会情感受限

6C9x.x1　伴亲社会情感正常

6C90　对立违抗障碍

核心（必要）特征：

• 存在明显的不服从、违抗和挑衅的行为模式，这对个体的年龄、生长发育水平、性别和社会文化背景而言是不典型的。行为模式可能包括：

  ○ 持续的人际相处困难（例如与权威角色争论，主动对抗或拒绝遵从要求、指导或规定，蓄意招惹他人，指责同龄人或同事犯错或行为不当）。

  ○ 挑衅、恶意或怀恨报复行为（例如与他人对抗、使用社交媒体攻击或嘲笑他人）。

  ○ 极度易激惹或易怒（例如过分敏感或容易恼怒、情绪突然失控、愤怒暴发、生气和怨恨）。

• 这种行为模式持续较长时间（例如 6 个月或更久）。

• 这种对立行为并不能用儿童和具体的权威角色（儿童对其表现出对立行为）之间的关系问题更好地解释。权威角色可能为对儿童持敌对态度或提出不合理要求的父母、老师或者监护人。

• 这种行为模式足以导致个人、家庭、教育、学业或其他重要领域功能的明显受损。

对是否存在慢性易激惹 – 愤怒的标注：

被诊断为对立违抗障碍的个体可根据是否存在慢性易激惹 – 愤怒使用以下标注：

6C90.0　对立违抗障碍，伴慢性易激惹 – 愤怒

• 符合对立违抗障碍的全部诊断要求。

• 存在普遍持续的愤怒或易激惹情绪，这对个体的年龄、生长发育水平、性别和社会文化背景而言是不典型的，包括下列表现中的大部分情况：

  ○ 经常感受到愤怒或怨恨；对他人表现出怨恨，或觉得事情不公。

  ○ 往往十分敏感或容易恼怒；对于很小的刺激或个体主观感受到的刺激表现出过分敏感或易激惹。

  ○ 常常情绪突然失控，表现出愤怒的言辞或暴发性行为，包括暴怒、破坏性行为，或其他形式的严重情绪失调。

• 愤怒或怨恨、敏感或恼怒以及情绪突然失控的强度和持续时间往往和诱发的刺激不呈比例，或在没有明显的刺激下出现。

- 这种慢性易激惹和愤怒是个体的功能特点，几乎每天存在，不局限于某段时间，在多个场合或功能领域都可被观察到（例如家庭、学校、社会关系），而且不局限于与父母或监护人的关系中。

- 这种慢性易怒 – 愤怒的模式不能更好地用某个精神障碍（如在躁狂或抑郁发作背景下的心境易激惹）来解释。

- 慢性易激惹 – 愤怒亚型的个体通常也会表现出其他对立违抗障碍的特征，包括对立、任性或报复行为。

6C90.1　对立违抗障碍，不伴慢性易激惹 – 愤怒

- 符合对立违抗障碍的全部诊断要求。

- 不存在普遍持续的愤怒或易激惹情绪。和伴慢性易激惹 – 愤怒的个体相比，这些个体的愤怒和易激惹发作较不频繁，且通常更短暂、程度较轻，较少与诱发刺激不呈比例。

6C90.Z　未特定的对立违抗障碍

其他临床特征：

- 虽然对立违抗障碍个体的诊断通常是依据父母报告的个体存在的不服从的行为模式，然而该障碍的消极和对抗表现也会在其与家庭成员之外的其他人的互动中产生更为广泛的负性影响。从学龄期到成年期，对立违抗障碍通常与同伴的拒绝及人际关系失调相关。

- 对立违抗的特点通常具有挑衅性，个体频繁地主动挑起对抗，可能被视作过分粗鲁、不合作。

- 年龄较小的儿童（例如 3 ~ 5 岁）通常会受到权威角色（例如父母或其他监护人、照料者、教师）更密切地监护以及接受更频繁的指导和限制。随着年龄的增长，权威角色对他们的直接要求通常会减少。而且，在对立违抗障碍的病例中，与儿童或青少年互动的他人可能会因其负性反应而避免向他们提出要求。因此，只要与权威角色的大部分互动都存在这些特点，那么即使对立违抗行为的发生频率较少，也不能够排除此诊断。

- 对立违抗障碍的成年患者会继续经历与其父母及其他家庭成员的冲突性关系，而且通常社会支持系统较差。这会对他们的友谊及恋爱关系的数量和质量产生负性影响。在工作场合，他们通常很难与上司及同事共事。

- 易激惹及愤怒（例如敏感或容易恼怒、情绪突然失控、愤怒和怨恨）有时是最突出的临床特征。然而，仅仅存在易激惹及愤怒并非诊断的必要或充分条件，必须伴有明显的不服从、对立及违抗的行为模式，且这些行为对同龄及同等生长发育水平的人群而言是不典型的。若存在慢性易激惹及愤怒的特征，可适用对应的标注"伴慢性易激惹 – 愤怒"。

- 伴慢性易激惹 – 愤怒的对立违抗障碍未必比不伴有慢性易激惹 – 愤怒的对立违抗障碍更严重或更少见。然而，伴慢性易激惹 – 愤怒的对立违抗障碍个体可有不同程度的情绪失调，从反复出现而程度较轻的发怒到其他极端的情绪失调。

- 有时对立违抗障碍个体表现为亲社会情感受限。当评估是个体否为对立违抗障碍时，临床医生应同时评估其是否存在亲社会情感受限，并且给出适当的标注。伴亲社会情感受限的个体通常表现出更持久而严重的去社会行为模式，可能会发展为去社会品行障碍。

- 儿童的对立违抗障碍常与注意缺陷多动障碍及去社会品行障碍共病，也常与一些内化性障碍（如抑郁障碍或焦虑及恐惧相关障碍）共病。

与正常状态的区别（阈界）：

- 短暂的不顺从、违抗和对立，包括易激惹和愤怒，都属于正常行为。在儿童的生长发育过程中较为常见，这与要求的增加、环境的改变（例如换到新的学校或城市）有关或是在某些特殊任务或情境下的正常的焦虑表现（例如首次去上学并与父母分离）。这些行为不能被视为对立违抗障碍的诊断依据。只有当不顺从、对立和违抗行为是持久而明显的，且这些行为对个体的社会文化背景、性别、年龄而言是不典型的，才能作出对立违抗障碍的诊断。

病程特征：

- 对立违抗障碍表现的异质性具有重要的临床和预后价值。在某些案例中，对立违抗障碍可能是去社会品行障碍的前驱期表现（尽管两种障碍可以同时或独立发生；详见鉴别相关章节）。当对立违抗障碍表现出严重的对立或具有恶意的／报复性行为时，继发去社会品行障碍的风险会增加。然而，许多儿童并不一定会发展为去社会品行障碍。

- 对立违抗障碍伴慢性愤怒－易激惹的诊断与抑郁障碍和焦虑及恐惧相关障碍的风险增加相关。

不同年龄阶段的表现：

- 对立违抗障碍通常起病于儿童中期，从学龄前期开始表现出起始症状。青少年早期之后才出现症状的个体少见。

- 对立违抗障碍在 6～18 岁儿童与青少年中的患病率约为 3.3%。尽管在学龄前期、青少年期和成年期的男性和女性中有大致等同的患病率，但学龄期男童的患病率较女童更高（比例为 1.4：1）。一些证据显示，对立违抗障碍的整体患病率从青少年期和成年早期开始降低。

- 对立违抗障碍在家庭照料关系经历实质性破坏的儿童和青少年中更为常见，这些关系中父母的养育行为倾向于更加严厉、不一致或忽视。

- 尽管对立和争辩的行为在儿童的生长发育中很常见，但它们与对立违抗障碍的行为不同：正常的行为是短暂的，也不会对儿童的功能和生长发育造成持续性的负性影响。

- 对立违抗障碍患者更容易感受到同伴拒绝和剧烈的人际冲突，以及更容易共病儿童期至成年期的适应困难。

14

文化相关特征：

• 对立违抗障碍的诊断有很大的跨文化变异。这些差异可能与文化规范中如何看待儿童的不合作或对立行为有关。例如，在对服从长辈更为重视的文化背景中，儿童的行为被视为不顺从、对立或违抗的阈界可能会更低。根据行为作出对立违抗障碍的诊断时，应将对行为的评价与社会、文化和亚群体中规范的关系相结合。

• 对立违抗障碍和去社会品行障碍在跨文化群体中的变异性可能与家庭结构和行为的差异有关。家庭中更严格的教养实践、对子女教育或职业成就的高度重视以及对去社会生活方式持不赞成态度的文化价值观，可能与较低的患病率有相关性。

性别相关特征：

• 对立违抗障碍在学龄期儿童中男性的患病率较女性高，但在人生其他各时期并未显现出性别差异。

与其他障碍和情况的区别（鉴别诊断）：

• **去社会品行障碍：** 对立违抗障碍的行为问题主要表现为与权威角色的人际冲突，以及与他人的相处困难。去社会品行障碍则表现为反复而持续的更为严重的去社会性行为。这些行为或侵犯他人的基本权益，或违反与年龄相应的主要社会和文化规范、规则或法律（例如攻击他人或动物、毁坏财物、诈骗或盗窃、严重违反规则）。去社会品行障碍的个体也常表现出各种行为问题，包括人际关系困难。如果同时符合各自的诊断要求，可以同时作出两种诊断。

• **注意缺陷多动障碍：** 注意缺陷多动障碍的个体常在跟从指导、服从规则以及与他人的相处上存在困难。如果这些破坏性行为能被注意力不集中或多动、冲动的症状更好地解释（例如不能长时间遵守复杂指令、难以按要求保持坐姿或集中注意完成任务），则不应诊断为对立违抗障碍。若要作出对立违抗障碍的诊断，不服从的模式必须具有对立的特征，不能用注意力和行为抑制问题所解释。然而，对立违抗障碍和注意缺陷多动障碍常常共病，如果同时符合各自的诊断要求，应当同时作出两种诊断。

• **孤独症谱系障碍：** 对立违抗障碍个体的不服从和其他破坏性行为表现需要与孤独谱系障碍个体常见的行为问题相区别。两者鉴别的关键在于，孤独症谱系障碍的破坏性行为常与环境因素有关（例如生活常规的突然改变、厌恶的感官刺激），或者不服从行为是由该障碍的症状导致的（例如社会交流缺陷，局限、重复、刻板的行为模式及感觉过度敏感），而不是反映出挑衅或恶意。对立违抗障碍个体通常没有孤独症谱系障碍中表现的典型的社交沟通缺陷和局限、重复且刻板的行为、兴趣或活动模式。

• **心境障碍：** 不服从与易激惹／愤怒的症状通常是心境障碍表现的一部分，在儿童和青少年中尤为常见。很多抑郁症状（例如缺乏兴趣或者活动的愉悦感、注意力不集中、无望、精神运动性抑制、精力减退）也可以表现出不服从的行为。在躁狂发作、混合发作或轻躁狂发作期间，个体通常不愿意遵从规则或服从指导。此时，在儿童与青少年中，抑郁、躁狂、轻躁狂的心境可以表现为易激惹。当行为问题完全出现在心境发作的背景下，无需单独诊断对立违抗障碍。

- **焦虑及恐惧相关障碍**：在儿童和青少年中，焦虑及恐惧相关障碍的症状有时可表现为包括易激惹或愤怒在内的不顺从、挑战和违抗。例如，当儿童在面对让其感到焦虑的任务或者情境时（例如社交焦虑障碍的儿童被要求在班内做一次演讲），可能会暴发愤怒并且拒绝遵从要求。这些行为是儿童或青少年回避恐惧情景或刺激的典型表现。此外，患有焦虑及恐惧相关障碍的儿童和青少年一般不会表现出挑衅、恶意或报复性行为。如果违抗行为仅由导致焦虑、恐惧或惊恐的情境或刺激触发，都不应被诊断为对立违抗障碍。

- **间歇性暴怒障碍**：间歇性暴怒障碍的核心症状是定期出现的暴怒，其严重程度和持续时间与诱发的刺激不呈比例，但这种症状在对立违抗障碍伴慢性易激惹 – 愤怒的背景下也可出现。对立违抗障碍伴慢性易激惹 – 愤怒的个体通常会表现出对立违抗障碍的其他特征，包括违抗、固执等并非间歇性暴怒障碍的表现。此外，间歇性暴怒障碍的个体更容易表现出明显的躯体攻击行为。

6C91　去社会品行障碍

核心（必要）特征：

- 存在一种反复而持续的侵犯他人的基本权益或是违反与其年龄相符的社会或文化规范、规则或法律的行为模式。通常存在多种行为，包括以下 1 项或者多项：
  - 对人或动物的攻击：例如欺凌、威胁或者恐吓他人，挑起肢体冲突，使用可能对他人造成严重身体伤害的武器（例如砖、瓶子碎片、刀具或枪支）残忍地伤害他人身体，残忍地伤害动物，暴力盗窃行为（例如抢劫、抢夺、勒索），或强迫他人发生性行为。
  - 破坏财产：例如蓄意纵火意图造成严重损害，或蓄意破坏他人财物（如有目的地破坏其他儿童的玩具、打破窗户、刮划汽车或扎破轮胎）。
  - 欺诈或盗窃：如盗窃贵重物品（例如商店行窃、伪造），撒谎以获得物品或好处或逃避责任（如"哄骗"他人），或强行闯入他人的房屋、建筑或车辆中。
  - 严重违反规则：如儿童或青少年不顾父母禁止而反复在外过夜，反复离家出走，经常未经允许逃课或旷工。

- 此行为模式持续且反复，如上所述的各种行为均在很长时期内多次发生（如至少 1 年以上）。仅仅发生 1 起或多起不良行为并不足以达到该诊断要求。

- 此行为模式的严重程度足以对其个人、家庭、社交、学业、职业或者其他重要领域功能造成严重损害。

对发病年龄的标注：

满足以上去社会品行障碍诊断要求的个体，根据其首发年龄，分为：

14

6C91.0　去社会品行障碍，儿童期起病

- 符合去社会品行障碍的全部诊断要求。

- 在儿童期至青少年期前（例如：10 岁之前）就已明确并持续出现 1 项或者多项核心特征。

6C91.1　去社会品行障碍，青少年期起病

- 符合去社会品行障碍的全部诊断要求。

- 在青少年期前（例如，10 岁以前）未出现任何该障碍的特征。

6C91.Z　未特定的去社会品行障碍

其他临床特征：

- 去社会品行障碍的个体可能是同龄人不良帮派组织中的一员，经常和同伴一起进行有违法倾向的活动。该现象在青少年期起病者中尤为常见。

- 去社会品行障碍和对立违抗障碍的关系曾被定义为不同层次和发展阶段的具有相同性质的障碍，去社会品行障碍通常被认为比对立违抗障碍症状更严重，可由对立违抗障碍发展而来。但是，去社会品行障碍可与对立违抗障碍共同发生，也作共病诊断，尤其是在那些行为问题更为持续的个体中。

- 随着时间的推移，去社会品行障碍中伴亲社会情感受限的个体和儿童期起病的去社会品行障碍个体可能表现出更持久而严重的去社会行为模式。然而，首发年龄的亚型及亲社会情感标注是相互独立的特征，应当分开考虑。儿童期起病未必提示其一定伴亲社会情感受限。

- 去社会品行障碍常共病注意缺陷多动障碍、发育性学习障碍、焦虑及恐惧障碍、心境障碍和物质使用所致障碍。

与正常状态的区别（阈界）：

- 参与政治上的游行示威不应被考虑为存在去社会品行障碍的提示。

- 归于去社会品行障碍诊断的行为可能属于犯罪行为（特别是青少年和成年人），也可能引起强制训诫或教育等司法后果。然而，许多犯罪者并没有表现出持续而反复的去社会行为模式，即侵犯他人的基本权益或违反相应年龄的主要社会或文化规范、规则或法律。犯罪行为可能是冲动性的或机会性的，也可能与物质使用或过量中毒有关。临床评估和诊断应侧重于更个体普遍的行为模式，而不是仅基于特定行为或事件的犯罪性质。

病程特征：

- 起病早、症状严重者预后更差，这些个体更容易参与犯罪行为、物质使用以及在成年期共病其他精神或行为障碍。

- 去社会品行障碍的病程具有较高的变异性，有些个体在成年期可完全缓解。去社会品行障碍起病初期的症状形式通常不严重（例如说谎），但可能随着时间的进展，发展为更为严重的形式（例如攻击他人）。病程和症状的发展有较高的个体差异。

- 去社会品行障碍的成年患者通常在儿童期和青少年期有严重的行为问题。
- 持续到成年期的去社会品行障碍通常有某类明显而持续的行为问题（如侵犯他人财产而非盗窃）。与同龄人相比，去社会品行障碍伴暴力行为的成年个体通常在青少年时期就表现出更为频繁的暴力行为。违反身份行为（如离家出走、逃学）与成人去社会品行障碍的相关性较小，但是，违反身份行为是违反更重大的规则和遭刑事逮捕的危险因素。

不同年龄阶段的表现：
- 尽管去社会品行障碍可以在儿童期早期即学龄前期出现，但通常在青少年早期至中期起病。去社会品行障碍较少在 16 岁后起病。

文化相关特征：
- 评估品行问题必须结合所处的背景、环境等因素，以确定诊断是否合理。例如，在一些社会背景下，学龄期儿童因为长期季节性就业而离开学校，并不是因为品行问题。或者，在一些暴力水平较高（例如暴力性帮派）的社区，或处于内乱、内战中（例如儿童作为士兵被招募），儿童可能被强迫参与暴力或盗窃财物，这些行为可能是为了他们的生存而实施。此时不应诊断去社会品行障碍。
- 青少年的品行障碍通常与物质使用所致障碍共病，特别是与酒精的使用相关。共病的患病率受社会文化差异中该物质可获得性的影响。

性别相关特征：
- 去社会品行障碍在男性中更常见。
- 去社会品行障碍的男性个体可能更容易表现出偷窃、破坏公物、打架和学校纪律问题，而女性个体则更可能表现出说谎、逃学、物质滥用、离家出走和卖淫。
- 去社会品行障碍的男性个体更常表现出躯体攻击和人际冲突，女性个体则常只表现出人际冲突。

与其他障碍和情况的区别（鉴别诊断）：
- **对立违抗障碍：**当诊断去社会品行障碍时，个体的行为模式必须具备去社会的特点（例如严重破坏规则、规范或者侵犯他人的权益），这些行为已超出了对立违抗障碍特征的范畴（不服从和违抗的行为）。然而，对立违抗障碍和去社会品行障碍常常共病，尤其是在青少年和既往存在持续行为问题的个体中。当两种障碍的诊断要求都符合时，则可分别诊断。
- **注意缺陷多动障碍：**注意力缺陷多动障碍个体由于冲动或者多动，可能表现出破坏性行为，但此类破坏性行为不具有典型的严重性和去社会的性质（即并没有违反主要规则、规范，或

14

是侵犯他人的权益），因此无需附加去社会品行障碍的诊断。然而，去社会品行障碍和注意缺陷多动障碍可以共病，如果符合各自的诊断要求，则可同时诊断。

- **心境障碍**：品行问题、攻击性行为、危险行为和易激惹 / 愤怒都可以在心境发作的背景下出现（抑郁发作、躁狂发作、混合发作或轻躁狂发作），如果行为问题完全出现在心境发作的背景下，通常无需独立诊断去社会品行障碍。

- **间歇性暴怒障碍**：间歇性暴怒障碍的个体常因为暴怒行为导致和他人的冲突或触犯法律，但是这些发作并不是去社会品行障碍中的普遍行为表现（例如违反规则、说谎、盗窃）。此外，间歇性暴怒障碍以冲动性的攻击为特征，但这种攻击通常是突发的和无目的的。

- **人格障碍**：去社会品行障碍并非人格障碍，尽管它与临床和研究术语中的某些特定人格障碍类别相关（例如人格障碍去社会特质）。人格障碍的特征表现在个体的体验与诠释自己、他人和世界的过程中出现相对持久和广泛的紊乱，导致适应不良的认知、情绪体验、情绪表达和行为模式。这些适应不良的模式导致了严重的社会心理功能问题，在人际关系中表现尤为明显，体现在一系列的个人和社会情境中（即不局限在特定的关系或情境中）。人格障碍个体可能具有突出的去社会特质。去社会品行障碍的诊断是基于一种反复的去社会行为的模式，这种模式的病程不一，可以是数月的离散性病程，也可以是贯穿终生的持续性病程。去社会品行障碍和人格障碍可以共病，如果符合各自的诊断要求，可同时诊断。

- **物质使用所致障碍**：如果去社会行为仅限于获取或者使用非法物质时，或行为仅为物质的过量中毒、依赖或者戒断所致，那么不应被诊断为去社会品行障碍，而应考虑物质使用所致障碍的诊断。然而，去社会行为和物质使用在去社会品行障碍的个体中较为常见。因此需要根据复杂的临床判断作出区分，包括起病年龄、发生顺序以及相关行为的发生背景。然而，去社会品行障碍和物质使用所致障碍常共病，如果两种障碍的诊断要求都符合时，则可同时诊断。

用于对立违抗障碍和去社会品行障碍的标注：

亲社会情感受限或亲社会情感正常的标注：

"亲社会情感受限"的标注适用于符合对立违抗障碍或去社会品行障碍的诊断要求并表现出亲社会情感受限模式的个体，即所谓具有"冷酷无情"特质的个体。具有这些特征的个体仅为破坏性行为和去社会障碍中的少数。与亲社会情感正常的人相比，标注"亲社会情感受限"代表相对更严重和更少见的破坏性行为和去社会障碍。

评估亲社会情感是否受限时，除个体对其行为和体验的自我报告外，从与个体相处时间较久的知情者处获取信息也很重要。

对立违抗障碍或去社会品行障碍者中的亲社会情感受限或亲社会情感正常可分为以下几类：

6C9x.y0   伴亲社会情感受限

- 被诊断为破坏性行为和去社会障碍，并存在一种典型的社交 - 情感模式，其中下列几项特征反复出现：

- ○ 有限或缺乏对他人感受的同理心或同情心或对他人痛苦的关心；个体更关心行为是如何影响他／她自己，而非自己的行为如何影响他人，即使该行为对他人造成伤害。
- ○ 有限或缺乏对自身行为的悔意、羞愧或内疚感（除非面临被拘押时才会表现出）；对因对他人行为的后果有可能面临的惩罚表现得不关心、不在乎。
- ○ 有限或缺乏对学业、工作或其他重要活动不良／有问题表现的关注，可能自己做事不愿付出努力却指责他人表现不佳。
- ○ 有限或肤浅的情绪表达：尤其是表达对他人的积极或充满爱意的感觉，或者情绪表达可能表现肤浅、敷衍、不真诚、带有目的性。
- 该行为模式普遍发生于各种情境及关系中（即此标注不应基于某一个性格特点、某一种关系、某个单次发生的行为）。
- 该行为模式持续时间较长（如至少 1 年）。
- 伴亲社会情感受限的对立违抗障碍个体更倾向于表现出高度极端和持续的违抗行为模式。伴亲社会情感受限的去社会品行障碍群体则倾向于表现出极其严重的、冲动和持续的去社会行为模式。

6C9x.y1　亲社会情感正常

- 此标注用于破坏性行为和去社会障碍的诊断描述时，代表更为普遍的对立违抗障碍和去社会品行障碍，即不伴有亲社会情感受限的特征。
- 尽管个体有时可能会表现出一些较为明显的、与亲社会情感受限类似的特征（如缺乏关心、受限的悔意），但这些特征总体而言是不频繁的、短暂的、不突出的，且不代表存在一种持续而广泛的社交–情感缺损模式。
- 大多数破坏性行为和去社会障碍个体表现为亲社会情感正常。

6C9x.yZ　未特定

6C9Y　其他特定破坏性行为和去社会障碍

核心（必要）特征：
- 存在破坏性或去社会性的症状，症状的主要临床表现与其他种类的破坏性和去社会障碍相同（例如在不同场合中持续出现的行为问题：从明显而持续的违抗、不服从、挑衅或恶意行为，到长期侵犯他人基本权益或违反与年龄相称的重大社会规范、规则或法律的行为）。
- 这些破坏性或去社会性症状不符合对立违抗障碍或去社会品行障碍的诊断要求。
- 症状不能更好地用其他精神、行为或神经发育障碍来解释（例如注意缺陷多动障碍、心境障碍、焦虑及恐惧相关障碍）。
- 症状持续了较长时间（如 6 个月或更长）。
- 这些症状和行为不符合生长发育水平，也不是文化适当的。

- 这些症状和行为不是其他医疗状况的表现，也并非受中枢神经系统活性物质或药物的影响（包括戒断反应）。

- 这些症状引起显著的痛苦，或对个人、家庭、社交、学业、职业或其他重要领域的功能造成严重损害。

6C9Z　未特定的破坏性行为和去社会障碍

15. 人格障碍及相关人格特质

人格（personality）是指个体在行为处事，体验生活，感受和理解自己、他人、事件和情况的特征性模式。人格障碍（personality disorder）是一种显著的人格功能紊乱，它往往与相当大的个人和社会混乱有关。人格障碍主要表现为自我功能各方面（例如身份、自我价值、自我指导的能力）的损害；和 / 或人际功能（例如发展与维持亲密和彼此满意的关系，理解他人的观点，处理人际关系中的冲突）的失调。这些自我功能和 / 或人际功能的损害具体表现为适应不良（例如缺乏灵活性或调节不良）的认知、情绪体验、情绪表达和行为模式。

以下的人格障碍诊断指南提出了诊断人格障碍必须具备的一组必要特征。一旦诊断为人格障碍，应根据其严重程度描述该人格障碍：

6D10.0　轻度人格障碍

6D10.1　中度人格障碍

6D10.2　重度人格障碍

在这个分组中还列出了：

QE50.7　人格困难

人格困难不被认为是一种精神障碍，而是列在"影响健康状况或接触健康服务的因素"这一章下的"与人际交往有关问题"的分组中。人格困难是指可能影响治疗或健康服务，但没有严重到足以诊断为人格障碍的显著人格特点。

人格障碍和人格困难可以从五个特质领域作进一步描述。这些人格特质领域描述了个体最为显著的、对人格紊乱影响最大的个性特点。在必要的情况下，应尽可能多地采用这些特质对人格功能进行描述。

可以记录的特质包括：

    6D11.0   负性情感

    6D11.1   去依恋

    6D11.2   去社会

    6D11.3   脱抑制

    6D11.4   强迫

后文将进一步介绍关于特质领域中反映的人格特征的指南细则。

临床医生们也希望添加一个额外的单元"边缘型模式"：

    6D11.5   边缘型模式

引入"边缘型模式"是为了提高人格障碍分类的临床应用。使用该诊断单元可能有助于识别对某些心理治疗有效的个体。

人格障碍案例的完整描述应包括严重程度的分级和适当的人格特质标注（例如轻度人格障碍中的负性情感特征与强迫特征；重度人格障碍中的去社会特征与脱抑制特征）。"边缘型模式"被认为是可选的，若使用，理想情况下应与人格特质领域标注结合使用（例如：中度人格障碍中的负性情感特征、去社会特征、脱抑制特征、边缘型模式）

6D10　人格障碍

人格障碍的一般诊断要求

核心（必要）特征：

* 一种持久的紊乱，表现为自我功能各方面（例如身份、自我价值、自我审视的准确性、自我指导）的损害；和／或人际功能（例如发展与维持亲密和彼此满意的关系的能力，理解他人观点和处理人际关系冲突的能力）的失调。

* 该紊乱持续时间较长（例如持续 2 年或更长时间）。

* 该紊乱表现为认知、情绪体验、情绪表达和行为的适应不良模式（例如情绪缺乏灵活性或调节不良）。

* 该紊乱表现在一系列个人和社会情境中（即并不局限于某种特定的关系或社会角色），即使可能有某种特定类型的环境相较于其他环境总能唤起这种紊乱。

* 这些症状不是药物或物质的直接影响所致，包括戒断效应，也不能更好地归因为某种精神障碍、神经系统疾病或临床情况。

• 该紊乱与实质性的痛苦有关，或与个人、家庭、社会、学业、职业或其他重要功能领域的显著损害有关。

• 如果个体的紊乱行为特征在发育阶段上是适当的（例如，行为问题与青少年时期建立独立的自我认同相关），或者主要可以用某种社会或文化因素（包括社会–政治冲突）来解释，则不应作出人格障碍的诊断。

人格障碍的严重程度：

在对符合人格障碍一般诊断要求的个体作出严重程度的评价时，应考虑表18所展示的人格功能领域。

表 18　人格功能列表（用以确定人格障碍严重程度）

• 自我功能紊乱的程度和普遍性：
○ 个体身份认同感的稳定性和连续性（例如，身份认同感或自我意识在多大程度上是可变和不一致的，或过于死板及固定）
○ 保持大体积极且稳定的自我价值感的能力
○ 对自身特点、优势和局限性认识的准确性
○ 自我指导的能力（计划、选择和实现适当目标的能力）
• 在不同情境和关系中（例如恋爱关系、学校／工作、亲子关系、家庭、友谊、同伴关系），人际功能失调的程度和普遍性：
○ 与他人建立关系的兴趣
○ 理解和欣赏他人观点的能力
○ 发展与维持亲密和相互满意关系的能力
○ 处理人际关系冲突的能力
• 在情绪、认知和行为表现方面，人格功能失调的广泛性、严重性和长期性：
○ 情绪表现：
❖ 情绪体验和表达的范围和适当性
❖ 情绪上倾向于反应过度或反应不足
❖ 识别和承认困难的或不想要的情绪（例如愤怒、悲伤）的能力
○ 认知表现：
❖ 情境和人际评估的准确性，尤其在应激下
❖ 在不确定的情况下作出适当决定的能力
❖ 信念系统适度的稳定性和灵活性
○ 行为表现：
❖ 根据情境和对后果的考虑，控制冲动及调节行为的灵活性
❖ 对强烈情绪和应激性情境（例如自残或暴力倾向）的行为反应的恰当性
• 上述领域的功能失调与痛苦的关联程度，或与个人、家庭、社会、教育、职业或其他重要功能领域损害的关联程度

15

6D10.0　轻度人格障碍

核心特征：

• 符合人格障碍的一般诊断要求。

• 紊乱仅影响自我功能的部分方面（例如个体在表18的自我功能中仅存在自我指导问题，

没有身份认同或自我价值的稳定性和一致性问题），或影响自我功能的所有方面，但程度轻微，在某些情况下可能不明显。

- 人际关系或预期的职业及社会角色方面的众多表现都存在问题，但能维持某些关系和／或履行部分角色。
- 表现为轻度人格紊乱（可参见下文的示例）。
- 轻度人格障碍通常不会对自己或他人造成实质性伤害。
- 轻度人格障碍可能与严重的痛苦有关，或与个人、家庭、社交、学业、职业或其他重要功能领域的损害有关，这些功能或局限于特定的领域（例如仅局限于恋爱关系或职业）或出现在更多领域，但程度较轻。

轻度人格障碍，特定人格紊乱的示例

注意：此示例列表并非详尽无遗，也并不认为每个个体必然呈现以下所有条目的表现。

- ◇ 个体的自我意识可能有些矛盾且与他人的看法不一致。
- ◇ 个体很难从对自尊的伤害中恢复。
- ◇ 个体设定适当目标并为之努力的能力受限；甚至个体处理小挫折也存在困难。
- ◇ 个体可能会与上级和同事发生冲突，但通常能够继续工作。
- ◇ 个体理解和欣赏他人观点的能力有限，这给发展亲密和相互满意的关系带来了困难。
- ◇ 在某些关系中可能会存在隔阂，但更常见的是间歇或频繁的小冲突，这些冲突并不严重，不会造成严重而长期的破坏。
- ◇ 或者，人际关系的特征可能表现为依赖和回避冲突，以向他人让步，甚至牺牲自我为代价。
- ◇ 在应激情境下，个体的情境评估和人际评估可能会有一些扭曲，但现实检验尚未受损。

6D10.1　中度人格障碍

核心特征：

- 符合人格障碍的一般诊断要求。
- 这种紊乱影响自我功能的大多数方面（例如身份认同的稳定性和一致性、自我价值、自我指导），严重程度为中度。
- 大多数人际关系存在明显问题，大多数预期的社会和职业角色的表现在一定程度上受限。
- 人际关系可能表现为冲突、回避、退缩或极度依赖（例如维持的友谊很少，工作关系中持续的冲突并带来职业问题，以严重破坏或不恰当的顺从为特征的恋爱关系）。
- 表现为中度人格紊乱（见下文的示例）。
- 中度人格障碍有时涉及伤害自身或他人。
- 中度人格障碍与个人、家庭、社交、学业、职业或其他重要功能领域的显著损害有关，尽管特定的功能领域可能得到维持。

注意：此示例列表并非详尽无遗，也并不认为每个个体必然呈现以下所有条目的表现。

◇ 个体的自我意识可能在危急时刻变得不连贯。

◇ 个体很难保持积极的自尊，或有不切实际的积极的自我看法，该看法不会被反面证据所改变。

◇ 个体在面对挫折时表现出较差的情绪调节能力，往往变得非常沮丧，容易放弃。或者，个体可能不合理地坚持追求没有成功机会的目标。

◇ 个体可能对维持就业表现出缺乏真正的兴趣或努力。

◇ 在理解和欣赏他人观点的能力上存在较大限制，阻碍了个体发展亲密和彼此满意的关系。

◇ 在尚存的关系中持续存在问题。它们的特征可能是频繁、严重和不稳定的冲突，或者是表现极度不平衡（例如个人非常强势或极度顺从）。

◇ 在应激情境下，对个人处境和人际评价存在明显的扭曲。可能有轻微的分离性状态或类似精神病性的信念或感知（例如偏执的想法）。

6D10.2　重度人格障碍

核心特征：

• 符合人格障碍的一般诊断要求。

• 自我功能的多个方面都存在严重紊乱（例如自我意识可能非常不稳定，以至于个体报告不知道自己是谁；或者非常死板，以至于只参与范围极其狭窄的情景，而拒绝融入其他情景；自我观点可能呈现出自我轻视、浮夸或高度古怪的特征；见表18）。

• 人际功能方面的问题严重影响到几乎所有的人际关系，而履行预期的社会和职业角色的能力和意愿严重受限或缺失。

• 表现为重度人格紊乱（见下文的示例），即使没有影响全部功能，也影响了大部分的人格功能。

• 重度人格障碍通常涉及伤害自身或他人。

• 重度人格障碍与生活中所有或几乎所有功能领域的严重损害有关，包括个人、家庭、社交、学业、职业和其他重要功能。

注意：此示例列表并非详尽无遗，也并不认为每个个体必然呈现以下所有条目的表现。

◇ 个体的自我观念非常不现实，通常高度不稳定或自相矛盾。

◇ 个体在调节自尊、情感体验和表达、冲动以及行为的其他方面存在严重困难（例如固执、优柔寡断）。

◇ 个体在很大程度上未能设定和追求现实目标。

◇ 个体的人际关系（如果有的话）缺乏互动性，是肤浅的、极端单方向的、不稳定的或高度冲突的，往往达到暴力的程度。家庭关系缺失（尽管有在世的亲属）或受到显著冲突的破坏。

◇ 个体很难承认困难的或不想要的情绪（例如不能识别或承认经历愤怒、悲伤或其他情绪）。

◇ 由于缺乏兴趣或努力、表现不佳（例如未能完成任务或履行预期角色，不可靠）、人际关系困难或不适当的行为（例如发脾气、不服从），个体不愿或无法维持正常工作。

◇ 在应激情境下，个体的情境和人际评价存在极端扭曲。常有分离性状态或类似精神病性的信念或感知（例如极端偏执的反应）。

QE50.7　人格困难

如前所述，人格困难不被认为是一种精神障碍，而是列在"影响健康状况或接触健康服务的因素"这一章下的"与人际互动相关的问题"的分类中。人格困难是指可能影响治疗或健康服务，但没有严重到足以诊断为人格障碍的显著人格特征。

人格困难的特征表现为个体长期（例如至少 2 年）对自我、他人和世界的体验及思考方式存在困难。与人格障碍不同的是，人格困难在认知、情感体验及表达中仅存在间歇性（例如在应激中）或低强度的表现。人格困难通常与某些功能受限有关，但这些问题不足以对社交、职业和人际关系造成明显破坏，或者可能仅限于特定的关系或情况。

6D11　突出的人格特质或模式

特质领域的标注适用于人格障碍或人格困难，以描述个体最突出的、导致人格紊乱的性格特征。

正常情况下，特质领域与正常人格的性格特征是连续的。特质领域不是诊断单元，而是一组与人格基本结构相对应的维度。

很多特质领域的标注可被用于描述人格功能。具有严重人格紊乱的个体往往有多种突出的人格特质。然而，一个有重度人格障碍的个体也可能只表现出一种突出的人格特质（例如去依恋特征）。

人格特质领域标注：

6D11.0　负性情感

负性情感（negative affectivity）特质的核心特征是倾向于体验广泛的消极情绪，有时也被称为"神经质"。并非所有的负性情感表现都会在特定的时间出现在特定的个体身上，其常见表现包括：

- 体验广泛的负性情感，其频率和强度与情境不相称。常见的负性情感包括但不限于焦虑、担忧、抑郁、脆弱、恐惧、愤怒、敌意、内疚和羞怯。负性情感的特征性表现因人而异，并且主要取决于个体的其他特质。例如，高去社会特征的个体更容易经历负性情感的"外化"（如愤怒、敌意、蔑视），而高去依恋特征的个体更容易经历负性情感的"内化"（如焦虑、抑郁、悲观、内疚）。

• 情绪不稳定，情绪调节能力差。高负性情感特征的个体对自身的负面认知和外部事件都表现为反应过度。他们可能会在自己的思维过程中过度紧张，比如反复思考自身的缺点或过去的错误，反复回想真实或感知到的威胁、轻视或侮辱；或反复担心潜在的未来问题。他们对外界的威胁、批评、问题和挫折的反应过度。他们对挫折的容忍度很低，即使是小问题，也很容易感到明显的沮丧。他们经常同时体验和表现多种情绪，或短时间内在一系列情绪中摇摆不定。一旦感到心烦意乱，就很难恢复平静，必须依靠他人或等待情绪自行平静下来。

• 抗拒违拗的态度。高负性情感特征的个体通常会拒绝他人的建议，认为他人的想法太复杂或困难而难以执行；或他人建议的行动不会带来预期的结果，或有很高的负性后果的可能性。拒绝的方式主要取决于个人的其他特质。例如，高去依恋特征的个体可能将出现的困难或糟糕的结果归咎于自己，而高去社会特征的个体则将这些糟糕的想法归咎于他人。

• 低自尊与缺乏自信。高负性情感特征的个体可能在以下方面表现出低自尊和缺乏自信：尽管存在相反的证据，个体仍回避那些被其认为太难的情境和活动（例如智力、身体、社交、人际交往、情感的活动等）；依赖，这可能表现为经常依赖他人提供建议、指导及其他帮助；嫉妒他人的能力和成功的迹象；在更严重的低自尊个案中，个体认为自己是无用的，活得没有价值，没有能力完成任何有价值的事，这可能伴随自杀的想法或行为。

• 不信任。在人际交往中，通常表现为怀疑他人怀有恶意，将中立甚至善意的评论和积极的行为视为潜在的威胁、蔑视或侮辱。高负性情感特征的个体往往会怀恨在心，即使在很长一段时间内也不会原谅他人。在非人际关系的情况下，这种不信任通常表现为怨恨和愤世嫉俗（例如相信"世界被有钱人操纵了"）。

6D11.1 去依恋

去依恋（detachment）特质的核心特征是保持人际距离（社会疏离）和情感距离（情感疏离）的倾向。并非所有去依恋的表现都会在特定时间出现在特定个体身上，其常见表现包括：

• 社交疏离。社交疏离的特征表现为避免社交互动，缺乏友谊，避免亲密。高去依恋特征的个体不享受社交互动，尽可能回避各种社会接触和社会情境。他们很少或根本不进行"闲聊"，即使"闲聊"是由他人发起的（例如在商店收银台），他们寻找的工作常不涉及与他人的互动，甚至拒绝升职，如果这需要与他人更多的互动。他们几乎没有朋友，甚至没有泛泛之交。他们与家庭成员之间往往缺乏互动。他们很少进入任何亲密的关系（如有），对性关系并不是特别感兴趣。

• 情感疏离。情感疏离的特征表现为内敛、冷漠、有限的情绪表达和体验。高去依恋特征的个体尽可能地保持自我，即使在必须的社交情境中也是如此。即使在必要的社交场合，高去依恋特征的个体也尽可能地不与人交往。他们通常是冷漠的，对社交活动的直接接触只会作出短暂

15

的反应，而且其回应方式会妨碍进一步的交谈。情感疏离还包括无法在口头表达以及非口头表达中表达情绪。高去依恋特征的个体不谈论其自身的感受，很难从他们的行为中辨别出他们可能的感受。在极端情况下，个体缺乏情感体验，对消极或积极的事件都没有反应，享受事物的能力受限。

6D11.2　去社会

去社会（dissociality）特质的核心特征是不尊重他人的权利和感受，包括自我中心和缺乏同理心。并非所有去社会型的表现都会在特定时间出现在特定个体身上，其常见表现包括：

- 自我中心。高去社会特征个体的自我中心表现为一种特权感，他们相信并表现得好像他们理所当然应该得到自己想要的任何东西，其需要优先于其他人的需要，而且这个"事实"对其他人来说应该是显而易见的。自我中心可以表现为主动／有意的和被动／无意的。以自我为中心的积极表现（通常是有意表现）包括期待他人的赞赏、为确保成为他人的关注焦点而寻求关注的行为，以及当个人期望的赞赏和关注没有得到满足时的负性行为（如愤怒、"发脾气"、诋毁他人）。一般来说，这些人认为他们有许多令人钦佩的品质，他们的成就是杰出的，他们已经或将要取得伟大成就，其他人应该钦佩他们。自我中心的被动和无意识的表现反映为忽视，即忘记其他个体和自己一样重要。在这方面，去社会型个体关心的是其自身的需要、欲望和舒适，而根本不考虑其他人。

- 缺乏同理心。缺乏同理心表现为对自身行为是否给他人带来不便或以任何方式伤害他人（例如情绪上、社交上、经济上、身体上等）的漠不关心。因此，高去社会特征的个体往往具有欺骗性和操纵性，他们利用人和环境来得到他们想要的，以及他们认为应该得到的。这可能包括言语攻击和肢体攻击。在极端的情况下，去社会特征的个体在这方面可表现为对他人痛苦的铁石心肠，以及在实现目标时的冷酷无情，这些个体可能未经刺激就使用暴力，甚至可能以施加痛苦和伤害为乐。请注意，去社会特征的这个特质并不一定意味着高去社会特征的个体不能在认知上理解他人的感受，只是他们不在意他人，反而可能利用这种理解来剥削他人。

6D11.3　脱抑制

脱抑制（disinhibition）特质的核心特征是其行为往往基于直接的外部或内部刺激（即感觉、情绪、想法）而不考虑潜在的负性后果。并非所有的脱抑制特征表现都会在特定时间出现在特定个体身上，其常见表现包括：

- 冲动性。高脱抑制特征的个体往往根据当下吸引自己的事物草率行事，而不考虑对自己或他人的负性后果，包括将自己或他人置于身体风险之中。他们很难延迟奖励或满足，倾向于追求即时可用的短期快乐或潜在的好处。从这个意义上说，这一特质与吸毒、赌博和冲动的性行为密切相关。

- 注意力涣散。高脱抑制特征的个体也很难专注于需要持续努力的重要和必要的任务。他们很快就会对困难、例行公事或单调乏味的任务感到厌烦或沮丧，并很容易被诸如他人谈话之类的外部刺激分心。即使在没有干扰的情况下，他们也很难保持注意力集中，难以坚持完成任务，并且倾向于在环境中寻找更有趣的选择。

- 不负责任。高脱抑制特征的个体不可靠，对自己的行动缺乏责任感。因此，他们往往不能完成工作任务或履行预期的职责；他们不能在截止日期前完成任务，不履行承诺，迟到或错过正式或非正式的约会和会议，因为他们允许自己参与到更有吸引力的事情中。

- 鲁莽。高脱抑制特征的个体缺乏适当的谨慎感。他们往往高估自己的能力，因此经常做一些超出自己技能水平的事情，而不考虑潜在的安全风险。高脱抑制特征个体可能会鲁莽驾驶或从事危险的运动，或在没有充分准备或训练的情况下从事其他使自己或他人身体处于危险的活动。

- 缺乏计划。高脱抑制特征的个体更喜欢自发的活动，而不是计划好的活动，如果有吸引人的机会出现，他们的选择是开放的。他们往往把注意力集中在当前的感觉和想法上，而对长期甚至短期目标的关注相对较少。他们经常不能坚持制定的计划，因此他们很少能够达到长期目标，甚至经常无法达到短期目标。

6D11.4　强迫

强迫（anankastia）特质的核心特征是狭隘地关注个人对完美和对错的严格标准，以及控制自己和他人的行为，并且控制情境以确保符合这些标准。并非所有的强迫特征表现都会在特定时间出现在特定个体身上，其常见表现包括：

- 完美主义。完美主义表现为对社会规则、义务、是非规范的关注；一丝不苟地注意细节；严格、系统、日复一日地例行公事；缜密地安排及规划；强调组织、有序和整洁。高强迫特征的个体对完美和不完美有着非常清晰和详细的个人感觉，这种感觉超越了社会标准，包含了个体对完美和正确的独特概念。他们坚信每个人都应该严格遵守所有的规则，履行所有的义务。高强迫特征的个体可能会因为他人的工作不符合其完美主义的标准而重做。他们在人际关系中存在困难，因为他们对他人的标准和自己一样，他们的观点是僵化的。

- 情感和行为约束。情感和行为约束表现为对情感表达的严格控制，回避风险，行为固执和谨小慎微。具有显著强迫特征特质的个体严格控制自己的情绪表达，不赞成他人的情绪表达。他们缺乏灵活性和自发性，固执地坚持遵循既定的时间安排和计划。他们的风险规避包括拒绝从事明显有风险的活动，以及对任何活动的需要避免潜在负性后果的过度担忧。因为他们认为并未完美地照顾到事情的全部细节，所以往往表现固执，很难从任务中解脱出来。他们担心没有考虑到事情的所有方面和所有选项，所以他们高度谨慎，往往很难作出决定。

6D11.5　边缘型模式

注意：为了提高人格障碍分类的临床实用性，加入了"边缘型模式"。此模式与特质领域标注的信息之间有较多重叠（最常见的是与负性情感特征、去社会特征或脱抑制特征）。然而，使用该诊断单元可能有助于识别那些对某些心理治疗可能有效的个体。

边缘型模式适用于人际关系、自我形象、情感的普遍不稳定模式，以及明显的冲动性，含以下情况：

15

- 疯狂地努力避免真实的或想象的被抛弃。
- 不稳定且紧张的人际关系模式，其特征可能是在极度理想化和毫无价值之间摇摆不定，通常与对亲密的强烈渴望和恐惧有关。
- 身份认同紊乱，表现为明显且持续不稳定的自我形象或自我意识。
- 在高负性情感状态下有鲁莽行动的倾向，导致潜在的自我伤害行为（例如危险的性行为、鲁莽驾驶、酗酒或滥用药物、暴饮暴食）。
- 反复发作的自我伤害（例如自杀意念或自杀姿态、自残）。
- 由于明显的心境反应性，而导致情绪不稳定。情绪波动可由内部（例如个人想法）或外部事件触发。因此，个体会经历强烈烦躁不安的情绪状态，通常持续几个小时，但也可能持续几天。
- 长期的空虚感。
- 不适当的强烈愤怒或难以控制的愤怒，表现为经常发脾气（例如大喊大叫、扔东西或摔东西、打架）。
- 在高情绪唤起的情况下，可出现短暂的分离性症状或类似精神病性的表现（例如短暂的幻觉，偏执）

其他的表现包括以下方面，但并非所有边缘型模式的表现都会在特定时间出现在特定个体身上：

- 认为自己不配、不好、有罪、令人厌恶、卑劣。
- "与他人不同、与他人隔绝"的深刻自我体验；痛苦的疏远感和广泛的孤独感。
- 对拒绝高度敏感；对于在人际关系中建立和维持一致且适当的信任水平存在问题；经常误解社交中的信号。

人格障碍的其他临床特征：

- 当个体的生活经历不能为个体典型的人格发展提供足够的支持时，该个体的气质（人格中被认为是与生俱来的、反映了基本的遗传和神经生物学过程的部分）可能表现出人格障碍的倾向。因此，正如许多其他精神障碍一样，早期的负性生活经历是较晚时期发展为人格障碍的危险因素。然而，它不是决定性因素。也就是说，尽管早期的环境非常不利，一些个体仍能发展为正常的人格。在早期不良的生活经历背景下，持续存在的行为、情感或人际交往困难，应考虑人格障碍的诊断。
- 伴发人格障碍常常使其他临床综合征的治疗更为复杂，并使治疗时间延长。因此，出现对标准治疗的效果或反应不佳时，例如对各种抑郁障碍和焦虑及恐惧相关障碍的标准治疗效果不佳时，表明可能存在人格障碍。类似地，在临床症状得到改善后功能损害仍然持续，则表明可能存在人格障碍。
- 人格障碍个体和其周围的人往往就"个体的行为是否反映了一种特定的人格特质"这个

15

问题的一致程度存在较大差异。如果个体的自我描述与其所表现出的问题行为之间存在明显的不一致，那么对了解该个体的其他人进行访谈通常是有帮助的。个体的自我描述与知情者描述之间的显著差异可能提示人格障碍。

与正常状态的区别（阈界）：

- 人格指个体行为处事、体验生活，感知和解释自己、他人、事件和情境的特征性方式。人格最直接地表现在个体对自己和人际关系的想法和感受，包括个体对这些想法和感受的反应、对他人行为的反应以及他们对生活中的事件和环境变化的反应。健康人格的一个重要特征是有足够的灵活性，能够对他人的行为、生活事件和环境变化作出适当的反应和适应。在人格障碍个体中，认知、情绪体验、情感表达和行为的模式都明显适应不良（例如缺乏灵活性或调节不良），它们会导致巨大的痛苦，或个人、家庭、社交、学业、职业或其他重要功能领域的严重损害。

- 若要作出人格障碍的诊断，人格的紊乱必须在很长一段时间内（例如持续 2 年或更长时间）的各种社会情境中表现出来。只有在特定关系、社会角色或环境条件中才显现的行为模式，或持续时间较短的行为模式，都不是诊断人格障碍的充分依据。相反，必须考虑到这种行为模式可能是对环境条件的反应。在这种情况下，关注相关的关系或环境（例如与家庭或学校的关系）可能比诊断人格障碍更合适。

病程特征：

- 尽管有些人格紊乱在个体的生命周期中较晚的时期才获得临床关注，但人格紊乱的表现往往在儿童时期即开始显现，在青少年期逐渐增加，并在整个成年期持续地表现。因儿童的人格仍处于发展时期，在对儿童进行诊断时需谨慎。

- 某些人格特质的显性行为表现（例如去社会特征、脱抑制特征）往往在成年后随时间的进展而减少。其他的人格特质（去依恋特征、强迫特征）表现则几乎不减少。无论人格特质的行为表现在成年后是否减少，人格障碍患者在广泛的生活各方面（如就业、人际关系）中的功能损害往往是持续性的。

- 人格障碍在成年后表现相对稳定，但也可能发生变化，使成年早期时的人格障碍个体到中年时不再符合诊断要求。

- 较不常见的情况也可能发生：在生命周期较早时期没有被诊断为人格障碍的个体，在之后的生活中会发展为人格障碍。老年人发生人格障碍，可能与丧失之前有助于代偿人格紊乱的社会支持相关。

- 若人格障碍在成年中期或之后的某个时期起病，在个体所处的环境没有改变的情况下，应考虑这种变化是由于潜在的疾病或医疗状况引起的（即继发性人格改变），或是存在某种未被发现的物质使用所致障碍。

15

不同年龄阶段的特征：

• 青春期前儿童通常不应诊断为人格障碍。随着儿童的生长发育，他们会将关于自己和他人的知识和经验整合为一种连贯的身份认同和自我的感觉，并融入到个人风格中与他人互动。不同的儿童在这种整合发生的时间上有实质性差异。随着时间的推移，个体的整合速度也有很大的差异。因此，很难确定一个青春期前的儿童在自我功能方面（如身份认同、自我价值感、对自我看法的准确性或自我引导的能力）是否存在问题，这些自我功能、人际功能包括理解他人观点和处理人际关系中冲突的能力在儿童时期均尚未得到充分发展。

• 然而，在进入青少年期前的儿童中可以观察到显著的适应不良特征，这可能是青少年时期和成年时期人格障碍的初期形式。例如，在年幼的儿童中可能会观察到负性情感、脱抑制特征的个体差异，也可能观察到一些更具体的特征，如缺乏同理心（去社会特征的一个方面）和完美主义（强迫特征的一个方面）。然而，这些特征也可能与其他精神障碍（如心境障碍、焦虑及恐惧相关障碍）的发展有关，不应被解释为儿童时期的人格障碍。

• 人格障碍的特征在青少年和成年人中的表现类似。然而，在评估青少年个体时，应主要考虑相关行为模式在该生长发育阶段的典型性。例如，在青少年时期，冒险行为、心境多变或自伤行为比成年时期更为常见。因此，在评估这些行为模式是否提示青少年个体有人格障碍或某个特质领域时（如脱抑制和负性情感特征），应相应地采取更高的诊断标准。正常青少年的生长发育有广泛的变异性，可能会影响这些行为或特征的表达，同样应予以考虑。

文化相关特征：

• 跨文化背景评估人格是具有挑战性的，需要了解符合社会文化规范的人格功能及文化观念中"自我"的变异程度，以及跨时间和多种社会背景下、存在一致的特质和行为的证据。

• 文化塑造个体自我构建的形式、社交表现以及对与人格发展相关的行为的觉察水平，包括在特定环境中哪些人格状态被视为正常，哪些被视为异常。例如，在集体主义社会长大的孩子可能会发展出依恋的个人风格和特质，但这些在个人主义的社会中却被视为是依赖性或回避性。相反，自我参与的特征在个人主义文化中是被认可的且正面看待的，但在集体主义文化中却可能被认为是自恋的。

• 人格障碍的诊断必须考虑个体的文化背景。可能需要额外的信息来评估某些破坏性的自我状态和行为是否在文化上被视为不寻常的特征，是否在所处的文化背景下亦符合人格障碍的诊断标准。一般来说，只有当症状超过社会文化背景下的正常阈界时，才应给予人格障碍的诊断。

• 在少数族裔、移民和难民的社区中，对歧视、社会排斥和文化适应应激的反应可能与人格障碍相混淆。例如，在种族主义和歧视盛行的情况下，猜疑或不信任可能很常见。

• 在对边缘社会群体排斥的社会文化背景下，可能会引起这些群体反复自我肯定或被他人接受的尝试，这种行为是基于与权威角色的模糊不清或有问题的关系以及有限的适应性。这些反应可能与边缘型模式的表现相混淆，如冲动、不稳定、情绪波动、暴怒性／攻击性行为或分离性症状。然而，只有当症状超过社会文化背景下的正常阈界时，才应作出诊断。

性别相关特征：

• 现有证据表明，人格障碍的性别分布大致相同。然而，人格障碍的行为表现和相关特质领域存在显著的性别差异。具体而言，去社会特征和脱抑制特征在男性中更为普遍，负性情感特征在女性中更为普遍。

与其他障碍和情况的区别（鉴别诊断）：

• **人格困难：** 如果个体明显的人格特征还没有严重到足以被诊断为人格障碍，但影响到治疗或使用医疗服务，就可以诊断为人格困难。与人格障碍不同，人格困难表现为间歇性（例如处于应激中）或低强度。这些困难与功能方面存在的一些问题有关，但这些问题还不够显著，不足以对社交、职业和人际关系造成明显的破坏，而且可能仅限于特定的关系或情境。

• **各种持续性精神障碍：** 某些精神障碍是持续性病程，或有持久的表现（例如孤独症谱系障碍、分裂型障碍、恶劣心境障碍、环性心境障碍、分离焦虑障碍、强迫症、复合性创伤后应激障碍、分离性身份障碍）。这些障碍个体在认知、情绪体验和行为方面有持久的紊乱，导致其在一系列人际及社交情境中的适应不良，并且伴随着自我功能的各方面（例如自尊、自我指导）显著损害和/或人际功能失调（例如发展和维持亲密和相互满意关系的能力，在关系中理解他人想法并管理冲突的能力）。在此基础上，患有以上障碍的个体也可能同时符合人格障碍的诊断。一般来说，已诊断为这类持续性精神障碍的个体不应附加人格障碍的诊断，除非他们的自我功能各方面或人际功能的显著问题可以归因为持续性精神障碍之外的人格特征。不过，尽管没有这些特征，在一些特殊情境下也可作出人格障碍的附加诊断（例如使个体获得与人格障碍诊断相关的治疗方式）。

• **去社会品行障碍伴亲社会情感受限：** 去社会品行障碍表现为一种行为模式：侵犯他人权益、违反与年龄相符的主要社会文化规范、破坏规则或触犯法律。这种行为模式的病程不等，可以散发、持续数月，也可以在整个生命周期中长期存在。去社会品行障碍的标注"亲社会情感受限"表现为在该障碍的基础上，个体缺乏同理心或对他人感受缺乏同情或仅表现出有限的懊悔、羞愧和内疚。去社会品行障碍伴亲社会情感受限与具有去社会特征的人格障碍具有共同的表现，表现为漠视他人的权利和感受、以自我为中心及缺乏同理心。去社会品行障碍可能在青少年期前的儿童中被诊断，其症状持续时间较人格障碍更短。在去社会品行障碍的个体中，只有存在除了去社会特征表现之外的其他人格特征，且这些人格特征导致自我功能严重损害或人际功能失调时，才需作出人格障碍的诊断。

• **继发性人格改变：** 继发性人格改变是一种持久的人格紊乱，表现为个体先前的特征性人格模式发生改变，且这种改变有基于病史、体格检查或实验室结果的证据，可以被判定为某种精神、行为和神经发育障碍之外的疾病或医疗状况直接导致的病理生理结果。医疗状况导致的症状

15

不能被诊断为人格障碍。

- **物质使用所致障碍**：物质使用所致障碍常常对个体的自我和人际功能有广泛的效应。例如，他们可能表现出自我导向、自尊的问题，人际关系困难和冲突，与获得或使用物质有关的去社会行为，以及出现其他人格障碍的个体常见的、广泛的特征。如果人格紊乱完全是由物质使用所致障碍造成的，则不应作出人格障碍的诊断。然而，如果人格紊乱不能完全被物质使用所致障碍所解释（例如如果人格障碍的症状发生在个体开始使用物质以前），或有些人格障碍的特征不能被物质使用所解释（例如强迫特征中的完美主义），可予以人格障碍的诊断。

15

性欲倒错障碍

性欲倒错障碍（paraphilic disorders）以持续而强烈的非典型性唤起模式为特征，性唤起表现为关于性的想法、幻想、渴望和行为，性唤起模式的对象是由于年龄或状态而不愿或不能同意该行为的其他个体（例如青春期前的儿童、不知情的被从窗外窥视的他人、动物）。其他非典型的性唤起模式若导致个体显著的痛苦或者有造成伤害或死亡的风险，也可归于性欲倒错障碍。

性欲倒错障碍包括以下诊断单元：

6D30　露阴障碍

6D31　窥视障碍

6D32　恋童障碍

6D33　强制性性施虐障碍

6D34　摩擦障碍

6D35　涉及非意愿个体的其他性欲倒错障碍

6D36　涉及单独行为或同意个体的性欲倒错障碍

6D3Z　未特定的性欲倒错障碍

个体必须将非典型性唤起模式付诸行动或为此感到痛苦，才能被诊断为上述除"6D36　涉及单独行为或同意个体的性欲倒错障碍"外的性欲倒错障碍。

诊断单元"6D36　涉及单独行为或同意个体的性欲倒错障碍"适用于描述持续而强烈的非典型性唤起模式，表现为关于性的想法、幻想、渴望或行为，涉及的是征得同意的成年他人或单独行为，且同时满足以下任意一项：

性唤起模式本身引起个体的显著痛苦，并且这种痛苦不是由于遭到或害怕遭到他人拒绝这种性唤起模式而引起。

性欲倒错行为本身显著增加伤害或死亡的风险（例如，性窒息或通过抑制呼吸达到性唤起）。

如果非典型性唤起模式不涉及对由于年龄或状态而不愿或不能同意的对象的行动，或不会引起显著的痛苦，亦不会增加伤害或死亡的风险，则不考虑性欲倒错障碍。

许多性犯罪中的行动或行为的背后并没有持续的性欲倒错的性唤起模式。这些行为更可能是一过性的冲动或机会性的，或者与物质滥用或过量中毒有关。这些情况下，不应诊断为性欲倒错障碍。

性欲倒错障碍常常共病其他精神行为障碍，包括心境障碍、焦虑及恐惧相关障碍，以及物质使用所致障碍。个体符合多种性欲倒错障碍诊断要求也很常见。

性欲倒错障碍可能与逮捕、拘禁或功能损害有关（例如工作、人际关系），但是这些并非诊断所必需的。

性欲倒错障碍的诊断不适用于儿童。对于青少年，诊断应当格外谨慎。青少年进行性尝试较为常见，且更可能发生冲动性或机会性性行为，这些并不意味着反复的性唤起模式。

性欲倒错的一般文化考虑：

• 在不同的文化背景中，对性欲倒错障碍的行为规范、异常的范围、态度和理解有别。需要根据不同文化群体的背景，综合考虑病因、个体功能水平和症状带来的后果等信息以进行准确评估。

6D30 露阴障碍

核心（必要）特征：

• 个体通过在公共场所向不知情的他人暴露自己的生殖器从而激起强烈的性唤起，表现为关于性的想法、幻想、渴望或行为，这种模式持续且反复出现，个体通常并不打算与他人产生更近的接触。

• 个体将此类性想法、幻想或渴望付诸行动，或因此感到明显的痛苦。

其他临床特征：

• 露阴障碍的诊断不适用于儿童。对于青少年，诊断应当格外谨慎。青少年时期进行性尝试较为常见，且更可能发生冲动性或机会性的暴露阴部行为，这并不代表存在反复的性唤起模式。

• 仅有单次或极少次数的露阴行为，不能被视为提示存在持续、反复而强烈的性唤起模式的依据，不足以诊断露阴障碍。这些特定事件可能有其他的解释（例如过量中毒、机会性行为）。若个体未报告关于性的想法、幻想或渴望，无法得知是否存在持续的、集中而强烈暴露阴部的性唤起模式的情况下，可能有其他形式的证据提示这种性唤起模式的存在，包括：对特定类型色情制品的偏好；偏爱某些形式的性行为；为露阴行为制定计划，并反复寻找机会实施。

与正常状态的区别（阈界）：

- 依据定义，露阴障碍不包括在各方已同意的基础上的露阴行为。此外，一些在被社会文化认可的公共场所的裸露行为，不属于露阴障碍。

病程特征：

- 露阴障碍的个体常常报告在青少年期即开始出现对露阴的性兴趣。
- 露阴障碍个体的表现在成年后相对稳定，但是关于性的想法、幻想、渴望和行为可能会随着时间的推移而发生改变，使得之前被诊断为露阴障碍的个体不再符合诊断要求。

不同年龄阶段的表现：

- 随着年龄的增长，性欲倒错的性唤起和露阴障碍的行为表现可能会减少，这是由于冲动控制增强和性驱力减弱导致的。

文化相关特征：

- 露阴行为的界定可能因文化不同而有差异，包括以性别界定露阴行为。此外，不同文化对裸体的接受程度也有差异，且裸体在不同的特定环境（如色情制品中、桑拿房、一些要求裸体进入的环境）中的适当性也有差异。在这些情况下，某些行为可能不会被文化群体视为露阴障碍。

性别相关特征：

- 露阴障碍在男性中更常见。

与其他情况和障碍的区别（鉴别诊断）：

- **强迫性性行为障碍**：露阴障碍和强迫性性行为障碍都涉及反复的性冲动、性渴望或性行为，导致明显的痛苦或功能损害。露阴障碍的性冲动与渴望或行为通过持续的、集中而强烈的性唤起模式表达，涉及"在公众场所向不知情的他人暴露自己的生殖器"。而强迫性性行为障碍表现为在性的控制上失败的持续模式，包括控制性冲动、性渴望或性行为的失败，并非聚焦于性唤起。如果露阴障碍者在一定程度上对性唤起模式的行为表现有控制能力，则无需额外诊断强迫性性行为障碍。

- **物质使用所致障碍**：物质过量中毒期间可以出现冲动或脱抑制的性行为的发作，包括露阴行为。这些发作未必是持续的、集中而强烈的性唤起模式的表现。一些有露阴障碍的个体为了进行露阴行为可能会使用物质，且确实反映了背后存在性欲倒错的性唤起模式。如果同时符合两

16

者的诊断要求，可以在诊断露阴障碍的同时给予物质使用所致障碍的诊断。

- **其他精神障碍：** 目前或既往有对非同意个体暴露生殖器的行为，并不足以诊断露阴障碍。暴露的行为还必须能够反映出持续的、集中而强烈的性唤起模式。若并非如此，则需考虑该行为的其他原因。例如，在某些精神障碍的影响下可以出现露阴行为且背后没有持续的性唤起模式，例如双相障碍 I 型的躁狂发作或混合发作，或痴呆。
- **不涉及性欲倒错障碍的性犯罪：** 性犯罪中的公众场所暴露生殖器的举动或行为的背后没有持续的性欲倒错的性唤起模式。这些行为可能是一过性的冲动或是机会性的表现。露阴障碍的诊断要求这些行为是持续的、集中而强烈的性唤起模式的体现。

6D31　窥视障碍

核心（必要）特征：
- 通过观察不知情的他人在更衣过程或性活动中的裸露以获得性刺激的性唤起模式，表现为持续的关于性的想法、幻想、冲动或行为，该行为模式持续、集中且强烈。
- 个体将此类关于性的想法、幻想或渴望付诸行动，或因此感到明显的痛苦。

其他临床特征：
- 窥视障碍的诊断不适用于儿童。对于青少年，诊断应当谨慎。青少年时期常见个体对性的好奇，且更可能发生冲动性或机会性地观察他人裸体的行为，但这不代表存在反复的性唤起模式。
- 窥视障碍观察的目的是为了获得性兴奋感，没有与被观察者发生性活动的企图。个体可以在窥视过程中或之后通过回忆所观察到的场景进行手淫，以达到性高潮。近来，"视频偷窥狂"被用于描述在预期能获得他人隐私的公共或私人场所，使用视频设备拍摄他人的个体。
- 仅发生单次或极少次数的窥视行为，不能被视为提示存在持续的、集中而强烈的性唤起模式的依据，不足以诊断窥视障碍。这些特定事件可能有其他的解释（例如过量中毒、机会性的行为）。若个体未报告关于性的想法、幻想或渴望，支持存在窥视性唤起模式的其他证据包括：对特定类型色情制品的偏好；偏爱其他形式的性行为；为窥视行为制定计划，并反复寻找机会实施。

与正常状态的区别（阈界）：
- 依据定义，窥视障碍不包括在被观察方同意的基础上的窥视行为。

病程特征：
- 窥视障碍的个体常常报告在青少年期即开始出现对窥视的性兴趣。

• 窥视障碍在成年早期后相对稳定，但是关于性的想法、幻想、渴望和行为可能会随着时间的推移而发生改变，使得以前被诊断为窥视障碍的个体不再符合诊断要求。

不同年龄阶段的表现：
• 随着年龄的增长，个体对冲动控制增强和性驱力减弱，性欲倒错的性唤起和窥视障碍的行为表现可能会减少。

性别相关特征：
• 窥视障碍在男性中较为常见。

与其他障碍和情况的区别（鉴别诊断）：
• **强迫性性行为障碍：**窥视障碍和强迫性性行为障碍都涉及反复的性冲动、性渴望或性行为，导致明显的痛苦或功能损害。窥视障碍的性冲动与渴望或行为是持续的、集中而强烈的性唤起模式的表现，涉及观察不知情的他人在更衣过程或性活动中的裸露以获得性刺激。而强迫性性行为障碍是在性的控制上失败的持续性模式，包括控制性冲动、性渴望或性行为的失败，并非聚焦于性唤起。如果窥视障碍者在一定程度上对性唤起模式的行为表现有控制能力，则无需额外诊断强迫性性行为障碍。

• **物质使用所致障碍：**物质过量中毒期间可以出现冲动或脱抑制的性行为的发作，包括窥视行为。这些发作未必是持续的、集中而强烈的性唤起模式的表现。同时，一些窥视障碍的个体为了进行窥视行为可能会使用物质，且确实反映了背后存在性欲倒错的性唤起模式。如果同时符合两者的诊断要求，可以在诊断窥视障碍的同时给予物质使用所致障碍的诊断。

• **其他精神障碍：**目前或既往有观察不知情的他人在更衣过程或性生活中裸体的行为，并不足以诊断窥视障碍。窥视的行为还应能够反映出持续的、集中而强烈的性唤起模式。若并非如此，则需要考虑行为的其他原因。例如，在一些精神障碍的影响下可以出现窥视行为且背后没有持续的性欲倒错的性唤起模式，例如双相障碍Ⅰ型的躁狂发作或混合发作，或痴呆。

• **不涉及性欲倒错障碍的性犯罪：**性犯罪中的偷窥动作或行为的背后没有持续的性欲倒错的性唤起模式。这些行为可能是一过性的冲动或是机会性的。窥视障碍的诊断要求这些行为是持续的、集中而强烈的性唤起模式的体现。

16

6D32　恋童障碍

核心（必要）特征：
• 存在一种针对青春期前儿童的持续、集中而强烈的性唤起模式，表现持续的性想法、幻想、渴望或行为。

- 个体将此类性想法、幻想或冲动付诸行动，或因此感到明显的痛苦。
- 青春期前后年龄相仿的儿童之间的性唤起和相关行为，不适用此诊断。

其他临床特征：

- 恋童障碍的诊断不适用于儿童。对于青少年，诊断应当格外谨慎。青少年时期的性尝试现象较为常见，且更可能发生冲动性或机会性的性行为，而不代表存在反复的性唤起模式。
- 仅发生单次或极少次数的恋童行为，不能视为提示存在持续的、集中而强烈的性唤起模式的依据，不足以诊断恋童障碍。这些特定事件可能有其他的解释（例如过量中毒、机会性的行为）。若个体未报告关于性的想法、幻想或渴望，支持存在恋童的性唤起模式的其他证据包括：对特定类型色情制品的偏好；偏爱其他形式的性行为；为露阴行为制定计划，并反复寻找机会实施；或观看时间测量以及阴茎体积描记图的测量结果。
- 一些恋童障碍者仅被男孩吸引，一些仅被女孩吸引，还有一些对二者均有兴趣。
- 一些恋童障碍者仅对家庭成员有恋童渴望的举动，另一些只会侵害近亲属之外的人，或两者兼具。

与正常状态的区别（阈界）：

- 儿童或青少年可能会与同辈的伙伴发生各种性活动。对于青春期前后年龄接近的儿童或青少年间的各种性行为，不能作出恋童障碍的诊断。

病程特征：

- 恋童障碍的个体常常报告在青少年期即开始出现对儿童的性兴趣。
- 恋童障碍在成年后相对稳定，但是关于性的想法、幻想、渴望和行为可能会随着时间的推移而发生改变，使得以前被诊断为恋童障碍的个体不再符合诊断要求。

不同年龄阶段的表现：

- 随着年龄的增长，个体对冲动的控制增强和性驱力减弱，使得性欲倒错的性唤起和恋童障碍的行为表现可能会减少。

文化相关特征：

- 不同文化对儿童或青少年的定义各不相同。Tanner 分期是一套身体发育的标准，包括整个生命周期中的主要和次要的性特征，可提供比年龄更客观的定义依据。
- 儿童和成人之间合适的感情表达形式在不同的文化中是有差异的。例如在某些文化中，父母亲吻孩子的嘴唇作为亲情的象征是符合文化规范的。符合文化规范的行为不应被误认为是不适当的性活动。

16

性别相关特征：

- 恋童障碍在男性中更常见。

与其他障碍和情况的区别（鉴别诊断）：

- **强迫性性行为障碍**：恋童障碍和强迫性性行为障碍都涉及反复的性冲动、性渴望或性行为，导致明显的痛苦或功能损害。恋童障碍的性冲动、渴望或行为，是涉及青春期前儿童的持续的、集中而强烈的性唤起模式的表现。而强迫性性行为障碍是在性的控制上失败的持续性模式，包括控制性冲动、渴望或行为的失败，并非聚焦于性唤起。如果恋童障碍者在一定程度上对性唤起模式的行为表现有控制能力，则无需额外诊断强迫性性行为障碍。

- **强迫症**：一些强迫症的个体有侵入性的思维和意象，内容可能包括被儿童吸引或对儿童实施性侵害。这些侵入性的思维通常对个体来说是高度痛苦的，不伴有性唤起，故不反映背后存在性欲倒错的性唤起模式（即使强迫症者可能认为它反映了）。这些个体也可同时有其他带有性色彩的自我失调性的思维（ego-dystonic thoughts）或意象，但不是性唤起的体验。

- **物质使用所致障碍**：物质过量中毒期间可以出现冲动或脱抑制的性行为的发作，包括恋童行为。这些发作未必是持续的、集中而强烈的性唤起模式的表现。同时，一些恋童障碍的个体为了进行恋童行为可能会使用物质，且确实反映了背后存在性欲倒错的性唤起模式。如果同时符合两者的诊断要求，可以在诊断恋童障碍的同时给予物质使用所致障碍的诊断。

- **其他精神障碍**：目前或既往发生的、对青春期前儿童的性行为，并不足以诊断恋童障碍。恋童的行为还必须能够反映出持续的、集中而强烈的性唤起模式。若并非如此，则需要考虑行为的其他原因。例如，在某些精神障碍（例如双相障碍 I 型的躁狂发作或混合发作，或痴呆）的影响下可以出现恋童行为但是背后没有持续的性欲倒错的性唤起模式。

- **不涉及恋童障碍的性犯罪**：性犯罪中出现恋童行为的动作或行为的背后没有持续的性欲倒错的性唤起模式。这些行为更可能是一过性的冲动或是机会性的。恋童障碍的诊断要求这些行为是持续的、集中而强烈的性唤起模式的体现。

- **青少年性侵犯行为**：一些青少年个体既往有对较年幼的儿童实施性虐待的情况。但是，对青少年恋童障碍的诊断需谨慎。除非该行为是持续的模式，并且反映了对持续性的、集中而强烈的针对青春期前儿童的性唤起模式，否则诊断为恋童障碍是不合理的。

16

6D33　强制性性施虐障碍

核心（必要）特征：

- 通过使未征得同意的个体受到躯体或心理上的痛苦而激起性唤起模式，表现为关于性的想法、幻想、渴望或行为，该模式持续、集中且强烈。

- 个体必须将此类性想法、幻想或冲动付诸行动，或因此感到明显的痛苦。

其他临床特征：

• 强制性性施虐障碍的诊断不适用于儿童。对于青少年，诊断应当格外谨慎。青少年可能发生冲动性或机会性的性行为，但不代表存在反复的性唤起模式。

• 仅发生单次或极少次数的性施虐行为，不能被视为提示存在持续的、集中而强烈的性唤起模式的依据，不足以诊断强制性性施虐障碍。这些特定事件可能有其他的解释（例如过量中毒、机会性的行为）。若个体未报告关于性的想法、幻想或渴望，其他支持存在强制性性施虐唤起模式的证据包括：对特定类型色情制品的偏好；偏爱其他形式的性行为；为强制性性施虐行为制定计划，并反复寻找机会实施；或观看时间测量及阴茎体积描记图的测量结果。

与正常状态的区别（阈界）：

• 依据定义，强制性性施虐障碍不包括各方均已同意的施虐癖和受虐癖。

病程特征：

• 强制性性施虐障碍的个体常常报告在青少年期即开始出现对性施虐的兴趣。

• 强制性性施虐障碍在成年后相对稳定，但是关于性的想法、幻想、渴望和行为可能会随着时间的推移而发生改变，使得之前被诊断为强制性性施虐障碍的个体不再符合诊断要求。

不同年龄阶段的表现：

• 随着年龄的增长，个体对冲动的控制增强和性驱力减弱，导致强制性性施虐的性唤起和强制性性施虐障碍的行为表现可能会减少。

性别相关特征：

• 强制性性施虐障碍在男性中更为常见。

与其他障碍和情况的区别（鉴别诊断）：

• **强迫性性行为**：强制性性施虐障碍和强迫性性行为障碍都涉及反复的性冲动、性渴望或性行为，导致明显的痛苦或功能损害。强制性性施虐障碍的性冲动与渴望或行为通过持续的、集中而强烈的性唤起模式表达，涉及使非意愿的他人在躯体或心理上痛苦。而强迫性性行为障碍是在性的控制上失败的持续性模式，包括控制性冲动、渴望或行为的失败，并非聚焦于性唤起。如果强制性性施虐障碍者在一定程度上对性唤起模式的行为表现有控制能力，则无需额外诊断强迫性性行为障碍。

• **去社会品行障碍**：去社会品行障碍以一种漠视和侵犯他人基本权利的模式为特征。去社会品行障碍也可出现强制性或施虐性的性行为。如果这些行为的背后并没有持续的、涉及使他人在躯体或心理上痛苦的性唤起模式，则不应诊断为强制性性施虐障碍。

16

- **物质使用所致障碍**：物质过量中毒期间可以出现冲动或脱抑制的性行为的发作，包括强制性性施虐的行为。这些发作未必是持续的、集中而强烈的性唤起模式的表现。同时，一些有强制性性施虐行为障碍的个体为了进行施虐行为可能会使用物质，且确实反映了背后存在性欲倒错的性唤起模式。如果同时符合两者的诊断标准，可以在诊断强制性性施虐障碍的同时给予物质使用所致障碍的诊断。

- **其他精神障碍**：目前或既往发生过强制性性施虐行为，并不足以诊断强制性性施虐障碍。这种行为还必须能够反映出持续的、集中而强烈的性唤起模式。若并非如此，则需要考虑行为的其他原因。例如，在某些精神障碍（例如双相障碍I型的躁狂发作或混合发作，或痴呆）的影响下也可以出现强制性性施虐行为。

- **不涉及性欲倒错障碍的性犯罪**：性犯罪中的强制性性施虐行为的背后没有持续的性欲倒错的性唤起模式。这些行为可能是一过性的冲动或是机会性的。强制性性施虐障碍的诊断要求这些行为是持续的、集中而强烈的性唤起模式的体现。

6D34　摩擦障碍

核心（必要）特征：
- 个体通过在公共场所未经他人允许的情况下触摸或摩擦对方获得性唤起，表现为持续的关于性的想法、幻想、渴望或行为，该性唤起的模式持续、集中且强烈。
- 个体将此类性想法、幻想或冲动付诸行动，或因此感到明显的痛苦。

其他临床特征：
- 摩擦障碍的诊断不适用于儿童。对于青少年，诊断应当格外谨慎。青少年时期对性的尝试现象是常见的，更可能发生冲动性或机会性性行为，但不代表存在反复的性唤起模式。
- 仅发生单次或极少次数的摩擦行为，不能视为存在持续的、集中而强烈的性唤起模式的依据，不足以诊断摩擦障碍。这些特定事件可能有其他的解释（例如过量中毒、机会性的行为）。若个体未报告关于性的想法、幻想或渴望，其他支持存在摩擦性唤起模式的证据包括：对特定类型色情制品的偏好；偏爱其他形式的性行为；为摩擦行为制定计划，并反复寻找机会实施。

与正常状态的区别（阈界）：
- 依据定义，摩擦障碍不包括在各方已同意的基础上的触摸或摩擦行为。

病程特征：
- 摩擦障碍的个体常常报告在青少年期即开始出现对摩擦的性兴趣。
- 摩擦障碍在成年后相对稳定，但是关于性的想法、幻想、渴望和行为可能会随着时间的

16

推移而发生改变，使得之前被诊断为摩擦障碍的个体不再符合诊断要求。

不同年龄阶段的表现：
- 随着年龄的增长，个体对冲动的控制增强和性驱力减弱，使得性欲倒错的性唤起和摩擦障碍的行为表现可能减少。

性别相关特征：
- 摩擦障碍在男性中更为常见。

与其他障碍和情况的区别（鉴别诊断）：
- **强迫性性行为障碍：** 摩擦障碍和强迫性性行为障碍都涉及反复的性冲动、性渴望或性行为，导致明显的痛苦或功能损害。摩擦障碍的性冲动、渴望或行为通过持续的、集中而强烈的性唤起模式表达，涉及未经他人允许的情况下触摸或摩擦对方。而强迫性性行为障碍是在性的控制上失败的持续性模式，包括控制性冲动、渴望或行为的失败，并非聚焦于性唤起。如果摩擦障碍者在一定程度上对性唤起模式的行为表现有控制能力，则无需额外诊断强迫性性行为障碍。
- **物质使用所致障碍：** 物质过量中毒期间可以出现冲动或脱抑制的性行为的发作，包括摩擦行为。这些发作未必是持续的、集中而强烈的性唤起模式的表现。某些摩擦障碍的个体为了进行摩擦行为可能会使用物质，且确实反映了背后存在性欲倒错的性唤起模式。如果同时符合两者的诊断要求，可以在诊断摩擦障碍的同时给予物质使用所致障碍的诊断。
- **其他精神障碍：** 目前或既往出现未经他人允许的情况下触摸或摩擦对方的行为，并不足以诊断摩擦障碍。这些行为还应能够反映出持续的、集中而强烈的性唤起模式。若并非如此，则需要考虑行为的其他原因。例如，在某些精神障碍（例如双相障碍Ⅰ型的躁狂发作或混合发作，或痴呆）的影响下可以出现触摸或摩擦他人行为且背后没有持续的性唤起模式。
- **不涉及性欲倒错障碍的性犯罪：** 性犯罪中的未经他人允许的情况下触摸或摩擦对方的动作或行为的背后没有持续的性欲倒错的性唤起模式。这些行为可以是一过性的冲动或是机会性的。摩擦障碍的诊断要求性触摸或摩擦行为是持续的、集中而强烈的性唤起模式的体现。

6D35　涉及非意愿个体的其他性欲倒错障碍

核心（必要）特征：
- 存在一种持续的、集中而强烈的性唤起模式，表现为不断有集中于非自愿或无法表达同意的其他个体（例如对象是尸体或动物）的关于性的想法、幻想、渴望或行为，且不能归为其他的性欲倒错障碍诊断单元。

16

- 这些表现不符合强制性性施虐障碍、恋童障碍、窥视障碍、露阴障碍或摩擦障碍的诊断要求。
- 个体将此类性想法、幻想或冲动付诸行动，或因此感到明显的痛苦。

其他临床特征：

- 涉及非意愿个体的其他性欲倒错障碍的诊断不适用于儿童。对于青少年，诊断应当格外谨慎。青少年时期对性的尝试现象是常见的，且更可能发生冲动性或机会性性行为，但不代表存在反复的性唤起模式。
- 仅发生单次或极少次数的相关行为，不能视为存在持续的、集中而强烈的性唤起模式的依据，不足以诊断涉及非意愿个体的其他性欲倒错障碍。这些特定事件可能有其他的解释（例如过量中毒、机会性的行为）。若个体未报告关于性的想法、幻想或渴望，其他支持存在性欲倒错的性唤起模式的证据包括：对特定类型色情制品的偏好；偏爱其他形式的性行为；为性欲倒错的性行为制定计划，并反复寻找机会实施。

与正常状态的区别（阈界）：

- 涉及非意愿个体的其他性欲倒错障碍的诊断不包括在当事人被认定有表达同意的能力的情况下自愿同意发生的性行为。

病程特征：

- 性欲倒错障碍的个体常常报告在青少年期即开始出现相关的性兴趣。
- 性欲倒错障碍在成年早期后是相对稳定的，但是关于性的想法、幻想、渴望和行为可能会随着时间的推移而发生改变，使之前被诊断为涉及非意愿个体的其他性欲倒错障碍的个体不再符合诊断要求。

不同年龄阶段的表现：

- 随着年龄的增长，个体对冲动的控制增强和性驱力减弱，使得性欲倒错的性唤起和相关行为表现可能会减少。

16

性别相关特征：

- 性欲倒错障碍在男性中较为常见。

与其他障碍和情况的区别（鉴别诊断）：

- **强迫性性行为障碍：**涉及非意愿个体的其他性欲倒错障碍和强迫性性行为障碍都涉及反复的性冲动、性渴望或性行为，导致明显的痛苦或功能损害。涉及非意愿个体的其他性欲倒错障碍的性冲动、渴望或行为通过持续的、集中而强烈的性唤起模式表达，涉及非自愿或无法表达同意的其他个体。而强迫性性行为障碍是在性的控制上失败的持续性模式，包括控制性冲动、渴望或行为的失败，并非聚焦于性唤起。如果涉及非意愿个体的其他性欲倒错障碍者在一定程度上对性唤起模式的行为表现有控制能力，则无需额外诊断强迫性性行为障碍。

- **物质使用所致障碍**：物质过量中毒期间可以出现冲动或脱抑制的性行为的发作，包括性行为。这些发作未必是持续的、集中而强烈的性唤起模式的表现。同时，一些有性欲倒错障碍的个体为了进行性行为可能会使用物质，且确实反映了背后存在性欲倒错的性唤起模式。如果同时符合两者的诊断标准，可以在诊断涉及非意愿个体的其他性欲倒错障碍的同时给予物质使用所致障碍的诊断。

- **其他精神障碍**：目前或既往有涉及因年龄或状况非自愿或无能力表达同意的个体的性行为，并不足以诊断涉及非意愿个体的其他性欲倒错障碍。相关行为还必须能够反映出持续的、集中而强烈的性唤起模式。若并非如此，则需考虑行为的其他原因。例如，在某些精神障碍（例如双相障碍Ⅰ型的躁狂发作或混合发作，或痴呆）的影响下可以出现涉及非自愿同意的个体的性行为，且背后没有持续的性唤起模式。

- **不涉及性欲倒错障碍的性犯罪**：性犯罪中，涉及非自愿同意的个体的动作或行为的背后没有持续的性欲倒错的性唤起模式。这些行为可以是一过性的冲动或是机会性的。涉及非意愿个体的其他性欲倒错障碍的诊断，要求这些行为是持续的、集中而强烈的性唤起模式的体现。

6D36　涉及单独行为或同意个体的性欲倒错障碍

核心（必要）特征：

- 存在一种持续的、集中而强烈的非典型性唤起模式，表现为关于性的想法、幻想、渴望或行为，涉及同意的成年人，或仅为单独行为。
- 必须满足以下两者之一：
  ○ 这种性唤起模式的性质对个体造成了显著的痛苦，并且这种痛苦不是由于他人拒绝或害怕这种性唤起模式被他人拒绝而引起的。
  ○ 性欲倒错行为的性质对个体自身造成伤害或致死的风险（例如性窒息或通过抑制呼吸达到性唤起）；或对性伴侣造成伤害或致死的风险（例如双方同意下的性施虐导致的需要医学处理的伤害）。
- 如果该诊断基于伤害及致死的风险，则风险应与性欲倒错性行为有直接关联。例如，"暴露于性传播疾病风险增加"不足以作为诊断依据。

其他临床特征：

- 涉及单独行为或同意个体的其他性欲倒错障碍的诊断不适用于儿童。对于青少年，诊断应当格外谨慎。青少年时期对性的尝试现象是常见的，且更可能发生冲动性或机会性性行为，但不代表存在反复的性唤起模式。

- 作出涉及单独行为或同意个体的其他性欲倒错障碍的诊断，通常需要个体直接报告其性想法、幻想、渴望和行为，以记录持续、集中和强烈的非典型性性唤起模式及相关痛苦的程度和来源。

与正常状态的区别（阈界）：

- 诊断涉及单独行为或同意个体的性欲倒错障碍不是基于个体的性唤起模式偏离社会或文化规范的事实。若性唤起模式涉及的对象是自愿同意的成年人或单独行为，同时不伴有明显的痛苦或伴有的痛苦仅来源于这种性唤起模式被他人拒绝或恐惧被他人拒绝，且性唤起模式不对自身或他人造成显著的伤害或致死的风险，则不应被考虑为某种障碍。

- 目前或既往存在非典型的性行为，并不足以诊断涉及单独行为或同意个体的性欲倒错障碍。一些非典型性行为会冲动性或机会性地发生，或作为对个体和性的探索手段，无关乎持续存在的性唤起模式。诊断涉及单独行为或同意个体的性欲倒错障碍，要求这些非典型性行为是持续的、集中而强烈的性欲倒错的性唤起模式的表现，并且带来痛苦或显著的伤害及致死的风险。

- 如果涉及同意的成年人或单独行为的性唤起模式中产生的痛苦可以完全归因于性唤起模式遭到他人拒绝或害怕遭到拒绝（例如配偶、家庭、社会），则不应作出涉及单独行为或同意个体的性欲倒错障碍。这类情况的编码，可以参考"影响健康状况或接触健康服务的因素"一章的咨询干预。其中包括"性知识和性态度咨询""患者性行为和性关系咨询""夫妻性行为和性关系咨询"等。

- 本诊断不应用于因同性取向或双性取向而感到痛苦的个体。若个体因该类痛苦寻求治疗，编码可以参考"影响健康状况或接触健康服务的因素"一章的咨询干预。其中包括"性知识及性态度咨询""患者性行为和性关系咨询""夫妻性行为和性关系咨询"等。如果痛苦症状符合其他精神障碍的诊断（例如适应障碍、抑郁障碍或焦虑恐惧相关障碍），则应对其进行诊断。

病程特征：

- 涉及同意个体或单独行为的、性欲倒错的性唤起模式的个体常常报告在青少年期即开始出现相关的性兴趣。

- 性欲倒错的性唤起模式在成年后相对稳定，但是关于性的想法、幻想、渴望和行为，以及相关的痛苦，可能会随着时间的推移而发生改变，使得之前被诊断为涉及单独行为或同意个体的其他性欲倒错障碍的个体不再符合诊断要求。

不同年龄阶段的表现：

- 随着年龄的增长，个体对冲动的控制增强且性驱力减弱，可使得性欲倒错的性唤起和相关行为表现减少。

16

性别相关特征：

- 涉及单独行为或同意个体的性欲倒错障碍在男性中更为常见。

- 性受虐癖（masochism）的性唤起模式在女性中较为常见。若符合诊断的其他要求（即明显的痛苦或显著的伤害或致死的风险），这种性受虐的性唤起模式可被视为涉及单独行为或同意个体的性欲倒错障碍诊断的基础。

与其他障碍和情况的区别（鉴别诊断）：

- **强迫性性行为障碍：**涉及单独行为或同意个体的性欲倒错障碍和强迫性性行为障碍都涉及反复的性冲动、性渴望或性行为，导致明显的痛苦或功能损害。涉及单独行为或自愿个体的性欲倒错障碍的性冲动、渴望或行为通过持续的、集中而强烈的性唤起模式表达，伴有明显的痛苦或显著的伤害或致死的风险。而强迫性性行为障碍是在性的控制上失败的持续性模式，包括控制性冲动、渴望或行为的失败，并非聚焦于性唤起。如果涉及单独行为或同意个体的性欲倒错障碍者在一定程度上对性唤起模式的行为表现有控制能力，则无需额外诊断强迫性性行为障碍。

- **物质使用所致障碍：**物质过量中毒期间可以出现冲动或脱抑制的性行为的发作，包括性行为。这些发作未必是持续、集中而强烈的性唤起模式的表现。一些性欲倒错障碍的个体为了进行非典型性行为可能会使用物质，且确实反映了背后存在性欲倒错的性唤起模式。如果同时符合两者的诊断要求，可以在诊断涉及单独行为或同意个体的性欲倒错障碍的同时，给予物质使用所致障碍的诊断。

- **拒绝或害怕被拒绝相关的其他精神障碍：**若患者因为其性唤起模式被他人拒绝或害怕被他人拒绝儿产生痛苦，且痛苦达到一定程度，则可能符合其他精神障碍（如适应障碍、抑郁障碍或焦虑及恐惧障碍）的诊断要求。此时应诊断这些障碍，而非涉及单独行为或同意个体的性欲倒错障碍。

- **"个体非典型性行为"相关的其他精神障碍：**在某些精神障碍（如双相障碍 I 型的躁狂发作或混合发作、或痴呆）的影响下，个体可能出现一些对其而言非典型的性行为，但是并不反映其行为背后有持续的性唤起模式。如果涉及的性行为不反映背后有持续的性唤起模式，不足以诊断涉及单独行为或同意个体的性欲倒错障碍。

- **青少年和成年人性别失调：**一些个体有集中而强烈的性唤起模式（包括异装），如果他们因这种性唤起模式有明显的痛苦，可能符合涉及单独行为或同意个体的性欲倒错障碍的诊断。有时，异装相关的性兴奋史可能是青少年或成年人出现性别失调的特征，但不足以作为涉及单独行为或同意的个体的性欲倒错障碍的诊断依据。

6D3Z　未特定的性欲倒错障碍

做 作 障 碍

做作障碍（factitious disorders）的特征是针对自己或他人，伪装、伪造或故意诱发或加重生理、心理或行为的症状和体征或造成损伤，这些行为与可识别的欺骗相关。个体可能在已有障碍或疾病的基础上故意加重现有的症状，或伪造或诱发更多的症状。做作障碍的个体会寻求治疗，或通过伪装、伪造、故意诱发的体征、症状或损伤，使得自己或他人表现为"生病了的""受伤了的"或功能受限的。做作性障碍的欺骗行为并非仅由明显的外在奖赏或激励所驱动（例如获得残疾赔偿或逃避刑事起诉），这点与诈病（malingering）相区别，后者的行为则是由明确的外在奖赏或激励所驱动的。

做作障碍包括以下诊断单元：

6D50　对自身的做作障碍

6D51　对他人的做作障碍

6D5Z　未特定的做作障碍

6D50　对自身的做作障碍

核心（必要）特征：

• 个体伪装、伪造、故意诱发或加重生理、心理或行为症状和体征或造成损伤，这些行为与可识别的欺骗相关。如果个体已有某些障碍或疾病，则在其基础上故意加重现有的症状，或伪造、诱发更多的症状。

• 个体会寻求治疗；或通过伪装、伪造、故意诱发、自伤造成的体征、症状或损伤，使得自己表现为"生病了的""受伤了的"或功能受限的。

• 这些欺骗行为并非仅由明显的外在奖赏或激励所驱动（例如获得残疾赔偿或逃避刑事起诉）。

- 上述行为不能被另一种精神障碍更好地解释（如精神分裂症或其他原发性精神障碍）。

其他临床特征：

- 以下列举一些对自身的做作障碍的行为，包括：谎称自己有或模仿神经或精神症状（例如癫痫发作、耳闻人语）；操控实验室检查以伪造检查结果异常的报告（例如向送检的尿液中加糖）；篡改过去或当前的诊疗记录以示患病；摄取某种物质，以产生异常的实验室结果或导致疾病（例如故意服用华法林）；及故意自伤造成躯体损伤或诱发自身疾病（例如故意接触病原体或毒性物质）。

- 个体对患病、受伤或功能损害的模仿及其表现的持续性和强度，可能会持续较长的时间并令人深信不疑，以至受到反复诊察甚至手术，有时辗转多家医疗机构，尽管反复得到阴性或无定性的检查结果。

- 这种行为背后的动机被诊断为心理的（心因性的）。对自身的做作障碍可以被理解为一种患病行为的障碍以及对患病角色的接受。寻求关注，尤其是作为一个患病角色被医务人员所关注，似乎往往是这种行为的一个动机。

- 有一些证据提示，成年时期对自身的做作障碍可能与其在儿童时期曾是对他人的做作障碍的受害者有关。

与正常状态的区别（阈界）：

- 一些罹患疾病的个体可能会夸大自己的症状，以获得医疗专业人员、家庭成员或社区的更多关注，或得到额外的治疗。只有当有证据表明某人在伪装、伪造或故意诱导或加重症状时，才应考虑对自身做作障碍的诊断。

病程特征：

- 被确诊为对自身的做作障碍的个体一般位于 30～40 岁之间，但此时往往发现这种情况之前已经持续了多年且没被识别。

- 一些证据指出，对自身做作障碍的个体的医疗欺骗行为常会进展，从较少的到更多、更极端的欺骗方式，从发作性的发展到慢性的模式。

- 对自身做作障碍的个体通常不会提供准确的病史或他们既往的诊疗记录。因此，关于他们做作行为的起病、发展和长期结局的系统性数据是极为有限的。

不同年龄阶段的表现：

- 对自身的做作障碍可发生于青少年，在儿童中已有过确诊。

- 在儿童和青少年中常常伪造或诱发的情况包括发热、酮症酸中毒、皮疹和感染。伪造方法可包括谎报症状、自造瘀斑、摄入有害物质和自我注射。

17

性别相关特征：

• 对自身做作障碍的个体中，女性占绝大多数。

与其他障碍和情况的区别（鉴别诊断）：

• **躯体痛苦障碍和疑病症（健康焦虑障碍）：** 患有躯体痛苦障碍或疑病症的个体有时可能会夸大其症状，是为了确保被医务人员优先治疗或认真对待，其躯体症状与寻求过度关注和治疗相关，但是，没有证据表明其伪装、伪造、故意诱发或加重症状。

• **分离性神经症状障碍：** 在分离性神经症状障碍中，存在症状的表现（例如癫痫发作、瘫痪），且这些表现与神经科诊察结果或其他的病理生理过程不相符。与对自身的做作障碍不同的是，分离性神经症状障碍的个体不伪装、伪造或故意地诱发他们的症状。

• **诈病：** 在诈病中，个体也谎报、伪装或诱发症状，以便伪造或夸大疾病的严重程度。然而，在诈病中，首要的外在激励是行为背后的动机，较常见的有：逃避刑事起诉、获得精神活性药物（如阿片类药物）、逃避兵役或危险的军事任务、试图获得疾病或残疾福利或改善住房等生活条件。诈病不被视为精神障碍，它被归类于《影响健康或需要医疗机构服务的情况》一章中。在对自身的做作障碍中，这些欺骗行为并非仅由明显的外在激励所驱动。

• **其他形式自伤行为：** 个体出现自伤行为通常是在某种精神障碍的影响下。在询问关于伤害的自我诱导性质或是否存在自杀观念与计划时，个体可能会故意提供虚假信息。这些欺骗行为通常是为了弱化、淡化其问题，而非夸大这些问题以使自己看上去是"生病了的""受伤了的"或功能受限的。

6D51　对他人的做作障碍

核心（必要）特征：

• 个体对他人，通常是对其依赖的儿童，伪装、伪造、故意诱发生理、心理或行为症状和体征甚至造成损伤，这些行为与可识别的欺骗相关。如果该"受害者"已有某些障碍或疾病，则个体故意地加重现有的症状，或伪造、诱发更多的症状。

• 个体会为该"受害者"寻求治疗；或通过伪装、伪造、故意诱发造成的体征、症状或损伤，使得该"受害者"表现为"生病了的""受伤了的"或功能受限的。

• 这些欺骗行为并非仅由明显的外在奖赏或激励所驱动（例如获得残疾赔偿或逃避因虐待儿童／老人的刑事起诉）。

• 上述行为不能被另一种精神障碍更好地解释（如精神分裂症或其他原发性精神障碍）。

注意："对他人的做作障碍"的诊断适用于对他人伪装、伪造、故意诱发或加重症状的个体自身，而不是表现出有这些症状的"受害者"。一些偶然的情况下，个体会对宠物伪装、诱发症状而不是他人。

17

其他临床特征：

- 对他人的做作障碍的行为范围与对自身的做作障碍类似，包括：谎称"受害者"有神经或精神症状；操控实验室检查以伪造检查结果异常的报告（例如向送检的尿液中加糖）；篡改过去或当前的诊疗记录以示患病；给"受害者"服用某种物质，以产生异常的实验室结果或导致疾病（例如故意服用华法林）；及对受害者故意伤害或诱发疾病（例如故意接触病原体或毒性物质）。

- 对他人的做作障碍中，模仿、诱发的病症或伤害可能是戏剧性的，导致无数的诊察和干预，尽管反复得出阴性或无定性的检查结果。

- 在许多案例中，表现为"生病了的""受伤了的"或功能受限的人应同时被考虑是在躯体、心理上遭受了不当对待（例如虐待）。他们应另外适用《疾病或死亡的外因》章节中合适的编码。

- 有证据提示，在对他人的做作障碍的加害者中，有相当一部分个体有对自身的做作障碍的病史。

与正常状态的区别（阈界）：

- 某些因亲人患有健康问题的个体可能通过夸大症状以获取医务人员的优先关注，或获得额外的、他们认为有必要及有好处的治疗。只有当有证据证明其伪装、伪造、故意诱发或加重他人的症状，才能考虑为对他人的做作障碍。

性别相关特征：

- 对他人的做作障碍的最常见的情况是个体身为母亲对她的 1 个或多个子女伪造症状。

与其他障碍和情况的区别（鉴别诊断）：

- **与身体虐待相关的有目的欺诈：**照料者虐待被照料者，并谎称其受伤原因（例如声称伤害是"意外"，而非虐待儿童 / 老人造成的）。这种欺骗通常仅是为了避免刑事起诉或儿童保护机构的干预，不应诊断为对他人的做作障碍。诊断对他人的做作障碍，需要经临床判断认为欺骗行为的背后有额外的动机，例如获得医务人员的关注和赞赏。

- **与伴有精神病性症状的各种精神障碍：**患有其他种类精神障碍的个体（例如精神分裂症或其他原发性精神障碍、心境障碍）在回应命令性幻听或妄想，或是作为自杀计划的一部分时可能会伤害他人，包括他们的孩子。在这些案例中，除了避免因虐待儿童而被起诉或受到其他干预外（例如孩子被儿童保护机构收养），通常没有证据表明存在与伤害行为相关的欺骗。

6D5Z　未特定的做作障碍

神经认知障碍

神经认知障碍（neurocognitive disorders）以获得性而非发育性的神经认知功能原发性缺陷为特征。神经认知功能特指与大脑功能直接相关的基于神经的认知技能和能力，包括但不限于注意力/集中注意力、记忆、语言、视觉空间/感知技能、处理速度和执行功能（例如解决问题、作出判断）。

神经认知障碍表现为先前已达到的认知功能水平的下降。这组障碍不包括那些出生时或发育期出现的、以神经认知功能缺陷为特征、被归类为神经发育障碍的疾病。虽然许多精神疾病（如精神分裂症、双相障碍）都存在认知缺陷，但只有以神经认知功能为核心特征的障碍才包括在本组疾病分类中。

本组疾病包括以下诊断单元：

　　6D70　谵妄

　　　　6D70.0　归类他处的疾病所致谵妄

　　　　6D70.1　精神活性物质（包括药物）所致谵妄

　　　　6D70.2　多种病因所致谵妄

　　　　6D70.Y　其他特定原因所致谵妄

　　　　6D70.Z　未知或未特定原因所致谵妄

　　6D71　轻型神经认知障碍

　　6D72　遗忘障碍

　　　　6D72.0　归类他处的疾病所致遗忘障碍

　　　　6D72.1　精神活性物质（包括药物）所致遗忘障碍

　　　　6D72.Y　其他特定原因所致遗忘障碍

　　　　6D72.Z　未知或未特定原因所致遗忘障碍

痴呆

6D80 阿尔茨海默病所致痴呆

    6D80.0 早发性阿尔茨海默病所致痴呆

    6D80.1 迟发性阿尔茨海默病所致痴呆

    6D80.2 阿尔茨海默病痴呆，混合型，伴脑血管病

    6D80.3 阿尔茨海默病痴呆，混合型，伴其他非血管性病因

    6D80.Z 阿尔茨海默病所致痴呆，发病未知或未特定

6D81 脑血管疾病所致痴呆

6D82 路易体病所致痴呆

6D83 额颞叶痴呆

6D84 精神活性物质（包括药物）所致痴呆

    6D84.0 酒精使用所致痴呆

    6D84.1 镇静剂、催眠药或抗焦虑药使用所致痴呆

    6D84.2 挥发性吸入剂使用所致痴呆

    6D84.Y 其他特定精神活性物质所致痴呆

6D85 由归类他处的疾病所致痴呆

    6D85.0 帕金森病所致痴呆

    6D85.1 亨廷顿病所致痴呆

    6D85.2 接触重金属和其他毒素所致痴呆

    6D85.3 人类免疫缺陷病毒所致痴呆

    6D85.4 多发性硬化症所致痴呆

    6D85.5 朊病毒病所致痴呆

    6D85.6 正常压力脑积水所致痴呆

    6D85.7 脑外伤所致痴呆

    6D85.8 糙皮病所致痴呆

    6D85.9 唐氏综合征所致痴呆

    6D85.Y 其他归类他处特定疾病所致痴呆

6D86 痴呆所致行为或心理紊乱

    6D86.0 痴呆伴精神病性症状

    6D86.1 痴呆伴心境症状

    6D86.2 痴呆伴焦虑症状

    6D86.3 痴呆伴冷漠

    6D86.4 痴呆伴激动或攻击

    6D86.5 痴呆伴去抑制

18

6D86.6　痴呆伴流浪

6D86.Y　痴呆伴其他特定行为或心理紊乱

6D86.Z　痴呆伴未特定行为或心理紊乱

6D8Y　其他特定原因所致痴呆

6D8Z　未知或未特定原因所致痴呆

6E0Y　其他特定神经认知障碍

6E0Z　未特定的神经认知障碍

其他相关的情况可见于"MB21　未归类于他处的症状、表征或临床发现"，MB21 的分类可提供更多的细节或描述只是短暂出现的症状。

如果可以确定导致神经认知障碍的潜在病理机制和病因，还应作出与确定的病因相对应的诊断。

神经认知障碍的一般文化考虑：

- 临床评估期间的表现可能因文化和 / 或语言因素而异。在评估神经认知功能和日常生活活动的损害时，应尽可能考虑文化和语言因素。例如：
  ○ 测试表现可能会受到文化差异以及翻译和改编（例如不熟悉测试条目中涉及的术语或采用了某种文化中不常见的对象）的影响。
  ○ 在评估重要日常技能时，应考虑个人所处的文化背景和社会环境的期望。
  ○ 在明确感知或观察到的认知改变时，也要考虑在认知变化的期望或容忍度方面可能存在的文化差异。例如，在某些家庭或社会中，某种程度的记忆丧失或认知损害可能被视为正常现象，并且在现有支持系统下可以代偿，导致其认知损害不能被完全识别。
  ○ 在解释测试结果时也需考虑语言和文化因素，包括个体是否理解测试说明以及它对测试表现的影响。
- 当使用标准化测试来确定神经认知损害时，应针对被测试个体所属的人群适当地调整。在没有适当常模和标准化测试的情况下，对这些障碍基本特征的评估需要更多地依赖于适当的证据和其他量化的临床判断。

神经认知障碍与性别相关的考虑：

18

- 临床评估或标准化神经心理学 / 认知测试的表现可能因性别和 / 或性别相关因素而异。当临床评估或标准化神经心理学 / 认知测试用于确定记忆或其他神经认知损害时，应尽可能考虑性别和 / 或性别相关因素。

6D70 谵妄

核心（必要）特征：

- 在短时间内（例如，数小时或数天）出现注意力、定向和意识紊乱，通常表现为严重的意识模糊，或短暂的全面神经认知损害的症状，这些症状随着潜在的病因而波动。
- 意识紊乱表现为个体原有功能发生变化。
- 谵妄可能是未归类于精神、行为或神经发育障碍的医学状况的直接生理效应，或者是物质或药物的直接生理效应（包括戒断），也可以是多种或未知的病因因素所致。
- 这些症状不能被已经存在或发展中的神经认知障碍（即遗忘障碍、轻型神经认知障碍或痴呆）更好地解释，也不能被其他精神障碍（例如精神分裂症和其他原发性精神病性障碍、心境障碍、创伤后应激障碍、分离性障碍）更好地解释。
- 这些症状不能被某种物质或药物的典型中毒或戒断反应更好地解释，即使谵妄可作为中毒或戒断期的并发症而发生［见精神活性物质（包括药物）所致谵妄］。

其他临床特征：

- 在谵妄中，认知功能通常全面受损，因此在评估时会发现多个领域的神经认知功能受损。
- 谵妄可能包括感觉受损，表现为错觉（即对感官输入的误解）、妄想或幻觉。
- 谵妄通常包括情绪紊乱，包括焦虑、情绪低落、易激惹、恐惧、愤怒、欣快或冷漠。
- 可能存在行为症状（例如激动、烦躁、冲动）。也可能存在睡眠－觉醒周期的紊乱，包括急性发作的觉醒减少或伴随睡眠－觉醒周期逆转的完全睡眠丧失。
- 已经存在的神经认知障碍会增加谵妄的风险并使病程复杂化。

与正常状态的区别（阈界）：

- 正常衰老通常表现出某种程度的认知变化。谵妄与年龄相关的认知改变的区别在于症状的突然发作（例如在数小时或数天内）、存在明显的意识模糊和／或全面的神经认知损害，以及短暂且具有明显波动性的症状表现。

病程特征：

- 症状通常突然发作（例如，在数小时或数天内），具有短暂和／或波动的病程。
- 症状通常会随着对潜在病因的治疗或体内致病物质的消除而缓解。

不同年龄阶段的表现：

- 个体在婴儿期和儿童期对谵妄的易感性高于成年早期和中期。
- 儿童期出现的谵妄可能与发热性疾病和某些药物（例如抗胆碱能药）有关。

18

- 与年轻人相比，老年人更容易患谵妄。

文化相关特征：

- 临床评估期间的表现可能因文化和 / 或语言因素而异。在评估神经认知功能和日常生活活动的损害时，应尽可能考虑文化和语言因素。

- 当使用标准化神经心理学 / 认知测试来确定神经认知损害时，应通过有适当常模的标准化测试来评估表现。在没有适当常模和标准测试的情况下，神经认知功能的评估需要更多地依赖于临床判断（请参阅神经认知障碍的一般文化考虑中的其他信息和样例）。

与其他障碍和情况的区别（鉴别诊断）：

- **痴呆：**谵妄与其他神经认知障碍的区别在于，前者的特点是全面性的神经认知损害和意识模糊，起病急骤，为一过性，并随着潜在的病因而波动。痴呆典型的特征是特定的神经认知功能受损，病程呈渐进式发展。痴呆患者发生谵妄的风险增加，在注意力、定向和意识方面出现急性紊乱的个体应作出谵妄的额外诊断，并进行评估以确定其特定病因。

- **获得性或创伤性脑损伤相关的神经认知损害：**不同于获得性或创伤性脑损伤相关的急性意识模糊或激动，谵妄缺乏先前神经受损或相关事件的证据（例如创伤性脑损伤、出血、卒中）。

- **短暂性全面遗忘：**与谵妄不同，短暂性全面遗忘的特点是仅存在独立的记忆损害，其他认知领域（例如命名技能、自我识别）的功能保持完整。尽管这两种障碍都可能出现记忆损害，但谵妄的特征通常是其他症状，包括明显的意识模糊、全面的神经认知损害以及行为和情绪紊乱（例如幻觉、激动）。

- **做作障碍和诈病：**在做作障碍诈病中，其神经认知症状特征是有意识地伪装。其伪装或诱发的症状一般在模式、程度或过程上并不典型，或者可能在医学上显得不可信。做作障碍患者假装出现神经认知症状，以寻求关注，尤其是卫生保健提供者的关注，并扮演病患的角色。诈病的特点是为了明显的外部激励（例如残疾补助）而故意假装神经认知障碍。

- **精神分裂症和其他原发性精神病性障碍：**伴有幻觉和 / 或妄想的谵妄与精神分裂症和其他原发性精神病性障碍的区别在于，谵妄缺乏这些原发性精神病性障碍的其他特征，并且谵妄的症状是暂时和波动的，取决于其潜在的病因。

- **分离性遗忘：**分离性遗忘存在选择性记忆缺陷，如果存在分离性神游，则可能伴有对身份的混淆。分离性遗忘没有注意力或意识紊乱、全面意识模糊或全面神经认知损害等谵妄的症状特征。

18

6D70.0　归类他处的疾病所致谵妄

核心（必要）特征：

- 符合谵妄的所有诊断要求。

- 来自病史、体格检查或实验室检查结果的证据表明，神经认知紊乱是由医疗状况直接导致的生理后果。该诊断符合以下标准：
  - 已知医疗状况能够产生谵妄；并且
  - 谵妄的病程（例如，发作、症状轨迹、对治疗的反应）与医疗状况的因果关系一致。

注意：当谵妄是由归类他处的疾病或状况引起时，与该疾病或状况相应的诊断编码应与"归类他处的疾病所致谵妄"的诊断一起给出。如果谵妄是由多种医疗状况或一种医疗状况和一种物质或药物引起的，则应改用"多种病因所致谵妄"的分类。这其中可能包括用于治疗医疗状况的药物。

潜在的可导致谵妄的医疗状况（示例）：

- ◇ 某些传染病或寄生虫病（例如脑膜炎、病毒性肝炎、败血症）
- ◇ 肝脏疾病（例如慢性肝功能衰竭、肝性脑病）
- ◇ 循环系统疾病（例如急性心肌梗死）
- ◇ 神经系统疾病（例如脑缺血性卒中、癫痫或惊厥、高血压脑病）
- ◇ 泌尿系统疾病（例如肾功能衰竭、尿路感染）
- ◇ 内分泌疾病（例如糖尿病酮症酸中毒、甲状腺功能亢进症、甲状腺功能减退症）
- ◇ 代谢紊乱（例如酸中毒、紊乱或尿素循环代谢、低血糖、低镁血症、低渗透压或低钠血症）
- ◇ 脑或中枢神经系统肿瘤
- ◇ 营养障碍（例如维生素 B_1、B_3 或 B_{12} 缺乏症）

6D70.1　精神活性物质（包括药物）所致谵妄

核心（必要）特征：

- 符合谵妄的所有诊断要求。
- 来自病史、体格检查或实验室检查结果的证据表明，神经认知紊乱是由于使用某种物质或药物直接导致的生理结果。该诊断需符合以下要求：
  - 已知该物质及其使用或戒断该物质的数量和持续时间能够产生谵妄；并且
  - 谵妄的过程（例如发作、症状轨迹、伴随物质从体内代谢最终得到缓解）与物质使用的因果关系一致。
- 症状的持续时间或严重程度显著超过特定物质引起的物质中毒或物质戒断的特殊的综合征。

注意：已确定某种特定物质导致的谵妄都应使用适当的特定物质类别进行分类，具体见"12. 物质使用和成瘾行为所致障碍'物质所致谵妄'"相关内容。

- 也可作出与相关精神活性物质的使用模式（即精神活性物质的单次有害使用、精神活性物质的有害使用模式、物质依赖）相对应的诊断。
- 如果谵妄归因于一种物质或药物以及一种或多种医疗状况，则应改用"多种病因所致谵妄"的分类。这其中可能包括用于治疗医疗状况的药物。

6D70.2 多种病因所致谵妄

核心（必要）特征：

- 符合谵妄的所有诊断要求。
- 病史、体格检查或实验室检查结果表明，谵妄是由以下原因引起的：
- 归类他处的多种疾病直接导致的生理结果；或者
- 一种或多种归类他处的疾病以及某种物质或药物对中枢神经的直接结果。
- 该诊断需符合以下要求：
- 已知医疗状况能够产生谵妄；
- 已知物质的使用量和持续时间或物质戒断能够产生谵妄（如适用）；
- 症状的持续时间或严重程度显著超过特定物质引起的物质中毒或物质戒断的症状特征（如适用）；并且
- 谵妄的病程（例如发作、症状轨迹、从体内消除物质的最终缓解）与（一种或多种）医疗状况和物质使用（如适用）的因果关系一致。

注意：当谵妄是由归类他处的疾病或状况引起时，与该疾病或状况相应的诊断编码应与"归类他处的疾病所致谵妄"的诊断一起给出。

6D70.Y 其他特定原因所致谵妄

核心（必要）特征：

- 符合谵妄的所有诊断要求。
- 谵妄是由已知特定原因引起，但未能完全符合任何其他可用的谵妄类别。
- 该诊断需符合以下要求：
- 已知特定原因能够产生谵妄；并且
- 谵妄的病程（例如发作、症状轨迹、对治疗的反应）与已知的特定原因一致。

注意：还应指明与已知特定病因相对应的 ICD-11 诊断。

6D70.Z 未知或未特定原因所致谵妄

核心（必要）特征：

- 符合谵妄的所有诊断要求。
- 谵妄的原因未知或未特定。

18

6D71 轻型神经认知障碍

核心（必要）特征：

- 相对于个体年龄的预期水平和发病前的一般神经认知功能水平，一个或多个认知领域（例如注意力、执行功能、语言、记忆、知觉运动能力、社会认知）的功能存在轻度损害。

- 损害表现为个体的认知功能水平比之前下降。

- 神经认知障碍的严重程度不足以严重干扰个体进行与个人、家庭、社会、教育和/或职业功能或其他重要功能领域相关活动的能力。

- 轻型神经认知障碍的诊断基于：

  ○ 从个体、信息提供者或临床观察中获得的信息；并且

  ○ 通过标准化神经心理/认知测试得到认知受损的客观证据，如果没有，则通过其他量化的临床评估得到。

- 神经认知损害不能归因于正常衰老。

- 神经认知损害可能归因于潜在的获得性神经系统疾病、创伤、感染或其他影响大脑的疾病过程、特定物质或药物的使用、营养缺乏或接触毒素，或者病因可能未确定。

- 这些症状不能用另一种神经认知障碍、物质中毒或物质戒断或另一种精神障碍（例如注意缺陷多动障碍或其他神经发育障碍、精神分裂症和其他原发性精神病性障碍、心境障碍、创伤后应激障碍、分离性障碍）更好地解释。

注意：他处称为轻型认知损害（MCI）的病例在 ICD-11 中称为轻型神经认知障碍（MND）。当轻型神经认知障碍是由归类他处的疾病、状况或损伤引起（包括物质使用所致）时，除轻型神经认知障碍外，还应给出与该疾病、状况或损伤相对应的诊断编码。当病因不明时，除了轻型神经认知障碍之外，还可以作出"8A2Z 未特定的以神经认知损害为主要特征的障碍"的诊断。

潜在的可导致轻型神经认知障碍的医疗状况（示例）：

除了导致痴呆的特定原因外，轻型神经认知障碍可能由以下原因引起：

◇ 贫血或其他红细胞疾病

◇ 某些传染病或寄生虫病（例如脑膜炎）

◇ 循环系统疾病（例如冠状动脉粥样硬化）

◇ 神经系统疾病（例如脑瘫、癫痫或癫痫、高血压脑病、缺氧缺血性脑病）

◇ 内分泌疾病（例如糖尿病、甲状腺功能减退症）

◇ 颅内损伤

◇ 代谢紊乱（例如低渗透压或低钠血症）

◇ 脑或中枢神经系统肿瘤

◇ 营养障碍（例如维生素 B_{12} 缺乏症）

其他临床特征：

• 复杂活动通常会出现轻度减少（例如使用交通工具、准备膳食），而日常生活的基本活动（例如穿衣、洗澡）得以保留。个体可能会采用补偿策略以保持日常功能的独立性。

• 行为和心理症状通常与轻型神经认知障碍有关（例如情绪低落、睡眠障碍、焦虑）。

与正常状态的区别（阈界）：

• 正常衰老通常表现出某种程度的认知变化。根据标准化评估中与年龄相关的常见表现，如果个体的表现与其年龄一致，则轻型神经认知障碍的诊断不适用。

病程特征：

• 轻型神经认知障碍的神经认知损害病程可能是静态的、发展性的，或者可能会消退或改善，取决于具体病因和可用的治疗方案。

• 在某些情况下，轻型神经认知障碍可能是某种神经系统潜在疾病（痴呆）的早期表现。

不同年龄阶段的表现：

• 轻型神经认知障碍可发生于整个生命周期的任何阶段，其风险和患病率取决于潜在的病因。轻型神经认知障碍的总体风险随着年龄的增长而增加，因为可能的因果关系的患病率增加。

文化相关特征：

• 临床评估期间的表现可能因文化和／或语言因素而异。在评估神经认知功能和日常生活活动的损害时，应尽可能考虑文化和语言因素。

• 当使用标准化神经心理学／认知测试来确定神经认知损害时，应通过有适当常模的标准化测试来评估表现。在没有适当常模和标准化测试的情况下，神经认知功能的评估需要更多地依赖于临床判断（相关其他信息和示例请参阅神经认知障碍的一般文化考虑）。

与其他障碍和情况的区别（鉴别诊断）：

• **谵妄：** 谵妄的特征是注意力、定向和意识的短暂性紊乱，这些症状可能会根据潜在的病因或病理而波动。谵妄通常表现为明显的意识模糊或全面的神经认知损害，轻型神经认知障碍与之相比，仅表现为在一个或多个认知领域存在轻度损害，但功能不会受到显著影响。

• **遗忘障碍：** 遗忘障碍的特征是相对于年龄和一般病前的神经认知功能水平的预期存在显著的记忆损害，在没有其他显著的神经认知障碍的情况下，严重到足以导致个人、家庭、社会、教育、职业或其他重要领域的显著功能损害。虽然轻型神经认知障碍可能主要表现在对记忆功能的影响，但对记忆功能的损害并没有严重到显著影响日常技能和任务完成。

• **痴呆：** 痴呆的特征是 2 个或多个认知领域功能的显著受损，严重到足以导致个人、家庭、

18

社会、教育、职业或其他重要功能领域的显著损害。轻型神经认知障碍的神经认知缺陷可能导致相似的领域功能受限，但还没有严重到导致功能显著受损。

• **其他精神障碍中轻型认知症状**：轻型认知症状可能是多种精神障碍（例如注意缺陷多动障碍、精神分裂症或其他原发性精神病性障碍、心境障碍、焦虑及恐惧相关障碍、创伤后应激障碍、分离性障碍）的特征或相关特征。如果神经认知损害可以用另一种精神障碍更好地解释，则不应作出轻型神经认知障碍的额外诊断。

• **睡眠 – 觉醒障碍**：有睡眠障碍或睡眠 – 觉醒障碍（如失眠和睡眠呼吸暂停）的个体经常报告记忆和其他神经认知损害。如果睡眠 – 觉醒障碍可以更好地解释神经认知损害，则不应作出轻型神经认知障碍的额外诊断。

6D72　遗忘障碍

核心（必要）特征：
• 在没有其他明显的神经认知损害的情况下，相对于对年龄的预期水平和病前神经认知功能的一般水平而言，存在明显的记忆损害。
• 记忆损害表现为较之前的功能水平显著下降。
• 记忆损害的特点是获取、学习和 / 或保留新信息的能力下降。
• 记忆损害的证据基于：
○ 从个人、信息提供者或临床观察获得的信息；并且
○ 通过标准化神经心理 / 认知测试表明记忆能力严重受损，如果没有标准化的测试，则可通过其他量化的临床评估确定。
• 这些症状不能被意识紊乱、精神状态改变、短暂性全面遗忘（即记忆损害持续不超过48 h，大多数病例在 6 h 内缓解）、谵妄、痴呆、物质中毒、物质戒断或其他精神障碍（例如精神分裂症或其他原发性精神病性障碍、心境障碍、创伤后应激障碍、分离性障碍）更好地解释。
• 这些症状导致个人、家庭、社会、教育、职业或其他重要领域功能的严重损害。如果功能得以维持，则只能通过付出大量额外的努力（例如补偿策略）。

注意：当遗忘障碍是由归类他处的疾病、状况或损伤引起（包括物质使用所致障碍）时，除遗忘障碍外，还应给出与该疾病、状况或损伤相对应的诊断编码。当病因不明时，除了遗忘障碍之外，还可以作出"8A2Z　未特定的以神经认知损害为主要特征的障碍"的诊断。

18

其他临床特征：
• 遗忘障碍可伴或不伴已习得信息的无法回忆。近事记忆通常比远事记忆受损更严重，并且即刻回忆有限数量信息的能力通常相对保留。
• 需要标准化的神经心理学 / 认知测试或量化的临床评估来确定其他神经认知损害的程度和

模式，并将遗忘障碍与其他神经认知障碍（例如痴呆）区分开来。

• 由于记忆受损，个体觉知的潜在改变、对能力的错误知觉、对症状或问题原因/来源的错误归因，使其在学习、记忆或回忆方面的主观报告并不总是能与这些领域的客观或可测量的损害相对应。存在觉知改变缺陷的个体可能不承认或无法报告存在的记忆损害。

• 如果标准化的神经心理学/认知测试或量化的临床评估不可用，可暂时使用症状编码"MB21.1Z 未特定的遗忘"，直到可以进行量化的评估。

与正常状态的区别（阈界）：

• 正常衰老通常表现出某种程度的认知变化。根据标准化评估中与年龄相关的常见表现，如果个体的表现与其年龄一致，则遗忘障碍的诊断不适用。

• 当存在与正常衰老一致的记忆困难并且需要临床关注时，可以使用症状编码"MB21.0 与年龄相关的认知衰退"。

病程特征：

• 症状的发作可以是突然的（例如因卒中或外伤所致）或渐进的（例如因使用精神活性物质或营养缺乏所致）。

• 症状可能会随着时间的推移趋于稳定或逐渐恶化，取决于具体的潜在的病因。在某些情况下，症状可能会随着时间的推移而改善，这取决于具体的病因和可用的治疗方案。

• 当记忆损害随着时间的推移逐渐恶化时（例如由于潜在的神经系统疾病），遗忘障碍可能表现为痴呆的前驱症状。

文化相关特征：

• 临床评估期间的表现可能因文化和/或语言因素而异。在评估神经认知功能和日常生活活动的损害时，应尽可能考虑文化和语言因素。

• 当使用标准化神经心理学/认知测试来确定神经认知损害时，应通过有适当常模的标准化测试来进行评估。在没有适当常模和标准化测试的情况下，神经认知功能的评估需要更多地依赖临床判断（相关其他信息和示例请参阅神经认知障碍的一般文化考虑）。

与其他障碍和情况的区别（鉴别诊断）：

• **谵妄**：虽然谵妄通常包括记忆损害，但它与遗忘障碍的区别在于注意力、定向力和意识紊乱以及明显的意识模糊或全面的神经认知损害，与遗忘障碍中所见的特定和显著的记忆损害有别。

• **轻型神经认知障碍**：与遗忘障碍不同，轻型神经认知障碍的特点是神经认知水平轻度下降，日常技能和任务的功能轻微或没有损害。在轻型神经认知障碍中，症状通常不限于记忆损害。

18

- **痴呆**：遗忘障碍的特征是个体相对于年龄预期水平和病前一般水平的神经认知功能而言存在明显的记忆损害，且没有其他方面明显的神经认知损害。相比之下，痴呆的特点是 2 个或多个认知领域受损，其中经常但不总是包括记忆损害。

- **分离性遗忘**：遗忘障碍的特征是学习和记忆新信息的能力有选择性的严重受损，通常相对保留了以前的学习信息、过去的事件和经历的记忆。相比之下，分离性遗忘的特点是无法回忆起重要的自传体记忆，通常是最近的创伤或应激事件，这与普通遗忘不一致，并且通常出现于情绪应激源、冲突或创伤之后。

- **记忆损害**：可能是其他精神障碍（例如精神分裂症、心境障碍、创伤后应激障碍、分离性障碍）的特征表现。如果另一种精神障碍可以更好地解释记忆损害，则不应作出遗忘障碍的额外诊断。

- **短暂性全面遗忘**：在短暂性全面遗忘中，记忆损害是暂时的（即持续不超过 48 h，大多数情况下会在 6 h 内缓解），而在遗忘障碍中，记忆障碍是持续性的，尽管在某些情况下可能会随着治疗而改善。

6D72.0　归类他处的疾病所致遗忘障碍

核心（必要）特征：
- 符合所有遗忘障碍的诊断要求。
- 来自病史、体格检查或实验室检查结果的证据表明，症状是由医疗状况（例如神经系统疾病、脑损伤、感染、肿瘤或其他疾病影响了与记忆有关的脑区）直接导致的生理结果。诊断需符合以下要求：
  - 已知疾病可以导致记忆损害；
  - 记忆损害的过程（例如发作、症状轨迹、对治疗的反应）与医疗状况的因果关系一致。

注意：当遗忘障碍是由归类他处的疾病、状况或伤害（包括物质使用所致障碍）引起时，对应于该疾病、状况或伤害的诊断编码应与遗忘障碍一起给出。当病因不明时，除了遗忘障碍之外，还可以作出"8A2Z　未特定的以神经认知损害为主要特征的障碍"的诊断。

潜在的可导致遗忘障碍的医疗状况（示例）：
- 贫血或其他红细胞疾病
- 某些传染病或寄生虫病（例如脑膜炎）
- 神经系统疾病（例如脑缺血性卒中、脑瘫、癫痫或癫痫、缺氧缺血性脑病）
- 内分泌疾病（例如甲状腺功能减退症）
- 颅内损伤
- 代谢紊乱（例如低渗透压或低钠血症）
- 中枢神经系统肿瘤

18

✧ 营养障碍（例如维生素 B_1 缺乏症、维生素 B_{12} 缺乏症）

6D72.1　精神活性物质（包括药物）所致遗忘障碍

核心（必要）特征：
- 符合遗忘障碍的所有诊断要求。
- 来自病史、体格检查或实验室检查结果的证据表明，该紊乱是由使用物质或药物直接导致的生理后果，该紊乱状态持续时间超过通常的物质中毒或物质戒断时间。诊断需符合以下要求：
  ○ 已知物质或药物及其使用量和持续时间能够产生记忆紊乱；并且
  ○ 记忆紊乱的过程（例如发作、症状轨迹、对治疗的反应）与物质或药物的因果关系一致。
  注意：如果确定了导致遗忘障碍的特定物质，则应使用适当的子类别对其进行分类：
  6D72.10　酒精使用所致遗忘障碍
  6D72.11　镇静剂、催眠药或抗焦虑药物使用所致遗忘障碍
  6D72.12　其他特定精神活性物质（包括药物）所致遗忘障碍
  6D72.13　挥发性吸入剂使用所致遗忘障碍

可以给出与相关精神活性物质的使用模式（即有害精神活性物质使用事件、有害精神活性物质使用模式、物质依赖）相对应的诊断。

6D72.Y　其他特定原因所致遗忘障碍

核心（必要）特征：
- 符合遗忘障碍的所有诊断要求。
- 遗忘障碍被推定归因于已知特定原因，但未能符合任何其他可用的遗忘障碍分类。
- 诊断需符合以下要求：
- 已知特定原因能够导致遗忘障碍；并且
- 遗忘障碍的病程（例如发作、症状轨迹、对治疗的反应）与已知的特定原因一致。

6D72.Z　未知或未特定原因所致遗忘障碍

核心（必要）特征：
- 符合遗忘障碍的所有诊断要求。
- 遗忘障碍的原因未知或未特定。

18

痴　呆

本节随后将首先给出痴呆的一般诊断要求，这些要求适用于所有类型的痴呆。

以上每一种痴呆类型都可以描述为轻度、中度或重度。痴呆的一般诊断指南还提供了有关应用不同严重程度标注的指导。

XS5W　轻度

XS0T　中度

XS25　重度

当痴呆的行为或心理紊乱严重到成为临床干预的重点时，可以进行标注。痴呆的诊断指南里也对这些标注进行了描述。可以根据需要尽可能多地使用行为或心理紊乱标注来描述当前的临床情况。

在对痴呆标注中的行为或心理紊乱进行描述之后，本章还提供了诊断各种特定类型痴呆所要求的附加信息。

痴呆的一般诊断要求：

核心（必要）特征：
- 相对于个体的年龄预期和病前的神经认知功能水平，在 2 个或多个认知领域的功能出现显著损害，表现为相对个体之前功能水平的下降。
- 记忆损害存在于大多数痴呆个体中，但神经认知损害不限于记忆，还可能存在于其他认知领域，例如执行功能、注意力、语言、社会认知和判断、精神运动速度以及视觉感知或视觉空间功能。
- 神经认知损害的证据基于：
- 从个人、信息提供者或临床观察中获得的信息；并且
- 通过标准化神经心理 / 认知测试证明的认知能力显著受损。如果没有相应的标准化测试，则根据其他量化的临床评估确定。
- 在某些形式的痴呆中，可能出现行为的改变（例如性格改变、抑制、激动、易怒），这些行为改变也可能是痴呆的症状表现。
- 这些症状不能被意识紊乱或精神状态改变（例如由于癫痫发作、脑损伤、卒中或药物所致）、谵妄、物质中毒、物质戒断或其他精神障碍（例如精神分裂症和其他原发性精神病性障碍、心境障碍、创伤后应激障碍、分离性障碍）更好地解释。
- 这些症状会导致个人、家庭、社会、教育、职业或其他重要功能领域的严重损害。

严重程度标注：

根据神经认知和功能损害的程度以及日常生活活动的独立能力，痴呆症状的严重程度可分为轻度、中度或重度。根据客观临床检查和与患者有充分接触的信息提供者（例如家庭成员或护理人员）提供的信息对症状的严重程度进行评级。

轻度痴呆

• 轻度痴呆患者可能能够独立生活，但通常需要一些监督和 / 或支持。然而，轻度痴呆患者仍然可以在没有帮助的情况下参与社区或社交活动，并且在外人看来他们可能没有受到疾病的影响。判断力和解决问题的能力通常会受损，但社会判断力可能会保留，这取决于痴呆的病因。个体可能难以作出复杂的决定、制定计划和 / 或处理财务（例如计算零钱、支付账单）。

中度痴呆

• 中度痴呆患者通常需要支持才能离开家工作，并且只能维持简单的家务劳动。他们在日常生活的基本活动方面都存在困难，例如穿衣和个人卫生。中度痴呆患者通常以显著的记忆丧失为特征，判断力和解决问题的能力通常显著受损，社会判断力也常常下降。个体往往难以作出复杂或重要的决定，并且经常容易混淆。如果没有护理人员的帮助，个体可能难以与家庭成员以外的人进行交流。因为个体可能会表现得不得当（例如以不受约束或攻击性的方式），并伴有相关的行为改变（例如大喊大叫、过度依赖、徘徊、睡眠紊乱或幻觉）使得他们的社交变得越来越困难。对于与此类患者有接触的大多数人来说，这些困难通常是显而易见的。

重度痴呆

• 重度痴呆患者的典型特征是严重的记忆损害，但这因病因而异。个体常常对时间和地点完全模糊，往往完全无法作出判断或解决问题，可能难以理解周围发生的事情。个体需要完全依赖他人进行洗澡、如厕和进食等基本的个人护理。在这个阶段可能会出现大小便失禁。

痴呆行为或心理紊乱的标注：

行为和心理紊乱在痴呆中很常见。此类症状的例子包括冷漠、情绪障碍、幻觉、妄想、易怒、激动、攻击性和睡眠变化。通常情况下，这些症状在中度和重度痴呆患者中的表现更为频繁、损害更加严重，尽管这因痴呆病因而异。行为和心理紊乱可能出现在痴呆的早期阶段（例如额颞叶痴呆），并且可能比神经认知症状表现得更为突出。

除了有痴呆的神经认知障碍和其他障碍特征，如果当前的临床表现还包括严重到足以代表临床干预重点的行为或心理症状时，应使用痴呆中的行为或心理紊乱标注。可以根据需要将以下尽可能多的标注添加到痴呆的诊断中，以描述目前临床情况的相关方面。

18

6D86.0　痴呆伴精神病症状

• 目前的临床表现包括明显的妄想或幻觉。

6D86.1　痴呆伴心境症状

• 目前的临床情况包括明显的心境症状，例如情绪低落、情绪高涨或情绪烦躁。

6D86.2　痴呆伴焦虑症状

- 目前的临床情况包括明显的焦虑或担忧症状。

6D86.3　痴呆伴冷漠

- 目前的临床情况包括明显的冷漠或兴趣缺乏。

6D86.4　痴呆伴激动或攻击

- 目前的临床情况包括：明显的精神运动过度活动伴紧张感增加和／或敌对或暴力行为。

6D86.5　痴呆伴去抑制

- 目前的临床情况包括明显缺乏约束，表现为无视社会习俗、冲动和不良的行为。

6D86.6　痴呆伴流浪

- 目前的临床情况包括明显徘徊，使个体处于受伤害的风险中。

6D86.Y　痴呆伴其他特定行为或心理紊乱

- 作为痴呆表现的一部分发生的行为或心理症状严重到足以符合临床干预的重点，但上述类别并未充分涵盖。

痴呆与正常状态的区别（阈界）：

- 正常衰老通常表现出某种程度的认知变化。痴呆与正常衰老的区别在于痴呆相对于年龄预期的认知变化更加严重，以及日常技能和任务功能的损害。与正常衰老的偏差可以通过使用有适当常模的标准化测试来确定。当存在与正常衰老一致的认知困难并且需引起临床关注时，可以使用症状编码"MB21.0　与年龄相关的认知衰退"。

痴呆的病程特征：

- 症状的发作和病程因痴呆的病因而异（有关特定病因引起的痴呆的症状发作和病程，请参阅下文提供的相关信息）。

不同年龄阶段的痴呆症状表现：

- 儿童或青少年时期的痴呆少见，通常由神经元蜡样脂褐质病（NCL）引起，这是一组溶酶体贮积症。
- 通常 50% 或更多的唐氏综合征患者中会出现由唐氏综合征导致的痴呆，并且通常在 40 岁之后出现。
- 老年时期痴呆的风险增加。

痴呆的文化相关特征：

- 临床评估期间的表现可能因文化和／或语言因素而异。在评估神经认知功能和日常生活活动的损害时，应尽可能考虑文化和语言因素。

- 当使用标准化神经心理学 / 认知测试来确定神经认知障碍时，应通过适当有常模的标准化测试来评估表现。在没有适当常模和标准化测试的情况下，神经认知功能的评估需要更多地依赖于临床判断（相关其他信息和示例请参阅神经认知障碍的一般文化考虑）。

痴呆的其他临床特征：

- 症状过程可能会提供有关痴呆病因的信息（请参阅下文对特定病因的痴呆的描述）。大多数形式的痴呆是发展性的（例如阿尔茨海默病所致痴呆、路易体病所致痴呆和额颞叶痴呆），而其他形式是可逆的（例如与营养或代谢异常有关的痴呆）、稳定的（例如某些由脑血管疾病所致痴呆病例）或快速发展的（例如由朊病毒病所致痴呆）。

痴呆与其他障碍和情况的区别（鉴别诊断）：

- **谵妄：** 谵妄与痴呆的区别在于，谵妄的特点是全面性神经认知损害和意识模糊，其发作突然、短暂，并根据潜在的医疗状况或病因而波动。痴呆更典型的特征是特定认知功能的损害，病程通常是发展性的，并且在发病时呈渐进性发展。痴呆患者发生谵妄的风险增加，注意力、定向力和意识出现急性紊乱的患者可被作出谵妄的额外诊断，并应进行评估以确定其具体病因。

- **轻型神经认知障碍：** 痴呆的特征是 2 个或多个认知领域功能的显著受损，严重到足以导致个人、家庭、社会、教育、职业或其他重要功能领域的显著损害。轻型神经认知障碍中的神经认知缺陷可能处于相似的认知领域，但不足以严重到导致功能显著损害。

- **遗忘障碍：** 遗忘障碍的特征是相对于预期年龄和发病前神经认知功能的一般水平而言存在显著的记忆损害，但没有其他显著的神经认知损害。相比之下，痴呆的特点是 2 个或多个认知领域功能受损，但通常并非总是包括记忆受损。

- **智力发育障碍：** 智力发育障碍的特点是起病于发育期的智力功能和适应行为严重受限。符合智力发育障碍诊断要求的个体将被诊断为该障碍，除非已知神经认知紊乱是由与痴呆特别相关的病因引起的，在这种情况下，可以考虑痴呆的诊断。这两种疾病可以同时发生，患有智力发育障碍的成年人患痴呆的风险更大、更早。例如，应评估适应行为功能显著下降的唐氏综合征患者是否出现痴呆。如果同时符合智力发育障碍和痴呆的诊断要求并描述了临床表现的各个方面，则可以作出两种诊断。

- **心境障碍发作：** 在心境障碍的背景下可能会出现认知问题和轻度可测量的认知缺陷。这些症状通常可以在相应心境障碍被适当治疗后得到改善，但痴呆症状中出现的神经认知紊乱不会因心境障碍的治疗而改善。标准化评估或量化临床评估可能有助于识别神经认知损害的存在和客观严重程度，这可能与个体的主观认知主诉不一致。

- **做作障碍和诈病：** 在做作障碍和诈病中，类似痴呆的神经认知症状是有意识地伪装。伪装的症状可能在模式、程度或过程上并不典型，或者在医学上表现得不可信。做作障碍患者假装出现神经认知症状，以寻求关注，尤其是卫生保健提供者的关注，并扮演病患的角色。诈病是为

18

了明显的外部激励（例如残疾补助）而故意假装神经认知损害。

- **其他精神障碍中的神经认知症状**：神经认知症状可能是多种精神障碍（例如精神分裂症或其他原发性精神病性障碍、创伤后应激障碍、分离性障碍）的特征或相关特征。如果神经认知障碍可以被另一种精神障碍更好地解释，则不应额外作出痴呆的诊断。

6D80　阿尔茨海默病所致痴呆

- 符合痴呆的所有诊断要求。

- 根据量化的临床评估或标准化的神经心理学 / 认知测试、神经影像学数据、基因测试、医学测试、家族史和 / 或临床病史，推测痴呆可归因于已患的阿尔茨海默病（8A20）。

- 早期临床病史的典型特征是渐进性记忆问题和找词困难，以及轻度功能损害。阿尔茨海默病最常见的形式始于内侧颞叶（参与记忆形成的脑区）的神经元损伤。随着阿尔茨海默病的进展，影响到其他脑区，神经认知症状将加重。不典型的阿尔茨海默病还表现为进行性神经认知和功能损害，最早出现的神经认知症状通常对应最初受影响的脑区（例如后部皮质萎缩所致的视觉加工障碍等）。

注意：对于由阿尔茨海默病引起的所有形式的痴呆，还应给出诊断"8A20　阿尔茨海默病"。

6D80.0　早发性阿尔茨海默病所致痴呆

- 符合阿尔茨海默病所致痴呆的所有诊断要求。

- 神经心理学测试数据、神经影像数据、基因测试、医学测试、家族史和 / 或临床病史证明与阿尔茨海默病相关的神经认知、功能和 / 或行为症状出现在 65 岁之前。

6D80.1　迟发性阿尔茨海默病所致痴呆

- 符合阿尔茨海默病所致痴呆的所有诊断要求。

- 神经心理学测试数据、神经影像数据、基因测试、医学测试、家族史和 / 或临床病史证明与阿尔茨海默病相关的神经认知、功能和 / 或行为症状出现在 65 岁或之后。

6D80.2　阿尔茨海默病痴呆，混合型，伴脑血管病

- 符合阿尔茨海默病所致痴呆的所有诊断要求。

- 神经影像学、医学检查和 / 或脑血管疾病的临床病史证明痴呆的神经认知、功能和 / 或行为症状似乎与共存的脑血管疾病有关。

- 神经认知和功能损害的临床病程呈进行性发展，典型表现为皮层认知功能（例如记忆、语言和 / 或视觉空间技能）和皮层下认知功能（例如注意力、处理速度和执行 / 额叶相关功能）的联合损害。

6D80.3　阿尔茨海默病痴呆，混合型，伴其他非血管性病因

- 符合阿尔茨海默病所致痴呆的所有诊断要求。

- 神经影像学数据、基因检测、医学检测、家族史、病史和 / 或临床病史证明痴呆的神经认

知、功能和 / 或行为症状似乎与已知的共病病因部分相关。

6D80.Z　阿尔茨海默病所致痴呆，起病未知或未特定

- 符合阿尔茨海默病所致痴呆的所有诊断要求。
- 与阿尔茨海默病相关的神经认知、功能和 / 或行为症状的发作原因未知或未特定。

6D81　脑血管疾病所致痴呆

- 符合痴呆的所有诊断要求。
- 神经影像学、医学检查和 / 或脑血管病临床病史证明痴呆被归因于已患的脑血管疾病。
- 不符合阿尔茨海默病痴呆、混合型和脑血管疾病的诊断要求。
- 神经认知症状通常伴随着脑血管的损害。在卒中发生时，神经认知损害的类型取决于卒中发生的脑区。与卒中相关的神经认知损害通常在卒中发生后突然出现。通常可以看到初始神经认知缺陷有所改善，随着时间的推移恢复达到平台期。残留的神经认知缺陷往往随着时间推移持续存在。相比之下，在微血管事件中，神经认知损害通常影响皮层下神经认知功能（例如注意力、处理速度和执行 / 额叶相关功能）。如果微血管事件归因于渐进性的慢性病（例如高血压、糖尿病等），则神经认知损害的临床病程可能会缓慢进展。

注意：还应作出神经系统疾病一章中"脑血管疾病"的适当诊断。

6D82　路易体病所致痴呆

- 符合痴呆的所有诊断要求。
- 神经心理学测试数据、神经影像数据、基因测试、医学测试、家族史和 / 或临床病史证明痴呆归因于已患的路易体病。
- 临床病史涉及以下两种或多种症状的存在：
  - 反复出现幻视（成形的典型幻视）
  - 情境性意识模糊
  - REM 睡眠行为障碍
  - 帕金森症的一种或多种特征（例如静止性震颤）
- 神经认知症状进行性发展，通常涉及相对较为严重的视觉空间技能、注意力和执行功能受损（与阿尔茨海默病中所见的原发性记忆损害不同）。
- 其他临床特征可能包括反复跌倒、晕厥、其他感觉方式的幻觉、妄想和自主神经功能障碍（例如便秘、尿失禁等）。

注意：还应作出"8A22　路易体病"的诊断。

6D83　额颞叶痴呆

- 符合痴呆的所有诊断要求。
- 根据神经心理学测试数据、神经影像数据、基因测试、医学测试、家族史和 / 或临床病史，推测痴呆可归因于已患的额颞叶疾病或萎缩。
- 额颞叶痴呆包括原发性进行性失语型（语音失语、语义失语和语法失语等亚型）、行为变异型和运动变异型（皮质基底节变性、进行性核上性麻痹和肌萎缩侧索硬化症）。
- 额颞叶痴呆为进展性，可根据初始症状识别不同类型。
- 额颞叶痴呆行为变异型表现为性格改变，通常包括冷漠和逐渐不适当的社会行为。神经认知功能可能在早期保留，但后期可能涉及执行功能（例如计划、解决问题）的缺陷，具有相对完整的记忆。
- 原发性进行性失语症的特征是语言技能的渐进性损害，最初不伴有其他认知功能的损害。原发性进行性失语型通常根据神经心理学 / 认知测试、临床表现来确定，有时还需要神经影像学结果来确定，其特征是在找词（logopenic 型）、词义（语义型）或单词产生（语法亚型）方面存在主要缺陷。
- 额颞叶痴呆运动变异型涉及运动功能的渐进性损害，可在进行性神经认知损害的情况下（通常以注意力、执行功能和视觉空间技能的损害为特征，具有相对完整的记忆技能）出现运动功能受损。额颞叶痴呆运动变异型可包括进行性核上性麻痹（例如平衡不良、频繁跌倒和水平凝视麻痹等）、皮质基底节变性（例如肢体失用、绊倒、强直和肌张力障碍等）和肌萎缩侧索硬化症（例如肌肉无力、肌肉萎缩、肌束震颤和痉挛等）。

注意：还应作出"8A23　额颞叶变性"的诊断。

6D84　精神活性物质（包括药物）所致痴呆

- 符合痴呆的所有诊断要求。
- 来自病史、体格检查或实验室检查结果的证据表明，痴呆是由使用物质或药物直接导致的生理结果，该后果的持续时间超过通常的物质中毒或戒断持续时间。
- 该诊断需符合以下要求：
- 已知物质或药物及其使用量和持续时间能够产生痴呆；并且
- 痴呆的病程（例如发作、症状轨迹、对治疗的反应）与物质或药物引起的病程一致。
- 已知特定物质能够产生痴呆。如果确定了导致痴呆的特定物质，则应给出相应的诊断：

　　6D84.0　酒精使用所致痴呆
　　6D84.1　镇静剂、催眠药或抗焦虑药使用所致痴呆
　　6D84.2　挥发性吸入剂使用所致痴呆

6D84.Y 　其他特定精神活性物质所致痴呆

注意：也可以作出与相关精神活性物质的使用模式（即精神活性物质的有害使用模式、物质依赖）相对应的诊断。

6D85 　由归类他处的疾病所致痴呆

与其他已知疾病所致或状况相关的痴呆可分为以下几类：

6D85.0 　帕金森病所致痴呆

- 符合痴呆的所有诊断要求。
- 神经心理学测试数据、神经影像数据、医学测试、家族史和 / 或临床病史证明痴呆由已患的帕金森病引起。
- 帕金森病所致痴呆发生于患有特发性帕金森病的个体，通常以注意力、记忆力、执行和视觉空间功能受损为特征。
- 也可出现行为和精神症状，例如情感变化、冷漠和幻觉。
- 起病隐匿，通常在帕金森运动症状出现 1 年以上才出现痴呆的症状。痴呆的病程通常跟随已患的帕金森病而变化（例如如果帕金森病逐渐恶化，痴呆则可能逐渐严重）。

注意：还应作出"8A00.0 　帕金森病"的诊断。

6D85.1 　亨廷顿病所致痴呆

- 符合痴呆的所有诊断要求。
- 神经心理学测试数据、神经影像数据、基因测试、医学测试、家族史和 / 或临床病史证明痴呆由已患的亨廷顿病引起。
- 亨廷顿病所致痴呆是由于 *HTT* 基因中的三核苷酸重复扩增，通过常染色体显性遗传引起大脑广泛退化的一种临床表现。
- 症状通常是在 30 岁或 40 岁时发作，并缓慢发展。
- 初始症状通常表现为执行功能受损，记忆相对保存，之后才出现亨廷顿病特有的运动障碍（运动迟缓和舞蹈症）。

注意：还应作出"8A01.10 　亨廷顿病"的诊断。

6D85.2 　接触重金属和其他毒素所致痴呆

- 符合痴呆的所有诊断要求。
- 神经心理学测试数据、神经影像学数据、医学测试和 / 或临床病史证明痴呆由接触特定重金属（如透析水中的铝、铅、汞或锰）所致。
- 接触重金属和其他毒素所致痴呆的特征性神经认知损害取决于个体接触过的特定重金属或毒素所影响的特定认知领域。
- 症状的出现与接触有关，进展可能很快，尤其是急性接触。

18

- 在某些情况下，识别接触后停止接触，症状是可逆的。

注意：还应根据"NE61 有害物质的有害影响或暴露于有毒物质，主要来源非药用，未另作归类"的分类进行适当的诊断。

6D85.3 人类免疫缺陷病毒所致痴呆

- 符合痴呆的所有诊断要求。

- 神经心理学测试数据、神经影像数据、医学测试和 / 或临床病史证明痴呆归因于已患的人类免疫缺陷病毒（HIV）相关疾病。

- HIV 所致痴呆出现于确诊 HIV 疾病的患者中，除 HIV 感染外，不存在任何可以解释目前痴呆临床特征的其他并发疾病或病症。

- 根据 HIV 致病的部位可出现多种神经认知损害，但通常认知损害表现为皮质下模式，包括执行功能、处理速度、注意力和学习新信息的能力受损。

- HIV 所致痴呆病程各异，可表现为功能逐渐减退、症状改善或消失，或症状随时间波动。

- 随着抗逆转录病毒药物的出现，神经认知功能的快速下降很少见。

注意：还应作出来自传染病或寄生虫病一章的"人类免疫缺陷病毒病"的适当诊断。

6D85.4 多发性硬化症所致痴呆

- 符合痴呆的所有诊断要求。

- 神经心理学测试数据、神经影像学数据、医学测试和 / 或临床病史证明痴呆归因于已患的多发性硬化症（一种脱髓鞘疾病）对大脑的影响。认知症状并非由多发性硬化症相关的症状（例如疲劳、运动受限）引起。

- 症状的发作通常隐匿，可根据多发性硬化症的病程逐步发展。

- 神经认知损害因脱髓鞘的位置而异，但通常包括处理速度、记忆力、注意力和执行功能方面的损害。

注意：还应作出"8A40 多发性硬化症"的诊断。

6D85.5 朊病毒病所致痴呆

- 符合痴呆的所有诊断要求。

- 神经心理学测试数据、神经影像数据、基因测试、医学测试和 / 或临床病史证明痴呆归因于已患的人类朊病毒病。

- 朊病毒病所致痴呆由大脑中朊病毒蛋白异常积累引起的海绵状脑病引起。这种痴呆可以是散发性的、遗传性的（由朊病毒蛋白基因突变引起）或传染性的（从受感染的个体获得）。

- 起病隐匿，症状和损害进展迅速，通常以神经认知缺陷、共济失调和运动症状（例如肌阵挛、舞蹈病或肌张力障碍）为特征。

- 诊断通常基于临床表现、脑成像研究、脊髓液中特征蛋白的存在、EEG 和 / 或基因检测。

注意：还应作出神经系统疾病一章中"人类朊病毒疾病"分类的适当诊断。

6D85.6　正常压力脑积水所致痴呆

- 符合痴呆的所有诊断要求。

- 神经心理学测试数据、神经影像学数据、医学测试和 / 或临床病史证明痴呆归因于已患的正常压力脑积水。

- 正常压力脑积水所致痴呆是由于特发性、非梗阻性原因使脑脊液在大脑中过度积聚而引起，也可继发于出血、感染或炎症。

- 病程渐进性进展，干预（例如分流）可能会改善症状，特别是在病情发展过程中较早进行干预。

- 通常，神经认知障碍包括处理速度降低以及执行功能和注意缺陷。这些症状通常还伴有步态异常和尿失禁。

- 通常需要通过脑成像技术来显示脑室容积和表征脑位移以明确诊断。

注意：还应作出"8D64.04　正常压力脑积水"的诊断。

6D85.7　脑外伤所致痴呆

- 符合痴呆的所有诊断要求。

- 神经心理学测试数据、神经影像数据、医学测试和 / 或临床病史证明痴呆为脑外伤所致。

- 脑外伤所致痴呆是由于外力的直接或间接作用对大脑组织造成的损伤。

- 大脑创伤导致意识丧失、遗忘、定向障碍和意识模糊和 / 或神经体征。

- 脑外伤所致痴呆的特征性症状在创伤后或个体获得意识后即出现，并且必须包括在受伤后立即出现的认知障碍恢复后出现的持续性的认知障碍。

- 神经认知损害因受影响的特定脑区和损伤的严重程度而异，但可能包括注意力、记忆力、执行功能、人格、处理速度、社会认知和语言能力方面的损害。

注意：还应作出"NA07　颅内损伤"或其子类别之一的诊断。

6D85.8　糙皮病所致痴呆

- 符合痴呆的所有诊断要求。

- 根据神经心理学测试数据、医学测试和 / 或临床病史，推测痴呆可归因于糙皮病。

- 糙皮病所致痴呆是由于饮食中长期缺乏维生素 B_3（烟酸）或色氨酸，或由于疾病（例如克罗恩病）或某些药物的作用（例如，异烟肼）。

- 糙皮病的核心症状包括皮肤系统变化（对阳光敏感、病变、脱发和水肿）和腹泻。

- 长期营养缺乏会出现神经认知症状，包括攻击性、运动障碍（共济失调和坐立不安）、意识模糊和虚弱。

- 用营养补充剂（例如烟酸）治疗通常会导致症状逆转。

注意：还应作出"5B5C.0　糙皮病"的诊断。

6D85.9　唐氏综合征所致痴呆

- 符合痴呆的所有诊断要求。

18

- 神经心理学测试数据、基因测试、医学测试和／或临床病史证明，痴呆由唐氏综合征引起。
- 唐氏综合征所致痴呆是由淀粉样前体蛋白（APP）的产生和积累异常增加引起的，β–淀粉样斑块和 tau 缠结形成。21 号染色体在唐氏综合征中形成异常的三倍体，*APP* 基因位于 21 号染色体而出现表达异常。50% 以上的唐氏综合征患者可能会出现因唐氏综合征所致痴呆。
- 神经认知缺损和神经病理学特征与在阿尔茨海默病相似。
- 发病通常是在 40 岁之后，并且通常伴随着功能的逐渐衰退。

注意：还应作出"LD40.0　完全性 21 三体（唐氏综合征）"的诊断。

6D85.Y　其他归类他处特定疾病所致痴呆

- 符合痴呆的所有诊断要求。
- 神经心理学测试数据、神经影像数据、基因测试、医学测试、家族史和／或临床病史证明痴呆归因于已患的神经系统疾病、创伤、感染、肿瘤或其他影响特定脑区的疾病，这些疾病在 ICD–11 中列出，但没有被任何其他可用的痴呆类别涵盖。
  - 诊断需符合以下要求：
  ○ 已知特定原因能够产生痴呆症状；并且
  ○ 神经认知功能受损的过程（例如发作、症状轨迹、对治疗的反应）与已知的、特定原因一致。

注意：还应作出与可能病因相对应的诊断。

6D8Y　其他特定原因所致痴呆

- 符合痴呆的所有诊断要求。
- 神经心理学测试数据、神经影像数据、基因测试、医学测试、家族史和／或临床病史证明痴呆归因于 ICD–11 其他部分未列出的影响特定脑区的已知和特定的原因（无法使用任何其他可用的痴呆类别进行分类，包括其他归类他处特定疾病所致痴呆）。
  - 诊断需符合以下要求：
  ○ 已知特定原因能够产生痴呆症状；并且
  ○ 神经认知功能受损的过程（例如发作、症状轨迹、对治疗的反应）与已知的、特定原因一致。

6D8Z　未知或未特定原因所致痴呆

18

- 符合痴呆的所有诊断要求。
- 痴呆的原因未知或未特定。

6E0Y　其他特定神经认知障碍

核心（必要）特征：

• 相对于个体年龄和发病前一般的神经认知功能水平，个体存在一个或多个认知领域功能（例如注意力、执行功能、语言、记忆、知觉运动能力、社会认知）的损害，且不符合任何其他神经认知障碍的诊断要求。

• 神经认知损害表现为个体的认知功能水平较前下降。

• 神经认知损害的证据基于从个人、知情者或临床观察获得的信息，并有通过量化临床评估或标准化神经心理学／认知测试得出的客观证据。

• 神经认知损害不能归因于正常衰老。

• 神经认知损害可能归因于获得性神经系统疾病、创伤、感染或其他影响大脑的疾病、特定物质或药物的使用、营养缺乏或接触毒素，或者病因未确定。

• 神经认知损害不能被意识紊乱或精神状态改变（例如由于癫痫发作、创伤性脑损伤、卒中或药物作用）、神经发育障碍、物质中毒、物质戒断或其他精神障碍（例如精神分裂症或其他原发性精神病性障碍、心境障碍、创伤后应激障碍、分离性障碍）更好地解释。

注意：当神经认知障碍是由归类他处的疾病、状况或损伤（包括物质使用所致障碍）引起时，还应给出与该疾病、状况或损伤相对应的诊断编码。当病因不明时，除了其他特定神经认知障碍之外，还可以作出"8A2Z　未特定的以神经认知损害为主要特征的障碍"的诊断。

6E0Z　未特定的神经认知障碍

18

19. 影响归类他处的障碍或疾病的心理行为因素

6E40　影响归类他处的障碍或疾病的心理行为因素

影响归类他处的障碍或疾病的心理行为因素（psychological or behavioural factors affecting disorders or diseases classified elsewhere）的一般诊断要求

核心（必要）特征：
- 存在心理行为因素，以下列 1 种或多种方式对归类于另一章中的障碍或疾病的表征、治疗或病程产生不利影响：
  - 这些因素通过影响治疗依从性或寻求护理来干扰疾病或疾病的治疗（例如焦虑个体放弃所需的医疗护理，人格障碍个体不遵守复杂的治疗方案）。
  - 这些因素对患有归类他处障碍或疾病的个体构成额外的健康风险（例如糖尿病患者暴饮暴食）。
  - 这些因素会影响已有的基础疾病，从而导致或加重症状或以其他方式需要医疗护理（例如压力反应导致冠心病患者胸痛或焦虑导致哮喘患者支气管痉挛）。
- 这些因素会增加痛苦、残疾或死亡的风险。
- 这些因素表现为临床关注的焦点。

描述特定类型因素的类别：
以下类别可用于描述对 ICD 归类于其他章节的障碍或疾病的表现、治疗或病程产生不利影响的特定类型的心理行为因素。可以根据需要用以下多个类别来描述临床表现。

6E40.0　影响归类他处障碍或疾病的精神、行为与神经发育障碍
- 存在精神、行为与神经发育障碍，对归类于其他章节的障碍或疾病的表现、治疗或病程产生不利影响（例如患有神经性贪食症和 1 型糖尿病的女性逃避胰岛素注射作为避免因暴饮暴食

而增加体重的方法）。

6E40.1 影响归类他处障碍或疾病的心理症状

• 存在不符合精神、行为与神经发育障碍诊断要求的心理症状，对归类于其他章节的障碍或疾病的表征、治疗或病程产生不利影响（例如外科手术后干扰康复的抑郁症状）。

6E40.2 影响归类他处障碍或疾病的人格特征或应对方式

• 存在不符合精神、行为与神经发育障碍的诊断要求的人格特征或应对方式，对归类其他章节的障碍或疾病的表征、治疗或病程产生不利影响（例如癌症患者病理性否认需要手术；敌对、压力导致心脏病）。

6E40.3 影响归类他处障碍或疾病的适应不良的行为

• 存在对归类于其他章节的障碍或疾病的表征、治疗或病程产生不利影响的适应不良的行为（例如暴饮暴食、缺乏锻炼）。

6E40.4 影响归类他处障碍或疾病的应激相关生理反应

• 应激相关生理反应的存在会对归类于其他章节的障碍或疾病的表征、治疗或病程产生不利影响（例如与应激相关的溃疡恶化、高血压、心律失常或紧张性头痛）。

6E40.Y 影响归类他处障碍或疾病的其他特定心理行为因素

• 其他心理行为因素的存在会对归类于其他章节的障碍或疾病的表征、治疗或病程产生不利影响（例如人际关系、文化或宗教因素）。

6E40.Z 未特定的影响归类他处障碍或疾病的心理行为因素

其他临床特征：

• 不利影响的范围可以从具有直接医学后果的即刻影响（例如焦虑诱发心律失常）到长期发生的慢性影响（例如慢性职业压力加重糖尿病）。不良影响可为时限性、发作性或慢性且持续。可能受心理行为因素影响的障碍或疾病包括：具有明确病理生理学基础的疾病（例如高血压、HIV 感染、冠心病）、功能性综合征（例如慢性疲劳综合征、肠易激综合征、纤维肌痛）和特发性症状（例如头晕、耳鸣）。

不同年龄阶段的表现：

• 影响归类他处的障碍或疾病的心理行为因素可能发生于整个生命周期，尤其是在幼儿时期，父母或学校工作人员的间接病史可以帮助诊断。某些心理或行为因素在生命的特定阶段更为普遍（例如青少年的身体形象问题）。

文化相关特征：

• 不同文化之间的差异可能会影响心理行为因素及其对其他医疗状况的影响，例如语言和口头交流、疾病的解释方式、卫生保健实践和交付、医患关系、家庭和性别角色以及对疼痛和死

19

亡的态度。

与其他障碍和情况的区别（鉴别诊断）：

- **适应障碍：**与健康状况相关的应激会表现出符合适应障碍诊断要求的心理行为症状，特别是对应激源或其后果的关注，其中包括对应激源的过度担忧、反复出现令人痛苦的想法，或不断反思其影响，导致个人、家庭、社会、教育、职业或其他重要功能领域的严重损害。在影响归类他处的障碍或疾病的心理行为因素中，因果关系与适应障碍相反；也就是说，心理行为因素会对现有的医疗状况产生不利影响。例如，个体在心脏病发作后的几周内，害怕在出现心脏病症状的时候没有他人帮助，因此独自出门就会变得特别焦虑，此时可诊断为适应障碍。患有动脉粥样硬化性心脏病的个体在焦虑时出现胸痛，可被诊断为"影响归类他处障碍或疾病的心理行为因素"。然而，在临床实践中，心理因素和医疗状况通常会相互加剧，在这种情况下，如果对临床有帮助，可以作出两种诊断。

- **疑病症（健康焦虑症）：**疑病症的特征是持续关注或害怕患有一种或多种严重、进展性或危及生命的疾病的可能性。临床关注的重点在于个体对疾病的担忧；在大多数情况下，不存在严重的医学疾病。在影响归类他处的障碍或疾病的心理行为因素中，焦虑可能是影响医疗状况的心理因素，但临床关注的是焦虑对医疗状况的表征、病程或治疗的不利影响。

- **已存在医疗状况个体发生的躯体痛苦障碍：**躯体痛苦障碍发生在已存在医疗状况的个体身上，其特征是相对于该医疗状况的性质和严重程度，同时出现令人痛苦的身体症状和与症状相关的过度的关注程度。相反，在影响归类他处障碍或疾病的心理行为因素中，心理或行为因素本身对医疗状况的表征、病程或治疗产生不利影响。如果对身体症状的过度关注确实对医疗状况产生了不利影响（例如反复就医，反复进行各类非必要的检查使医疗状况变得更糟），如果临床上有帮助，可作出 2 个诊断。

- **归类他处障碍或疾病相关的继发性精神行为综合征：**在与归类他处障碍或疾病相关的继发性精神行为综合征中，医疗状况被判断为通过直接生理机制引起精神行为症状。相反，在影响归类他处障碍或疾病的心理行为因素中，心理或行为因素被认为影响了医疗状况的表征、病程或治疗。在这两种情况下，心理行为表征与医疗状况之间都存在时间关系，但推定的因果关系却相反。

- **其他共病的精神障碍和医疗状况：**精神、行为与神经发育障碍和医疗状况的共同发生可能会影响对医疗状况的管理（例如用于治疗精神障碍与用于治疗其他疾病的药物的相互作用），影响归类他处障碍或疾病的心理行为因素只有在精神障碍本身对疾病的表征、病程或治疗产生负面影响时才会被诊断出来。

- **人格困难：**人格困难是指明显的、长期存在的人格特征，可能影响治疗或医疗服务，但没有达到可以诊断为人格障碍的程度。在人格困难中，个体体验和思考自我、他人和世界的方式存在困难，可能间歇性地表现为认知和情感体验和表达的适应不良模式。与被诊断出或患有的严

19

重医疗状况相关的应激是可能导致人格障碍症状加重的一个因素。影响归类他处障碍或疾病的人格特质或应对方式将描述人格困难对医疗状况的表征、病程或治疗产生不利影响的情况。然而，在临床实践中，人格困难和医疗状况可能会相互加剧，在这种情况下，如果在临床上有帮助，则可作出两种诊断。

19

与归类他处的障碍或疾病相关的
继发性精神行为综合征

与归类他处的障碍或疾病相关的继发性精神行为综合征（secondary mental or behavioural syndromes associated with disorders or diseases classified elsewhere）包括以存在突出的心理或行为症状为特征的综合征，且根据病史、体格检查或实验室检查，经临床判断认为该症状是由某种不归类为精神、行为与神经发育障碍的医学状况或疾病所致的直接病理生理结果。这些症状不由谵妄或其他精神障碍引起，也不是对严重的医学状况或疾病的心理介导反应（例如在被诊断患有危及生命的疾病时而出现的焦虑症状或适应障碍）。如果没有证据表明医学状况或疾病与心理或行为症状之间存在直接联系，则通常不需要诊断为继发性精神和行为综合征。

与归类他处的障碍或疾病相关的继发性精神行为综合征包括以下类别：

6E60　继发性神经发育综合征

　　6E60.0　继发性言语及语言综合征

　　6E60.Y　其他特定继发性神经发育综合征

　　6E60.Z　未特定的继发性神经发育综合征

6E61　继发性精神病性综合征

　　6E61.0　继发性精神病性综合征，幻觉

　　6E61.1　继发性精神病性综合征，妄想

　　6E61.2　继发性精神病性综合征，幻觉及妄想

　　6E61.3　继发性精神病性综合征，未特定症状

6E62　继发性心境综合征

　　6E62.0　继发性心境综合征，抑郁症状

　　6E62.1　继发性心境综合征，躁狂症状

　　6E62.2　继发性心境综合征，混合症状

　　6E62.3　继发性心境综合征，未特定症状

6E63   继发性焦虑综合征

6E64   继发性强迫及相关综合征

6E65   继发性分离综合征

6E66   继发性冲动控制综合征

6E67   继发性神经认知综合征

6E68   继发性人格改变

6E69   继发性紧张症综合征

6E6Y   其他特定继发性精神行为综合征

6E6Z   未特定的继发性精神行为综合征

6E60   继发性神经发育综合征

继发性神经发育综合征涉及显著的与神经发育有关的临床特征，它们不符合任何特定神经发育障碍的诊断要求，且根据证据（病史、体格检查或实验室检查结果），可被判断为某种不归类为精神、行为与神经发育障碍的医学状况或疾病所致的直接病理生理结果。

6E60.0   继发性言语及语言综合征指在特定言语或语言功能的获得与执行方面有显著困难（例如，在发声、传声清晰度或音韵方面有问题），出现于生长发育时期，且在到达预期年龄后相当长的时间内仍然持续的综合征（见下文的完整诊断指南）。

6E60.Y   其他特定继发性神经发育综合征适用于特征表现为在特定智能领域、运动协调功能或社交功能的获得与执行方面存在显著困难，且在到达预期年龄后相当长的时间内仍然持续的综合征（见下文的完整诊断指南）。

6E60.0   继发性言语及语言综合征

核心（必要）特征：

• 个体在获得与执行特定言语或语言功能方面存在显著困难（例如在发声、传声清晰度、音韵方面有问题）。该困难在生长发育过程中出现，且在到达预期年龄后相当长的时间内仍然持续。

• 根据病史、体格检查、实验室检查结果，症状可被临床判断为是某种医学状况或疾病的直接病理生理结果。作出诊断应基于以下条件：

  ◦ 该医疗状况或疾病已知能够导致这些症状。

  ◦ 神经发育性困难的病程（例如起病、缓解、在对原发医疗状况进行治疗后神经发育症状的反应）与该医学状况或疾病具有因果关系上的一致性。

  ◦ 症状不能用某种原发性神经发育障碍（例如，发育性言语及语言障碍，智力发育障碍）更好地解释。

20

- 该症状是临床关注的特定焦点。

与其他障碍和疾病的区别（鉴别诊断）：

- **发育性言语及语言障碍：** 在各类发育性言语及语言障碍（例如发育性言语语音障碍、发育性言语流利障碍、发育性语言障碍）中，个体理解、产生言语或语言的能力，或在沟通目标的语境中运用语言的能力，明显低于基于其年龄和智力功能的预期水平。如果个体的症状符合发育性言语及语言障碍的诊断要求，但可被判断为由在产前或生长发育期发病的某种医学状况或疾病导致的直接病理生理结果，则应诊断为继发性言语及语言综合征。

- **智力发育障碍：** 智力发育障碍的个体可能表现为言语生成受损。如果智力发育障碍中言语生成的困难需要额外的临床关注，且可被认为是某种医疗状况或疾病所致，可作出继发性言语及语言综合征的附加诊断。

- **选择性缄默症：** 选择性缄默症的特征表现是有选择性地讲话，且这种选择性是一致的。例如，儿童可以在某些特定的情境中（例如家中）表现出适宜的言语生成，但是在另一些情境中则无法生成适宜的言语（尤其是在学校中）。继发性言语及语言障碍与选择性缄默症可以同时存在，可根据情况对两者予以诊断。

潜在的可解释言语及语言综合征的医疗状况（举例）：

能够导致言语及语言综合征的脑疾病、一般躯体问题，包括：

◇ 神经系统疾病（例如脑外伤、大脑性瘫痪、脑病、癫痫病/癫痫发作、重症肌无力、卒中）

◇ 一些感染性/寄生虫性疾病（例如脑炎、脑膜炎）

◇ 发育性异常（例如 Joubert 综合征、腭裂、耳聋）

◇ 外伤、中毒或其他外在因素导致的后果（例如脑外伤、脑震荡、创伤性出血）

6E60.Y 其他特定继发性神经发育综合征

核心（必要）特征：

注意： 临床表现符合智力发育障碍、孤独症谱系障碍或刻板运动障碍的诊断要求，即使被判断为由某种医疗状况或疾病所致的直接病理生理结果，也不应被诊断为继发性神经发育综合征。这种情况应被诊断为对应的智力发育障碍、孤独症谱系障碍或刻板运动障碍，无论是否是由归类他处的医疗状况或疾病引起。

- 个体在特定智力、运动协调或社交功能的获得和执行方面存在重大困难，这些困难在生长发育期间出现，不符合智力发育障碍或孤独症谱系障碍的诊断要求，并且在超过预期年龄后相当长的时间内仍然持续。

- 根据病史、体格检查或实验室检查结果，症状可被临床判断为某种在生长发育期起病的医疗状况或疾病所致的直接病理生理结果。作出诊断应基于以下条件：

  ○ 该医疗状况或疾病已知能够导致这些症状。

  ○ 神经发育性困难的病程（例如起病、缓解、在对原发医疗状况进行治疗后神经发育症状的反应）与该医疗状况或疾病具有因果关系上的一致性。

  ○ 症状不能更好地归因为某种神经发育障碍（例如智力发育障碍、孤独症谱系障碍、发育性运动协调障碍），也不能更好地归因为继发性神经认知综合征或某种药物、物质的效应。

- 该症状是临床关注的特定焦点。

与其他障碍和疾病的区别（鉴别诊断）：

- **生长发育期起病的痴呆**：当个体在生长发育阶段（即18岁之前），在特定智力功能或社交功能的获得或执行上出现困难时，如果符合痴呆的全部诊断要求，且有功能水平缓慢下降的表现，并已知这些功能损害是由与痴呆有具体关联的某个病因学因素引起，则可诊断为痴呆。然而，若已知的功能损害是由某种医疗状况或疾病引起，且不符合任何神经发育障碍（例如智力发育障碍）的诊断要求，则应考虑诊断为其他特定继发性神经发育障碍。

- **智力发育障碍及孤独症谱系障碍**：如果症状符合智力发育障碍或孤独症谱系障碍的诊断要求，并被判断是由在产前期或生长发育期间发病的某个医疗状况或疾病（例如脆性X综合征）导致的直接病理生理结果，应诊断智力发育障碍或孤独症谱系障碍，同时对这种已知的医疗状况或疾病作出诊断，不应诊断其他特定继发性神经发育综合征。但是，如果没有完全符合智力发育障碍或孤独症谱系障碍的诊断要求（例如尽管患儿的智力功能受限，但适应性功能却未受限），且症状可被归因于在产前期或生长发育期间发病的医疗状况或疾病，则可诊断为其他特定继发性神经发育综合征。

- **发育性运动协调障碍**：发育性运动协调障碍的个体在生长发育期间，在获得粗大和精细运动技能方面表现出显著的迟滞，并且在协调运动技能的执行上有功能损害，表现为动作笨拙、缓慢或不准确等。如果运动协调上的困难可完全归因于某种神经系统疾病（例如脑瘫、肌营养不良症）、肌肉骨骼系统或结缔组织疾病、感觉功能障碍（尤其是严重的视力障碍）或关节过度活动，则应诊断为发育性运动协调障碍，而非其他特定继发性神经发育综合征。

- **刻板运动障碍**：刻板运动障碍是一种神经发育障碍，特征表现为有持续的随意性、重复性及刻板性的运动（例如晃动身体、撞击头部），导致个体从事正常日常活动的能力受到显著干扰，或导致严重的身体伤害。即使个体的刻板运动可被判断为由某个归类他处的医疗状况或疾病引起，也应同时作出刻板运动障碍的诊断。此时，不应诊断为其他特定继发性神经发育综合征。

- **其他神经发育障碍**：个体的症状经临床判断是由某个已患的医疗状况或疾病引起时，应诊断为继发性神经发育障碍，而不应直接诊断为其他各种神经发育障碍（不包括智力发育障碍、孤独症谱系障碍、刻板运动障碍）。

- **物质或药物（包括戒断反应）所致生长发育困难**：在诊断其他特定继发性神经发育综合征时，必须排除药物或物质（非某种疾病）导致特定智力功能、运动功能、社交功能的获得或执

20

行困难的可能性。首先，要考虑用于治疗该疾病的药物是否已知在服药剂量和用药时长上可导致生长发育困难。其次，需确定药物的使用与生长发育困难起病之间在时间上的关系（即用药后才出现生长发育困难）。

已知可解释神经发育综合征的医疗状况（举例）：

以下脑疾病和医疗状况能够导致持续的智力功能受损、社交功能不佳、学习困难或注意过程紊乱：

◇ 神经系统疾病［例如获得性癫痫性失语（Landau-Kleffner 综合征）、自体免疫性脑炎、脑病］

◇ 生长发育异常（例如 Rett 综合征）

◇ 视觉系统疾病（先天性盲、视力障碍）

◇ 内分泌、营养或代谢疾病（例如糖尿病、甲状腺功能亢进/减退症、Lesch-Nyhan 综合征、黏脂质贮积症、苯丙酮尿症以及各类溶酶体病、神经元蜡样质/脂褐素沉积病或神经鞘脂贮积症）

◇ 外伤、中毒或其他外源性因素所致（脑损伤、脑震荡、创伤性出血）

◇ 肿瘤/新生物（例如脑肿瘤或脑膜肿瘤）

以下脑疾病和医疗状况能够导致长时间的运动功能障碍、运动功能损害：

◇ 神经系统疾病（例如大脑性瘫痪、亨廷顿病、帕金森病、肌营养不良、迟发性运动障碍）

◇ 生长发育异常（例如 Ehlers-Danlos 综合征、Rett 综合征）

◇ 内分泌、营养或代谢疾病（例如 Lesch-Nyhan 综合征）

6E60.Z 未特定的继发性神经发育综合征

6E61 继发性精神病性综合征

核心（必要）特征：

• 存在显著的幻觉和/或妄想。

• 根据病史、体格检查或实验室检查结果，经临床判断，症状是某种医疗状况或疾病所致的直接病理生理结果。作出诊断应基于以下条件：

○ 该医疗状况或疾病已知能够导致这些症状。

○ 幻觉和/或妄想的病程（例如起病、缓解、在对原发医疗状况进行治疗后精神病性症状的反应）与该医疗状况或疾病具有因果关系上的一致性。

○ 症状不能更好地归因为谵妄、痴呆、其他精神障碍（例如，精神分裂症及其他原发性精神病性障碍、某种心境障碍），也不能归因为某种药物或物质的效应（包括戒断/撤药反应）。

• 症状严重到成为临床关注的特定焦点。

6E61.0 继发性精神病性综合征，幻觉

核心（必要）特征：

- 符合继发性精神病性综合征的诊断要求。
- 表现为显著的幻觉，不伴有妄想。

6E61.1 继发性精神病性综合征，妄想

核心（必要）特征：

- 符合继发性精神病性综合征的诊断要求。
- 表现为显著的妄想，不伴有幻觉。

6E61.2 继发性精神病性综合征，幻觉及妄想

核心（必要）特征：

- 符合继发性精神病性综合征的诊断要求。
- 表现为显著的幻觉和妄想。

6E61.3 继发性精神病性综合征，未特定症状

与正常情况及其他障碍的区别：

- **精神分裂症和其他原发性精神病性障碍**：判断精神病性症状是否由某种医疗状况或疾病所致，而非原发性精神病性障碍的表现，往往是困难的，因为它们的临床表现十分相似。对于诊断继发性精神病性综合征，最重要的是确定已患有某种能够导致幻觉、妄想症状的医疗状况或疾病，且确定该状况（疾病）与精神病性症状起病之间有时间关系。下文给出了能够导致精神病性症状的各种医疗状况（疾病）的示例，但它们与症状的关联强度也各有差异。继发性精神病性综合征的临床特征通常是原发性精神病性障碍的非典型表现，如发病年龄晚、意识模糊的迅速出现以及伴随认知症状、神经系统症状或躯体症状。在继发性精神病性综合征中，通常不表现为思维形式障碍；妄想常常单一且不成体系；幻觉类型常为幻视、幻触、幻嗅或幻味，而非幻听。

- **由于被诊断为由某种医疗状况或疾病的应激（压力）而诱发的精神病性症状**：基于被诊断的医疗状况或疾病的性质（例如被诊断为一种威胁生命的癌症、一种已知可能致命的感染）及该疾病的发病特点（例如心脏病发作、卒中、严重外伤），被诊断为严重医疗状况或疾病可能被个体视为创伤性事件，从而诱发易感个体（例如有精神病性障碍、分离性障碍或人格障碍既往史的个体）出现精神病性症状（幻觉和妄想）。如果个体的精神病性症状是某种精神障碍的临床表现之一，且经临床判断认为，个体对于被诊断疾病或应对疾病这一事件产生的应激反应诱发或加剧了这种精神障碍，则应直接诊断为相应的精神障碍（例如急性短暂性精神病性障碍、创伤后应激障碍、复发性抑郁障碍），而非继发性精神病性综合征。

20

- **归类他处的疾病所致谵妄**：归于他处分类的疾病导致的谵妄中，可出现幻觉或妄想症状。谵妄的临床特征是注意力紊乱（即注意力的指向、集中、维持和转移的能力下降）和意识紊乱（即对环境的定向力下降）。注意力和意识的紊乱在短时间内形成，并在一天当中波动。同时伴有其他认知障碍（如记忆缺陷、其他定向力障碍）或语言功能/视觉空间能力的损害或感知觉障碍。注意力/意识的紊乱以及严重的认知障碍均不是继发性精神病性综合征的特征。如果经临床判断，精神病性症状能被某个归类他处的疾病所致谵妄更好地解释，则无需作出继发性精神病性综合征的附加诊断。

- **痴呆**：痴呆的情况下也可以发生幻觉、妄想。痴呆的特征是认知功能较先前水平的缓慢下降，在 2 个或以上的认知功能领域（如记忆、执行功能、注意力、语言、社会认知和判断、精神运动性的速度、视知觉或视空间能力）出现损害。而继发性精神病性综合征并不伴有明显的认知损害。痴呆症状中的幻觉或妄想可通过标注"痴呆所致行为或心理紊乱"予以记录。若经临床判断认为，导致精神病性症状的医疗状况或疾病与导致痴呆的是同一种，则无需作出继发性精神病性综合征的附加诊断。

- **物质或药物（包括戒断/撤药反应）所致的精神病性症状**：当确立继发性精神病性综合征的诊断时，一个重要的步骤是排除药物或物质所致幻觉或妄想（而不是由病因学因素的疾病所致，或仅由病因学因素所致）的可能性。首先，要考虑用于治疗该疾病的药物在服药剂量和用药时长上是否会导致个体的精神病性症状。其次，需确定药物使用与精神病性症状发作在时间上的关系（即精神病性症状应在服用药物之后出现和/或在停药后缓解）。同样的推论也适用于有医学状况（疾病）和精神病性症状，并同时使用精神活性物质的个体，无论是在中毒还是戒断期间，这类精神活性物质均可以导致幻觉或妄想（例如在镇静、催眠或抗焦虑药物的戒断反应期间出现视幻觉；在可卡因中毒期间出现偏执妄想）。此时，如果个体的精神病性症状的强度或持续时长实质上超出了特定物质中毒或戒断综合征中类似精神病性的感知觉紊乱、认知紊乱或行为紊乱的特征性表现，则应根据物质所致精神病性障碍中与所涉及的物质相符的类别作出诊断。

可解释继发性精神病性综合征的医疗状况（示例）：

- ◇ 神经系统疾病［例如，脑炎、脑病、遗传性克–雅氏病、颅内出血、路易体病、偏头痛、各类运动障碍（如亨廷顿病或 Friedreich 共济失调）、多发性硬化、癫痫发作、卒中］
- ◇ 某些传染性疾病或寄生虫病（例如神经梅毒）
- ◇ 免疫系统疾病（例如系统性红斑狼疮）
- ◇ 内分泌、营养或代谢疾病（例如肾上腺功能亢进/减退、甲状旁腺功能亢进/减退、甲状腺功能亢进/减退、低渗血症或低钠血症、低血糖、卟啉症、维生素 B_1 或 B_{12} 缺乏、Wilson 病）
- ◇ 外伤、中毒或其他外部原因所致（如脑损伤、脑震荡、创伤性出血、视神经或听神经损伤）
- ◇ 肿瘤/新生物（如脑肿瘤或脑膜肿瘤）

20

6E62　继发性心境综合征

核心（必要）特征：

- 存在显著的抑郁、躁狂或混合心境症状。

- 根据病史、体检或实验室检查结果，经临床判断，症状是由某种医疗状况或疾病导致的直接病理生理结果。作出诊断应基于以下条件：

  ○ 该医疗状况或疾病已知能够导致这些症状。

  ○ 心境症状的病程（例如起病、缓解、在对原发医疗状况进行治疗后心境症状的反应）与该医疗状况或疾病具有因果关系上的一致性。

  ○ 症状不能更好地归因为谵妄、痴呆、其他精神障碍（例如，抑郁障碍、双相障碍Ⅰ型、双相障碍Ⅱ型、恶劣心境障碍、紧张症），也不能归因为某种药物或物质的效应（包括戒断/撤药反应）。

- 症状严重到成为临床关注的特定焦点。

6E62.0　继发性心境综合征，抑郁症状

核心（必要）特征：

- 符合继发性心境综合征的诊断要求。

- 表现为显著的抑郁症状，不伴有躁狂症状。

6E62.1　继发性心境综合征，躁狂症状

核心（必要）特征：

- 符合继发性心境综合征的诊断要求。

- 表现为显著的躁狂症状，不伴有抑郁症状。

6E62.2　继发性心境综合征，混合症状

核心（必要）特征：

- 符合继发性心境综合征的诊断要求。

- 表现为显著的抑郁症状和躁狂症状。

与正常及其他障碍的区别：

- **心境障碍：** 确立心境症状是否由某种医疗状况或疾病所致（而非原发性表现）往往是困难的，因为它们的临床表现十分相似。对于诊断继发性心境综合征，最重要的是确定是否患有某种能够导致心境症状的医学状况或疾病，且确定该状况（疾病）与心境症状起病之间有时间上的关系。如果心境症状的临床特征不典型（例如发病年龄或病程不典型，或无家族史），则更可能

是继发性心境综合征。

- **由于被诊断为某种医疗状况或疾病的应激（压力）而诱发的心境症状。**基于被诊断的医疗状况或疾病的性质（例如被诊断为一种威胁生命的癌症、一种已知可能致命的感染）或疾病的发病特点（例如心脏病发作、卒中、严重外伤），心境症状可能是个体对被诊断为这种疾病或应对疾病这一事件的心理反应。若缺乏能提示心境症状与医疗状况（疾病）之间有联系的证据，则应直接诊断为相应的精神障碍（例如适应障碍、或某种心境障碍），而非继发性心境综合征。

- **归类他处的疾病所致谵妄：**归类他处疾病所致谵妄中，可出现心境症状。谵妄的临床特征是注意力（即注意力的指向、集中、维持和转移的能力下降）和意识的紊乱（即对环境的定向力下降）。注意力、意识的紊乱在短时间内形成，并在一天当中波动。同时伴有其他认知障碍（如记忆缺陷、其他定向力障碍）或语言功能/视觉空间能力的损害或感知觉障碍。在继发性心境综合征中，心境症状的出现不伴有注意力的紊乱及严重的认知损害。如果经临床判断，心境症状能被某个归类他处疾病所致谵妄更好地解释，则无需作出继发性心境综合征的附加诊断。

- **痴呆：**心境症状也可发生于痴呆的情况下。痴呆的特征是认知功能较先前水平的缓慢下降，2个或以上的认知领域功能（如记忆、执行功能、注意力、语言、社交认知和判断、精神运动性的速度、视知觉或视空间能力）出现损害。与此不同的是，继发性心境综合征并不伴有明显的认知损害。痴呆中的心境症状可通过标注"痴呆所致行为或心理紊乱"予以记录。若经临床判断，导致心境症状的医疗状况或疾病与导致痴呆的是同一种，则无需作出继发性心境综合征的附加诊断。

- **继发性紧张症综合征：**一些继发性紧张症综合征的症状，与在躁狂发作、抑郁发作、混合发作中出现的症状是相似的（例如继发性紧张症中的木僵、缄默与抑郁发作中的精神运动性迟滞表现类似；继发性紧张症中的激越、冲动性与躁狂发作中的活动过多和冲动鲁莽行为类似）。在继发性紧张症综合征中，这些症状与其他的精神运动性症状一并出现（例如精神运动性异常，包括作态动作、蜡样屈曲、作态姿势等），这些都不是继发性心境综合征的表现。

- **物质或药物（包括戒断/撤药反应）导致的心境症状：**在确立继发性心境综合征的诊断时，一个重要的步骤是排除药物或物质所致心境症状（而不是由病因学因素的疾病所致，或仅由病因学因素所致）的可能性。首先要考虑的是，用于治疗该疾病的药物在服药剂量和用药时长上是否会导致个体的抑郁或躁狂症状（例如皮质类固醇或 α–干扰素）。其次，需确定药物使用与心境症状发作在时间上的关系（即心境症状应在服用药物后出现和/或在停药后缓解）。同样的推论也适用于有医疗状况（疾病）和心境症状，并同时使用精神活性物质的个体，无论是在中毒还是戒断期间，这类精神活性物质均可以导致心境症状（例如因兴奋剂中毒而产生的欣快心境；因可卡因戒断而产生的烦躁心境）。此时，如果个体心境症状的强度或持续时长实质上已经超出了特定物质中毒或戒断综合征中心境紊乱的特征性表现，则应根据物质所致心境障碍中与所涉及的物质相符的类别作出诊断。

20

可解释继发性心境综合征的医疗状况（举例）：

能够导致抑郁心境综合征的脑疾病和医疗状况包括：

✧ 神经系统疾病（例如脑血管病、亨廷顿病、正常压力性脑积水、多发性硬化症、帕金森病、卒中）

✧ 某些传染病或寄生虫病（念珠菌病、人免疫缺陷病毒病、莱姆病、弓形虫病）

✧ 免疫系统疾病（如系统性红斑狼疮）

✧ 内分泌、营养或代谢疾病（例如库欣病、高钙血症、高血糖、高镁血症、肾上腺功能减退、甲状腺功能减退、铁缺乏症）

✧ 外伤、中毒或某些其他外部原因导致的后果（例如脑损伤、脑震荡、创伤性出血）

✧ 肿瘤/新生物（例如胰腺恶性肿瘤能导致神经系统、大脑或脊髓的副肿瘤性疾病）

能够导致躁狂心境综合征的脑疾病和医疗状况包括：

✧ 神经系统疾病［例如多发性硬化症、癫痫、卒中、各类运动障碍（如亨廷顿病）］

✧ 某些传染病或寄生虫病（例如神经梅毒）

✧ 免疫系统疾病（例如系统性红斑狼疮）

✧ 内分泌、营养或代谢疾病（例如高肾素血症、低钙血症、低镁血症、甲状腺毒症、Wilson 病）

✧ 外伤、中毒或某些其他外部因素所致的后果（如脑损伤、脑震荡、创伤性出血、视/听神经损伤）

✧ 肿瘤/新生物（如脑肿瘤或脑膜肿瘤）

6E62.3 继发性心境综合征，未特定症状

6E63 继发性焦虑综合征

核心（必要）特征：

• 存在显著的焦虑症状（例如与实际危险不成比例的过度担忧、强烈恐惧，惊恐发作）

• 根据病史、体格检查或实验室检查结果，经临床判断，症状是由某种医疗状况或疾病导致的直接病理生理结果。作出诊断应基于以下条件：

  ○ 该医学状况或疾病已知能够导致这些症状。

  ○ 焦虑症状的病程（例如起病、缓解、在对原发医疗状况进行治疗后焦虑症状的反应）与该医疗状况或疾病具有因果关系上的一致性。

  ○ 症状不能更好地归因为谵妄、痴呆、其他精神障碍（例如某种焦虑及恐惧相关障碍、心境障碍、应激相关障碍、强迫及相关障碍），也不能归因为某种药物或物质的效应（包括

戒断 / 撤药反应）。

- 症状严重到成为临床关注的特定焦点。

与正常情况及其他障碍的区别：

- **焦虑及恐惧相关障碍：** 确定焦虑症状是否由某种医疗状况或疾病所致（而非原发性表现）往往是困难的，因为它们的临床表现十分相似。诊断继发性焦虑综合征最重要的是确定患有某种能够导致焦虑症状的医疗状况或疾病，且确定该状况（疾病）与焦虑症状起病之间有时间上的关系。如果焦虑障碍的临床特征不典型（例如老年人首发惊恐发作），则更可能是继发性焦虑综合征。

- **由于被诊断为某种医疗状况或疾病的应激（压力）而诱发的焦虑症状。** 基于被诊断医疗状况或疾病的性质（例如被诊断为一种威胁生命的癌症、一种已知可能致命的感染）及该疾病的发病特点（例如心脏病发作、卒中、严重外伤），焦虑症状可能作为个体对被诊断疾病或应对疾病这一事件的心理反应而出现。若缺乏提示焦虑症状与医疗状况（疾病）之间有联系的证据，则应直接诊断为相关的精神障碍（例如某种焦虑及恐惧相关障碍、适应障碍、疑病症），而非继发性焦虑综合征。

- **归类他处的疾病所致谵妄：** 归类他处的疾病所致谵妄中，可出现焦虑症状。谵妄的临床特征是注意力（即注意力的指向、集中、维持和转移的能力下降）和意识的紊乱（即对环境的定向力下降）。注意力、意识的紊乱在短时间内形成，并在一天当中波动。同时伴有其他认知障碍（如记忆缺陷、其他定向力障碍）或语言功能 / 视觉空间能力的损害或感知觉障碍。在继发性心境综合征中，惊恐发作等焦虑症状的出现不伴有注意力的紊乱及严重的认知损害。如果经临床判断，焦虑症状能被某种归类他处的疾病所致谵妄更好地解释，则无需作出继发性焦虑综合征的附加诊断。

- **痴呆：** 痴呆的情况下也可以发生焦虑症状。痴呆的特征是认知功能较先前水平的缓慢下降，2 个或以上的认知领域功能（如记忆、执行功能、注意力、语言、社交认知和判断、精神运动性的速度、视知觉或视空间能力）出现损害。与此不同的是，继发性焦虑综合征并不伴有明显的认知损害。痴呆中的焦虑症状可通过标注"痴呆所致行为或心理紊乱"予以记录。若经临床判断，导致焦虑症状的医学状况或疾病与导致痴呆的是同一种，则无需作出继发性焦虑综合征的附加诊断。

- **物质或药物（包括戒断 / 撤药反应）导致的焦虑症状：** 在确立继发性焦虑综合征的诊断时，一个重要的步骤是排除药物或物质所致焦虑症状（不是由病因学因素的疾病所致，或仅由病因学因素所致）。首先，要考虑用于治疗该疾病的药物在服药剂量和用药时长上是否会导致焦虑症状。其次，需确定药物使用与焦虑症状在时间上的关系（即，焦虑症状应在服用药物后出现和 / 或在停药后缓解）。同样的推论也适用于有医疗状况（疾病）和焦虑症状，并同时使用精神活性物质的个体，无论是在中毒还是戒断期间，这类精神活性物质均可以导致焦虑症状（例如，在阿片类或镇静催眠药的戒断反应期间出现惊恐发作；在兴奋剂中毒期间出现自主神经过度唤醒的生理症

20

状）。此时，如果个体焦虑症状的强度或持续时长实质上已经超出了特定物质中毒或戒断综合征中焦虑症状的特征性表现，则应根据物质所致焦虑障碍中与所涉及的物质相符的类别作出诊断。

可解释继发性焦虑综合征的医疗状况（举例）：

◇ 神经系统疾病（例如脑炎、癫痫发作）

◇ 循环系统疾病（例如心律失常、充血性心力衰竭、高动力心脏综合征、二尖瓣脱垂、肺血栓栓塞）

◇ 耳、乳突疾病（例如急性前庭综合征）

◇ 呼吸系统疾病（例如哮喘、慢性阻塞性肺疾病）

◇ 内分泌、营养或代谢疾病（例如高肾素血症、高钙血症、高镁血症、甲状腺功能亢进症、低血糖症、甲状旁腺功能减退症）

◇ 肿瘤/新生物（例如肾上腺恶性嗜铬细胞瘤、脑肿瘤、脑膜肿瘤）

6E64 继发性强迫及相关综合征

核心（必要）特征：

• 存在显著的强迫及相关障碍的特征，如强迫思维、强迫行为、抠皮、拔毛或其他身体部位的重复行为。

• 根据病史、体格检查或实验室检查结果，经临床判断，症状是由某种医疗状况或疾病导致的直接病理生理结果。作出诊断应基于以下条件：

○ 该医学状况或疾病已知能够导致这些症状。

○ 症状的病程（例如起病、缓解、在对原发医疗状况进行治疗后强迫症状的反应）与该医疗状况或疾病具有因果关系上的一致性。

○ 症状不能更好地归因为其他精神障碍（例如，强迫及相关障碍），也不能归因为某种药物或物质的效应（包括戒断/撤药反应）。

• 症状不符合继发性抽动的诊断要求（该诊断归类于"ICD-11 神经系统疾病：运动障碍"中）。

• 症状严重到成为临床关注的特定焦点。

与正常情况及其他障碍的区别：

• **强迫及相关障碍：** 确立强迫症状是否由某种医疗状况或疾病所致（而非原发性表现）往往是困难的，因为它们的临床表现十分相似。对于诊断继发性强迫及相关综合征，最重要的是确定个体患有某种能够导致强迫症状的医疗状况或疾病，且确定该状况（疾病）与强迫症状起病之间在时间上的关系。继发性强迫及相关综合征的临床特征常为强迫及相关障碍非典型的临床特征（例如，起病年龄晚、症状突然出现、伴有认知损害、局部神经系统体征）。

20

- **物质或药物（包括戒断/撤药反应）导致的强迫症状**：在确立继发性强迫及相关综合征的诊断时，一个重要的步骤是排除药物或物质所致强迫及相关症状。首先，要考虑用于治疗该疾病的药物在服药剂量和用药时长上是否会导致强迫及相关症状。其次，应确定药物的使用与强迫及相关症状在时间上的关系（即强迫及相关症状应在服用药物后出现和/或在停药后缓解）。同样的推论也适用于有医疗状况（疾病）和强迫及相关症状，并同时使用精神活性物质的个体，无论是在中毒还是戒断期间，这类精神活性物质均可导致强迫及相关症状（例如可卡因诱发的拔毛；甲基苯丙胺中毒诱发的强迫思维或强迫行为）。在这种情况下，应诊断为物质所致强迫及相关障碍。

  可解释继发性强迫及相关症状的医疗状况（举例）：

  - ❖ 神经系统疾病［如癫痫病、亨廷顿病、肌阵挛性疾病、帕金森病、与链球菌感染相关的儿童自体免疫性神经精神疾病（PANDAS）、继发性舞蹈病包括继发于棘红细胞增多症、McLeod 综合征的舞蹈病以及卒中］
  - ❖ 某些传染病或寄生虫病［如风湿性舞蹈症（Sydenham 舞蹈病）］
  - ❖ 内分泌、营养或代谢疾病（如铁过载疾病、泛酸激酶相关神经退行性变等）
  - ❖ 外伤、中毒或某些其他外部原因的后果（如脑损伤）
  - ❖ 肿瘤/新生物（如脑肿瘤或脑膜肿瘤）

6E65　继发性分离综合征

核心（必要）特征：

- 存在显著的分离（解离）症状（例如人格解体、现实解体、分离性遗忘、个体对个人身份的正常感知出现了明显的转换）。
- 根据病史、体格检查或实验室检查结果，经临床判断，症状是由某种医疗状况或疾病导致的直接病理生理结果。作出诊断应基于以下条件：
  - ○ 该医疗状况或疾病已知能够导致这些症状。
  - ○ 分离症状的病程（例如起病、缓解、在对原发医疗状况进行治疗后分离症状的反应）与该医疗状况或疾病具有因果关系上的一致性。
  - ○ 症状不能更好地归因为谵妄、痴呆、其他精神障碍（例如分离性障碍、应激相关障碍、精神分裂症及其他原发性精神病性障碍），也不能归因为某种药物或物质的效应（包括戒断/撤药反应）。
- 症状严重到成为临床关注的特定焦点。

与正常情况及其他障碍的区别：

- **焦虑及恐惧相关障碍**：确定分离症状是否由某种医疗状况或疾病所致（而非原发性表现）往往是困难的，因为它们的临床表现十分相似。对于诊断继发性分离综合征，最重要的是确定个

20

体患有某种能够导致分离症状的医疗状况或疾病，且确定该状况（疾病）与分离症状起病之间有时间上的关系。

• **物质或药物（包括戒断/撤药反应）导致的分离症状**：在确立继发性分离综合征的诊断时，一个重要的步骤是排除药物或物质所致分离症状。首先，要考虑用于治疗该疾病的药物在服药剂量和用药时长上是否会导致分离症状。其次，应确定药物的使用与分离症状在时间上的关系（即分离症状应在服用药物后出现和/或在停药后缓解）。同样的推论也适用于有医疗状况（疾病）和分离症状，并同时使用精神活性物质的个体，无论是在中毒还是戒断期间，这类精神活性物质均可以导致分离症状（例如因氯胺酮或苯环利定中毒所致的遗忘症，因美沙酮中毒所致的人格解体）。

• **由于被诊断为某种医疗状况或疾病的应激（压力）而诱发的分离症状**。医学诊断给个体带来的应激（压力）可能诱发其分离症状（例如人格解体、现实解体）。基于被诊断的医学状况或疾病的性质（例如被诊断患有一种威胁生命的癌症、一种已知可能致命的感染）及该疾病的发病特点（例如心脏病发作、卒中、严重外伤），被诊断为某种疾病或应对疾病可能会被个体视为一种创伤性事件。若缺乏能提示分离症状与医疗状况（疾病）之间有联系的证据，无需诊断继发性分离综合征，而应直接诊断为相应的精神障碍（例如适应障碍、人格解体–现实解体障碍）。

可解释继发性分离综合征的医疗状况（举例）：
◇ 神经系统疾病（例如脑炎、偏头痛、癫痫发作、卒中）
◇ 内分泌、营养或代谢疾病（例如高血糖）
◇ 外伤、中毒或其他一些外部因素的后果（例如颅内损伤）
◇ 肿瘤/新生物（例如脑肿瘤）

6E66　继发性冲动控制综合征

核心（必要）特征：
• 存在显著的冲动控制障碍或成瘾行为障碍的特征（例如偷窃、放火、冲动行为暴发、强迫性性行为、过度的赌博行为）。
• 根据病史、体格检查或实验室检查结果，经临床判断，症状是由某种医疗状况或疾病导致的直接病理生理结果。作出诊断应基于以下条件：
  ○ 该医疗状况或疾病已知能够导致这些症状。
  ○ 症状的病程（例如起病、缓解、对病因学因素治疗的反应）与该医疗状况或疾病具有因果关系上的一致性。
  ○ 症状不能更好地归因为谵妄、痴呆、其他精神障碍（例如，冲动控制障碍、成瘾行为所致障碍），也不能归因为某种药物或物质的效应（包括戒断/撤药反应）。
• 症状严重到成为临床关注的特定焦点。

20

与正常情况及其他障碍的区别：

- **原发性冲动控制障碍及成瘾行为所致障碍：**确定紊乱是否由某医疗状况或疾病所致（而非冲动控制障碍或成瘾行为所致障碍的表现）往往是困难的，因为它们的临床表现十分相似。诊断继发性冲动控制综合征最重要的是确定个体患有某种能够导致冲动控制问题的医疗状况或疾病，且确定该状况（疾病）与冲动控制问题的起病之间有时间上的关系。继发性冲动控制综合征更常与非典型的临床特征相关，例如：起病年龄晚，或冲动控制障碍通常出现在脱抑制水平较低或有负性情感的个体中。

- **谵妄和痴呆：**冲动控制障碍或成瘾行为也可发生在谵妄或痴呆的情况下。继发性冲动控制综合征的特征是在没有严重认知障碍的情况下，出现冲动控制障碍或成瘾行为（如冲动行为暴发、强迫性性行为）。与此不同的是，谵妄的临床特征是注意力和自主神经的紊乱；而痴呆的特征是记忆功能及其他认知功能方面严重受损。若有需要，痴呆情况下的冲动控制障碍或成瘾行为（例如痴呆中的激越或冲动行为，痴呆中的脱抑制行为）可使用标注"痴呆所致行为或心理紊乱"予以记录。若经临床判断，导致冲动控制障碍/成瘾行为的医疗状况或疾病与导致痴呆的是同一种，则无需作出继发性冲动控制综合征的附加诊断。

- **继发性人格改变：**冲动控制障碍或成瘾行为的紊乱可能是继发性人格改变的表现之一。如果冲动控制障碍伴随人格紊乱的其他特征存在，且后者经临床判断被认为是由归类他处的某医疗状况或疾病引起，则应诊断继发性人格改变。

- **物质或药物（包括戒断/撤药反应）导致的症状：**在确立继发性冲动控制综合征的诊断时，一个重要的步骤是排除药物或物质所致症状。首先，要考虑用于治疗该疾病的药物在服药剂量和用药时长上是否会导致这些症状（例如多巴胺受体激动剂，如用于帕金森病或不宁腿综合征的普拉克索）。其次，应确定药物的使用与症状在时间上的关系（即冲动控制症状应在服用药物后出现和/或在停药后缓解）。同样的推论也适用于有医疗状况（疾病）和症状，并同时使用精神活性物质的个体，无论是在中毒还是戒断期间，这类精神活性物质均可以导致冲动控制问题或成瘾行为（例如因可卡因过量中毒所致的强迫性性行为，因甲基苯丙胺中毒所致的冲动行为暴发）。此时，应诊断物质所致的冲动控制障碍，并应用与所涉及物质相符的适当的诊断类别。

可解释继发性冲动控制综合征的医疗状况（举例）：

◇ 神经系统疾病（如脑炎、癫痫发作、卒中、Klüver–Bucy 综合征）

◇ 生长发育异常［例如患有双重或多重 Y（XYY 综合征）的男性］

◇ 内分泌疾病

◇ 外伤、中毒或某些其他外部原因所致后果（如颅内损伤）

◇ 肿瘤/新生物（如脑肿瘤）

20

6E68 继发性人格改变

核心（必要）特征：

- 存在人格的紊乱（例如明显的情绪缺乏、冷漠、猜疑、偏执观念、脱抑制），并能反映个体先前的特征性人格模式发生了改变。

- 根据病史、体格检查或实验室检查结果，经临床判断，人格改变是由某种医疗状况或疾病导致的直接病理生理结果。作出诊断应基于以下条件：
  - ○ 该医疗状况或疾病已知能够导致这些症状。
  - ○ 人格改变的病程（例如起病、缓解、在对原发医疗状况进行治疗后人格紊乱症状的反应）与该医疗状况或疾病具有因果关系上的一致性。
  - ○ 症状不能更好地归因为谵妄、痴呆、其他精神障碍（例如人格障碍、冲动控制障碍、继发性冲动控制/成瘾行为综合征），也不能归因为某种药物或物质的效应（包括戒断/撤药反应）。

- 症状严重到成为临床关注的特定焦点。

与正常情况及其他障碍的区别：

- **人格障碍、人格困难：** 诊断继发性人格改变的一个重要步骤是，确定个体患有可能导致人格改变的医疗状况（疾病），并确定该疾病与人格改变在时间上的关系。人格随着年龄的增长趋于相对稳定，而人格障碍/困难通常在成年早期就表现出来。继发性人格改变则与此不同，它发生于某种医疗状况或疾病（被认为是导致人格改变的直接病理生理基础）之后或与该种医疗状况或疾病同时发生，继发性人格改变的特征性表现为出现了某种人格特质（例如明显的情感缺乏、冷漠、猜疑、偏执、脱抑制），且能反映个体先前的特征性人格模式发生了改变。

- **痴呆：** 人格改变也可发生在痴呆的情况下。痴呆的特征是认知功能较先前水平的缓慢下降，2个或以上的认知领域功能（如记忆、执行功能、注意力、语言、社交认知和判断、精神运动性的速度、视知觉或视空间能力）出现损害。在继发性人格改变中，出现了能反映个体先前的特征性人格模式发生改变的人格特质，但不伴有认知功能的损害。若有需要，痴呆中的人格改变（例如痴呆中的情感缺乏、冷漠、冲动行为和激越、脱抑制）可通过标注"痴呆所致行为或心理紊乱"予以记录。若经临床判断，导致人格改变的医疗状况或疾病与导致痴呆的是同一种，则无需作出继发性人格改变的附加诊断。

- **物质或药物（包括戒断/撤药反应）导致的症状：** 在确立继发性人格改变的诊断时，一个重要的步骤是排除药物或物质所致人格改变。首先，要考虑用于治疗该疾病的药物在服药剂量和用药时长上是否会导致人格改变（例如，长期使用大麻类导致的情感缺乏，长期使用兴奋剂导致的偏执信念）。其次，应确定药物的使用与人格改变在时间上的关系（即人格改变应在服用药物后出现和/或在停药后缓解）。如果人格改变的强度或持续时间实质上已经超出了物质特异性过量中毒或戒断综合征的特征性表现，则应根据物质使用所致障碍中与所涉及的物质相符的类别作出诊断。

- **继发性冲动控制/成瘾行为综合征**：人格改变也可包括冲动控制障碍及成瘾行为的症状。若经临床判断，人格改变是由某种医疗状况或疾病导致的直接病理生理结果，且人格改变的表现仅限于冲动性或成瘾行为的增加，则合理的诊断应为继发性冲动控制/成瘾行为综合征，而非继发性人格改变。

  可解释继发性人格改变的医疗状况（举例）：
  - ◇ 神经系统疾病（如脑炎、亨廷顿病、多发性硬化症、癫痫发作、卒中）
  - ◇ 某些传染病或寄生虫病（如人免疫缺陷病毒病）
  - ◇ 内分泌、营养或代谢疾病（例如肾上腺功能亢进症/减退、甲状腺功能亢进/减退）
  - ◇ 外伤、中毒或其他外部原因所致后果（如脑损伤）

6E69 继发性紧张症综合征

详细描述见紧张症一章相关内容。

6E6Y 其他特定继发性精神行为综合征

- 存在显著的症状，其表现与各类精神障碍中的症状类似，却不能被合适地列入"与归类他处的障碍或疾病相关的继发性精神行为综合征"中下属的任意其他可用的诊断类别。
- 根据病史、体格检查或实验室检查结果，经临床判断，症状是由某种医疗状况或疾病导致的直接病理生理结果。作出诊断应基于以下条件：
  - ○ 该医疗状况或疾病已知能够导致这些症状。
  - ○ 这些症状的病程（例如起病、缓解、对病因学因素治疗的反应）与该医疗状况或疾病具有因果关系上的一致性。
  - ○ 症状不能更好地归因为其他精神障碍，也不能归因为某种药物或物质的效应（包括戒断/撤药反应）。
- 症状严重到成为临床关注的特定焦点。

6E6Z 未特定的继发性精神行为综合征